U0206887

中医非物质文化遗产临床经典名著

济阴纲目

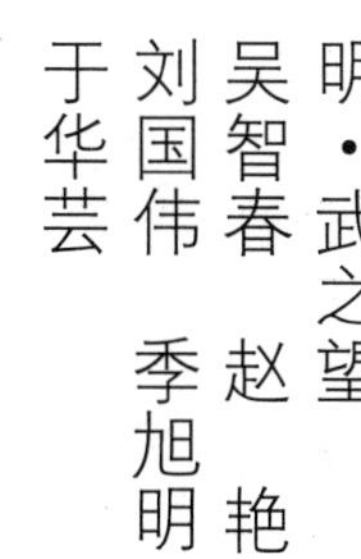

明·武之望 撰

吴智春 赵艳

刘国伟 季旭明 整理

于华芸

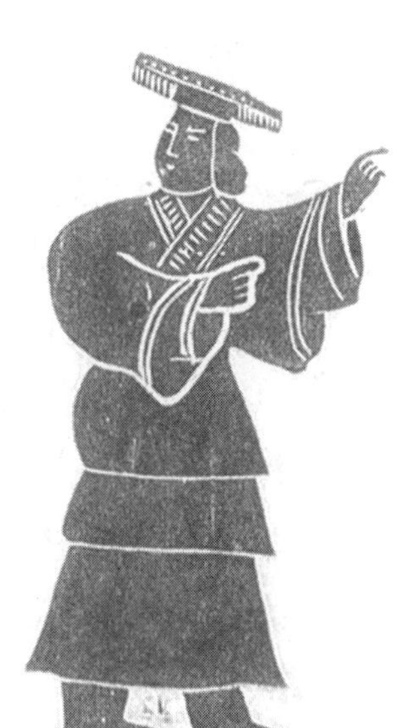

中国医药科技出版社

图书在版编目（CIP）数据

济阴纲目/（明）武之望撰．—北京：中国医药科技出版社，2014.3
（中医非物质文化遗产临床经典名著/吴少祯主编）
ISBN 978－7－5067－6588－6

Ⅰ.①济…　Ⅱ.①武…　Ⅲ.①中医妇产科学—中国—明代　Ⅳ.①R271

中国版本图书馆CIP数据核字（2014）第002784号

版式设计　郭小平

出版　中国医药科技出版社
地址　北京市海淀区文慧园北路甲22号
邮编　100082
电话　发行：010－62227427　邮购：010－62236938
网址　www. cmstp. com
规格　787×1092mm 1/16
印张　21
字数　384千字
版次　2014年3月第1版
印次　2023年8月第2次印刷
印刷　三河市万龙印装有限公司
经销　全国各地新华书店
书号　ISBN 978－7－5067－6588－6
定价　69.00元

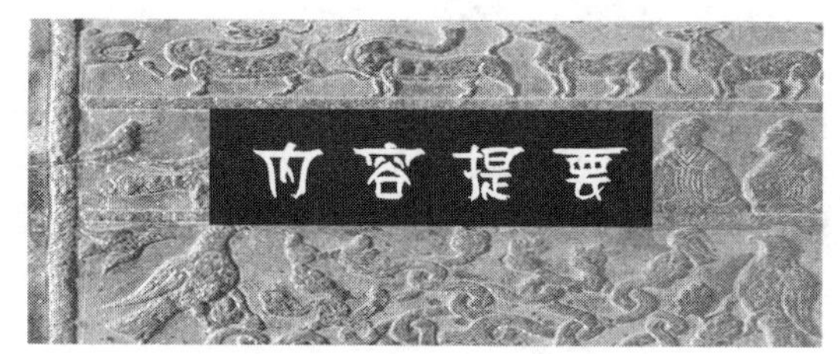

《济阴纲目》，中医妇产科专著，为明末著名医家武之望所著。本书初刊于明万历四十八年（1620 年），原为 5 卷，清康熙四年（1665 年）由汪淇评注重订为 14 卷本，为今之通行本。书中分调经、经闭、血崩、赤白带下、虚劳、积聚癥瘕、求子、浮肿等 13 门，每门又分列多种病证，以病为纲，首论病因病机，引诸家之说，次列脉证，后附方药，共收方 1700 余首。《济阴纲目》“集百家之精华”，汇集了我国明代及明以前妇产科学的主要学术成就和临床经验，对当今的临床实践仍有重要的参考和指导意义。

本次整理，是以清康熙四年汪氏刊本为底本，经过精心校勘而成，可供中医科研、教学、临床工作者及中医院校学生、中医爱好者参考使用。

《中医非物质文化遗产临床经典名著》
编　委　会

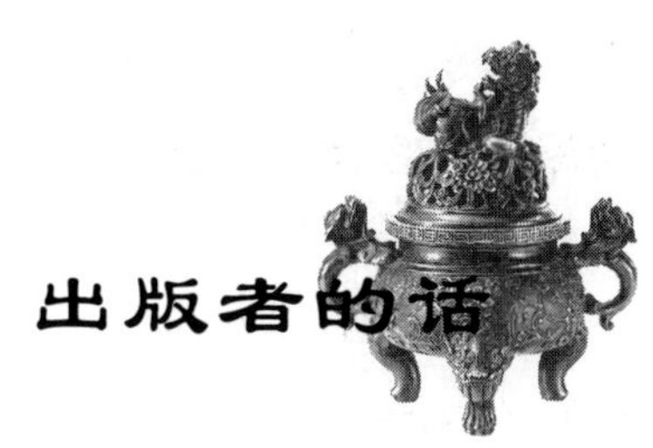

出版者的话

中华医学源远流长，博大精深。早在两汉时期，中医就具备了系统的理论与实践，这种系统性主要体现在中医学自身的完整性及其赖以存续环境的不可分割性。在《史记·扁鹊仓公列传》中就明确记载了理论指导实践的重要作用。在中医学的发展过程中，累积起来的每一类知识如医经、经方、本草、针灸、养生等都是自成系统的。其延续与发展也必须依赖特定的社会人文、生态环境等，特殊的人文文化与生态环境正是构成中医学地域性特征的内在因素，这点突出体现在运用“天人合一”、“阴阳五行”解释生命与疾病现象。

但是，随着经济全球化趋势的加强和现代化进程的加快，我国的文化生态发生了巨大变化，中国的传统医学同许多传统文化一样，正在受到严重冲击。许多传统疗法濒临消亡，大量有历史、文化价值的珍贵医药文物与文献资料由于维护、保管不善，遭到损毁或流失。同时，对传统医药知识随意滥用、过度开发、不当占有的现象时有发生，形势日益严峻。我国政府充分意识到了这种全球化对本民族文化造成的冲击，积极推动非物质文化遗产保护。2005 年《国务院办公厅关于加强我国非物质文化遗产保护工作的意见》指出：“我国非物质文化遗产所蕴含的中华民族特有的精神价值、思维方式、想象力和文化意识，是维护我国文化身份和文化主权的基本依据。”

中医药是中华民族优秀传统文化的代表，是国家非物质文化遗产保护的重要内容。中医古籍是中医非物质文化遗产最主要的载体。杨牧之先生在《新中国古籍整理出版工作的回顾与展望》一文中说：“古代典籍是一个民族历史文化的重要载体，传世古籍历经劫难而卓然不灭，必定是文献典籍所蕴含精神足以自传。……我们不能将古籍整理出版事业仅仅局限于一个文化产业的位置，要将它放到继承祖国优秀文化传统、弘扬中华民族精神、建设有中国特色的社会主义的高度来认识，从中华民族的文化传统和社会主义精神文明建设的矛盾统一关系中去理解。”《保护非物质文化遗产公约》指出要“采取措施，确保非物质文化遗产的生命力，包括这种遗产各个方面的确认、立档、研究、保存、保护、宣传、承传和振兴”。因此，立足于非物质文化遗产的保护，确立和展示中医非物质文化遗产博大精深的内容，使之得到更好的保护、传承和利用，对中医古籍进行整理出版是十分必要的。

而且，中医要发展创新，增强其生命力，提高临床疗效是关键。而提高临床疗效的捷径，就是继承前人宝贵的医学理论和丰富的临床经验。在中医学中，经典之所以不朽是因其经过了千百年临床实践的证明。经典所阐述的医学原理和诊疗原则，已成为后世医学的常规和典范，也是学习和研究医学的必由门径，通过熟读经典可以启迪和拓宽治疗疾病的思路，提高临床治疗的效果。纵观古今，大凡著名的临床家，无不是在熟读古籍，继承前人理论和经验的基础上成为一代宗师的。因此，“读经典做临床”具有重要的现实意义。

意识到此种危机与责任，我社于2008年始，组织全国中医权威专家与中医文献研究的权威机构推荐论证，按照“中医非物质文化遗产”分类原则组织整理了本套丛书。本套丛书包括《中医非物质文化遗产临床经典读本》与《中医非物质文化遗产临床经典名著》两个系列，本套丛书所选精当，涵盖了大量为历代医家推崇、尊为必读的经典著作，也包括近年来越来越受关注的，对临床具有很好指导价值的近代经典之作。

本次整理突出了以下特点：①力求准确：每种医籍均由专家遴选精善底本，加以严谨校勘，为读者提供准确的原文。②服务于临床：在书目选择上重点选取了历代对临床具有重要指导价值的作品。③紧密围绕中医非物质文化遗产这一主题，选取和挖掘了很多记载中医独特疗法的作品，尽量保持原文风貌，使读者能够读到原汁原味的中医经典医籍。

期望本套丛书的出版，能够真正起到构筑基础、指导临床的作用，并为中国乃至世界，留下广泛认同，可供交流，便于查阅利用的中医经典文化。

本套丛书在整理过程中，得到了作为本书学术顾问的各位专家学者的指导和帮助，在此表示衷心的感谢。本次整理历经数年，几经修改，然疏漏之处在所难免，敬请指正。

中国医药科技出版社

2013 年 10 月

整理说明

《济阴纲目》，明末著名医家武之望撰。武之望（1552～1629年），字叔卿，号阳纡，陕西临潼人，万历十七年（1589年）进士。《济阴纲目》为武氏代表性医著，原为5卷，初刊于明万历四十八年（1620年），清康熙四年（1665年）汪淇重新厘订为14卷，内容未变，仅以眉批形式加入大量评注，为今之通行本。全书分调经、经闭、血崩、赤白带下、虚劳、积聚癥瘕、求子、浮肿、前阴诸疾、胎前、临产、产后、乳病等门，每门又分列多种病证，首列各家医论，再附治疗方药。书中“集百家之精华”，引录诸家女科之说，论述精当，尤其汪氏以眉批加入的大量批注，阐发己见，实乃其临证心得，对临床有较大启示。

《济阴纲目》汇集了我国明代及明以前妇产科学的主要学术成就和临床经验，具有重要的指导意义。但此书是以《女科证治准绳》为蓝本而予重编，故汪淇为之序云：“《济阴纲目》一书，其立论自调经始，有纲领、有条贯、有分疏。一病之中，三致意焉；一方之设，细详释焉。得其隐微，能尽其变……”然武氏虽长于编纂、整理，却缺乏个人识见，诚如《四库全书总目提要》所云：“是书所分门目，与《证治准绳》之女科相同，文亦全相因袭，非别有所发明，盖即王肯堂书加以评释圈点，以便检阅耳。”

《济阴纲目》版本众多，流传广泛，现存初刻本及其他明、清本和日本刻本等数十种刊本，建国后有排印本。本次整理选用清康熙四年汪氏刊本为底本，明万历四十八年刻本（简称“5卷本”）、清宏道堂刻本及1916年上海鸿文书局石印本为校本。

本书采用横排、简体、新式标点符号。括号内楷体字为原书眉批，括号内宋体字为原书竖排小字。原书竖排时，表示上文所用的“右”字，悉改为“上”字；表示下文所用的“左”字，均改为“下”字。对于原书中的繁体字，径改为规范简体字。冷僻的难读字，采用拼音方法注音；疑难词句，加以注释；典故注明出处，说明寓义，以方便读者阅读。如遇有俗写字、异体字、古今字、错字、别字予以径改，不再出注。为保持原著风貌，对书中涉及国家禁用的动、植、矿物药，不作删改，仅供参考；对原书使用的旧制计量单位，亦不作改动。书中药名，系古今用字不同者，均据《中国人民共和国药典》（2010年版）及《中华本草》予以径改，不再出注，如“蝉退”改为“蝉蜕”、“怀香”改为“茴香”、“黄檗”改为“黄柏”、“栝楼”改为“瓜蒌”等。

整理者

2011年6月16日

序

夫医者，活人之事，而亦杀人之机也。今天下医书亦繁多矣，未尽其变，纸上陈言，何足为用？设沉疴当前，医士环视，生之乎？杀之乎？曰杀之也。何以明其然也，拘泥古方，以疗今疾，如此者，医杀之耳。男子无论矣。女子之情，隐微难见，病不自知，而一委于医，医又不能得其隐微，望闻问无有焉，一凭于脉，脉其可尽凭乎？惟是妄意揣度，聊复从事焉。嗟乎，此何等事，而竟以意度之，想当然乎哉？然隐微亦难言矣。从其隐而隐之，则无乎不隐。如仓公之诊女子，知其思欲不遂，脉出鱼际一寸是也。从其显而显之，则无乎不显。如妇人因夫不归而发狂疾，哭泣无时，诟詈无度，医者迎而夺之，拔剑砍之，彼则匍伏不敢仰视，久之愈矣是也。岳武穆云：运用之妙，存乎一心。兵法也，亦医法也。吾因是而又知天一生水之义矣。水能生人，亦能杀人，故禹之治水也，穷其源而疏之，因其势而利导之，自无泛滥之患。禹非能治水也，因水以治水也。人能知禹之治水，则知所以治妇女之科矣。故《济阴纲目》一书，其立论自调经始，有纲领，有原委，有条贯，有分疏。一病之中，三致意焉；一方之设，细详释焉。得其隐微，能尽其变，使人阅之，一团生气浮于纸上，讵非活人之书哉！虽曰济阴，而实所以扶阳也。无阳则阴无以生，无阴则阳无以化，阳施阴化，而医道之能事毕矣。

吾非能知医也，而因医以知医，故重为订之，以广仁人之心而已。虽然，喻指为月，指终非月，读者因指识月焉可也。

时康熙乙巳岁孟冬月

西陵憺漪子汪淇右子甫题于孝友堂别业

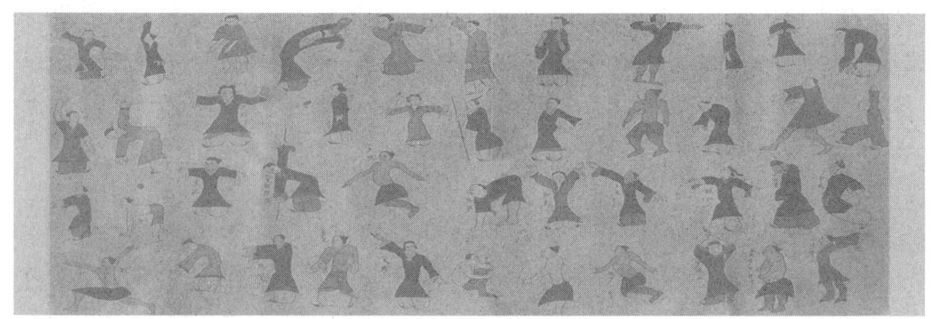

序

慨自韩伯休逃乎山中，殷中军烧却经方，而天下女科秘书不传矣。即有《素问》诸书，人读之而不能解，解之而不能用，惟执一二《局方》以应世。一有不应，辄诿之曰：假疾易医，真病难疗。噫人自为真假耳。病何尝有真假哉？譬之结习有尽有未尽，华有着身不着身，尽其神力不能去者，乃为真病也。嗟乎！维摩有疾讵文殊师利所能究哉。予自幼善病，病亦无奇，冒寒伤暑而已。迨长，诸病业集，日惟取《素问》诸书而读之，可解解之，不可解置之，研心二十余载，始得脱离诸病苦。而于家门有疾，消息所患，随手征验，乃知《素问》为上乘超悟之书，非下劣庸愚所能测识者矣。一日憺漪汪子过余而问曰：男女之医有别乎？余曰：男女同一治也，阴阳同一理也，无以别也。所可别者，如经所云“二阳之病发心脾，有不得隐曲，女子不月”之句耳。古语云：妇人杂症与男子同，惟胎前产后有异。考之《圣济总录》十三科，内有妇人杂症一门，议论寥寥，未足观览。余尝欲缀辑女科专门一书，寡学无能，因循未便。憺漪乃出《济阴纲目》秘本以示余，余阅之，精言妙绪，深得《内经》之秘旨。病必究其证脉，孰重孰轻，孰缓孰急；药必穷其何者为攻，何者为守，何以为穿杨，何以为破的，通慧透神，尽为拈出，真点睛手也。世无粹白之狐，而有粹白之裘者，集腋故耳。而且从乳出酪，从酪出酥，从酥出醍醐，即使中军再世，伯休重来，未有如此妙解者矣。亟为重订以传之，使人一览详明，游刃有余，又何患天下女子沉疴痼疾之不可疗乎？易曰：家人利女贞，必先正乎内，而后正乎外也。亦犹宜家之化从二南始，是亦医道之大者矣。宁仅济阴而已哉。憺漪学道人也，以医寓道而不尽于道，以道广医而又不事于医，其亦灵变无方，神化莫测者欤。若余者唯知有病而已，安知医又安知道。

康熙四年一阳月查望于周氏书于西湖之寄楼

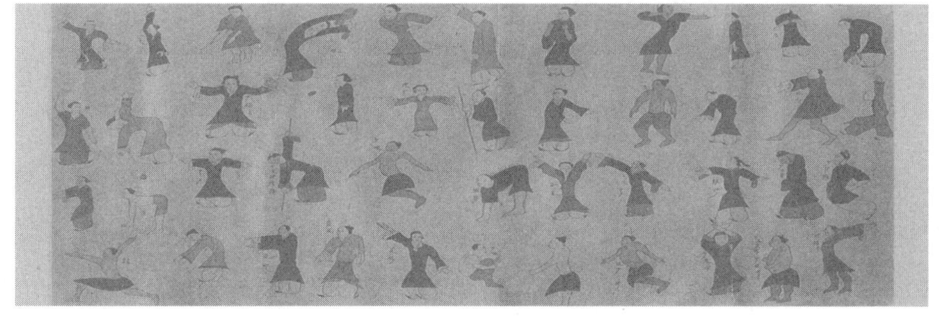

自　序[1]

妇女杂病率与男子同，惟经血、胎产诸证自为一类，而其中派分枝析，变亦不可胜穷矣。概观诸书，虽证各有论，而论不熟病之情；治各有方，而方不尽治之变，以故治妇人者往往操一二方以治众病，一不应而技遂穷，斯法不备之过也。古方《产宝大全》而外，惟薛新甫推广敷衍，颇补前人所未备，而《医案》一书，并列杂病于其中，即其著论立方，与疗男子，夫岂有殊焉。嗣见同年王宇泰氏所辑《女科准绳》，旁搜博采，古今悉备。然一切杂病，亦复循薛氏列而概收之，不无骈枝赘疣之病。且分条不整，序次无伦，非耳目所素习者，卒观之而莫得其要也。余究心兹术，亦既有年，兹于公事之暇，手为搜集，汰去诸杂证，而专以妇人所独者汇为一书。又门分类别，而纲之下，各系以目，名曰《济阴纲目》。盖证各有论，其于寒热虚实及标本浅深之致，颇悉其情；而治各有方，其于温凉补泻及缓急轻重之宜，亦尽其变。庶览者不难因论识病，因病取方，一展卷而犁然指掌，即庸工下医，亦可随手而取效也。虽然医者意也。许胤宗善医而不著书，谓意所解者口莫能宣也。余所集，悉前人绪余，谓可因是而解方术，非谓以是而尽方术也，是在善学者神而明之，变通而用之，期斫轮之妙，承蜩之巧，不难致已。

万历四十八年岁次庚申三月之吉
赐进士第中顺大夫南京太常寺少卿前奉敕整饬海盖永平等处兵备山东按察司副使
吏部文选司主事骊下武之望叔卿甫书

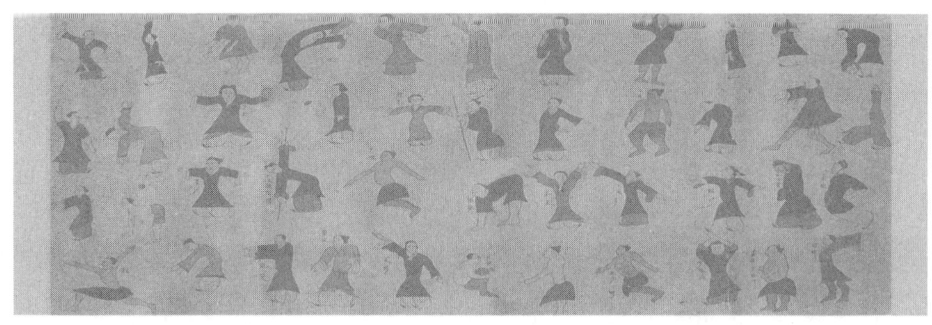

[1] 自序：原脱，据5卷本补。

凡　例

——凡医家治男子易，治妇人难。所以丹溪云：宁治十男子，不治一妇人。甚言女科之难也。惟兹《济阴纲目》一书，集百家之精华，汇诸书之奥旨，真千古之秘义，功参大化，一时之鸿宝，福庇坤元也。

——是书理解微妙，无不条分节判，标榜详明，即一圈一点，俱出匠心，令人一见了然。至于上层批评笺释，各从本末源流，分疏辨覈。学者开卷，既易于寻方，病者得医，无难于对症矣。

——是编虽属妇人专刻，其论脉理经络处，俱采《内经》、《素问》之精微。如某症加减某药等，不仅女科要书，即大小诸家，细为观览，咸可触类旁通。所谓造化在手，物类听其炉锤，橐籥在心，乾坤亦任其旋转耳。

——妇人得病，种种与男子不同，其所由起，世人略而不知。此书独先明其病源因何而启，然后论脉论症；中引古方之的确，而增减其药味；上批议论之可否，而商量其去从，此因病用药，按脉切理，不拘于方之内也，神而明之，存乎其人。

——集内凡药味之炮制，煎熬之合法，加减之精当，各以类推，种种不同。初入门者，宜细心玩习，即四澥医宗，穷究厥中奥理，则其学自居圣功之上，而卢扁再出矣。

——是书实医家之秘宝，因原版无存，世人每欲购求遗本，真如丹经仙录，可思而不可得。今本坊重登梨枣，照原本不易一字。至于纸用精良，镌皆名手，以方可寿人，书可寿世，述者不厌精工，识者自为鉴赏。

——此刻之后，随有《慈幼纲目》，即《证治准绳》之幼科也，复增圈点，详加评释，亦如是编之精详，梓以问世。盖济阴所以扶阳，地天于焉常泰，而慈幼即以康老，运会用是咸亨，不佞壮志既颓，敢藉仁术，以传婆心，热肠未冷，愿持埴方，下问国手，倘不弃于梁公之药笼，或有补夫黄帝之赭鞭也。

康熙四年一阳月西陵憺漪子汪淇右子父题于蜩寄

目录

❶柴胡抑肝汤：正文作“柴胡抑肝散”。

❶因：原作“由”，据正文改。
❷三和散：正文作“三和汤”。
❸凌霄花散：正文作“凌花散”。

[1]蓟：原作“苏”，据正文改。
[2]养血平肝汤：正文作“养血平肝散”。

❶黑金散：原脱，据正文补。

❶当归泽兰丸：原作“当归泽兰汤”，据正文改。

---

❶经脉涩滞：原作“经脉不滞”，据正文改。
❷散：原脱，据正文补。
❸熟干地黄散：原作“熟干地黄丸”，据正文改。
❹因：原脱，据正文补。
❺论癥痞：正文作“论妇人癥痞”。

❶坐导法：正文作“坐导方”。
❷方：原脱，据正文补。
❸方：原脱，据正文补。
❹疗血瘕痛方：正方作“疗妇人血瘕痛方”。
❺蓬莪茂丸：原作“蓬莪茂散”，据正方改。

❶药：正文作“剂”。

❶艾附暖宫丸：原脱，据正文补。
❷方：正文作“法”。

❶大腹皮散：正文作“大腹皮饮”。

❶阴中生痔：正文作“妇人阴中生痔”。

---

❶治阴冷方：正方作“治妇人阴冷方”。
❷附治脚癣：原脱，据正文补。
❸乌鸡汤：正文作“乌雌鸡汤”。

❶腹哭：原作“腹中”，据正文改。

---

[1]下：原作“中”，据正文改。
[2]寒：原脱，据正文补。

❶蒙姜黄连丸：原作“蒙姜黄连汤”，据正文改。

❶四首：原作“五首”，据正文方剂数目改。

❶论十产：正文作“杨子建十产论”。

---

❶催生散：正文作“催生饮”。

---

❶杂方：正文作“治产难杂方。”
❷杂方：正文作“治死胎杂方”。
❸热：原脱，据正文补。

❶法：原作“方”，据正文改。
❷杂方：正文作“治胞衣不下杂方”。

❶不绝：原脱，据正文补。
❷黄金散：正文作“金黄散”。

---

❶当归蒲延散：原作“当归补延散”，据正文改。
❷延胡索散：正文作“玄胡索散”。
❸方：原作“散”，据正文改。

❶又如神汤：原作“又方”，据正文改。
❷芎归散：正文作“芎归汤”。

---

❶七珍散：原作“八珍菜”，据正文改。
❷夺命散：原作“夺命丹”，据卷十一血晕“夺命散”改。
❸散：原脱，据正文补。

❶芍药栀子豉汤：正文作“芍药栀豉汤”。
❷七味白术散：原作“七味白术汤”，据正文改。

❶丹溪方：原作“丹溪汤”，据正文改。

❶黄芪建中汤：原作"黄芪建中散"，据正文改。

❷三合散：原作"三合汤"，据正文改。

❸《产宝》方：原作"《产宝》丸"，据正文改。

❶遗屎：原作“遗尿”，据正文改。
❷瓜蒌汤：原作“瓜蒌散”，据正文改。

❶产后阴下有物脱出产肠不收：原脱，据正文补。
❷十首：原作“十一首”，据正文方剂数目改。
❸乳病门：原脱，据正文补。

❶二：原作“三”，据正文方剂数目改。
❷妒乳：原作“乳妒”，据正文改。

卷之一

调　经

论经主冲任二脉

《良方》论曰：岐伯云，女子七岁肾气盛，齿更发长，二七而天癸至，任脉通，太冲脉盛，月事以时下。天，谓天真之气；癸，谓壬癸之水，故云天癸也。然冲为血海，任主胞胎，二脉流通，经血渐盈，应时而下，常以三旬一见，以象月盈则亏也。若遇经行，最宜谨慎，否则与产后症相类。若被惊恐劳役，则血气错乱，经脉不行，多致劳瘵等疾；若逆于头面肢体之间，则重痛不宁；若怒气伤肝，则头晕胁痛呕血，瘰疬痈疡；若经血内渗，则窍穴淋沥无已。凡此六淫外侵，而变症百出，犯时微若秋毫，成患重于山岳，可不畏哉（任脉主任一身之阴血，太冲属阳明，为血之海，故谷气盛则血海满，而月事以时下。天真天一也，天一之气，升而为壬，降而为癸，壬阳而癸阴也。三旬一见者，为一小会之周天，此其常也。然有大会中会之不同，故又有三月一行，一年一行之变异，究其盈亏之义则一也。甚有数年不行，而一行即受娠者，又超于理之外矣，岂医药能为哉）。

论心脾为经血主统

薛立斋曰：经云饮食入胃，游溢精气，上输于脾，脾气散精，上归于肺，通调水道，下输膀胱，水精四布，五经并行。东垣先生所谓脾为生化之源，心统诸经之血。诚哉是言也。心脾平和，则经候如常，苟或七情内伤，六淫外侵，饮食失节，起居失宜，脾胃虚损，心火妄动，则月经不调矣。大抵血生于脾土，故云脾统血。凡血病当用苦甘之药，以助阳气而生阴血也（脾气化液而生血，即水入于经，其血乃生之意，此营出中焦也，故曰生化之源。心统血者，脾气化液入心，而变见为血也，故虽心之所主，亦借脾气化生，故不可不知）。

论脾胃生血

薛立斋曰：血者，水谷之精气也，和调五脏，洒陈六腑，在男子则化为精，在妇人则上为乳汁，下为月水。故虽心主血，肝藏血，亦皆统摄于脾，补脾和胃，血自生矣。凡经行之际，禁用苦寒辛散之药，饮食亦然（知水谷之精气，是生血之本，则知脾胃是生血之源，故脾胃不健而血不生者，不可专主四物矣）。

论经不调由风邪客于胞中

陈氏曰：妇人月水不调，由风邪乘虚客于胞中，而伤冲任之脉，损手太阳少阴之经。盖冲任之脉，皆起于胞中，为经络之海，与手太阳小肠、手少阴心经为表里，上为乳汁，下为月水。然月水乃经络之余，苟能调摄得宜，则经应以时矣（《千金》云妇人经行如厕，亦有为风所客者，可不知谨欤。经云：二阳之病发心脾，男子少精，女子不月。此则又兼小肠而言，然小肠不过与心为合，岂可混解，故当以《素问》为是）。

论三月一来为居经

《脉经》云：师曰脉微血气俱虚，年少者亡血也，乳子下利为可，否者，此为居经（此言脉微，气血两虚之居经），三月一来。曰：寸口脉微而涩，微则卫气不足，涩则血气无余。卫不足，其息短，其形躁。血不足，其形逆，荣卫俱虚，言语谬误。趺阳脉浮而涩，涩则卫气虚，虚则短气，咽燥而口苦，胃气涩则失液。少阴脉微而迟，微则无精，迟则阴中寒，涩则血不来，此为居经，三月一来（此言寸脉微涩及胃脉浮涩，阳不生阴之居经）。问曰：妇人妊娠三月，师脉之，言此妇人非躯，今月经当下，其脉何类？何以别之？师曰：寸口脉卫浮而大，荣反而弱，浮大则气强，反弱则少血，孤阳独呼，阴不能吸，二气不停，卫降荣竭，阴为积寒，阳为聚热，阳盛不润，经络不足，阴虚阳往（一作实），故令少血。时发洒淅，咽燥汗出，或溲稠数，多唾涎沫，此令重虚，津液漏泄，故知非躯。蓄烦满血，月禀一经，三月一来，阴盛则泻，名曰居经（谓右脉浮大，左脉反弱也）（盖女子尺脉宜盛，今反见弱，是营不足于下也。寸口卫脉浮大者，卫气盛于上也。经曰，至阳盛地气不足，故曰反也。举寸以该尺耳，此言阳脉浮大，阴脉反弱之居经）。

论师尼寡妇异乎妻妾之治

罗谦甫曰：宋褚澄疗师尼寡妇，别制方者，盖有谓也。此二种寡居，独阴无阳，欲心萌而多不遂，是以阴阳交争，乍寒乍热，全类温疟，久则为劳。尝读《史记・仓公传》，载济北王侍人韩女，病腰背寒热，众医皆以为寒热病。仓公曰：病得之欲男子不得也，何以知？诊其脉，肝脉弦出寸口，是以知之。盖男子以精为主，妇人以血为主，男子精盛以思室，女人血盛以怀胎也。夫肝摄血者也，是厥阴肝脉弦出寸口，上鱼际，则阴盛可知，故知褚氏之言信有谓矣（此专主肝经而言，以相火寄于肝也，男女之欲，皆从此出。观天地之气，始于春则知字欲之义，必由于肝也。鸟兽孳尾亦然。故治此者，当以柴胡汤为法）。

论调经当抑气

《济生方》论曰：《内经》云百病皆生于气。经有所谓七气，有所谓九气。喜、怒、忧、思、悲、恐、惊者，七气也；七情之外，益之以寒热二证，而为九气也。气之为病，男子妇人皆有之，惟妇人血气为患尤甚。盖人身血随气行，气一壅滞，则血与气并，或月事不调，心腹作痛；或月事将行，预先作痛；或月事已行，淋沥不断，心腹作痛；或遁腰胁，或引背脊，上下攻刺，吐逆不食，甚则手足搐搦，状类惊痫；或作寒热，或为癥瘕，肌肉消瘦，非特不能受孕，久而不治，转而为瘵疾者多矣（其抑气治法，须随证采后方治之，故此不备列）。

论调经先去病

李氏曰：月水循环，纤疴不作而有子。若兼潮热腹痛，重则加之咳嗽、汗、呕或泻，有潮汗，则血愈消耗；有咳呕，则气往上行；泻则津偏于后，痛则积结于中，是以必先去病，而后可以滋血调经。就中潮热疼痛，尤为妇女常病。盖血滞积入骨髓，便为骨蒸；血滞积瘀于中，与日生新血相搏，则为疼痛；血枯不能滋养百骸，则蒸热于外；血枯胞络火盛，或挟痰气食积，寒冷外邪，则为疼痛（前明病之名有种种，不同不必俱见。后明病之因，各有所自不可不晓，不晓则下手无措矣，宜审之）。

论调经大法

方氏曰：妇人经病，有月候不调者，有月候不通者。然不调不通之中，有兼疼痛者，有兼发热者，此分而为四也。然四者若细推之，不调之中，有趱前者，有退后者，则趱前为热，退后为虚也。不通之中，有血滞者，有血枯者，则血滞宜破，血枯宜补也。疼痛之中，有常时作痛者，有经前经后作痛者，则常时与经前为血积，经后为血虚也。发热之中，有常时发热者，有经行发热者，则常时为血虚有积，经行为血虚有热也，此又分而为八焉（析理无余，论症极确，医能悉此，何患不良?）。大抵妇人经病，内因忧思忿怒，外因饮冷形寒。盖人之气血周流，忽因忧思忿怒所触，则郁结不行；人之经前产后，忽遇饮冷形寒，则恶露不尽，此经候不调不通，作痛发热之所由也。大抵气行血行，气止血止，故治血病以行气为先，香附之类是也；热则流通，寒则凝结，故治血病以热药为佐，肉桂之类是也（以类字推之，则所赅者广，幸毋执也。而为先为佐，尤所当知）。

论经水异色（此篇熟究调经之事至矣尽矣，幸毋忽）

丹溪曰：经水者阴血也，阴必从阳，故其色红，禀火色也。血为气之配，气热则热，气寒则寒，气升则升，气降则降，气凝则凝，气滞则滞，气清则清，气浊则浊。上应于月，其行有常，名之曰经。为气之配，因气而行。成块者，气之凝也；将行而痛者，气之滞也；来后作痛者，气血俱虚也；色淡者，亦虚也，而有水混之也；错经妄行者，气之乱也；紫者，气之热也；黑者，热之甚也。今人但见其紫者、黑者、作痛者、成块者，率指为风冷，而行温热之剂，则祸不旋踵矣。良由《病源》论月水诸病，皆曰风冷乘之，宜其相习而成俗也。或曰：黑者，北方水色也，紫淡于黑，非冷而何？予曰：经云，亢则害，承乃制，热甚者必兼水化，所以热则紫，甚则黑也。况妇人性执而见鄙，嗜欲加倍，脏腑厥阳之火，无日不起，非热而何？若曰风冷，必须外得，设或有之，盖千百而一二也。

《准绳》云：冷症外邪初感，入经必痛。或不痛者，久则郁而变热矣。且寒则凝，即行而紫黑，故非寒也（二公之说甚明）。

叶氏曰：血黑属热，丹溪之论善矣。然风寒外乘者，十中常见一二，何以辨之？盖寒主引涩，小腹内必时常冷痛，经行之际，或手足厥冷，唇青面白，尺脉或迟或微或虚，或虽大而必无力；热则尺脉或洪或数或实，或虽小而必有力，于此审之，可以得其情矣（脉证相参，尤为的确）。

李氏曰：心主血，故以色红为正，虽不对期而色正者易调。其色紫者风也；黑者热甚也；淡白者虚也，或挟痰停水以混之也；如烟尘水，如屋漏水，如豆汁，或带黄混浊模糊者，湿痰也；成块作片，血不变者，气滞也，或风冷乘之也；色变紫黑者，血热也（得穷）。大概紫者，四物汤加防风、白芷、荆芥；黑者，四物汤加芩、连、香附；淡白者，芎归汤加参、芪、白芍药、香附；有痰者，二陈汤加芎、归；如烟尘者，二陈汤加秦艽、防风、苍术；如豆汁者，四物汤加芩、连；成块者，四物汤加香附、延胡索、枳壳、陈皮，随证选用（得法）。

论经候愆期

王子亨曰：经者，常候也。谓候其一身之阴阳愆伏，知其安危，故每月一至，太过不及皆为不调。阳太过，则先期而至，阴不及，则后时而来。其有乍多乍少，断绝不行，崩漏不止，皆由阴阳衰盛所致。

丹溪云：经水不及期而来者，血热也，四物汤加芩、连、香附。肥人不及日数而多者，痰多血虚有热，南星、白术、苍术、黄连、香附、川芎作丸。

薛氏曰：先期而至，有因脾经血燥者，宜加味逍遥散；有因脾经郁滞者，宜归脾汤；有因肝经怒火者，宜小柴胡汤加生地黄；有因血分有热者，宜四物汤加柴胡、牡丹皮、山栀子；有因劳役火动者，宜补中益气汤（丹溪翁只主一热字，而热证内又用苍术、南星等，谁其信之。立斋又分肝脾血分劳役五种，尤为详明。愚谓脾虚气郁，宜归脾汤；脾实气郁，宜越鞠丸之类为当）。

丹溪云：经水过期，血少也，用川芎、当归、人参、白术，兼痰药治之。过期色淡者，痰多也，二陈汤加芎、归。过期紫黑有块，血热也，必作痛，四物汤加香附、黄连。

薛氏曰：过期而至，有因脾经血虚者，宜人参养荣汤；有因肝经血少者，宜六味地黄丸；有因气虚血弱者，宜八珍汤（血生于脾，故色淡者，宜补脾胃，此参、术所必用也。而丹溪以芎、归为配，不用地黄、芍药者，岂无深意焉。如立斋养荣、八珍等汤，皆本于此，其用六味丸者，又补母之法宜之）。

论月水多少

《准绳》云：妇人病多是月经乍多乍少，或前或后，将发疼痛，医者不审，一例呼为经病，不知阳胜阴，阴胜阳，所以服药无效。盖阴气乘阳，则包藏寒，气血不运行，经所谓天寒地冻，水凝成冰，故令乍少而在月后。若阳气乘阴，则血流散溢，经所谓天暑地热，经水沸溢，故令乍多而在月前。当和血气平阴阳，斯为福也。阳胜阴，月候多者，当归饮；阴胜阳，月候少者，七沸汤。又云：经水过多，为虚热，为气虚不能摄血，经水涩少，为虚为涩。虚则补之，涩则濡之。

《脉经》曰：有一妇人来诊，言经水少，不如前者，何也？师曰：曾更下利，若汗出小便利者可。何以故？师曰：亡其津液，故令经水反少。设经下多于前者，当所苦困，当言恐大便难，身无复汗也（津液者，水谷之阴气也，亡之则血失所养矣，故不如前焉）。

论月水不利

《良方》云：妇人月水不利者，由劳伤气血，体虚而风冷客于胞内，伤于冲任之脉故也。若寸脉弦，关脉沉，是肝病也，兼主腹痛，孔窍生疮；尺脉滑，血气实，经络不利；或尺脉绝，不至，兼主小腹引腰痛，气攻胸膈也（弦与沉主气病，滑为实，绝为虚）。

薛氏曰：前证属肝胆二经，盖肝胆相为表里，多因恚怒所伤。若本经风热，用补肝散（方见胁痛门）；血虚，用四物加酸枣仁；若肾水不足，用六味丸；若患诸疮疡，治见后。

论月水不断

《准绳》云：妇人月水不断，淋沥无时，或因劳损气血而伤冲任，或因经行而合阴阳，皆令气虚不能摄血。若时止时行，腹痛，脉沉细，此寒热邪气客于胞中，非因虚弱也。

薛氏曰：前证若郁结伤脾，用归脾汤；恚怒伤肝，用逍遥散；肝火妄动，用加味四物汤；脾气虚弱，用六君子汤；元气下陷，用补中益气汤；热伤元气，前汤加五味、麦门冬、炒黑黄柏。

论过期不止

《产宝》云：男子生于寅，寅属木，阳中有阴，故男子得八数；女子生于申，申属金，阴中有阳，故女子得七数。男以气为主，八八则卦数已尽；女以血为主，七七则卦数已终。终则经水绝，冲任脉虚衰，天癸绝，地道不通，而无子矣。或劳伤过度，喜怒不时，经脉衰微之际，又为邪气攻冲，所以当止不止而崩下也。

许学士云：妇人经脉过期不止，腰腹疼痛，或七七数尽而月经下者，宜用当归散治之（不断不止，有何分别，临证宜细心体认）。

论经痛

《产宝》云：经水者，行血气，通阴阳，以荣于身者也。气血盛，阴阳和，则形体通。或外亏卫气之充养，内乏荣血之灌溉，血气不足，经候欲行，身体先痛也（此论身痛）（据此宜用十全大补、八珍汤、人参养荣汤之类）。

《良方》云：妇人经来腹痛，由风冷客于胞络冲任，或伤于太阳少阴经，用温经汤、桂枝桃仁汤。若忧思气郁而血滞，用桂枝桃仁汤、地黄通经丸（方见经闭）。若血结而成块，用万病丸。

丹溪云：经水将来作痛者，血实也，一云气滞，四物汤加桃仁、香附、黄连（何以用黄连，须识其故）。临行时腰疼腹痛，乃是郁滞有瘀血，四物汤加红花、桃仁、莪术、延胡索、木香，有热加黄芩、柴胡（有加香附、青皮、桃仁、乌药、丹皮、小茴、五灵脂者）。经行后作痛者，血气俱虚也，以八珍汤加减服。

戴氏曰：经事来而腹痛者，经事不来而腹亦痛者，皆血之不调故也。欲调其血，先调其气，四物汤加吴茱萸半钱，香附子一钱；和气饮加吴茱萸半钱亦可。痛甚者，延胡索汤（格致工夫，又进一层）。然又恐感外邪，伤饮食致痛，痛不因血，尤宜详审，和气饮却能兼治。因冷而积，因积而痛，宜大温经汤，冷甚者，去麦门冬不用。

汪石山治一妇人，瘦小，年二十余，经水紫色，或前或后，临行腹痛，恶寒喜热，或时感寒，腹亦作痛，脉皆细濡近滑，两尺重按略洪而滑，此血热也，或谓恶寒如此，何谓为热？曰：热极似寒也。遂用酒煮黄连四两，香附、归身尾各二两，五灵脂一两，为末，粥丸，空腹吞之而愈（此全以脉为主，不然亦非此药可愈）。

一妇年二十一岁，六月经行，腹痛如刮，难忍求死。脉得细软而驶，尺则沉弱而近驶，汪曰：细软属湿，数则为热，尺沉属郁滞也。以酒煮黄连半斤，炒香附六两，五灵脂半炒半生三两，归身尾二两，为末，粥丸，空心汤下三四钱，服至五六料，越九年得一子。后屡服屡效，历十五年后，前药罔效（中病则止，不尽剂，岂可久服。经曰毋使过之，伤其正也）。汪复诊之，脉皆洪滑无力，幸其尚有精神。汪曰：此非旧日比矣，旧乃郁热，今则虚寒。东垣曰：始为热中，终为寒中是也（黄连久服之故）。经曰：脉至而从，按之不鼓，乃阴盛格阳，当作寒治。且始病时而形敛小，今则形肥大矣。书曰：瘦人血热，肥人血虚，岂可同一治也。所可虑者，汗大泄，而脉不为汗衰；血大崩，而脉不为血减耳（二句俱欠妥，惟伤寒有邪，故不为汗衰者，不治此惟血脱，阳无所附，故脉无力，不当言不为血减）。其痛日重夜轻，知由阳虚不能健运，故亦凝滞而作痛。以证参脉，宜用助阳，若得脉减痛轻，方为佳兆。遂投参、芪、归、术大剂，加桂、附一帖。来早再诊，脉皆稍宁，服至二三十帖，病且愈（亦是寒凉太过，所谓以药医药也，故可服此温补之剂，三十帖愈）。盖病有始终寒热之异，药有前后用舍不同，形有肥瘦壮少不等，岂可以一方而通治哉。

论经病发热（附客热）

李氏曰：潮热有时，为内伤为虚；无时，为外感为实。虚者，大温经汤；热者，四物汤加柴胡、黄芩；经闭者，滋血汤；骨蒸者，大胡连丸、大乌鸡丸；五心潮者，四物汤加黄连、胡黄连；无汗者，茯苓补心汤；有汗者，逍遥散；经前潮者，血虚有滞，逍遥散加牡丹皮、桃仁、延胡索；经后潮者，血虚有热，逍遥散去柴胡，换地骨皮，加生地黄，此药加减为退热圣药（逍遥散为退热圣药，须善加减）。寻常潮热者，肾气丸、大造丸，或四物汤料加便炒黄芩一两，四制香附一斤，蜜丸服（三方更妙）。

吴茭山治一妇，经血过多，五心烦热，日晡潮热，诸药不效，以四物加胡黄连，三服而愈（以病未深，故得速效耳）。

薛新甫治一妇人，经候过期，发热倦怠，或用四物黄连之类，反两月一度，且少而成块（此在倦怠及反两月一度上体认来），又用峻药通之，两目如帛所蔽。薛曰：脾为诸阴之首，目为血脉之宗，此脾伤，五脏皆为失，所不能归于目矣。遂用补中益气、《济生》归脾二汤，专主脾胃，年余寻愈（论得透用得当，守得久，惟遵信者能起之）。

《大全》云：客热者，因体虚而将温过度，外热加之，非脏腑自生，故云客热。其状上焦胸膈之间虚热，口燥心烦，手足壮热者是也。

薛氏曰：前证若客邪所侵，补中益气加川芎、防风（客邪而补中益气，须细心体认，证脉相参，必真虚者方可，不然恐罹实实之害）；肝虚血少，六味地黄丸；胃火饮冷，钱氏泻黄散；胃虚饮汤，七味白术散；潮热时热，八珍汤；晡热内热，逍遥散；发热体倦，补中益气汤；恚怒发热，小柴胡汤；寅卯酉戌时热，升阳益阴汤。

论往来寒热

经水适来适断，或有往来寒热者，先服小柴胡以去其寒热，后以四物汤和之（有热入血室之象）。

薛新甫治一妇人，耳内或耳后项侧作痛，寒热口苦，月经不调，此肝火气滞而血凝，用小柴胡加山栀、川芎、丹皮治之，诸病悉退（诸症皆见在少阳经，故用此汤，此经多气少血，何为不用当归、赤芍、生地?）。

《大全》云：师尼寡妇与室女出嫁愆期者，多因欲心萌而不遂，恹恹成病，乍寒乍热，久则为劳。又有经闭白淫，痰逆头风，膈气痞闷，面皯瘦瘠等症，皆寡妇之病也（此仓公治欲男子不得之法也）。

薛氏曰：前证若肝脉弦出鱼际，用小柴胡加生地黄送下生地黄丸。久而血虚，佐以四物汤。若兼怒动肝火而寒热者，佐以加味逍遥散。

一妇人因夫经商久不归，发寒热，月经旬日方止，服降火凉血药，反潮热内热，自汗盗汗，月经频数。余曰：热汗，气血虚也；经频，肝脾虚也，用归脾汤、六味丸而愈（此是遍身欲火，降火凉血，亦是正法。大约寒凉过度，又须治本也）。

论热入血室

《良方》云：妇人伤寒伤风发热，经水适来，昼则安静，暮则谵语，有如疟状，此为热入血室。治者无犯胃气及上二焦，宜服小柴胡汤（邪入血分，故发在暮，且谵语属胃经者多，恐误犯之，故云然）。若脉迟身凉，当刺期门穴，下针病人五吸，停针良久，徐徐出针。凡针期门穴，必泻勿补，肥人二寸，瘦人寸半也。

许学士治一妇病伤寒发寒热，遇夜则如见鬼状，经六七日，忽然昏塞，涎响如引锯，牙关紧急，瞑目不知人，病势危困。许视之曰：得病之初，曾值月经来否（凡遇此症，须当问此）？其家云：经水方来，病作而经遂止，得一二日发寒热，昼虽静，夜则有鬼祟，从日昨不省人事。许曰：此乃热入血室证。仲景云：妇人中风发热恶寒，经水适来，昼则明了，暮则谵语，如见鬼状，发作有时，此名热入血室。医者不晓，以刚剂与之，遂致胸膈不利，涎潮上脘，喘急息高，昏冒不知人。当先化其痰，后除其热。乃急以一呷散投之，两时顷涎下，得睡，省人事。次授以小柴胡汤加生地黄，三服而热除，不汗而自解矣（明知热入血室，乃因症而先治痰，所谓急则治标，后治其本也）。

一妇人患热入血室证，医者不识，用补血调气药治之，数日遂成血结胸。或劝用前药。许公曰：小柴胡已迟，不可行也。无已，用期门穴斯可矣。予不能针，请善针者治之。如言而愈（使不能针，或用桃仁承气合小柴胡亦可）。或问：热入血室，何为而成结胸也？许曰：邪气传入经络，与正气相搏，上下流行，遇经水适来适断，邪气乘虚入于血室，血为邪所迫，上入肝经，肝受邪，则谵语而见鬼，复入膻中，则血结于胸中矣。何以言之？妇人平居，水养木，血养肝，方未受孕，则下行之为月水；既孕，则中蓄之以养胎；及已产，则上壅之以为乳，皆血也。今邪逐血并归于肝经，聚于膻中，结于乳下，故手触之则痛，非药可及，故当刺期门也。

虞恒德治一少妇，夏月行经，得伤寒似疟，谵语狂乱（凡诊妇人，先问经候有无，此是关窍，凡经行后似疟谵语，便是热入血室）。诸医皆以伤寒内热，投双解散、解毒汤。服之，大汗如雨，反如风状；次以牛黄丸、金石之药，愈投愈剧。一日延虞诊视，脉弦而大。虞思伤寒内热狂乱，六阳俱病，岂不口干舌黑，况脉不数，病体扪之，或热或静，其腹急痛

（病根在腹急痛）。意必有内伤在前，伤寒在后，今伤寒得汗虽已，内伤则尚存故也。因细问之，患者曰：正行经时，因饮食后多汗，用冷水抹身，因得此证。方知冷水外闭其汗，内阻其血，邪热入室，经血未尽，血得邪热，乍静乍乱，寒热谵语，掉眩类风，须得玉烛散下之而愈。下后谵语已定，次以四物小柴胡汤，调理五日，热退身凉，患遂瘳。

《衍义》云：一妇人温病已十二日，诊之其脉六七至而涩，寸稍大，尺稍小，发寒热，颊赤口干不了了，耳聋。问之病，数日经水乃行，此属少阳热入血室也。若治不对病，则必死。乃按其证，与小柴胡汤，服之二日，又与小柴胡汤加官桂、干姜，一日寒热遂止（以脉六七至，明知是热，涩则知其为有瘀血。寸大尺小，上焦有热，此亦兼阳明胃腑病，以颊赤口干不了了，而用姜、桂，亦人所难，须慎之）。又云：脐下急痛，又与抵当丸微利，脐下痛痊，身渐凉，脉渐匀，尚不了了，乃复与小柴胡汤。次日，但胸中热躁，口鼻干，又少与调胃承气汤，不得利。次日，心下痛，又与大陷胸汤半服，利三行。次日，虚烦不宁，时妄有所见，复狂言。虽知其尚有燥屎，以其极虚，不敢攻之，遂与竹叶汤去其烦热。其夜大便自通，至晚两次，中有燥屎数枚，而狂言虚烦尽解，但咳嗽唾，此肺虚也。若不治恐成肺痿，遂与小柴胡汤去人参大枣生姜加干姜五味子汤，一日咳减，二日而病悉愈。以上皆用仲景方（五味、干姜，以治咳嗽，以未成痿，故可加，否则诿矣）。

薛立斋治一妇人，怀抱素郁，感冒经行谵语，服发散之剂不应。用寒凉降火，前证益甚，便加月经不止，肚腹作痛，呕吐不食，痰涎自出，此脾胃虚寒。用香砂六君子，脾胃渐健，诸症渐退，又用归脾汤而痊愈（以感冒故发散，以谵语故清凉，然云前症益甚，而复用香砂归脾，人所难信，其意重在呕吐痰涎自出上耳。然终有疑，当以脉评，学者不可以是而造次也，慎之）。

论经行泄泻

汪石山治一妇，经行必泻三日，然后行，诊其脉皆濡弱，此脾虚也。脾属血属湿，经水将动，脾血先已流注血海，然后下流为经。脾血既亏，则虚而不能运行其湿（濡弱二字，足征脾虚，此脾气虚而非脾血虚也，用药当矣，而血亏不运之说欠妥）。令作参苓白术散，每服一钱，一日米饮调下二三次，月余经不泻矣。

一妇年逾四十，形长色脆，病经不行，右脉浮软而大，左脉虚软而小近驶，常时经前作泄。今年四月感风咳嗽，用汤洗浴汗多，因泄一月。六月复因洗浴，发疟六七次，疟虽止而神思不爽。至八月尽而经水过多，白带时下，泻泄，觉右脚疼痛，旧曾闪朒脚跟，今则假此延痛臀腿腰胁、尻骨颈项，右边筋脉皆掣痛，或咳嗽一声，则腰眼痛如腰札，日轻夜重，叫号不已，幸痛稍止，饮食如常。今详月水过多，白带时下，日轻夜重，泻泄无时，亦属下多亡阴，宜作血虚论治，服四物止痛之剂益甚（据脉审证，明是脾虚下陷，岂得谓亡阴而补血乎？大谬大谬）。九月汪复诊视，始悟此病，乃合仲景所谓阳生则阴长之法矣。夫经水多，白带下，常泄泻，皆由阳虚陷下而然，命曰阳脱是也。日轻夜重，盖日阳旺，而得健运之职，故血亦无凝滞之患，而日故轻；夜则阴旺，而阳不得其任，失其健运之常，血亦随滞，故夜重，遂以参、术助阳之药，煎服五七帖痛减

（据愚意当用补中益气加续断、杜仲、茯苓）。此亦病证之变，治法殊常，故记之。

脉法

《脉经》曰：尺脉滑，血气实，妇人经脉不利。少阴脉弱而微，微则少血。寸口脉浮而弱，浮则为虚，弱则无血。脉来至状如琴弦，苦少腹痛，主月水不利，孔窍生疮。肝脉沉，主月水不利，腰腹痛。尺脉来而断续者，月水不利，当患小腹引腰痛，气滞，上攻胸臆也（滑为气血有余，故曰实。微弱为血不足，浮弱亦然。弦也，沉也，断续也，皆主痛而不利，而孔窍生疮，上攻胸臆，当别之）。经不通，绕脐寒疝痛，其脉沉紧，此由寒气客于血室，血凝不行，结积，血为气所冲，新血与故血相搏，故痛（沉紧为寒在血分）。

调经通用诸方

四物汤

治妇人冲任虚损，月水不调，经病或前或后，或多或少，或脐腹㽲痛，或腰足中痛，或崩中漏下，及胎前产后诸证。常服益荣卫，滋气血。若有他病，随证加减。

当归（和血，如血刺痛如刀割，非此不能除） 川芎（治风，泄肝木，如血虚头痛，非此不能除） 芍药（和血理脾，如腹中虚痛，非此不能除。酒炒） 熟地黄（补血，如脐痛，非此不能除。酒洗用）

上锉，各等份，每服四钱，水煎服。春倍川芎，夏倍芍药，秋倍地黄，冬倍当归（此倍加法，便是四时妙理。倍当归以迎春气，倍川芎以迎夏气，倍芍药以迎秋，倍地黄以迎冬。用当归以生一阳，用芍药以生一阴，皆升降之妙也，识之识之）（夫春生夏长，秋收冬藏者，四时生物之功也。物顺四时而为生长，则人身之气血，亦顺四时而为升沉矣。若四物汤者，岂无精意于其间哉？如当归之甘辛温润，可喻春日之和融；川芎之辛温而散，可喻夏令之敷荣，此生长之用也。有生长而不为收藏，则何以成物？故用白芍之酸收以成秋，熟地之味厚以成冬，此又收藏之妙矣。然四时之中，以甘为土德之用，故归地之甘以和之，此又五行之不离乎土也。昔海藏云：如用血药，当于四物汤中择其一二可也，又岂无意哉。故如行血，则用芎归，以行春夏之令，如欲止血，则用地芍以行秋冬之令；此又升沉之道也。观佛手散，犀角地黄汤，只用四物中之二物，盖可想矣。虽然，物自物矣，物其物者，苟无主宰于其间，则物无物矣，即四物奚为哉。故元神胃气，尤为吃紧者也）。

若春则防风，四物加防风倍川芎。若夏则黄芩，四物加黄芩倍芍药；若秋则门冬，四物加天门冬倍地黄。若冬则桂枝，四物加桂枝倍当归。若血虚而腹痛，微汗而恶风，四物加茂[1]、桂，谓之腹痛六合。若风眩晕，加秦艽、羌活，谓之风六合。若气虚弱，起则无力，尪然而倒，加厚朴、陈皮，谓之气六合（气不足而用泄气之药加乎？当以参、芪易之）。若发热而烦（实热），不能睡卧者，加黄连、栀子，谓之热六合。若虚寒，脉微自汗（当兼气药），气难布息，清便自调，加干姜、附子，谓之寒六合。若中湿，身沉重无力，身凉微汗，加白术、茯苓，谓之湿六合。若妇人筋骨肢节疼，及头痛脉弦，憎寒如疟，宜治风六合，四物汤加羌活、防风。若血气上冲，心腹胁下满闷，宜治气六合，四物加木香、槟榔。若脐下虚冷腹痛，及腰脊间闷痛，宜延胡六合，四物加延胡索、苦楝。若气冲经脉，月事频并，脐下多痛，宜倍

[1]茂：广茂，即莪术。

芍药加黄芪（虚者宜此）。若经事欲行，脐腹绞痛，临经痛者，血涩也，加延胡、苦楝（碎，炒焦）、木香、槟榔。若妇人血虚，心腹疠痛不可忍者（寒凝之故），去地黄，加干姜，名四神汤（妙、好）。补下元，加干姜、甘草（更有妙着）。气筑，小腹痛，加延胡索。若腹中刺痛，恶物不下，倍加当归、芍药（再斟酌）。若腹痛作声，经脉不快，加熟地黄一倍，添桂心半倍。经行腹痛，腰背痛，加芸薹❶、牛膝、红花、吴茱萸、菴蕳❷、甘草、银器（查）、灯心，热服。若经水涩少，加葵花煎，又加红花、血见愁❸。若经水少而色和者，倍加熟地黄、当归。若经水暴下，加黄芩。若腹痛，加黄连（宜审），如夏月，不去黄芩。若经水如黑豆汁者，加黄芩、黄连。经水过多，别无余证，宜黄芩六合汤，四物汤、黄芩（亦好）、白术等份。经血淋漓不断，加干瑞莲房炒入药（止涩药宜焦黑）。阴阳交合经脉行，加赤石脂（有温）、黄芪（有涩）、肉桂（能止）、百草霜（能行）、藕节、败棕灰、肉豆蔻、当归、木香、龙骨、白茯苓、白术、地榆（交合经行治法）。若经水适来适断，或有寒热往来者，先服小柴胡汤，以去其寒热，后以四物汤和之。如寒热不退，勿服四物，是谓变证，表邪犹在，不能效也（须识表证，更有次序可法），依前论中变证，随证用药调治。若血崩者，加生地黄、蒲黄。补血住崩，加百草霜、棕灰、首绵灰、蒲黄（炒过）、龙骨、白姜。血成片，加地黄、藕节。血黑片，加人参、白术。若血脏虚冷，崩中去血过多，加阿胶、艾（以虚冷而崩中，故加艾，今人不问冷热，而皆用胶、艾，殊可笑也）。月水不调，血崩，或多少，或前后，呕逆心膨，加陈艾、黄芪（心膨宜审）。若赤白带下，宜香桂六合，四物汤加桂枝、香附，各减半。四物汤为细末，蜜炼丸，梧子大，空心米饮汤下三四十丸，治高年妇人白带良验。如白淫浊，加龙骨、地黄、当归。如漏下五色，研麝香好酒下；如鲜红，温酒盐汤下；如带下，加肉桂、蒲黄、百草霜、甘草、黑豆、白术、延胡索、白姜、龙骨，空心盐酒下；如白带，加白龙骨，酒下（此皆古法，宜体认的确方可遵用）。若妇人血积者，加广茂❹、京三棱、桂、干漆（炒烟尽，各等份）。若经血凝滞，腹内血气作疼，加广茂、官桂等份。王石肤云：熟地黄滞血，安能止痛，不若以五灵脂代之。血滞不通，加桃仁、红花。经闭，加枳壳、大黄、荆芥、黄芩、青皮、滑石、木通、瞿麦、海金沙、山栀子、车前子（以经闭而用利水之药，何也？岂非以下焦气滞而道之耶）。血寒，加甘草、乌梅、柴胡、桃柳枝（血寒用此恐未善）。月经久闭，加肉桂、甘草、黄芪、姜黄、枣子、木通、红花。月水不通，加野苎根（野苎乃凉药）、牛膝、红花、苏木，旧酒水同煎。血气不调，加吴茱萸等份，甘草减半。诸虚不足，加香附子。四物汤加甘草半两，为细末炼蜜丸，每两作八丸，酒醋共半盏煎汤，同化调下，名当归煎，去败血生好血，如人行五里，再进一服，无时（以甘能和气生液养血也，惟气不足者宜之，如要调气宜倍香附最妙）。若虚热病，四物汤与参苏饮相合，名补心汤，主之。添柴胡名五神汤，大能补虚退虚热。潮热，

---

❶芸薹（yún tái）：一名薹芥，油菜的一种。茎叶、种子均可药用，有消肿散结之功。

❷菴蕳（ān lǘ）：出《神农本草经》，亦名菴芦，为菊科植物菴蕳全草。功能行瘀祛湿。

❸血见愁：山藿香别名。为唇形科植物血见愁的全草。功可凉血止血，解毒消肿。

❹广茂：莪术，以下广莪、莪茂亦同。

加黄芩、地骨皮、柴胡，一方加柴胡、干葛、黄芩、人参。虚热口干，加麦门冬、黄芩。虚渴，加人参、干葛、乌梅、栝楼根（有妙理）。虚而多汗，加煅牡蛎、麻黄根（各减半）。虚寒潮热，加柴胡、地骨皮、白术、茯苓、甘草、秦艽、知母、黄芩、麦芽、贝母、人参、乌梅、枣子。若四肢肿痛，不能举动，宜以苍术各半汤主之（与苍术对配意见自超，然必有湿者宜之）。若大便燥结，四物汤与调胃承气汤各半，名玉烛散，主之。若流湿润燥，宜四物理中各半汤。若气血俱虚，四物与四君子汤各半，名八珍汤主之，加缩砂仁保胎气，令人有子，有热，加黄芩。若因热生风者，加川芎、柴胡、防风（若谓热生风，当清热，兹不清热而散郁热，当以意逆之）。血气劳，加荆芥、柴胡（非治劳，乃行肝胆之气血结滞生热也，与用青蒿同）（下三节俱治血风，而变证不同，用药亦异，自当心悟）。血风两胁筑痛，或盘肠成块，加大黄、荜茇、乳香。血弱生风，四肢痹疼，行步艰难，加人参、乳香、没药、麝香、甘草、五灵脂、羌、独活、防风、荆芥、地龙、南星、附子、泽兰，为末，蜜丸，木瓜盐汤下（乃治痹疼妙药）。血风膨胀，加甘草、木香、枳壳、马兜铃、葶苈、紫苏、藿香、地黄，空心服。脏腑秘，加大黄、桃仁。滑泄，加官桂、附子（以四物治泻，人所未信，学者当知）；呕，加白术、人参（一方有生姜）。呕吐不止，加藿香，白术减半，人参再减半。呕逆，饮食不入，加白术（以下皆脾胃虚寒所宜）、丁香、甘草、人参、缩砂、益智仁、胡椒（以呕吐呕逆而所加药固是矣，然与四物同用，然乎，否乎）。若咳嗽，加桑白皮、半夏、人参、生姜、北五味子、甘草（古人治嗽多用人参、五味，然审察虚实，不可据信也）。若发寒热（有至理须审之），加干生姜、牡丹皮、柴胡。若寒热往来，加炮干姜、牡丹皮（各二分半）（同一寒热，而干姜、炮姜不同，何然?）。若平常些少虚眩，肢体瘦倦，月信不通，只用生姜、薄荷（以生姜通胃于内，以薄荷散滞于外），此是妇人常服之药，盖味寡而性缓，效迟而功深（逍遥散以薄荷为引，即此意）。若大渴，加知母、石膏。若水停心下，微吐逆者，加猪苓、茯苓、防己（即伤寒猪苓汤法）。若心腹胀满，加枳壳、青皮。虚汗，加麻黄根（引阳归阴）。汗多，加浮麦（谷气养心）。肠风下血，加槐角、槐花、枳壳、荆芥、黄芩、大腹皮、红内消[1]、地榆、石楠叶、白鸡冠花，为散，煎一半为末，空心盐汤旧酒调下（新酒有毒故用陈者）。鼻衄吐血，加竹青、蒲黄、藕节、半夏、丁香、诃子、桂花、红枣、飞罗面、白茅根、蚌粉（桂花，桂心也，桂与丁、半以治吐衄，今人难之，古法多用，亦须识之，以备参考）。若头昏项强，加人参、黄芩（宜审）。若虚寒似伤寒者，加人参、柴胡、防风。若虚烦不得睡，加竹叶、人参。若诸痛有湿者，四物与白术相半（前以四肢肿痛用苍术，此以诸痛有湿用白术相半，宜思之），加天麻、茯苓（妙）、穿山甲（妙），用酒煎服。治老人风秘，加青皮等份（老人风秘加青皮，人所未知，产后亦有用）。　治疮疾，加荆芥（通络要药），酒煎常服。奶痈，加连翘、慈菇子（查）、红内消、白芷、菰片[2]（查）、荆芥、牛膝、山蜈蚣、乳香、没药、漏芦、生地黄。赤眼头风疾，加薄荷、清茶。赤眼生风，加防风、黄芩（平正）。风疮赤肿，加荆芥、牛蒡子、何首乌、甘草、

---

[1]红内消：何首乌。

[2]菰片：茭白。

防风、羌活、地黄、盐酒。脚肿，加大腹皮、赤小豆、茯苓皮（燥湿）、生姜皮。若妇人伤寒汗下后，饮食减少，血虚者，加黄芪、白术、茯苓、甘草，名八物汤。若妊娠伤寒中风，表虚自汗，头痛项强，身热恶寒，脉浮而弱，太阳经病，宜表虚六合汤，四物汤（四两），桂枝、地骨皮（各七钱）（伤寒有六经证，故不离仲景法。以自汗合桂枝汤也）。若妊娠伤寒，头痛身热无汗，脉浮紧，太阳经病，宜表实六合，四物汤（四两），麻黄、细辛（各半两）（以无汗合麻黄加细辛，合少阴里也）。若妊娠伤寒，中风湿之气，肢节烦疼，脉浮而热，头痛，此太阳标病也，宜风湿六合，四物汤（四两），防风、苍术（各七钱）。若妊娠伤寒下后，过经不愈，温毒发斑如锦纹，宜升麻六合，四物汤（四两），升麻、连翘（各七钱）[1]（合升麻汤）。若妊娠伤寒，胸胁满痛脉弦，少阳头昏项强，宜柴胡六合，四物汤（四两），柴胡、黄芩（各七钱）（合小柴胡）。若妊娠伤寒，大便硬、小便赤，气满而脉沉数，阳明太阳本病也，急下之，宜大黄六合，四物汤（四两），大黄（半两），桃仁（十个，去皮尖，麸炒）（合桃仁承气）。若妊娠伤寒，汗下后，咳嗽不止，宜人参六合，四物汤（四两），人参、五味子（各半两）（以咳嗽而用人参、五味，人皆难之，此重在汗下后三字）。若妊娠伤寒，汗下后，虚痞胀满者，阳明本虚也，宜厚朴六合，亦治咳嗽喘满，四物汤（四两），厚朴、枳实（麸炒，各半两）（合枳朴杏子汤）。若妊娠伤寒，汗下后，不得眠者，宜栀子六合，四物汤（四两），栀子、黄芩（各半两）。若妊娠伤寒，身热大渴，蒸蒸而烦，脉长而大者，宜石膏六合，四物汤（四两），石膏、知母（各半两）（合白虎汤）。若妊娠伤寒，小便不利，太阳本病，宜茯苓六合，四物汤（四两），茯苓、泽泻（各半两）（合四苓）。若妊娠伤寒，太阳本病，小便赤如血状者，宜琥珀六合，四物汤（四两），琥珀、茯苓（各半两）（非仲景法）。若妊娠伤寒，汗下后，血漏不止，胎气损者，宜胶艾六合，四物汤（四两），阿胶、艾（各半两。一方加甘草同上，一方加干姜、甘草、黄芪）（仲景无此法）。若妊娠伤寒，四肢拘急，身凉微汗，腹中痛，脉沉而迟，少阴病也，宜附子六合，四物汤（四两），附子（炮，去脐皮）、桂（各半两）（此仲景法）。若妊娠伤寒，蓄血证，不宜堕胎药下之，宜四物大黄汤，四物汤（四两），生地黄、大黄（酒浸，各半两）（所谓有故无殒也）。四物与麻黄、桂枝、白虎、柴胡、理中、四逆、茱萸、承气、凉膈等，皆可作各半汤，不能殚述，此易老用药大略也。安胎及漏下血，加阿胶、大艾、甘草、蒲黄炒过。若胎动不安，下血不止，每服加艾叶五七片，更加葱白、阿胶末、黄芪，减四味之半，当归只用小半，如疾势甚者，以四味各半两细锉，以水四盏，熟艾六块，如鸡子大，阿胶五七片，煎至二盏半，去滓，分作四服，一日令尽；一方加粉草、干姜、黄芪（以胎漏而加干姜，何如?），日二三服，至二腊（以一七日为一腊），加阿胶、艾叶，水煎服，名六物汤，胎前产后，每日可一二服，亦治血痢不止，腹痛难忍；一方加黄芪、柏叶、阿胶、甘草、续断，治平常经血淋漓不断，或多或少，或赤或白，非时漏下，多服有效。受胎小肠气痛，加木香、茴香（妇人小肠气者少，而胎前尤为罕见，宜识之备验）。胎

[1]升麻、连翘（各七钱）：原作“柴胡、黄芩（各七钱）”，今据5卷本改。

前嗽，加枳壳、甘草、款冬、马兜铃、半夏、木通、葶苈子、人参（宜斟酌）、桔梗、麦门冬。胎气冲肝，腰脚痹，行步艰难，加枳壳、木通、连翘、荆芥、地黄、羌独、山栀、甘草、灯心，空心服（冲肝一症，尤所未闻。而诸药皆凉血去风热，亦泻肝气也）。妊娠心烦，加竹茹一块（妙）。如有败血，则用当归近上节，易白芍药以赤，熟地黄以生。妊娠作恶生寒，面青，不思饮食，憔悴，加陈皮、枳壳、白术、茯苓、甘草（作恶生寒，面青皆脾胃不足，尤宜温之）。损孕下血不止，头痛寒热耳鸣，气血劳伤所致，加黄芩、荆芥、生地黄、赤芍药、生姜（以损孕为虚，宜大补，以下血为热，宜黄芩，须斟酌也）。临产小腹紧痛，加红花、滑石、甘草、灯心、葵子。产后恶露腹痛不止，加桃仁、苏木、牛膝。产后腹痛，血块攻肠，加大艾、没药、好酒（血块攻痛，失笑散妙）。若因产后，欲推陈致新，补血海，治诸疾，加生姜煎。若产后被惊气滞，种种积滞败血，一月内恶物微少，败血作病，或胀或疼，胸膈痞闷，或发寒热，四肢疼痛，加延胡、没药、香白芷，与四物等份为细末，淡醋汤或用童便酒调下（不知古法而欲治今病，真如瞽目夜行矣，嗟嗟）。如血风于产后乘虚发作（观血风证法），或产后伤风，头疼发热，百骨节痛，每四物汤（一两），加荆芥穗、天麻、香附子、石膏、藿香（各二钱五分），每服三钱，水一盏，煎至七分服（妙在荆芥、石膏之加，非阳明热痛不可）。产后伤风头痛，加石膏（等份），甘草（减半）（石膏不可轻用）。若产后虚劳日久，而脉浮疾者，宜柴胡四物汤，乃本方与小柴胡汤合用也。若产后诸证，各随六经，以四物与仲景药各半，服之甚效（是大法也，宜熟之）。产后虚惫，发热烦闷，加生地黄。产后腹胀，加枳壳、肉桂。产后寒热往来，加柴胡、麦门冬。产后败血筑心，加地骨皮、芍药（地骨皮恐未善）。产后潮热，加白术、北柴胡、甘草、牡丹皮、地骨皮。产后病眼，加北细辛、羌活、荆芥、菊花、甘草、木贼、石决明、草决明（如有风热可加，否则不可）。产后浮肿，气急腹大，喉中水鸡声，加牡丹皮、荆芥、白术、桑白皮、赤小豆、大腹皮、杏仁、半夏、马兜铃、生姜、葱白、薄荷。产后失音不语，加诃子、人参、沙蜜、百药煎❶（失音须审虚实，恐太涩也）。产后闷乱，加茯神、远志（闷乱须问瘀血有无）。胎前产后痢后风，加乳香、龙骨、茱萸、木香、肉桂、苍术、牡丹皮、白薇、人参、甘草、泽兰、大椒、茴香，炼蜜为丸，木瓜酒下（以痢风而用龙骨，何也？诸热药亦未善）。

《简易》当归散

治经脉不匀，或三四月不行，或一月再至，或腰腿疼痛，不依时而行。

当归　川芎　白芍药（炒）　黄芩（炒，各一两）　白术　山茱萸肉（各一两半）（此方不用地黄，而补肝脾，清金制木，又是四物汤之一变局。以此推之，应变无穷矣）。

上为细末，空心温酒调下二钱，日三服。或锉，每服七钱，加生姜水煎服；如冷，去黄芩，加肉桂。

一方有熟地黄。

增损四物汤

治月事不调，心腹疼痛，补血，温经驻颜。

当归　川芎　芍药（炒）　熟地黄　白术　牡丹皮（各一钱半）　地骨皮（一

---

❶百药煎：出《本草蒙筌》。为五倍子同茶叶等经发酵制成的块状物。功可润肺化痰，止血止泻，解热生津。

钱）（又一变也，白术虽温而丹皮、地骨却清肌骨之热，故温字恐误）。

上㕮咀，作一服，用水二盅，煎至一盅，食前服。

大温经汤

治冲任虚损，月候不调，或来多不已，或过期不行，或崩中去血过多，或损娠瘀血停留，小腹急痛，五心烦热，并皆治之（此温剂，内冷者宜）（既曰温经，何为又治诸热证也，请细详之。不如无书，盖有为矣）。

当归（去芦） 川芎 人参 阿胶（碎炒） 肉桂（去粗皮） 白芍药（炒） 吴茱萸（汤泡） 牡丹皮 甘草（炙，各一钱） 麦门冬（去心，二钱） 半夏（生姜汤泡七次，二钱半）

上锉，作一服，加生姜五片，水煎，食前稍热服。

严氏抑气散

治妇人气盛于血，变生诸证，头晕胸满（此铁翁先生交感丹法也，气真有余方可用）。

香附子（四两） 陈皮（二两） 茯神（去木） 甘草

上为末，每服二钱，食前沸汤调下。

四制香附丸

治妇人女子，经候不调。

香附子（擦去皮一斤，分作四分，好酒浸一分，盐水浸一分，童便浸一分，醋浸一分，各三日焙干）（配四物更佳，有热者须加条芩）。

上为细末，醋糊丸，如桐子大，每服七十丸，空心食前盐酒下（香附子血中之气药也，开郁行气而血自调，何病不瘳。妇人宜常服之）。

十味香附丸

治妇人经候不调（绝妙好方）。

香附（四制，一斤） 当归 川芎 白芍药（炒） 熟地黄（各四两） 白术 泽兰叶 陈皮（各二两） 黄柏（盐水炒） 甘草（炙，各一两）

上为末，醋糊丸，如梧桐子大。每服七十丸，空心盐汤下。

九味香附丸

治妇人百病皆宜。

香附子（童便浸一宿，再用醋煮，晒干炒，四两） 当归（酒洗） 川芎（酒洗） 芍药（酒炒） 生地黄（酒洗） 陈皮（去白，各一两） 白术（二两） 黄芩（酒炒，一两五钱） 小茴香（炒，五钱）（前方以黄柏而凉下，此以茴香而温下，白术又倍于前，别是一种意见，不可混看）

上为末，醋糊丸，如桐子大。空心酒下八九十丸。热，加地骨皮、软柴胡（酒浸，各一两）。

艾附暖宫丸

治妇人经水不调，小腹时痛，赤白带下，子宫寒冷。

香附（四制，一斤） 艾叶（醋浸炒，四两） 当归 川芎 白芍药（酒炒）（芍药是暖子宫温下元之品，今人不分寒热而概用之何哉?） 生地黄（姜汁炒，各一两） 延胡索（炒，二两） 甘草（生用，八钱）

上为细末，醋糊丸，如桐子大。每服七八十丸，米汤、酒任下。

百子归附丸

调经养血，安胎顺气，胎前产后，及月事参差，有余不足，诸症悉治，久服有孕。

香附（四制，十二两） 阿胶（碎炒） 艾叶 当归（酒洗） 川芎 芍药（炒） 熟地黄（酒洗，各二两）

上为末，用陈石榴一枚，连皮捣碎，煎水打糊丸，如桐子大。每服百丸，空心淡醋汤下（前方有延胡索，此方有阿胶，前艾多此艾少，有行止之妙。陈石榴酸涩，当是固经之意）。

人参养血丸

治女人禀受素弱，血气虚损。常服补冲任，调经候，暖下元，生血气。

熟地黄（五两） 乌梅肉（三两） 当归（二两） 人参 川芎 赤芍药 蒲黄（炒，各一两）

上为细末，炼蜜丸，如梧子大。每服八十丸，温酒、米饮任下（禀弱者，先天之气弱也。血生于气，气生于下，故用熟地为君，人参佐之，以生下焦之气，使阴气旺而生血也；臣以乌梅以生液而敛血入肝；夫既生矣敛矣，而不为流行之，则血凝而不通，故以芎、归为使；其或瘀也，以赤芍破之；其或溃也，以炒蒲黄涩之。庶乎，生而不壅，止而不塞，降中有升，温之不热。细玩铢锱之多寡，便知立方之妙用）。

当归地黄丸

治妇人血气不和，月事不匀，腰腿疼痛。

当归 川芎 白芍药 熟地黄（各半两） 牡丹皮 延胡索（各二钱半） 人参 黄芪（各一钱二分半） （此方妙在分两之减半，虽谓血生于气，而气旺生火，故不多焉）

上为末，炼蜜丸，如梧子大。每服三十丸，食前米饮下。

治经候先期

先期汤

治经水先期而来，宜凉血固经（按：自总方四物汤以下，诸丸方丸法，各有次序，各具妙理，诚为学者津梁，病人砭石，调剂者宜法之）。

当归 白芍药（炒） 生地黄（各二钱） 黄柏（炒） 知母（炒，各一钱） 条芩（炒） 黄连（炒） 川芎 阿胶（炒，各八分） 艾叶 香附子 甘草（炙，各七分）

上作一服，水二盅，煎一盅，食前温服（先期血热也，艾叶乃温下元之药，非先期所宜，而少加于寒凉之中者，即复卦之义，亦有不必用者，在自酌之）。

《金匮》土瓜根散

治带下，经水不利，小腹满痛，经一月再见者。

土瓜根 芍药 桂枝 䗪虫（各七钱半）

上四味，捣为散。酒服方寸匕，日三服（经已先期而小腹满痛，是血海有瘀故也，必先用此以行之，然后新血得藏而无满痛之咎，然非仲景不能立）（只此二方，犹为未尽）。

治经候过期

过期饮

治经水过期不行，乃血虚气滞之故，法当补血行气（此方补血行血，温气破气，故为气寒气滞者所宜。而脾虚不能生血以致过期者，无与也）。

当归 白芍药 熟地黄 香附（各二钱） 川芎（一钱） 红花（七分） 桃仁泥（六分） 蓬莪术 木通（各五分） 甘草（炙，各四分） 肉桂（四分）

上作一服，水二盅，煎一盅，食前温服。

滋血汤

治妇人心肺虚损，血脉虚弱，月水过期（此八珍汤之变，如脾肺元气不足者，尤宜）。

人参 黄芪 山药（各一钱） 白茯苓（去皮） 当归 川芎 白芍药（炒） 熟地黄（各一钱）

上作一服，水二盅，煎至一盅，食前服。

治经水过多

当归饮（即芩术四物汤）

抑阳助阴，调理经脉，若月水过多，别无余证，用此。

当归（微炒） 川芎 白芍药 熟地黄（酒蒸焙） 白术 黄芩（各一钱）

上锉，水煎服。如久不止成血崩者，加阿胶（炒）、山栀子（炒）、地榆、荆芥、甘草；或再不止，更加捣茅根汁，磨墨同服（久不止而热者，固宜矣，若脾气下陷，血不归经者，不宜如此加法）。

胶艾汤

治劳伤气血，冲任虚损，月水过多，淋沥不止，及妊娠调摄失宜，胎气不安，或因损动下血并治。

熟地黄 白芍药（各一钱） 当归 艾叶（各七分半） 阿胶（炒成珠） 川芎 甘草（炙，各五分） （自古调经每多用艾，所以暖下元也。如下元虚而血随气降者，宜之。血热者，当不必也）

上锉。水煎服。

一方加地榆、黄芪。

丹溪方

治妇人禀受弱，气不足摄血，故经水来多。

白术（一钱半） 黄芪（生） 陈皮（各一钱） 人参（五分） 甘草（炙，三分）

上锉。水煎服（此方不用一味血药，学者要知此意）。

治经水涩少

七沸汤

治荣卫虚，经水愆期，或多或少，腹痛。一云阴胜阳，月候少者，用此。

当归 川芎 白芍药 熟地黄 蓬术 川姜 木香（各等份）（本方以血药治愆期，以气药治腹痛，重在腹痛上，妙在等份，不然后三味何以用也）

上每服四钱，水一盏半，煎至八分，温服。

四物加葵花汤

治经水涩少。

当归 川芎 白芍药 熟地黄 葵花（各二钱）

一方又加红花、血见愁（此方全在血分，葵花须用红者，乃润燥之药）。

上锉。水煎服。

四物汤加熟地黄当归汤

治经水少而色和（妙在色和二字，尤妙在加后二物）。

四物汤（四两） （再加）熟地黄 当归（各一两）

上每服一两，水煎服。

治月水不利

牛膝散

治月水不利，脐腹作痛，或小腹引腰，气攻胸膈。

牛膝（酒洗，一两） 桂心 赤芍药 桃仁（去皮尖） 延胡索（炒） 当归（酒浸） 木香 牡丹皮（各七钱半）

上为细末。每服三钱，空心温酒调下；或五六钱，水煎亦可。

牡丹散

治月候不利，腹脐疼痛，不欲食。

牡丹皮 大黄（炒，各一两） 赤茯苓 桃仁 当归 生地黄 桂心 赤芍药 白术（各七钱半） 石韦（去毛） 木香（各五钱）

上㕮咀。每服三钱，水一盏，生姜三片，煎七分，空心温服（此证重在疼痛，不重在不欲食，如白术用治不食则可，而痛则不可，大黄、地黄，痛则可用，而不食不可用，处方者须得其本）。

养荣汤

治妇人血海虚弱，心中恍惚，时多惊悸，或发虚热，经候不利（此方只重不利二字，与恍惚惊悸，绝无相干。若因不利而致者则可）。

当归　川芎　白芍药　熟地黄　青橘皮　姜黄　川姜　五加皮　牡丹皮　海桐皮　白芷（各等份）

上锉。每服五钱，水一盏半，生姜五片，乌梅一个，煎至一盏，温服，不拘时。

玄归散

治月经壅滞，脐腹疞痛。

当归　延胡索（各等份）（简当，妙在等份）

上为粗末。每服三钱，加生姜三片，水煎，稍热服。

归漆丸

治月经不利，脐下憋，逆气胀满。

当归（四钱）　干漆（三钱，炒令烟尽）

上为细末，炼蜜丸，如桐子大。每服十五丸，温酒下（与前方少分轻重，此又妙在作丸，而延胡、干漆缓急不同，在人自择也）。

治月水不断

止经汤

治妇人困倦，多睡少食，经水时时淋沥，或成片，或下赤白黄水，面色青黄，头眩目花，四肢酸疼，此证急宜调理，免致崩漏（据此证俱属脾胃元气不足，当用人参养荣、归脾、补中、十全之类，而此亦稳当，如加参、芪更佳）。

当归　川芎　白芍药（炒）　熟地黄（各一钱）　白术　黄芩　阿胶（炒）　蒲黄（炒）　柏叶（盐水炒，各七分）　香附（一钱）　砂仁　甘草（各五分）

上作一服，加生姜三片，水煎，空心服。

蒲黄散

治经血不止。

黄芩（五分）　当归　柏叶　蒲黄（各四分）　生姜（二分）　艾叶（一分）　生地黄（二十四分）　伏龙肝（十二分）（此方以生地为主，而艾叶只用一分，又无补气之药，读者要知此意）

上㕮咀。用水二升，煎取八合，分二服。

固经丸

治经水过多不止，乃阴虚挟热所致，法当补阴清热。

黄柏　白芍药（各三两）　黄芩（二两）　龟板（炙，四两）　樗根皮　香附子（童便制，各一两半）

上为细末，酒糊丸，桐子大。每服五七十丸，白汤下（此丹溪先生法也。以肝肾之阴为主，四物中只用一物，岂寻常所知）。

治过期不止

芩心丸

治妇人四十九岁以后，天癸当住，每月却行，或过多不止。

黄芩（心，枝条，二两，米泔浸七日，炙干，又浸，又炙，如此七次）（用米泔入阳明经胃气也）

上为末，醋糊丸，如桐子大。每服七十丸，空心温酒下，日进二服。

补中川芎汤

治风虚冷热，劳伤冲任，月水不调，崩中暴下，产后失血过多，虚羸腹痛，或妊娠胎动下血。

当归　干姜（炮，各三两）　川芎（蜜炙）　熟地黄　黄芪　人参　杜仲（炒）　吴茱萸（泡）　甘草（炙，各一两）

上每服三钱，水一盅半，煎至一盅，空心服。

茸附汤

补冲任，调血气。

干姜（四两）　鹿茸（三两，酒炙）　当归　牡蛎（煅，各二两）　附子　肉桂　龙骨（生用）　防风（各一两）

上每服半两，水二盅，煎八分，温服（止涩之药，不难于涩，而难于温热，尤妙于补血中之气，举下陷之肝）。

上二方，寒者宜之。盖亦有血海虚寒而不禁者。

治经病疼痛

越痛散

治血气虚寒，身体作痛（此身痛，故其立法如此，要知身痛腹痛，自是不同）。

虎骨（五钱）　当归　芍药　白术　茯苓　甘草　续断　防风　白芷　藁本　附子（各三钱）

上为粗末。每服五钱，水二盅，生姜五片，枣三枚，煎至一盏，不拘时服。此治身痛之剂。

八物汤

治经事将行，脐腹绞痛者，气滞血涩故也。

当归　川芎　芍药　熟地黄　延胡索　苦楝（碎，炒，各一钱）　木香　槟榔（各五分）（前四味是血，后四味是气，而川芎血中有气，延胡气中有血，不可不知）

上作一服，水煎，食前服。

加味四物汤

治经水将来，作疼不止（此方又有破血破气，活血行气药，凡将来作痛均可服）。

当归（酒洗）　川芎（各一钱半）　芍药（炒）　熟地黄　延胡索　蓬术（醋煮）　香附（醋煮，各一钱）　砂仁（八分）　桃仁（去皮尖，七分）　红花（酒炒，五分）

上锉。水煎服。

乌药汤

治血海疼痛（此方治气多）。

乌药（一钱半）　香附（二钱）　当归（一钱）　木香　甘草（炙，各五分）

上锉。水煎服。

加味乌药汤

治妇人经水欲来，脐腹疞痛。

乌药　缩砂　木香　延胡索（各一两）　香附（炒去毛，二两）　甘草（炙，一两半）

上细锉。每服七钱，生姜三片，水煎，温服（此全是气药，惟血实者宜之，妙在不用血药）。

《澹寮》煮附丸

治经候不调，血气刺痛，腹胁膨胀，头晕，恶心，并宜服之。

香附子（擦去毛，不拘多少，米醋浸一日，用瓦铫煮令醋尽）（妙在用醋，以入肝行气也）

上为末，醋糊丸，如桐子大。晒干，每服五十丸，淡醋汤下。

以上诸方，行滞气之剂。

姜黄散

治血脏久冷，月水不调，及瘀血凝滞，脐腹刺痛。

姜黄　白芍药（炒，三两）　当归　牡丹皮　延胡索（各二两）　川芎　蓬术（煨，切）　官桂　红花（各一两）（此与加味四物小异，其妙又在去地黄，而加官桂、姜黄）

上锉。每服一两，水二盏，酒少许同煎，食前服。

琥珀散

治妇人月经壅滞，每发心腹脐疞痛不可忍，及治产后恶露不快，血上抢心，迷闷不省，气绝欲死者（别方琥珀散有琥珀，本方无之，亦赞其功而借名耳）。

京三棱　蓬莪术　赤芍药　刘寄奴　牡丹皮　熟地黄　真蒲黄（炒）　当归　官桂　菊花（各一两）（此神品药也，而《本事》方之加减更精）

上前五味，用乌豆一升，生姜半斤切片，米醋四升，同煮至豆烂为度，焙干，入后五味，同为细末，每服二钱，温酒调下，空心食前服。《本事》云：一方不用菊花、蒲黄，用乌药、延胡索亦佳（易乌药、延胡最当）。予家之秘方也，若是寻常血气痛，只一服。产后血冲心，二服便下，常服尤佳。予前后救人急切不少，亦宜多合以济人。

延胡索散

治血气攻刺疼痛，及新旧虚实腹痛。

当归（酒浸）　赤芍药（炒）　延胡索　蒲黄（隔纸炒）　桂皮　乳香（水研）　没药（各一钱）（用乳、没以通气血之滞，亦更进一步法也）

上为细末。每服三钱，温酒空心服。

当归散

治妇人久积血气疞痛，小便刺痛，四肢无力。

当归　赤芍药（酒炒）　刘寄奴　枳壳（麸炒）（若论小便刺痛，当用牛膝、青皮，此用枳壳何也，再宜榷之）　延胡索　没药（各等份）

上为末。热酒调下二钱，不拘时服。

经验方

治妇人脐腹疼痛，不省人事，只一服立止。人不知者，云是心气痛，误矣。

木通（去皮）　芍药（炒）　五灵脂（炒，各等份）（功在五灵脂，然必佐之以醋，若木通、芍药，一通一敛，皆有妙用）

上㕮咀。每服五钱，醋水各半盏，煎七分，温服。

三神丸

治室女血气相搏，腹中刺痛，痛引心端，经行涩少，或经事不调，以致疼痛。

橘红（二两）　延胡索（去皮，醋煮）　当归（酒浸，略炒，各一两）（妙在制法）

上为细末，酒煮，米糊为丸，如梧桐子大。每服七十丸，加至百丸，空心艾汤送下，米饮亦可。

交加散

治妇人荣卫不通，经脉不调，腹中撮痛，气多血少，结聚为瘕，及产后中风。

生地黄　生姜（各五两，各研取汁）

上交互取汁，浸渣一夕，汁尽为度，各炒黄，末之（相交为用，补不足也）。寻常腹痛，酒调下三钱，产后尤不可缺。

交加散

治荣卫不和，月事湛浊，逐散恶血，治脐腹撮痛，腰腿重坠（此方与琥珀散不相上下，而此有白芍，似可常服）。

生姜（二斤，捣取汁，存滓用）　生地黄（二斤，捣取汁存滓用）　白芍药　当归　延胡索（醋纸包煨熟，用布擦去皮）　蒲黄（隔纸炒，各一两）　桂心（一两）　红花（炒，无恶血不用）　没药（另研，各半两）

上将地黄汁炒生姜滓，生姜汁炒地黄滓，各焙干，同诸药为细末。每服三钱，温酒调下。若月经不依常，苏木煎酒调下，若腰痛，糖球子煎酒调下。

交加地黄丸

治妇人经不调，血块气痞，肚腹疼。

生地黄　老生姜（各一斤，俱另捣取汁，存滓）　延胡索　当归　川芎　芍药

（各二两） 明乳香 木香（各一两） 桃仁（去皮尖） 人参（各半两） 香附（半斤）

上为末，先以生姜汁浸地黄滓，以地黄汁浸生姜滓，晒干，皆以汁尽为度，共十一味，合一处晒干，研为末，醋糊为丸。空心姜汤下五七十丸（一方而有三变矣，此又变而为丸。而没药、肉桂为一家，此以三香、人参、桃仁为一家，亦不甚相违。阅古人方，须得古人变法乃妙）。

瓦龙丸

治瘀血作痛。

香附（醋煮，四两） 当归 牡丹皮 桃仁（去皮尖） 大黄（蒸，各一两） 川芎 红花（各半两） 瓦龙子[1]（煅，醋煮一昼夜，二两）（丹溪治血块，多用瓦楞子。古方治血块，多用姜、桂热药，而此用大黄寒药，宜寒宜热，智者别之）

上为末，炊饼丸。空心温酒下三四丸。

以上诸方，行瘀血之剂。

桂枝桃仁汤

治经候前偶感风寒，腹痛不可忍。

桂枝 芍药 生地黄（各二钱） 桃仁（去皮尖，七钱） 甘草（炙，一钱）（即桂枝汤法也，芍药用赤者妙）

上为粗末，生姜三片，枣一枚，水煎温服（一妇人冬月经行，偶因归宁途中伤冷，遂经止不行，腹痛不可忍，予用此药，一剂而痛止，经复行，其效如神）。

柴胡丁香汤

治妇人年三十岁，临经预先腰脐痛甚，则腹中亦痛，经缩二三日（要体贴先字缩字，用药亦奇）。

柴胡（一钱半） 羌活 当归（各一钱） 生地黄（一分） 丁香（四分） 全蝎（一个，洗）

上锉。作一服，水四盏，煎至一盏，去渣，稍热，食前服。

小温经汤

治经候不调，脏腑冷痛（重在冷痛）。

当归 附子（炮，各等份）

上㕮咀。每服三钱，水煎，空心服。

没药除痛散

逐寒邪，疗腹痛。

蓬术（煨，一两） 当归 延胡索 五灵脂（炒） 肉桂（去粗皮） 良姜（炒）（良姜是脾寒药，肉桂是温经药） 蒲黄（炒） 甘草（炙） 没药（各半两）

上为末。每服五钱，温酒服。

以上诸方，祛风冷之剂。

治经病发热

逍遥散

治血虚烦热，口燥咽干，减食嗜卧，月水不调；又主荣卫不和，痰嗽潮热，肢体羸瘦，渐成骨蒸。

当归（酒洗） 白芍（炒） 白术 白茯苓 柴胡（各一钱） 甘草（炙，五分）（此方重在脾胃，及行肝胆郁滞，故不用生地，恐伤胃也。若脾胃脉大而心胞有热者宜加生地、山栀。一方加薄荷。予先师加青蒿、鳖甲以治骨蒸。观后加法，又皆因病而药之也）

上加生姜三片，麦门冬二十粒，去心，水煎服，不拘时。

一方加牡丹皮、栀子（炒），名加味逍遥散。一方加知母、地骨皮。有嗽，加桑白皮、贝母、桔梗、知母、麦冬；咳血，加生地黄、山栀、牡丹皮；呕吐，加陈皮、半夏、旋覆花；嘈杂，加姜炒黄连，或芩连二陈汤。

加味四物汤

治冲任虚损，月水不行，肌肤发热，如劳瘵状（阳胜则热，如肝阴不足而肝火独

[1]瓦龙子：瓦楞子。

甚者宜之。脾胃壮者，可加胡黄连）。

当归　川芎　白芍药　生地黄（各一两）　柴胡（半两）　黄芩（二钱半）

上㕮咀。每服八钱，水煎服。如骨蒸，四物汤加地骨皮、牡丹皮，一方四物汤加胡黄连，极效。

六神汤

治血气不足，肌体烦热，四肢倦怠，不进饮食（此治血虚而气分有虚热者）。

当归　川芎　白芍药　熟地黄　黄芪　地骨皮（各一钱）

上㕮咀。水煎，空心服（二方气血不同，学者自当分别）。

治往来寒热

《本事》方

治妇人血脉不调，往来寒热，状如劳倦。

当归　川芎　黄芪　甘草　官桂（各一两）　熟地黄　白芍药　白术（各二两）　柴胡　阿胶（碎，炒，各半两）

上为细末。每服五钱，枣一枚，水煎，空心服，白汤点服亦得。常服不生带下，调血脉，养子宫，终身无病（阳虚则恶寒，阴虚则发热，此方气血并补，与十全大补汤同，乃独无人参，而柴胡、阿胶是肝经中药，亦治寒热之要诀也）。

地骨皮散

治血风气虚，时作寒热，或晡热内热。

地骨皮　柴胡（各一两）　桑白皮（炒）　枳壳（麸炒）　前胡　黄芪（炒，各七钱五分）　人参　白茯苓　白芍药　甘草　五加皮　桂心（各半两）

上㕮咀。每服三五钱，水一盏半，生姜三片，煎七分服（按：黄芪、人参、桂心是补肺温气药；桑皮、枳壳、地骨皮是泻肺清热药；白芍、茯苓是降收之味；五加、前胡是行散之味，而乃并用之，重在气虚有火，当以分两中求之，疾苦中审之，则窍妙自得）。

柴胡散

治妇人寒热体瘦，肢节疼痛，口干心烦，不欲饮食。

北柴胡　赤茯苓　黄芪　白术（各一钱）　麦门冬（去心，三钱）　鳖甲（醋炙，二钱）　人参　地骨皮　枳壳（麸炒）　生地黄　桑白皮　赤芍药　桔梗　甘草（各五分）

上作一服，水二盅，生姜三片，煎至一盅，不拘时服（参、芪、白术，益肺脾三焦元气，而治不欲食；麦冬、生地，清心与包络中火而生血，以治口干心烦；柴胡、鳖甲，解骨节中热而外散；赤茯苓、赤芍，导心火，散血热而下行；枳、桔、地骨、桑皮，泻肺火，散结气于胸中。亦补中有泻之方也。要知不用芎、归之旨，乃妙）。

七宝汤

治寒热往来。

防风（去芦）　知母　生地黄（各半两）　柴胡（去芦）　前胡（去芦）　秦艽　甘草（炙，各二钱半）

上㕮咀。每服五钱，水一盏半，加人参三寸，煎七分服（邪在表而寒者宜防风；邪在里而热者宜知母；胸中热结宜前胡；经络热结宜秦艽、柴胡，解表里阴阳不分之寒热；甘草、人参益气，以防解散之虞；生地凉心，以为阳气之守。是方以邪结而气血未虚者宜）。

柴胡四物汤

治妇人日久虚劳，微有寒热，此四物汤与小柴胡汤合方也（曰微有寒热，则似病未甚）。

当归　川芎　芍药　熟地黄（各一两半）　柴胡（八钱）　人参　黄芩　半夏　甘草（各三钱）

上锉。每服一两，生姜三片，水

煎服。

柴胡抑肝散

治寡居独阴无阳，欲心萌而多不遂，是以恶寒发热类疟证。

柴胡（二钱半） 青皮（二钱） 赤芍药（炒） 牡丹皮（各一钱半） 苍术（米泔浸炒） 山栀子（炒） 地骨皮 香附子（各一钱） 神曲（八分） 川芎（七分） 生地黄 连翘（各五分） 甘草（三分）

上锉，一服水煎，空心临卧服（此方疏肝开郁，散结气结血，凉心启脾，自是一种心印。乃越鞠丸之套方也，分两妙）。

生地黄丸

治师尼寡妇，寒热如疟，欲男子不得者。

生地黄（二两） 赤芍药（一两） 柴胡 黄芩 秦艽（各五钱）

上为末，炼蜜丸，如桐子大。每服三十丸，煎乌梅汤吞下，日三服（此方减当归，为厥阴肝经郁火结血之剂）。

治热入血室

小柴胡加地黄汤

治妇人中风，发热恶寒，经水适来，昼则明了，夜则谵语，如见鬼状，发作有时，此名热入血室。亦治产后恶露方来，忽然断绝。

柴胡（三钱） 半夏 黄芩（各二钱） 人参（一钱半） 甘草（五分） 生地黄（一钱半）

上作一服，水二盅，生姜五片，枣二枚，煎一盅，不拘时服。

四物汤用生地黄加柴胡煎服，亦可（按：此乃治太阳传经病，盖脏血❶适来，则血室虚，邪乘虚入而为越经证，然血室与胃府有气血之分，故谵语有昼夜之别，曰如见鬼者，以肝藏邪客而魂不安，本神自病也。用小柴胡以解表里之邪，用生地黄以凉血中之热，设有不愈，则又有期门之刺矣。其加桃仁、红花及承气、抵当等汤者，各因其微甚而泻之也）。

干姜柴胡汤

治妇人伤寒，经脉方来，热入血室，寒热如疟，或狂言见鬼。

柴胡（一钱） 桂枝（三分） 栝楼根（五分） 牡蛎（煅） 干姜（炮） 甘草（炒，各三分）

上水煎服。汗出而愈（同一热入血室寒热也，而此不用前方，反用姜、桂、牡蛎，何欤？又与柴胡桂姜汤不相上下，此但少知母、黄芩耳。可见古方增减一味，自有脉络，不可轻视，然其窍要在如疟，并汗出而愈上探讨便知。与前方不同，真活法也，可发人之智慧。此真是心经药，要知子母相传之理）。

牛黄膏

治热入血室，发狂不认人者。

牛黄（二钱半） 朱砂 郁金 牡丹皮（各三钱） 脑子 甘草（各一钱）

上为细末，炼蜜丸，如舶子大❷。每服一丸，新水化下。

海蛤散

治妇人伤寒，血结胸膈，宜服此药，及针期门穴。

海蛤 滑石（煅，水飞） 甘草（各五钱） 芒硝（一两）

上为末。每服二钱，用鸡子清调下。小肠通利，其结血自散，更用桂枝红花汤，发其汗则愈（此非热入血室证，乃是血结胸膈方。今集入此者，要以肝脉布胁循喉咙也。针法俱妙，发汗尤妙）。

---

❶脏血：疑为“经血”。

❷舶子大：疑为“柏子大”。

卷之二

经　闭

论经闭由二阳之病治宜泻心火养脾血

洁古曰：女子月事不来者，先泻心火，血自下也。《内经》曰：二阳之病发心脾，有不得隐曲，故女子不月，其传为风消。

王启玄注曰：大肠胃热也。心脾受之，心主血，心病则血不流；脾主味，脾病则味不化，味不化，则精不足，故其病则不能隐曲。脾土已亏，则风邪胜，而气愈消也。

又经曰：月事不来者，胞脉闭也。胞脉属于心，络于胞中，今气上迫肺，心气不得下通，故月事不来。先服降心火之剂，后服《局方》中五补丸，后以卫生汤治脾养血也（泻心火、养脾血，是从本文之义。愚谓当原隐曲推解，盖人有隐情曲意，难以舒其衷者，则气郁而不畅，不畅则心气不开，脾气不化，水谷日少，不能变见气血，以入二阳之血海矣，血海无余，所以不月也。传为风消者，阳明主肌肉，血不足则肌肉不荣，其不消瘦乎？风之名，火之化也，故当根不得隐曲上看，乃有本）。

论经闭不行有三治宜补血泻火

东垣曰：经闭不行有三，妇人脾胃久虚，形体羸弱，气血俱衰，而致经水断绝不行；或病中消胃热，善食渐瘦，津液不生。夫经者，血脉津液所化，津液既绝，为热所烁，肌肉渐瘦，时见渴燥，血海枯竭，病名曰血枯经绝，宜泻胃之燥热，补益气血，经自行矣（立方固有法，然不必太泥，因人易辙可也）。此病或经适行而有子，子亦不成，而为胎病者有矣（此中焦胃热结也）。或心包络脉洪数，躁作时见，大便秘涩，小便虽清不利，而经水闭绝不行，此乃血海干枯，宜调血脉，除包络中火邪，而经自行矣（此下焦胞脉热结也）。或因劳心，心火上行，月事不来者，胞脉闭也。胞脉者，属于心，而络于胞中。今气上迫肺，心气不得下通，故月事不来，宜安心补血泻火，经自行矣（此上焦心肺热结也）。

娄氏曰：上东垣、洁古治血枯之法，皆主于补血泻火也。补血者，四物之类，泻火者，东垣分上中下。故火在中，则善食消渴，治以调胃承气之类。火在下，则大小便秘涩，治以玉烛之类。玉烛者，四物与调胃承气等份也。火在上，则得于劳心，治以芩连及三和之类。三和者，四物、凉膈等份也。洁古先服降心火之剂者，盖亦芩连、三和、玉烛之类，后服五补、卫生者，亦补气之剂也（据此论当有四证，如胃热、包络热、劳心热三证，皆有余，宜泻火养血是矣。而所言脾胃久虚，致经水断绝一症，又当以补脾胃为主，岂得舍而勿论耶。盖水入于经，其血乃生，谷入于胃，脉道乃行，水去荣散，谷消卫亡。况脾统诸经之血，而以久虚之脾胃，以致气血俱衰者，可不为之补益乎。即此以分虚实，明是四证无疑，而娄全善乃遗补虚一证，何欤?）。

论经闭因肝劳血伤

骆氏曰：经云：有病胸胁支满，妨于食，病至则先闻腥臊臭，出清液，先唾血，四肢清，目眩，时时前后血，病名曰血枯。此年少时因大脱血，或醉而入房，亏损肾肝（此病机也，宜知）。盖肝藏血，受天一之气以为滋荣，其经上贯膈，布胁肋。若脱血失精，肝气已伤，肝血枯涸不荣，而胸胁满，妨于食，则肝病传脾而闻腥臊臭，出清液。若以肝病而肺乘之，则唾血，四肢清，目眩，时时前后血出，皆肝血伤之症也（胸胁满证，人皆伐肝，岂知血枯之故，宜养肝血也，当须识此）。

论经闭因劳伤当大补脾胃

《良方》云：妇人月水不通，或因醉饱入房，或因劳役过度，或因吐血失血，伤损肝脾，但滋其化源，其经自通，若小便不利，苦头眩痛，腰背作痛，足寒时痛，久而血结于内，变为癥瘕；若血水相并，脾胃虚弱，壅滞不通，变为水肿；若脾气衰弱，不能制水，渐渍肌肉，变为肿满。当益其津液，大补脾胃，方可保生（既分肝脾，当分两治）。

王节斋曰：妇人女子经脉不行，多有脾胃损伤而致者，不可便认作经闭死血，轻用通经破血之药。遇有此证，便须审其脾胃如何？若因饮食劳倦，损伤脾胃，少食恶食，泄泻疼痛，或因误服汗下攻克药，伤其中气，以致血少而不行者，只宜补养脾胃，用白术为君，茯苓、芍药为臣，佐以黄芪、甘草、陈皮、麦芽、川芎、当归、柴胡等份，脾肝药能生血而经自行矣。又有饮食积滞，致损脾胃者，亦宜消积补脾。若脾胃无病，果有血块凝结，方宜行血通经（发所未发，极是。但有肝气郁滞，以致脾土失运不能化血者，又须和肝气为要，医者知之）。

论室女经闭成劳因思虑伤心

寇宗奭曰：夫人之生，以气血为本。人之病，未有不先伤其血气者，若室女童男，积想在心，思虑过度，多致劳损，男子则神色消散，女子则月水先闭。盖忧愁思虑则伤心，而血逆竭，神色先散，月水先闭；且心病，则不能养脾，故不嗜食；脾虚则金亏，故发嗽，肾水绝，则木气不荣，而四肢干痿，故多怒，鬓发焦，筋骨痿，若五脏传遍则死。自能改易心志，用药扶持，庶可保生。切不可用青蒿（此用青蒿者亦不妨，以其清气中热也）、虻虫等凉血行血，宜用柏子仁丸、泽兰汤益阴血，制虚火（暗室一炬）。

薛氏曰：经云五谷入于胃，其糟粕津液宗气，分为三隧。故宗气积于胸中，出于喉咙，以贯心肺而行呼吸。荣气者，泌其津液，注之于脉，化以为血，以荣四末，内养五脏六腑。若服苦寒之剂，复伤胃气，必致不起（亦须兼脾，盖胃阳脾阴，主治有异也）。

一室女年十七，疬久不愈，天癸未通，发热咳嗽，饮食少思，欲用通经丸。余曰：此盖因禀气不足，阴血未充故耳，但养气血，益津液，其经自行。彼惑于速效，仍用之。余曰：非其治也。此乃剽悍之剂，大助阳火，阴血得之则妄行，脾胃得之则愈虚。后果经血妄行，饮食愈少，遂致不救。

《脉经》云：有一妇将一女子，年十五所来诊。言女子年十四时，经水自下，今经反断，其母言恐怖。师曰：若是夫人亲女，必夫人年十四时，亦以经水下，所以断，此为避年（既有避年之名，不必强求其治），勿怪，后当自下。此真气犹怯，禀赋素弱而然也。宜固天元真气，使水升火降，则五脏自和而经脉通矣。

论经闭因积冷结气

《要略》曰：妇人之病，因虚积冷结气为证。经水断绝，至有历年血寒，积结胞门，寒伤经络（分耗也）。凝坚在上，呕吐涎唾，久成肺痈，形体损分。在中盘结，绕脐寒疝；或两胁疼痛，与脏相连，或结热中，病在关元；脉数无疮，肌若鱼鳞，时着男子，非只女身。在下未多，经候不匀，令阴掣痛，少腹恶寒；或引腰脊，下根气冲，气冲急痛，膝胫疼烦；奄忽眩冒，状是厥癫；或有忧惨，悲伤多嗔；此皆带下，非有鬼神。久则羸瘦，脉虚多寒；三十六病，千变万端；审脉阴阳，虚实紧弦；行其针药，治危得安；其虽同病，脉各异源；子当辨记，勿谓不然。

论经闭因痰饮所隔

张子和云：凡妇人月事不来，用茶调散吐之（据此吐法，能学子和者则可，在他人则不可。用吐固是一法，然体虚者不宜），次用玉烛散、芎归汤、三和汤、桂苓白术散之类，降心火，益肾水，开胃进食，分阴阳，利水道之药也。

一妇人月事不行，寒热往来，口干颊赤，饮食少，旦暮间咳一二声，诸医皆用虻虫、水蛭、干漆、硇砂、芫青、红娘子❶、没药、血竭之类，惟戴人不然，曰：古方虽有此法，奈病人服之，必脐腹发痛，饮食不进。乃命止药，饮食少进。《内经》曰：二阳之病发心脾，心受之则血不流，故女子不月。既心受积热，宜抑火升水，流湿润燥，开胃诱食。乃涌出痰一二升（惟有痰者可用，亦须形病俱实），下泄水五六行，湿水上下皆去，血气自然湍流，月事不为水湿所隔，自依期而至矣。亦不用虻虫、水蛭之类有毒之药，如用之，则月经总来，小溲反闭，他证生矣。凡精血不足，宜补之以食，大忌有毒之药，偏胜而致夭阏❷多矣。

一妇人年三十四岁，经水不行，寒热往来，面色萎黄，唇焦颊赤，时咳二三声。问其所服之药，黑神散、乌金丸、四物汤、烧肝散、鳖甲散、建中汤、宁肺散，针艾千百，转剧，家人意倦，不欲求治。戴人悯之，先涌痰五六升，午前涌毕，午后进食，余证悉除（形盛气实病真药当，然非轻试之法，慎之）。后三日复轻涌之，又去痰一二升，食益进，不数日，又下通经散，泻讫一二升。数日，去死皮数重，小者如麸片，大者如苇膜，不月余经水自行，神气大康矣。

论下利经断利止经来

《脉经》曰：妇人下利而经水反断者，何也？师曰：但当止利，经当自下，勿怪。所以利不止而经断者，但下利亡津液，故经断。利止津液复，经当自下。若妇人血下，咽干而不渴，其经必断，此荣不足，本自有微寒，故不引饮。渴

---

❶红娘子：出自《本草图经》，又名樗鸡。为蝉科昆虫红娘子的干燥虫体。功能攻毒，通瘀，破积。

❷夭阏（yāo yān）：夭亡，夭折。

而引饮者，津液得通，荣卫自和，其经必复下。

论经闭总因血滞血枯

李氏曰：妇人以血为主，天真气隆，壬癸水合，肾气全盛，血脉流行，常以三旬一见，以象月盈则亏，故曰月经。经行与产后一般，若其时余血一点未净，或外被风寒及湿冷暑热邪气，或内伤生冷，七情郁结，为痰为瘀，凝积于中，曰血滞。或经止后，用力太过，入房太甚，及服食燥热，以致火动，邪气盛而津液衰，曰血枯。

《良方》云：经后被惊，则血气错乱妄行（惊则气乱，故错经妄行），逆于上，则从口鼻而出（怒则气逆上冲，甚则呕血）；逆于身，则血水相搏，变为水肿；恚怒，则气血逆于腰腿、心腹、背胁，手足之间，重痛，经行则发，过期则止；怒极伤肝，则有眩晕、呕血、瘰疬、血风、疮疡等病，加之经血渗漏于其间，遂成窍血生疮，淋沥不断；湿热相搏，遂为崩带；血结于内，变为癥瘕。凡此变证百出，不过血滞与枯而已（总结）。但血滞亦有虚热，血枯亦有虚热，故重则经闭不通。以滞、枯分言，轻则经水不调，只言虚与热而已。血滞经闭宜破者，原因饮食毒热，或暴怒，凝瘀积痰，直须大黄、干漆之类，推陈致新，俾旧血消而新血生也。若气旺血枯，起于劳役忧思，却宜温和滋补，或兼有痰火湿热，尤宜清之凉之，每以肉桂为佐者，热则血行也。但不可纯用峻药，以亏阴道。至于耗气益血之说，虽女科要法，但血为气配，气热则热，气寒则寒，气升则升，气降则降，气行则行，气滞则滞。如果郁火，气盛于血者，方可单用香附丸散、抑气散，当加木香、槟榔、枳壳以开郁行气。若气乱则调，气冷则温，气虚则补，男女一般，阳生则阴自长，气衰则血亦涸，岂可专耗其气耶？论者多泥叔和血旺气衰，不知叔和论肝肺二脉（以肝藏血、肺主气也），则宜肝旺于肺，其实气血平和有孕，故继曰两脏通和。但妇人见偏性鄙，婢妾志不得伸，郁怒无时不起，故香附为女人仙药。

经曰：邪气胜则实，正气夺则虚。可不悟诸，大概只虚热痰气四证而已，不调亦大相同，随证调治，饮食调和，自然血气流通。更有凝滞，然后可用红花当归散、紫葳散、通经丸、导经丸之类。虚者只用当归散以通之，通后又须养血益阴，使津液流通。苟不务气血充和，而惟以毒药攻逼，是求千金于乞丐，必死而后已。

论经闭大法

丹溪云：经不通，或因堕胎及多产伤血，或因久患潮热销血，或因久发盗汗耗血，或因脾胃不和，饮食少进而不生血，或因痢疾失血，治宜生血补血，除热调和之剂，随证用之。或因七情伤心，心气停结，故血闭而不行，宜调心气，通心经，使血生而经自行矣（生血在补脾胃，调饮食，适寒温，所谓脾旺则能生血也。至于心气结者，宜调心，又为心主血也）。

脉法

《脉经》曰：肾脉微涩为不月（经闭脉法，备前调经门，当参看）。

治血枯经闭

玉烛散

治胃热消渴，善食渐瘦，津液为热燥竭，以致血海干枯（此即四物汤与调胃承气汤合方也）。

当归　川芎　白芍药　地黄　大黄　芒硝　甘草（各等份）

上锉，每服八钱，水煎，食前服（惟心病气实胃热者方可）。

三和汤

治劳心，心火上行，以致胞脉闭塞，月事不来（此即四物汤与凉膈散合方也）（此治劳心之实热者也，如心虚而热收于内，与夫心虚而土衰者，不宜妄用）。

当归　川芎　白芍药　地黄　大黄　朴硝　黄芩　栀子　连翘　薄荷　甘草（各等份）

上锉，每服八钱，水煎服。

二黄散

治妇人室女，经脉不通，服之如神。

大黄（烧存性，二钱）　生地黄（三钱）

上为末，作一服，空心好酒调下。

二气丸

治月水不调，断绝不产，面黄肌瘦，憔悴，不美食，有燥热，以柴胡引子相参服之。

大黄（四两，另为末，醋一升，慢火熬为膏子）（以醋熬大黄作膏，引之入肝以行血也）　当归　白芍药（各二两）

上为末，以膏子和丸，如桐子大。每服二十丸，淡醋汤下，食前服，日进三服。

（四方俱用大黄，而配合不离四物，自有轻重缓急不同，宜加详之。）

五补丸

补诸虚，安五脏，坚骨髓，养精神。凡胞脉闭（心胞是多血之经，此胞脉当指心胞而言），先服降心火之剂，后服此丸及卫生汤，以治脾养血也。

熟地黄　人参　牛膝（酒浸去芦，焙干）　白茯苓　地骨皮（各等份）

上为细末，炼蜜丸，如桐子大。每服三五十丸，空心温酒下（熟地以补天一之水，人参以生天一之气，所谓水生于气也，然气不降则水不生，故用白茯苓以降天气，地骨皮以清气中之火，牛膝引之下行，此立方之大意也）。

卫生汤

当归　白芍药（各二两）　黄芪（三两）　甘草（一两）

上为末，每服半两，水二盏，煎至一盏，空心温服。如虚者，加人参一两（五补丸补水之源，卫生汤行已生之血，盖地黄、茯苓、人参俱补里气之不足，而黄芪、甘草又益表气之不足，当归、芍药行肝血之不足，有先后天之意焉）。

洁古先服降心火之剂者，盖亦芩连、三和、玉烛之类，后服五补，卫生者，亦补气之剂也。

柏子仁丸

治血虚有火，月经耗损，渐至不通，日渐羸瘦，而生潮热，并治室女思虑成劳经闭。慎勿以毒药通之，宜此兼服泽兰汤。

柏子仁（炒，另研）　牛膝（酒洗）　卷柏（各半两）　泽兰叶　续断（各二两）　熟地黄（三两，酒浸半日，石臼内杵成膏）

上为细末，炼蜜丸，如桐子大。空心米饮下三十丸（夫血生于心，心火旺则津枯而血不化，故用柏子仁以润心而生津，火位之下，水气承之，故用熟地黄以滋水，其四种皆通血脉，而续绝者也）。

泽兰汤

治证同前。

泽兰叶（三两）（妙在泽兰为君）　当

归（酒洗） 芍药（炒，各一两） 甘草（五钱）

上为粗末，每服五钱，水二盏，煎一盏，温服。

加味补中益气汤

治饮食劳倦，损伤脾胃，气弱体倦，发热作渴，饮食减少而不生血者。

黄芪 人参 甘草（炙） 白术 当归 陈皮（各一钱） 升麻 柴胡（各三分） 生地黄 天花粉（各八分）（若胃寒而色不华者，去生地、花粉，有虚火者宜加。恐升阳之剂不能生阴，故少加生地、花粉以入心凉血通脉，有一升一降之妙，宜法之）

上锉，作一服，水煎服。

十全大补汤

治堕胎及多产育伤血，或误服汗下克伐之药，以致血衰气乏而经不行者（此方温补气血为主，所谓劳者温之，损者温之是也）。

人参 白术 白茯苓 甘草（炙） 当归 川芎 白芍药 熟地黄 黄芪 肉桂（各二钱）

上锉，作一服，水煎服。

养真汤

治妇人经闭不通，脐下有块已经三载，百药无效，服此数剂经行。又投数剂，而块消矣（以上十一方，重在血枯二字）。

当归（酒洗） 川芎 白芍药（酒炒） 熟地黄（姜汁炒） 白茯苓 陈皮 栀子（炒） 山茱萸（去核） 益母草 小茴香（酒炒） 香附子（醋浸炒，各等份）

上锉，每服一两，水煎服，五六剂后，经通，作丸服（凡通经消块，俱用破气削坚、大热大毒之类，而此方俱以行气调气血，散结气，暖下元之药等份，而又以山栀凉药佐之，何也？但闻山栀能治块中之火，未闻能治三年之块而通经也，在善用之）。

治血涩经闭

温经汤

治经道不行，绕脐寒疝痛彻，其脉沉紧。此由寒气客于血室，血凝不行，为气所冲，新血与故血相搏，所以作痛，宜此汤与桂枝桃仁汤。

当归 川芎 芍药 官桂 牡丹皮 蓬术（各一钱） 人参 牛膝（各一钱） 甘草（炙，五分）

上㕮咀，水二盅，煎至一盅，不拘时服（此温行之剂也，以四物去地黄，恐凝滞耳，人参得官桂则能温行，故加之。然诸痛忌参、术，亦有不必用者，在去取之有法焉）。

桂枝桃仁汤

治证同前。

方见调经门（疼痛条）。

红花当归散

治妇人经候不行，或积瘀血，腰腹疼痛及室女月经不通。

红花 当归尾 紫葳 牛膝 苏木（细锉） 甘草（各二两） 赤芍药（九两） 刘寄奴（五两） 桂心 白芷（各一两半）

上为细末，空心热酒调下三钱，食前临卧再服（此皆破血之药，然不用川芎以行血海之血，而用白芷以行阳明之经者，以血海隶乎阳明也）。若久血不行，浓煎红花酒下，孕妇勿服。一名凌霄花，即紫葳。

行经红花汤

治妇人室女经候不行，时作胀痛。

当归尾 赤芍药 紫葳（即凌霄花） 刘寄奴 牛膝 延胡索 红花 苏木 桃仁（炒，各一钱） 青皮 香附（各八分） 桂心（五分）

上作一服，水煎，空心服（此与前方不相远，而青皮、桃仁乃厥阴肝经药，要分别此义）。

凌花散

治妇人月水不行，发热腹痛。

当归　赤芍药　凌霄花　刘寄奴　牡丹皮（酒洗）　延胡索　官桂　白芷　红花（酒浸，各等份）

上㕮咀，每服四钱，水一盏，酒半盏，煎服（总是破血行经药，而发热二字当略之，即丹皮凉血，而官桂、白芷非温热之味乎？盖重在不行，而不重在热也，窃观酒洗、酒浸、酒煎之法，然乎，否乎？）。

瑞金散

治妇人血气撮痛，月经不行。

片姜黄（四两）　当归　赤芍药　川芎　牡丹皮　蓬莪术　延胡索　官桂　红花（各二两）

上㕮咀，每服八钱，水一盏，酒三分，煎八分，食前服（姜黄、莪术，又兼在气、在肝之理）。

土牛膝散

治妇人室女血闭不通，五心烦热（专主血闭，曾借此以治妇人血块作痛有效）。

土牛膝　当归尾（各一两）　桃仁（去皮，麸炒）　红花（各半两）

上为细末，每服二钱，空心温酒下。

当归散

治血脉不通。（专主在脉络）

当归　穿山甲（灰炒）　蒲黄（炒，各半两）　辰砂（另研，一钱）　麝香（少许）

上为细末，研匀。每服二钱，食前热酒调下。

琥珀散

治心膈迷闷，腹脏撮痛，气急气闷，（此专在气）月信不通等疾。

天台乌药（二两）　当归　蓬术（煨，切，各一两）

上为细末，每服二钱，温酒调下，后以食压之。忌生冷油腻。产后诸疾，炒姜酒调下。

桃奴饮子

治妇人室女月经不通，渐成胀满（此胀满根血瘀来）及治男子坠马跌扑损伤，以致瘀血停积，欲成血蛊病者，悉皆治之。

桃奴（桃树上嫩桃干朽不落者，冬月及正月收）　豭鼠粪（即雄鼠粪也，两头尖者是）　延胡索　五灵脂　肉桂　香附子　砂仁　桃仁（去皮尖，另研，各等份）

上为细末。每服三钱，空心温酒调下（类浊阴之物，以破污积之血，佐温热之味，以行停滞血气，盖为气血流也）。

万病丸

治经事不来，绕脐寒疝痛。

干漆（杵碎，炒烟尽，须青白，如此一时）　牛膝（去苗，酒浸一宿，焙干，各一两）

上为末，以生地黄汁一升，入二药末，银器内慢火熬（妙在以生地汁熬破血药，大有见解），可丸即丸，如桐子大。每服二丸，空心米饮或酒下。

以上诸方俱轻剂，随寒热选用。

通经丸

治经闭不通，及血块疼痛。

归尾　桃仁（去皮尖）　大黄（煨）　牡丹皮　干漆（炒烟尽）　肉桂　牛膝　莪术（各一两）　三棱（醋炒，五钱）　麝香（八分）（不用虻虫、水蛭、斑蝥之类，是重剂中之轻者，最稳）

上为末，皂角五钱，芫花二钱，水煎糊为丸，如桐子大。每服五十丸，米汤下。

《产宝》方

治月经不通，腹中痛。

牛膝（六分）　大黄　桃仁（去皮尖，炒）　细辛（各五分）　川芎　当归（各

四分）　水蛭（三分，糯米炒黄）（水蛭须炒十分焦，盖生则害人也）

上为细末，炼蜜丸，桐子大。每服二十丸，空心温酒下。

《千金》桃仁煎

治血积癥瘕，月水不行（此凉行之剂，血因热结者宜之）。

大黄（湿纸裹煨）　桃仁（去皮尖，炒）　朴硝（各二两）　虻虫（一两，去足翅炒黑）

上为细末，醋二升半，银石器中慢火熬膏，却入大黄、虻虫、桃仁末，不住搅，度可丸，却入朴硝再搅，良久出之，丸如桐子大。五更初，温酒下五丸。至日午取下，如赤豆汁、鸡肝、虾蟆衣样，候鲜红住，仍以调气药补之。

和血通经丸

治妇人经水凝滞不行，腰背脐腹疼痛，渐成血块（按：方广云：月候不通，有血滞者、血枯者。此方用之于血滞则可，用之于血枯是求千金于乞丐矣，审之）。

芍药（一两）　当归　木香　肉桂　干漆（炒烟尽）　五灵脂　大黄　广茂（煨，各半两）　水蛭（炒，二钱半）　虻虫（三十个，去头足翅，焙）（蛭、虻皆蚀血，故用之以破坚，苟非血块，不宜用）　桃仁（二十七个，汤浸，去皮尖）

上为末，醋糊丸，如桐子大，食前醋汤或酒下二十丸。

斑蝥通经丸

治经候闭塞，亦治干血气。

斑蝥（二十个，糯米炒）（斑蝥大毒之物，服之能令小便秘涩不通，以木香、滑石解之。然云干血气，则当先以血药润之，不宜轻服此类，致干涩）　桃仁（四十九个，炒）　大黄（锦纹者，五钱）

上为细末，酒糊为丸，如桐子大。空心酒下五丸，甚者十丸。如血枯经闭者，用四物汤送下。

一方加虻虫半钱，水蛭一钱。

大黄膏（一名将军丸）

治妇人干血气。

川大黄四两为末，用酽醋熬成膏子，丸如鸡头大。每服一丸，酒化开，临卧温服。大便利一二行，红脉自下，是调经之仙药也。

一方加当归头，一方加香附二两，童便浸炒为末，入膏，丸桐子大，热酒下四十丸（干血气者，热也，故用大黄一味，解热通经，其加当归头、香附者，一荣血，一调气也，在人自择之）。

《圣惠》方

治妇人月水涩滞不快，结成瘕块，胀大欲死。

马鞭草根苗五斤，锉细，水五斗，煎至一斗，去渣，别以净器盛，熬成膏，食前温酒调下半匙（单行血脉最稳当）。

通经丸

治妇人室女月候不通，或成血瘕。

当归　桂心　青皮　干姜（炒）　川椒（炒出汗）　川乌（炮）　蓬莪术　干漆（炒烟尽）　大黄（炮）　桃仁（去皮尖炒，各等份）（此方类聚大热之药，非因寒凝气滞、血结成瘕者，不可服）

上为末，先将四分用米醋熬成膏，和余六分成剂，臼中杵，丸如桐子大，晒干。每服二十丸，用淡醋汤下，加至三十丸，温酒亦得，空心食前服。《济生方》去川乌，加红花（《本草》入鸡子清同丸，畏漆，入肠胃生疮也）。

以上诸方俱重剂，随寒热斟酌用。

治痰结经闭

丹溪方

治积痰伤经不行，夜则妄语（此方平中有奇，注痰之法，从妄语来）。

瓜蒌子（一两）　黄连（半两）　吴茱萸（十粒）　桃仁（五十枚）　红曲（二钱）　缩砂（三两）　山楂末（一两）

上为末，生姜汁研，炊饼为丸，每服百丸，空心滚白水下。

一方

治月水不通，屡试有验（形实气盛者宜之）（据言屡验，大抵由胃气实也）。

厚朴不拘多少，姜汁炙香细切，浓煎去渣，空心服，不过三四剂瘥。

加味导痰汤

治躯脂经闭。

半夏　陈皮　白茯苓　甘草　枳实　黄连　川芎

上加生姜，水煎服（此治胃实痰盛之药，非为降心火也，其通经只取四物汤中一味之最当者，思之思之）。

经云：气上迫肺（气上迫肺，是言心火上炎迫金，金不降而生水，宜降心火为主，或壮水之主，以制阳光，亦是），则心气不得下通，故月事不来。今用连、朴之类，导痰降火，使不上迫于肺，故心气下通，而月事来也。

掌中金丸

治妇人干血气。

穿山甲（炮）　甘草　苦丁香　川椒　苦葶苈　白附子　猪牙皂角　草乌头（各三钱）　巴豆（一钱，全用，研）（巴豆大毒，能无伤乎？）

上为细末，以生葱绞汁和丸，弹子大。每用一丸，新绵包之，纳阴中，一日即白，二日即赤，三日即血，神效。

矾石丸

治妇人经水闭不利，脏坚癖不止，中有干血，下白物。

矾石（三钱，烧）　杏仁（一分）

上二味末之，炼蜜丸枣核大。纳阴中，剧者再纳之。

一粒仙丹

治妇人干血劳，并赤白带下，种子如神。

巴豆（一百二十个，去壳，用新砖一个，将豆纸包，放砖上捶去油，令净如面白，方好用）　斑蝥（六十个，去翅足）　穿山甲（五钱，油煎过）　大黄　苦葶苈（各一两）　皂角（一两，刮去粗皮，火炮）

上各为末，合一处，以枣煮去皮核，丸如弹子大，用绵茧张开，裹药在内，穿入三寸竹筒上头，后仍留二三寸余，挽一转，不令药气在外。用时先以温水洗阴内，令洁净，拭干，却以葱汁浸湿药头，送入子宫极深处，整一日一夜，取出药不用。少间，耳冷气下，发寒发热，如伤寒状，不怕，饮食任意食用无妨，半日即通，或鲜血，或死血，一切恶物悉下。忌生冷发物，自此子宫和暖，而交媾则有孕矣（法固巧，然必果有干血在子宫者，可用）。

通经下取方

曾试验神效。

海蛤粉（五钱）　苦葶苈　牙皂（各二钱半）　巴豆（略去油）　天花粉（五钱）　苦丁香　红娘子（各一钱半）　麝香（少许）

上为细末，每用一钱，葱汁同捣为丸。薄绵裹，以五寸竹管纳阴户中，候热时，先通黄水，次则经行。

血　崩

论崩中由伤损冲任

《良方》论曰：妇人崩中，由脏腑伤损冲任，血气俱虚故也。冲任为经脉之海，血气之行，外循经络，内荣脏腑，若无伤损，则阴阳和平，而气血调适；若劳动过多，致脏腑俱虚，而冲任之气亦虚，不能约制其经血，故忽然暴下。或由阴阳相搏，为热所乘，攻伤冲任，血得热则流散，甚者至于昏闷。其脉数疾，小为顺，洪大为逆，大法当调补脾胃为主（据言气虚不能约制，则宜补气，其为热所乘者，则宜凉血，不当混言调脾胃为主。观东垣法，便得其窍）。

论血崩因虚热

东垣曰：阴虚阳搏谓之崩。妇人脾胃虚损，致命门脉沉细而数疾（阴虚阳搏，是阴中有火也，故以尺脉为诊），或沉弦而洪大有力，寸关脉亦然，皆由脾胃有亏，下陷于肾，与相火相合，湿热下迫（此言脾气下陷为热，宜用升补泻火），经漏不止，其色紫黑，如夏月腐肉之臭。中有白带者，脉必弦细，寒作于中（东垣以白带为寒，脉以弦细为诊，固是说，而后人率以为湿热，须辨之）；有赤带者，其脉洪数，病热明矣，必腰痛，或脐下痛。临经欲行而先发寒热往来，两胁急缩，兼脾胃证出见，或四肢困热，心烦闷不得眠卧，心下急（此虽点出脾胃证，而烦心、心下急，又有虚火矣），宜大补脾胃而升降气血，可一服而愈。或先贵而后贱，或先富而后贫，病名脱营者，心气不足，其火大炽，旺于血脉之中，又致脾胃饮食失节，火乘其中，形质肌肉，颜似不病者，此心病也（心主以营，故曰心病）。不形于脉，故脾胃饮食不调，其证显矣，而经水不时而下，或适来适断，暴下不止，治当先说恶死之言劝谕，令惧死而心不动，以大补气血之药补养脾胃，微加镇坠心火之药治其心，补阴泻阳，经自止矣。

《痿论》云：悲哀太甚则胞络绝，胞络绝，则阳气内动（阳气内动，便是胞络中有火）。发则心下崩，数溲血也，故《本病》曰：大经空虚，发则肌痹，传为脉痿，此之谓也。

薛氏曰：经云：阴虚阳搏谓之崩。又云：阳络伤，血外溢，阴络伤，血内溢。又云：脾统血，肝藏血，其为患，因脾胃虚损不能摄血归源；或因肝经有热，血得热而下行；或因肝经有风（何以知肝经有风），血得风而妄行；或因怒动肝火，血热而沸腾；或因脾经郁热，血伤而不归经；或因悲哀太过，胞络伤而下崩。治疗之法，脾胃虚弱者，六君子汤加当归、川芎、柴胡；脾胃虚陷者，补中益气汤加酒炒芍药、山栀；肝经血热者，四物汤加柴胡、山栀、苍术；肝经风热者，加味逍遥散，或小柴胡汤加山栀、芍药、牡丹皮；若怒动肝火，亦用前药；脾经郁火者，归脾汤加山栀、柴胡、牡丹皮；哀伤胞络者，四君子汤加柴胡、升麻、山栀。故东垣、丹溪诸先生云：凡下血证，须用四君子以收功，斯言厥有旨哉（薛氏所论凡七条，而脾胃三条，肝经三条，胞络一条，皆不舍柴胡及栀、芍、丹皮者，以厥阴手足二经为多血藏血之所，血为热迫，则不能从阳亟起，故以引起肝气，而栀、芍等收阴抑阳也，如东垣升阳举经之意，尤得其妙。所定脾胃方药，必是久病，又显出脾胃证者宜之。盖立斋先生治久病者多，故其立言如此，且谓四君为血证收功须用，则非初治之法可知，立斋一生得力处在此）。若大去血后，毋以脉诊，当急用独参汤救之。其发热潮热，咳嗽脉数，乃是元气虚弱，假热之脉也，尤当用人参之类。此等证候，无不由脾胃先损而患，故脉洪大。察其中有胃气，受补则可救。设用寒凉之药，复伤脾胃生气，反不能摄血归源，是速其危也。

方氏曰：血属阴也，静则循经荣内，

动则错经妄行。盖人之七情过极，则动五志之火。五志之火亢甚，则经血暴下；失期而来，久而不止，谓之崩中，如风动木摇，火燃水沸类也。治崩次第，初用止血以塞其流，中用清热凉血以澄其源，末用补血以还其旧（愚谓止涩之中须寓清凉，而清凉之中又须破瘀解结，至于补血还旧，又须调脾。其间兼证，或有不同，又当得其所以而处治焉，似难尽一也）。若只塞其流而不澄其源，则滔天之势不能遏；若只澄其源而不复其旧，则孤孑之阳无以立（开口便得经旨，自是不凡）。故本末勿遗，前后不紊，方可言治也。

张子和云：孟官人母五十余，血崩一载，佥用泽兰丸、黑神散、保安丸、白薇散，补之不效。戴人见之曰：天癸已尽，本不当下血，盖血得热而流散，非寒也。夫女子血崩，多因大悲哭，悲甚则肺叶布，心系为之急，血不禁而下崩（恒有之）。

《内经》曰：阴虚阳搏谓之崩。阴脉不足，阳脉有余，数则内崩，血乃下流。举世以虚损治之，莫有知其非者。可服大剂，大剂者，黄连解毒汤是也（此大寒之剂，非实热证不可，非前药之误不可）。次以香附二两炒，白芍药二两焙，当归二两焙，三味同为细末，水调下，又服槟榔丸，不旬日而安。

西园公治一妇人，年六十二岁，血崩不止，投黄连解毒汤四帖，后服凉膈散合四物汤六帖即愈（即阴虚阳搏之治）。此妇因悲哀太过，则心闷急（闷原作系），肺布叶举而上焦不通，热气在中，血走而崩，故效。

薛氏曰：一妇人年将七十，素有肝脾之证，每作则饮食不进（脾），或胸膈不利（肝），或中脘作痛（胃），或大便作泻（脾），或小便不利（肝）（所见证俱属肝脾，宜审之），余用逍遥散加山栀、茯神、远志、木香而愈（以脾证而用茯神、远志，何也？岂所谓补脾不愈而当补心欤！若然则枣仁亦不可少）。后忧女孀居，不时吐紫血，其病每作，先倦怠（脾）而后发热（肝）。经曰：积忧伤肺，积思伤脾。肺布叶举，是令子母俱病，不能摄血归经而致前证，遂以前药加炒黑黄连三分、吴茱萸二分顿愈（此左金丸法）。复因怒，吐赤血甚多，躁渴垂死，此血脱也，法当补气。乃用人参一两，苓、术、当归各三钱，陈皮、炮黑干姜各二钱，炙草、木香各一钱，一剂顿止。

一妇人年六十四，久郁怒，头痛寒热，春间乳内作痛，服流气饮之类益甚，不时有血如经行，又大惊恐，饮食不进，夜寐不宁，乳肿及两胁焮痛如炙，午后色赤。余以为肝脾郁火血燥，先以逍遥散加酒炒黑龙胆一钱，山栀一钱半，二剂肿痛顿退，又二剂而全消（方证合宜，而以四剂全消，恐无是速）。再用归脾加炒黑栀、贝母，诸症悉愈。

一妇人因怒，崩血久不已，面青黄而或赤，此肝木制脾土而血虚也，用小柴胡合四物汤，以清肝火生肝血，又用归脾、补中二汤，以益脾气生肝血而瘥。此证若因肝经有风热而血不宁者，用防风一味为丸（当云肝热生风而下陷者宜用防风），以兼证之药煎送；或肝经火动而血不宁者，用条芩炒为丸（条芩是大肠经药，用柴胡则治厥阴），以兼证之药煎送，无有不效。

一妇人性急，每怒非太阳耳项、喉齿胸乳作痛，则胸满吞酸，吐泻少食，经行不止，此皆肝火之证。肝自病则外证见，土受克则内证作。若自病见，用四物加白术、茯苓、柴胡、炒栀、炒龙胆（芍、柴、栀、胆是厥阴药，白、茯是平肝药）；若内证作，用四君子加柴胡、芍药、神曲、吴茱萸、炒过黄连，诸症渐愈（脾病兼肝，故用法如此）。惟月经不止，是血分有热（若血分有热，当加丹皮、山栀），脾气尚虚，以逍遥散倍用白术、茯苓、陈皮，又以补中益气加酒炒芍药，兼服而调。

论气陷血脱法当升举

东垣云：一妇人经候黑血，凝结成块，左厢有血瘕，水泻不止，谷食有时化，有时不化，至今岁四月，血块暴下，并水注俱作，是前后二阴有形之血脱竭于下。既久，经候尤不调，水泻日见三两行，食罢心烦不快，饮食减少，甚至瘦弱。东垣先生曰：夫圣人治病，必本四时升降沉浮之理，权变之宜。若不本四时，以顺为逆，非其治也。且治之大法，必先岁气，无伐天和，无盛盛，无虚虚，遗人夭殃；无致邪，无失正，绝人长命。故圣人云：阳盛阴虚，下之则愈，汗之则死；阴盛阳虚，汗之则愈，下之则死（阳盛是言阳邪盛于内，故可下；阴盛是言寒邪盛于外，故可汗）。大抵圣人立法，各自有义。且如升阳或发散之剂，是助春夏之阳气，令其上升，乃泻秋冬收藏殒杀寒凉之气，此病是也，当用此法治之，乃升降浮沉之至理也。夫天地之气，以升降浮沉乃从四时，如治病逆之则杀人矣。故经云：顺天者昌，逆天者亡，可不畏哉。夫人之身，亦有天地四时之气，不可只认在外，人体亦同天地也。今经漏不止，是前阴之气血已下脱矣；水泻又数年不愈，是后阴之气血又下陷矣。后阴者，主有形之物也，前阴者，精气之门户，俱下竭，是病人周身之气，常行秋冬之令。阴主杀，此等收藏之病是也。阳生阴长，春夏是也。在人身之中，令气升浮者，谷气上行是也，既病则周身血气，皆不生长，谷气又不升，其肌肉消少，是两仪之气，俱将绝矣。既下元二阴俱脱，血气消竭，假令当日原是热证，今下焦久脱，已化为寒矣。此病久沉久降，寒湿太胜，当急救之，泻寒以热，降湿以燥，大升大举，以助生长，补养气血，不致偏枯。圣人立治之法，云湿气大胜，以所胜助之，助甲（甲胆也），风木上升是也。故经云：风胜湿（风胜湿，正是举下陷之气，今人以为风来则干之意，非也），是以所胜平之也。当调和胃气，次用白术之类以燥其湿而滋元气，如其不止，后用风药以胜湿，此之谓也。此便是大举大升，以助春夏二湿久陷下之至治也。又一本云：此病次用四物，随湿证加减。

论血瘀腹痛法当收止

戴氏曰：血大至，曰崩中，或清或浊，或纯下瘀血成腐，势不可止，证状非一，所感亦异，甚则头目昏晕，四肢厥冷，并宜胶艾汤咽震灵丹（震灵丹能止能行，非元礼不能道不能用），佐以三灰散，或以童子小便煎理中汤（煎理中汤法又奇，非具胆者不能），或以沉香降气汤加入百草霜，米饮调下。血崩甚而腹痛，人多疑恶血未尽（有此特见），又见血色瘀黑，愈信恶血之说，不敢止截。大凡血之为患，欲出未出之际，停在腹中，即成瘀色，难尽以瘀为恶（妙论），又焉知瘀之不为虚冷乎？若必待见瘀血之后截之，恐并与人无之矣。此腹痛更有说瘀而腹痛，血通而痛止，崩而腹痛，血住则痛止，宜芎归汤加干姜、熟附一钱（非久崩气脱者，不可用），止其血而痛自止，仍以刺花绣拭黑片，烧灰研末，米饮调下（以下皆止涩之法，而蟹壳、黄麻又有破血之能）。一方以毛蟹壳烧存性，米饮下。亦有以旱黄麻根，烧灰为末，米饮下。

论过服寒凉法当温补

薛氏曰：表弟方健甫内五十岁，辛丑患血崩，诸药罔效。壬寅八月，身热体痛，头晕涕出，吐痰少食，众作火治，展转发热，绝粒数日。余诊之曰：脾胃久虚，过服寒药，中病未已，寒病复起。遂用八味丸料一服，翌早遂索粥数匙，再服，食倍，热减痛止，乃服八味丸而愈（有元礼之论治于前，又集立斋之治验以证，亦苦心矣）。癸卯秋因劳役忧怒，甲辰夏，病复作，胸饱发热，脊痛腰疼，神气怫郁，或作中暑，崩血便血，烦渴引饮，粒米不进，昏愦时作，脉洪大，按之微弱，此无根之火，内虚寒而外假热也。以十全大补加附子一剂，遂食粥三四匙，崩血渐减，日服八味丸，始得痊愈（种种得窍，如此治法，自有知者）。

大尹王天成之内，久患崩，自服四物凉血之剂，或作或辍，因怒发热，其血不止，服前药不应，乃主降火，更加腹胁大痛，手足俱冷。余曰：此脾胃虚寒所致，先用附子理中汤，体热痛止，又用《济生》归脾、补中益气二汤，崩血顿愈。若泥痛无补法，则误矣（因怒发热，不主于肝，而专温补脾胃，此得治本之道。然与前中寒之症，方药迥别，又孰是耶）。

锦衣杨永兴之内，患前证，过服寒凉之剂，其证益甚，更加肚腹痞闷，饮食不人，发热烦躁，脉洪大而虚。余曰：此脾经气血虚而发躁也，当急用八珍汤加炮姜以温补之，缓则不救。不信，乃服止血降火之剂，虚证蜂起，始信余言，缓不及治矣（均一寒凉过剂，而方药应用不同，然皆不舍姜、附，是必有道。又两服之而愈，一不听而殁，可不知所集之意哉）。

论补中去积

东垣云：丁未年冬，郭大方来说其妻经水暴崩不止，先曾殒身失血，自后一次经数日而来，今次不止。其人心窄性急多惊，以予料之，他日必因心气不足，饮食失节得之。大方曰：容到彼诊。得掌中寒，脉沉细而缓，间有沉数，九窍微不利，四肢无力，上喘气短促，口鼻气皆不调，果有心气不足，饮食失节，脾胃虚弱之证（审证细密，自是老手），胃脘当心而痛，在胁下急缩有积（前是虚，此是实），当脐有动气，腹中鸣，下气，大便难，诸虚证极多，不能尽录。拟先治其本，余证可以皆去。与安心定志，镇坠其惊，调和脾胃，大益元气，补其血脉，养其心神，以大热之剂，去其冬寒。凝在皮肤，少加生地黄去命门相火，不令四肢痿弱，制黄芪当归人参汤（此节尤妙尤难）。

论开痰行气

丹溪云：涎郁胸中，清气不升，故经脉壅遏而降下，非开涎不足以行气，非气升则血不能归隧道，此论血泄之义甚明（又得一种见解，人尝谓丹溪先生善治痰，然哉）。盖开胸膈浊涎，则清气升，清气升则血归隧道不崩矣，故其症或腹满如孕，或脐腹疗痛，或血结成片，或血出则快，止则闷，或脐上动。其治法宜开结痰、行滞气、消污血。

论杀血心痛

《良方》云：妇人血崩而心痛甚，

名曰杀血心痛，由心脾血虚也。若小产去血过多，而心痛甚者亦然。用乌贼鱼骨炒为末，醋汤调下。失笑散亦效（既云心脾血虚，自当并补，乃不为治本，即用乌贼、失笑以治标，何耶？）。

薛氏曰：前证若阴血耗散，用乌贼丸收敛之；若瘀血不散，用失笑散行散之；若心血虚弱，用芎归汤补养之；若郁结伤血，用归脾汤调补之（论解得当，至云心血虚，只用芎归，似未尽善，观后案便得要旨）。

一妇人血崩兼心痛三年矣，诸药不应，每痛甚，虚证悉具，面色萎黄。余曰：心主血，盖由去血过多，心无所养，以致作痛，宜用十全大补汤，参、术倍之。三十余剂稍愈，百余剂痊愈。

论崩漏杂治法

丹溪云：崩漏有虚有热，虚则下溜，热则通流。气虚血虚者，皆以四物汤加参、芪；因劳者，用参、芪加升补药。因寒者，用干姜。因热者，用黄芩。漏下乃热而虚，四物汤加黄连。崩过多者，先用五灵脂末一服，当分寒热，盖五灵脂能行能止。紫色成块者，血热，四物汤加黄连、柴胡之类。急则治其标，用白芷汤调百草霜末，甚者棕榈灰，后用四物汤加炒黑姜调理。

《经验》《简要》治崩中等证

冷者，脉紧细，手足寒，红去淡黑或五色，当归建中加白龙骨、血竭、附子，下紫石英丸、震灵丹，灸火。热者，脉洪，四肢温，心烦口苦，燥热血沸而成，用黄芩汤、荆芥散，或清心莲子饮加竹沥、生地黄汁，甚者，生地黄汁磨京墨、百草霜冷服。虚者，胶艾汤加麦门冬、鹿茸、龙骨、酸枣仁，或养荣汤加龙骨、血竭，送震灵丹。实者，腹中痛，煮附丸、四物汤加香附子。心虚者，恍惚多梦，健忘，舌强，小便多，面红盗汗，柏子仁汤、酸枣仁汤加龙骨、京墨、百草霜，吞灵砂丹，又灵砂当归莲肉龙骨枣肉丸，参汤送下。崩中，麝香、当归；崩者，心气已散，急服灵砂、龙骨等。有田妇崩中断下者，用大芜根，酒煎，清早服（生麦中，如蓬蒿花，或云即蓟根也）。

《产宝》分阴崩阳崩，受热而赤，谓之阳崩；受冷而白，谓之阴崩（按：赤者血热，白者气虚）。

脉法

《脉经》曰：问五崩何等类？师曰：白崩者，形如涕；赤崩者，形如绛津；黄崩者，形如烂瓜；青崩者，形如蓝色；黑崩者，形如衃血也。寸口弦而大，弦则为减（减即小也），大则为芤，减则为寒，芤则为虚，寒虚相搏，脉则为革，妇人则半产漏下。尺脉急而弦大，风邪入少阴之经，女子漏白下赤。漏血下赤白不止，脉小虚滑者生，大紧实数者死。漏下赤白，日下血数升，脉急疾者死，迟者生。

治血热崩漏

荆芥四物汤

治崩漏初起，不问虚实，服之立止。

当归　川芎　白芍药（炒）　生地黄　荆芥穗　条芩（炒）　香附子（炒，各一钱）

上锉，水煎服（血藏于肝，肝气不升则

热迫于下，故血不能藏而崩也。况厥阴之经环阴器，而庭孔前阴皆属之，荆芥升肝气，香附理肝气，条芩除内热，四物生地、芍药养血凉血，故皆取效）。如不止，加防风、升麻、白术、蒲黄。

一方加地榆尤效。一方四物加芩、连、栀子、黄柏。一方并加胶、艾。

奇效四物汤

治肝经虚热，血沸腾而久不止。

当归（酒洗）　川芎　白芍药（炒）　熟地黄　阿胶（炒成珠）　艾叶　黄芩（炒，各一钱）

上锉，水煎服（此方用熟地以补肝之母，以阿胶、黄芩益肝之气，艾叶温下元以助真气之升，所谓阴从阳起也）。

河间生地黄散

治经漏下血，脉虚洪，经水紫黑。

生地黄　熟地黄　白芍药　黄芪　枸杞子　天门冬（去心）　地骨皮　柴胡

上㕮咀，水煎服（洪虚者气不足，紫黑者血之热，黄芪所以补气，然气盛则生火，又加天冬、地骨以清气中之火。熟地所以生血，血生而不凉尤虚妄行，故以生地、黄连以凉心，芍药、甘草缓肝益脾，柴胡、黄芩清肝升举，枸杞、熟地，又肝肾同归者也）。便血者，加地榆。

凉血地黄汤

治妇人血崩不止，肾水阴虚，不能镇守胞络相火，故血走而崩也。

生地黄　当归尾（各五分）　黄连　黄柏　知母　藁本　川芎　升麻（各二分）　柴胡　防风　羌活　黄芩　细辛　荆芥　蔓荆子　甘草（炙，各一分）　红花（少许）

上㕮咀，作一服，水煎，空心稍热服（经曰：阴者从阳而亟起也。血属阴，阴不自升，故诸经之血必随诸经之气而后升，若气有所陷，则热迫血而内崩矣。故用黄柏以清下焦胞络之火；心者火之主也，故又以生地、黄连以治火之源；知母、黄芩滋水之母；归尾破瘀，红花生血，所谓去故生新也；川芎行血海之余；蔓荆凉诸经之血，而风药者，皆所以升诸经之气也，诸经气升则阴血不得不随之而起矣。故曰从阳亟起也，有是症者法之）。

小蓟汤

治崩漏不止，色明如水，得温则烦闷者，此阳伤于阴，令人下血，当补其阴，脉数疾小者顺，大者逆。

小蓟茎叶（捣取汁）　生地黄（捣取汁，各一盏）　白术（半两，锉）

上三件，入水一盏，煎减一半，去渣温服。

川芎酒

治崩中，昼夜不止，医不能治者。

川芎（一两）　生地黄汁（一盏）

上用酒五盏，煮川芎一盏，去滓，下地黄汁，再煎二三沸，分为三服（此方以酒煎川芎配生地汁，自有妙用，甚奇甚奇）。

治崩中去血不止

大小蓟根（五两）　白茅根（三两）

上二味细切，用酒五斤煮取四斤，去渣，分四服（用酒之意，便是升法）。

一方

治妇人血崩

槐花（半两，炒）　黄芩（二两，去皮）

上二味，共为细末。每服五钱，好酒一碗，用铜秤锤一枚，桑柴火烧红，浸入酒内，调服，不拘时。忌生冷、油腻之物。

金华散

治血室有热，崩下不止，服温药不效者。

延胡索　当归　瞿麦穗　牡丹皮　干姜（各一两）　石膏（二两）　桂心（别研）　威灵仙（各七钱）　蒲黄（半两）

上为细末，每服三钱，水煎空心温

服，日二次（此方用石膏，以阳明为血海也，而干姜、桂心为之从治，威灵仙去肠中宿脓恶水，惟败腐不清，热结血凝者可用）。

《简易》黄芩汤

治崩中下血，今人多用止血补血之药，惟此方治阳乘阴，所谓天暑地热，经水沸溢者。

黄芩一味研为细末。每服三钱，霹雳酒调下（即烧秤锤淬酒）。

一方荆芥汤煎下。

治劳伤崩漏

胶艾四物汤

治劳伤血气，月水过多，或崩漏不止，及妊娠胎气不安，或因损动，漏血伤胎者亦宜。

当归　川芎　白芍药　熟地黄　阿胶（炒成珠）　艾叶（各一钱）　甘草（炙，五分）

上锉，水酒各半煎，空心服（与奇效四物少异，彼用黄芩，此用甘草，彼以水煎，此又半酒，其温凉不同如此）。

当归芍药汤

治妇人经脉漏下不止，其色鲜红，先因劳役，脾胃虚弱，气短气逆，自汗不止，身热闷乱，恶见饮食，四肢倦怠，大便时泄。

黄芪（一钱半）　白术　苍术（泔浸去皮）　当归身　白芍药（各一钱）　陈皮　熟地黄（各五分）　生地黄　甘草（炙，各三分）　柴胡（二分）（据见证悉属脾胃气虚，当用补中益气为主，今此方不用人参、升麻，何也？苍术气悍燥散，其色鲜红，又何用之？况与地黄同用，岂不为时人所笑！要知古人皆因证立方，但求至理所在，而不必拘方以试病也）

上作一服，水煎，空心热服（东垣为一妇人制此方，一服之后，诸症悉去。予族一妇，因劳役下血，每来两旬不止，医者拘血热之说，用四物加芩、连，累治不愈。一日血大下，昏迷不醒，急以问予，予用此药一剂，少顷顿醒，过两时血遂止，后常用此药，其病遂不复作。盖血虚须兼补气，尝譬之血犹水也，气犹堤也，堤坚则水不横决，气固则血不妄行，自然之理也。此药黄芪最多，白术次之，所以神效。俗医不达此理，专用凉药，不知凉药伤胃，服久则正气愈弱，血安得固，故特为表而出之）（愚为气犹夫也，血犹妻也，血随气升，夫唱妇随之道耳。夫营出中焦，脾胃气虚，则中气下陷，是营血失其夫矣，此方益营助脾，而以气药为君者，正此意）。

归脾汤

治妇人思虑伤脾，不能摄血，以致妄行，或健忘怔忡，惊悸不寐，或心脾伤痛，怠惰嗜卧，不思饮食（心脾气虚气结者宜之）。

人参　黄芪（炒）　白术　白茯苓　当归　龙眼肉　远志（去心）　酸枣仁（炒，各一钱）　木香　甘草（炙，各五分）

上锉，加生姜三片，枣一枚，水煎服。加柴胡、山栀，名加味归脾汤（此《济生》方也，而立斋加柴、栀以清厥阴之火，以升甲胆之气）。

柏子仁汤

治妇人忧思过度，劳伤心经，不能藏血，遂致崩中下血不止。

柏子仁（炒）　香附子（炒）　川芎　鹿茸（燎去毛，酒蒸焙）（鹿茸乃阴中至阳，阴体而阳用也，非血脱气衰者不用）。　茯神（去木）　当归（各一钱半）　川续断（二钱）　阿胶（炒）　远志（去心，各一钱）　甘草（炙，五分）

上作一服，生姜五片，水煎，空心服。

养血平肝散

治大怒经血暴下。

当归（酒浸）　白芍药（炒）　香附

（炒黑，各二钱） 青皮（醋炒） 柴胡 川芎 生地黄（各八分） 甘草（五分）

上锉，水煎，食前服（以大怒而用是故曰平肝，香附、青皮、柴胡、芍药、甘草、川芎缓肝疏肝，升提肝气；当归、生地养血荣肝。然所重在大怒，故立方如此）。

治崩漏气陷

益胃升阳汤

血脱益气，古人之法也。先补胃气，以助生长，故曰阳生阴长，诸甘药为之先务，举世皆以为补气，殊不知甘能生血，此阳生阴长之理也，故先理胃气，人之一身，内谷为宝。

黄芪（二钱） 人参（有嗽去之） 神曲（炒，各一钱半） 白术（三钱） 当归身（酒浸） 陈皮 甘草（炙，各一钱） 升麻 柴胡（各五分） 生黄芩（二钱，泻盛暑之伏热刑金肺逆，秋凉不用）（惟生用有泻暑之妙）

上为粗末，每服三钱，或五钱，如食添，再加之，如食减，已定三钱内更减之，不可多服，每服二钱，水煎，去滓热服（以食添减为药增减，可见古人用药有法）。如腹痛，每服加白芍药二分、中桂少许；如渴口干，加干葛二分；如嗽，去人参。如服此不止，却服后方柴胡调经汤，大举大升之也。

柴胡调经汤

治经水不止，鲜血，项筋急，脑痛，脊骨强痛，不思饮食（要知鲜血不用清凉，而用升举，当在不思饮食上揣摩）。

羌活 独活 藁本 升麻（各五分） 苍术（一钱） 柴胡（七分） 葛根 当归身 甘草（炙，各三分） 红花（少许）

上㕮咀，作一服，水煎去渣，稍热空心服，微汗立止（外证属太阳者多半，而方药又兼少阳、阳明、太阴、厥阴，且君以苍术，少加当归、红花引入血分，以升阳气，乃为之大举大升，此从阴引阳之义也）。

调经升阳除湿汤

治女子漏下恶血（前曰鲜，此曰恶，二字有别，当细思之），月事不调，或暴崩不止，多下水浆之物，皆由饮食不节，或劳伤形体，或素有心气不足，因饮酒劳倦，致令心火乘脾，其人必怠惰嗜卧，四肢不收，困倦乏力，无气以动，气短上气，逆急上冲，其脉缓而弦急，按之洪大，皆中之下得之，脾土受邪也。脾主滋荣周身者也，心主血，血主脉，二者受邪，病皆在脉。脉者血之府也，脉者人之神也，心不主令，胞络代之，故曰心之脉，主属心系。心系者，胞络命门之脉也，主月事。皆由脾胃虚，而心胞乘之，故漏下血水不调也。况脾胃为血气阴阳之根蒂，当除湿去热，益风气上伸以胜其湿。又云：火郁则发之。

黄芪 苍术 羌活（各一钱半） 防风 藁本 升麻 柴胡 甘草（炙，各一钱） 当归（酒浸） 独活（各五分） 蔓荆子（七分）

上㕮咀，水五大盏，煎至一大盏，去滓，稍热服。空心服药毕，待少时，以早膳压之，可一服而已（土陷则湿，故怠惰嗜卧，木郁则热，故气逆上冲，缓为湿之征，弦为木之象，郁而不伸则热，此心火乘脾之意也，其脉按之洪大者，火在下也，见中之下者，土之位也，胞络为相火，寄于命门，为多血之经，病从火治。心火以藏德为神，相火听命于心，三焦主气，胞络主血，故血分之火，专主胞络，气分之火，专主三焦，郁则火不得遂，炎上之性，迫于血分，故阴络伤也。此方以苍术、升麻发太阴、阳明之湿；柴胡、防风达厥阴、少阳之本，羌活、藁本以升举少阴、太阳下部之郁，所谓下者举之也。是皆升散之物，过则气耗而伤金，故又以黄芪以保肺，当归引血，使各有所归；甘草和气；蔓荆凉血，此四种者，又制亢害之法也。其曰可一服已，何其神哉！读者当得此意）。如灸足太阴脾经中血海穴二七壮，或三七壮，立已。

此药乃从权衡之法，用风胜湿，为胃气下陷而气迫于下，以救其血之暴崩也。若病愈，经血恶物已尽，主病虽除，后必须以黄芪、甘草、人参、当归之类，数服以补之，于补气升阳汤中加和血药是也。若经血恶物下之不绝，尤宜救其根源，治其本经。只益脾胃，退心火之亢，乃治其根蒂也。若遇夏月白带下脱，漏不止，宜用此汤，一服立止（以升举主治者，以标为本也，以退心火为治者，以本为主也，以益脾胃为法者，标本不舍也。东垣专主脾胃之意，盖如此。白带主湿，故一服立止，夏月二字，亦宜玩）。

治崩漏血瘀（昏晕疼痛）等证方

五灵脂散

治血崩不止及昏不省。

五灵脂（不拘多少，炒令烟尽研末）

上为末。每服一钱，温酒调下。

一方治血崩不止，五灵脂二钱，炒热，加当归酒同煎，或水酒、童便各半盏，同煎服（五灵脂行污浊之血如神，童便降火，亦行秽浊，而同煎尤妙）。

一方五灵脂半生半熟，为末，酒调服。

一方水煎五灵脂半干，去渣，澄清，再煎成膏，入神曲末为丸（神曲丸法，原用醋煎，丹溪先生尝言之），如桐子大，空心温酒下二三十丸便止。

一方每服三钱，水酒童便各半盏，煎至八分，通口服，名抽刀散，治产后有病，服三服，散恶血，或心腹胁肋脚痛不可忍者，或止用童子小便尤佳。或中风，即入草乌头半钱同煎，亦治肠风下血。如不饮酒者，煎乌梅、柏叶汤调下。如心烦口干渴者，加蒲黄炒减半。

一方同蒲黄各炒等份，名失笑散，治失血，及产后半产恶血攻心，昏迷不省（产后瘀血必崩，不论久近，服之如神），及心腹绞痛欲死者，其效如神，真救急之良方也，人家不可不备。此药兼能解毒，及蛇蝎蜈蚣咬，涂伤处立愈。

香附子散

治血崩不止，或成五色。亦治产后腹痛，及小产血不止。大是妇人仙药，常服益血调气。

香附子（不拘多少，春去毛，中断之，略炒）

上为细末，每服二钱，清米饮调下，能止血；好酒调下，能破积；冷气，姜汤下；带下，艾汤入醋少许下（四法俱良。气寒则凝，而癥瘕腹痛皆气凝之故。香附体重气温味苦辛，苦以入血分，辛以散结气，气行血流，故痛自止）。

煮附丸

治崩漏带下，积聚癥瘕，脐腹疞痛（方见调经门疼痛条）。

备金散

治妇人血崩不止（崩而内有瘀者宜之）。

香附子（炒四两）　当归尾（一两二钱）　五灵脂（炒一两）

上为细末，每服五钱，醋汤调，空心服，立效。

如神散

治血崩不止，赤白带下。

香附子（炒）　赤芍药（炒各等份）

上为末，入盐一捻，水煎，食前温服（一方用香附、白芷为丸）。

立效散

治妇人血崩，脐腹痛（数方皆用破血之剂）。

香附（炒三两）　当归（一两）　赤芍药　良姜（良姜炒）　五灵脂（各半两）

上为细末，每服三钱，酒一盏，童便少许，同煎服。

一方

治血崩脐腹痛。

当归　赤芍药　熟地黄　香附子　牡丹皮　木贼（去节，各二两）　没药　丁香　桂（去皮，各三钱）

上为细末，酒调三钱，温服。

缩砂散

治血崩。

缩砂不以多少于新瓦上炒香为细末，米饮调下三钱。

加减四物汤

治室女二七天癸至，亦有当时未至而后至者，亦有卒然暴下，淋沥不止，有若崩漏者，失血过多，变生诸症，悉宜服之。

四物汤（四钱）　香附子（炒去毛，一钱半）

上加生姜五片，水煎，食前服。如血色鲜而不止者，去熟地黄加生地黄（去熟加生，可不思之）。

治崩漏虚寒

丁香胶艾汤

治崩漏不止。盖心气不足，劳役及饮食不节所得，经隔少时，其脉两尺俱弦紧而洪，按之无力（东垣所论脉证必析，宜宗之）。其症自觉脐下如冰，求厚衣被以御其寒，白带白滑之物虽多，间下如屋漏水，下时有鲜血不多，右尺脉时微洪，屋漏水多暴下者，是急弦脉，为寒多，而洪脉时见，乃热少，合而言之，急弦者，北方寒水多也（以寒多故用药必温），洪脉时出者，命门包络之火也，黑物多，赤物少，合成屋漏水之状也。

当归（一钱二分）　白芍药　熟地黄（各三分）　川芎　丁香（各四分）　阿胶（炒，六分，另后入）　生艾叶（一钱，后入）

上为细末，作一服，水二盏，煎至五沸，去滓，入胶艾，再上火煎至一大盏，空心，宿食消尽，带热服，三服效（服药有法有时）。

川芎汤

治带下漏血不止及风寒冷热，劳损冲任，月水不调，崩中暴下，腰重里急，淋沥不断，及产后失血过多，虚羸腹痛；或妊娠胎动不安，下血连日，小便频数，肢体烦倦，头晕目暗，不欲饮食。

川芎　黄芪　芍药　干地黄　吴茱萸　甘草（炙，各二两）　当归　干姜（各一两）

上㕮咀，以水一斗，煮取三升，分三服。若月经后，因有赤白不止者，除地黄、茱萸，加杜仲、人参各二两（好加减）。

断下汤

治冲任气虚（重在气虚二字），崩中漏下，经脉不调，每遇月候将来，脐腹腰脚先痛，渐减饮食，四肢乏力，及带下三十六疾，悉能疗之。

人参（去芦）　熟地黄　艾叶（醋炒，各一两）　乌贼骨（烧灰）　当归（酒洗，各二两）　阿胶（蛤粉炒成珠）　川芎（各七钱）　干姜（炮，半两）

上㕮咀，水煎，食前服。乌贼骨即海螵蛸（此即胶艾四物之变局也，彼有芍药，此有人参、乌贼、干姜，大概崩在肝气不敛者，宜芍药之酸寒以收之；气脱而不温者，宜参、姜、乌贼之类温补而涩之；阿胶者，益金水以成收藏之用也）。

加味四物汤

治崩漏。

四物汤（一两）　人参（二钱）　吴

茱萸（一钱）

上锉碎，每服半两，姜枣煎，食前服，五六服，寒热腹痛皆退。崩漏未止，续服后熟附丸（阳虚则寒，阴虚则热，故以此主之。而腹痛一症，人皆以为瘀血者多，而此以为漏不止者，服熟附丸，正元礼所谓崩而腹痛者，崩止而痛除也）。

熟附丸

熟附子　木贼（去节）　龙骨（煅）　赤石脂（煅，各半两）　川芎　当归（各一两）

上为细末，醋糊为丸，如桐子大。每服五六十丸，食前米饮下（此温涩之剂也，久崩漏脱者宜之）。

鹿茸丸

治经候过多，其色瘀黑，甚者崩下，呼吸少气，脐腹冷极，则汗出如雨，尺脉微小。由冲任虚衰，为风冷客乘胞中，气不能固。可灸关元百壮，在脐下正中三寸。

鹿茸（燎去毛，酥炙）　赤石脂（制）　禹余粮（制，各一两）　当归　熟地黄　续断（各二两）　附子（炮）　艾叶（一方无）　柏叶（各半两）

上为细末，酒糊丸，如桐子大。每服三十丸，空心温酒下，炼蜜丸亦可（丹溪以紫黑为热，而此言瘀黑者，乃下焦气寒，血凝而黑，各有治法。然女子气海在上，血海在下，故下焦温而后气升血行。如鹿茸者，以血成形，由气而长，血随气上而成角，故入血分以生升；又以附子、艾叶，佐而温之；以石脂、余粮镇而固之；柏叶清之；归、地、续断补而续之，诚下元虚寒之全方也。不加人参，岂无意焉，而灸关元之意，盖可想矣）。

治崩漏虚脱

《大全》方

治崩中，下血不止，小腹痛。

芍药（一两，炒黄）　柏叶（六两，微炒。丹溪云柏性多燥）

上用水一升，煎至六合，入酒五合，煎取七合，空心分为二服。一方为细末，酒调二钱（以柏叶为君，芍药为佐，俱清凉之物，可治肝热血脱，不治气虚血脱，即小腹痛亦是血虚，妙在用酒，此亦杀邪有生机也）。

一方有鹿角胶等，酒调，治白带脐腹痛（鹿胶即鹿茸，意妙甚）。

柏黄散

疗经血不止。

黄芩（一两二钱半）　侧柏叶　蒲黄（各一两）　伏龙肝（二两，即灶心对月土）（本清肝热，更培土元）

上㕮咀，水二升，煎取八合，分为二服。

又方

治患崩中不止，结作血片，如鸡肝色碎烂。

川芎（十二分）　生地黄　伏龙肝（各十一分）　阿胶　青竹茹（各八分）　当归（六分）　续断　地榆　小蓟根（各二分）　（血片鸡肝色，是血不足而瘀，故其色淡黯，此川芎所以为君也）

上用水九盏，煮取三盏，去滓，分三服。

伏龙肝散

治气血劳伤，冲任脉虚，经云：非时忽然崩下，或如豆汁，或成血片，或五色相杂，或赤白相兼，脐腹冷痛，经久未止，令人黄瘦，口干，饮食减少，四肢无力，虚烦惊悸。

伏龙肝　赤石脂（各一两）　川芎（三两）　熟地黄　艾叶（微炒，各二两）　麦门冬（去心，两半）　当归　干姜（各七钱半）　肉桂　甘草（各半两）　（五色者，五脏之色，崩久则五脏气陷，血不能化，故五色见焉。盖血生于气而化于中焦，气生于下元而培于脾胃。如脐腹疼痛者，下元气寒也，以艾叶温之。黄瘦食减无力者，中焦气寒也，以干姜暖之。伏龙肝有火土相生之妙，君川芎有扶肝行油之能。肉桂、甘草和荣卫而通调血脉。麦门、熟地益金水而治虚烦口干。石脂、当归补血以固脱，通之涩之温之濡之，诚治久脱脏寒之良药也）

上为粗末，每服四钱，枣一枚，水同煎。

地榆散

治妇人崩中，漏下不止。

地榆　蒲黄　白芍药　白茯苓　柏叶（微炒）　蟹爪（微炒）　熟地黄　鹿角胶（碎，炒令黄）　漏芦（各一两）　川芎　当归（各七钱半）　伏龙肝（一两半）　干姜（炮）　桂心　甘草（炙赤，各半两）

上锉碎，每服三钱，水一中盏，入竹茹一分，煎至七分，去渣，食前温服（此方有温有凉，其破瘀止痛莫如蟹爪，而补血上行莫如角胶，其余可三反矣，漏芦入阳明最妙）。按：伏龙肝为止血之圣药，盖燥可去湿也。先贤治崩，用旋覆花、半夏，治膈间湿痰而崩止者，亦此意（旋覆、半夏之治崩，与治痰泻之法等，若果因痰而崩，不知用此，则徒尤血药之不灵也）。

蒲黄散

治崩中不能止（此亦温凉燥涩，止血破血之劫剂也。又可治白带）。

蒲黄（炒）　破故纸（炒）　千年古石灰（炒过，各等份）

上为细末，每服二三钱，淡酒或醋汤调下。

霹雳散

治经脉妄行。

香附子（三两）　川芎　石灰（油炒，各一两）

上为细末，烧秤锤淬酒，调服二钱匕（前方温下元以止血，此方调血气以燥涩，自是不同。此又无千年二字，而用油炒，仍虑燥热也。霹雳之名乃烧秤锤投酒中之声，亦或取其声应之速耳）。

鹿茸散

治崩中漏下不止，虚损羸瘦。

鹿茸（二两，去毛，涂酥炙微黄）　白龙骨　鳖甲（涂酥炙令黄，去裙）　熟地黄　白芍药　白石脂　乌贼鱼骨（炙黄）　续断（各一两）　肉苁蓉（一两半，酒浸，去皮，炙干）

上为细末，每服二钱，食前粥饮调下（鳖甲是下部阴药，而通肾脉之阳，自脊膂节节而下，以至于阴；肉苁蓉是下部阳药，有益坎中之阳而补真火，故曰黑司命石。其余可类而推矣，若骨脂、苁蓉，又为艾叶之助云尔）。

补宫丸

治妇人诸虚不足，久不妊娠，骨热形羸，崩中带下。

白薇　牡蛎　白芍药　鹿角霜　山药　白术　白茯苓　乌贼鱼骨　白芷（各等分）

上为细末，面糊和丸，如桐子大。每服五十丸，空心米饮送下（白薇治崩中淋漓，山药、芍、术、茯苓培脾土而益气血，牡蛎、角霜、白芷涩气血而入阳明，故与诸虚不足者宜焉。牡蛎咸寒而涩，咸走血，寒清热，涩固脱，引之以酸而入肝，佐之以艾而升，上有坎象之义焉，古人用左顾者岂无为欤）。

牡蛎丸

治月水不止，众药不愈者。

牡蛎火煅研细，用醋调成丸，再煅过通红，候冷研细，出火毒，却用醋调艾末，熬成膏，和丸，如桐子大。每服五十丸，醋艾汤下。

一方

治妇人血崩。

蚕砂（炒一两）（蚕食桑而粪砂，有清香凉燥之能，单服之亦验。以头二蚕者佳，为有生生之妙也）　伏龙肝（半两）　阿胶（一两）

上为末，空心温酒调服二三钱（《大全》名无比散，无阿胶）。

血见黑则止

黑金散

治妇人血气虚损，经候不调，崩中漏下。

鲤鱼皮　棕榈皮　黄牛角腮　破故纸　乱发（各一两）　乌贼鱼骨　干姜　木贼　当归　熟地黄（各半两）（气生于下而温下中，若下焦气虚则中焦无禀，阴血何由而生，故用故纸、干姜。血生于水而荣于水，若肾阴受损则肝血乃亏，故用熟地、当归，气温矣，血生矣。然必有所归而后宁，乱灰上指而通心，鱼骨乌涩而入肾，鱼皮入肝，棕皮入肺，黄牛角取其触上而入脾，木贼亦通肝而溉节，总假之以入血分，而使各归经窍脉络之间，又从火之性而止之涩之。大无不入，小无不归也，岂不为之止血之全方哉）。

上锉碎，拌匀，入瓷罐内，盐泥固济，候干，以炭火五斤，煅令通赤，烟尽，取放土内埋令冷，取出研细。每服三钱，入麝香少许，空心米饮调下。

五灰散

治下血不止成血崩（五灰、十灰皆取其黑，如百草霜、黑墨之意。如前方中所未备，而此又出之以成方，若令人知有所取也）。

莲蓬壳　黄绢　血余　百草霜　棕皮（以上共烧灰）　山栀（炒黑）　蒲黄（炒）　黑墨　血竭

上为细末，调服，或炼蜜丸，桐子大，清米饮下五十丸。

十灰散

治下血不止。

锦片　木贼　棕榈　柏叶　艾叶　干漆　鲫鱼鳞　鲤鱼鳞　血余　当归（以上逐味火烧存性，各等分，研末）　麝香（少许研）

上研匀，每服二钱，空心温酒调服。

十灰丸

治崩中，下血不止。

锦灰（一云绵）　黄绢灰　马尾灰　艾叶灰　藕节灰　莲房灰　油发灰　赤松皮灰　棕榈灰　蒲黄灰（各等份）

上研匀，用醋煮糯米糊和丸，如桐子大。每服七十丸，加至一百丸，空心米饮下。

（莲房、藕节，藕通血脉而散血，其节与房皆敛虚，就实而味涩，且房成于升，气而清，类木之象，有收阳归阴之理，故用之以涩血；黄绢、锦片，皆蚕丝所成，蚕食桑而吐丝，扶桑之木，受青阳之气，禀少阳升生之性，能和甲胆之阳以养厥阴之血，故神仙一切服食药，不得桑柴煎不食，以其火不文不武，而具温生之气也；蚕砂治崩，桑鲜止血，岂漫言哉！百草霜乃百草之烟墨，亦松烟所造，草体乙木之阴，味多苦，松有清苦之操，味多涩，取之以烟则上升，取之以黑则制火，松皮灰亦此意；诸鱼属火，而生居水中，是水中之火，惟鲫鱼生于四季，故得土之多，其臭腥，腥先入肝，以助肝气之升，鳞甲者，金之用也，水中有火，水中有金，金主收涩，火土生，金木并之意；马尾灰，马者乾之阳，尾者血之尾，血润下而生尾，尾生于阳体之尽处，是阳中之阴也，以阴血之余，生于纯阳之体，又有阴中有阳之义。凡血脱于下，乃阴无阳以升，此借阳中之阴，以鼓阳升阴，又借其灰，以为止涩之用，皆良法也。）

如圣散

治血山崩。

棕榈　乌梅肉　干姜（一两五钱，并烧存性）

上为细末，每服二钱，乌梅酒调下，空心食前服，久患不过三服愈。

一方去干姜，用甘草二寸，半生半熟，共为末，二三钱，淡醋汤调服。

当归散

治妇人血崩不止（理气血而又涩血者

也）。

当归　龙骨（烧赤）　香附子（炒各一钱）　棕毛灰（五钱）

上为末，每服四钱，米饮调，空心服。忌油腻、猪、鱼、鸡等物。

一方

治血崩屡效。

当归　白芍药　干姜　棕榈（各等份）

上各煅存性，研为细末，醋调，以有节朱筋左搅四十九转，食前服（此方以血药入干姜，有从治之妙。而左搅四十九转寓少阳生数之义，亦祝由法）。

琥珀散（一名乌纱帽散）

治暴崩不止。

赤芍药　当归　香附子　干荷叶　男子发（皂荚水洗）　棕榈　乌纱帽（是漆纱头巾，取阳气上冲故也）（荷叶清芬，可以升肝胆之气而清血；乌纱染五倍，故能止血，又有生漆，可以破瘀，取常用者，阳升之意）

上各等份，并于新瓦上煅成黑灰，存性三分，为细末。每服五钱，空心童便调下，如人行十里久，再进一服即止。若产后血去多，加米醋、京墨、麝香少许。一法先以五积散加醋煎投一二服，次服五灵脂散。

立应散

治妇人血海崩败。又治肠风下血。

香附（三两，一半生一半炒）　棕皮（一两，烧存性）

上为细末。每服五钱，酒与童便各半盏，煎七分，温服无时。如肠风，不用童便（肠风不用童便，似有前后之分）。

立效散

治妇人血崩不止。

当归　莲花心（莲花心性涩而香，可以通心气之和而涩血）　白绵子　红花　茅花（各一两）

上锉如豆大，白纸包裹，泥固，火煅存性，为末，每服三钱，温酒调服。

必效散

治妇人月经不调及崩漏不止。

棕皮（烧）　木贼（去节，烧存性，各二两）　麝香（一钱，另研）

上为末。酒服二钱，空心服。

乌金散

治血崩不止。

棕榈毛（烧存性，一两）　龙骨（煅过，二钱）

上为细末，研匀，每三钱，空心好酒调服，二服立止。

香矾散

治血崩。

香附子（醋浸一宿，炒焦存性为末，一两）　白矾末（二钱）

上研匀，米饮调，空心服，神效。一方用荷叶调，尤妙。

一方

治妇人血崩不止。

槐花（一两）　棕毛灰（五钱）

上为末，水二盏，盐少许，煎至七分，去滓，温服。

一方用陈槐花一两，百草霜半两，秤锤烧红淬酒下一二钱。

一方槐花萼烧灰，温酒调下二钱匕。

一方槐木耳烧作灰，酒服方寸匕。

止崩杂方

一方　荆芥（荆芥入肝，清而升举，乃血中要药）、莲房各等份，烧灰存性，为细末，空心米饮调下二钱。

一方　荆芥穗，灯火烧焦为末，每服三钱，用童便调下。

一方　葫芦，去子穰实，荆芥穗，烧存性，米饮调服（葫芦未解）。

一方　香附子，去毛，炒焦黑存性，为末，热酒调服二钱，不过两服，立止。

一方　砂仁，新瓦炒黑为末，米饮

调服。

一方 益智仁，炒黑为末，盐米饮调下。

一方 槟榔，烧灰存性，碾末，温酒调下甚妙。

一方 乱发，皂角水洗净为末，空心酒调下二钱。

一方 棕榈、白矾，煅为末，酒调二钱。

一方 棕榈，烧存性，淡酒调下三钱。

一方 乌梅，烧灰存性为末，乌梅汤调下。

一方 桂心，烧存性为末，米饮或酒调下一二钱。

一方 桃仁，烧灰存性，研细，食前温酒调下二钱。

一方 五灵脂，炒令烟尽，为末，温酒调下一钱。

一方 黄牛角鳃，用尖，烧为黑灰，微存性，调服。

一方 鹿角，烧灰细研，食前温酒调下二钱。

一方 乌贼鱼骨，烧存性为细末，每二钱，煎木贼汤下。

一方 以盐白梅，烧灰存性为末，空心米饮调下。

一方 用夏枯草，烧存性为末，米饮调下（夏枯草是厥阴经养阴之药）。

一方 百草霜二钱，狗胆汁拌定，分作二服，当归酒调下（用狗胆汁甚奇，然亦阳中阴药也，同百草霜，必妙必妙）。

一方 京墨为末二钱匕，同烧露蜂房为末，三指撮酒调服。

一方 新绵一口，烧研末，空心酒调下，立止（名一笑散）。

一方 莲蓬，烧灰存性，为细末，酒调下二钱。

一方 棉子花，铜器炒烟尽，为末，空心温酒调下二钱（棉子暖下元而止血）。

一方 用大蓟，俗呼为马茨芥，连根去土勿洗，以瓷石器捣烂，仍入冷水半盏，取汁服之，立止。

《千金》方

治妇人无故尿血（无故二字当详）。

龙骨二两为末，以酒调服方寸匕。

孙真人方

治九窍出血（九窍一窍，总是一理）。

荆叶，捣取汁，酒和服之。

卷之三

赤白带下

论带下由劳伤冲任

严氏曰：巢氏《病源》论妇人有三十六疾者，七癥、八瘕、九痛、十二带下也（凡巢氏所论，不可稽者什九，即此言，亦无诊治之法，何可凭也）。而带下不显其证，今人唯知赤白二带耳，此由劳伤冲任，风冷据于胞络。妇人平居，血欲常多，气欲常少，百疾不生。或气倍（倍字作滞字看）于血，气倍生寒，血不化赤，遂成白带。若气平血少，血少生热，血不化红，遂成赤带。寒热交并，则赤白俱下（二句透彻），其脉右手尺浮，浮为阳，阳绝者无子。若足冷带下，轻则漏下，甚则崩中，皆心不荣血，肝不藏血所致（宗《脉经》语），其脉寸口弦而大，弦则为减，大则为芤，减为寒，芤为虚，寒虚相搏，其脉为革，主半产漏下。又尺寸脉虚者漏血，漏血脉浮者，不可治。

《产宝》云：带下三十六疾者，是十二癥、九痛、七害、五伤、三固，谓之三十六疾也（虽分三十六种，总是冷热微甚所致。故后人只以赤白二症总之）。十二癥者，是所下之物，一者如膏，二者如青血，三者如紫汁，四如赤皮，五如脓痂，六如豆汁，七如葵羹，八如凝血，九如清血似水，十如米泔，十一如月浣，十二如经度不应期也。九痛者，一阴中痛，二阴中淋痛，三小便痛，四寒冷痛，五月来时腹痛，六气满来时足痛，七汗出阴中如虫啮痛，八胁下皮痛，九腰痛。七害者，一害食，二害气，三害冷，四害劳，五害房，六害妊，七害睡。五伤者，一窍孔痛，二寒冷痛，三小腹痛，四脏不仁，五子门不正引背痛。三固者，月水闭塞不通，其余二者，文缺不载，而仲景所说，三十六种疾，皆由子脏冷热劳损而夹下起于阴内也。

论带下五色因风邪入于胞门

《良方》云：妇人带下，其名有五，因经行产后，风邪入胞门，传于脏腑而致之。若伤足厥阴肝经，色如青泥；伤手少阴心经，色如红津；伤手太阴肺经，形如白涕；伤足太阴脾经，黄如烂瓜；伤足少阴肾经，黑如衃血。人有带脉，横于腰间，如束带之状，病生于此，故名为带（胞门、子户即子宫，俗所谓儿肠也。其传脏有征，传腑无症，岂二而一欤。又曰病生于带，则脏腑之说，似属空文。盖以带脉管束诸经，故总结之，究其治一也）。

李氏曰：平时阴阳过多，及产后亡血下虚，风邪乘虚入于胞络，宜暖宫丸加姜、附、吴茱萸（心包络与胞门不同，其曰暖宫，即非包络，岂胞门与包络同也）；或黄芪建中汤去桂加当归，水煎吞苦楝丸。白带兼痛风者，二陈汤加苍、柏、南星、牛膝、川芎。兼头风鼻涕者，苍柏辛芎散（白带痛风以下两方，皆丹溪所定，然专主于湿痰，并无风邪入胞之治，岂前人之言非也，亦补未备耳）。

论带下属湿热冤结不散

《保命集》云：赤者热入小肠，白者热入大肠，原其本，皆湿热结于脉，故津液涌溢，是谓赤白带下。本不病结，缘五经脉虚，结热屈滞于带，故女子脐下痛，阴中绵绵而下也（此指任带二脉而言，其曰热入大小肠之论，无据。当从邪入胞门，致传脏腑，结于带脉之说为正）。

经曰：任脉为病，男子内结七疝，女子带下瘕聚。王注云：任脉自胞上过带脉，贯于脐上，故男子内结七疝，女子带下。带脉起于季胁章门，似束带状，今湿热冤结不散，故为病也。

经曰：脾传之肾，名曰疝瘕。小肠冤结而痛，出白，一名曰蛊，所以为带下冤结也。冤，屈也，屈滞而病热不散（发冤结之义以明湿热之端）。先以十枣汤，下后，服苦楝丸、大延胡散，调下之。热去湿除，病自愈矣。

洁古云：治带下冤结而痛者，先以十枣汤下之，次服苦楝丸、大延胡索散调之，是先攻后补之法也（汤见杂病痰饮，大延胡索散方见产后腹痛条）。

论带下痰实宜吐下

子和云：一妇人病带下，连绵不绝，白物或来，已三载矣，命予脉之。诊其两手脉俱滑大而有力，得六七至，常上热口干，眩晕，时呕酢水，予知其实有寒痰在胸中，以瓜蒂散吐出冷痰二三升，皆酢水也，间如黄涎，状如烂胶。次以浆粥养其胃气，又次用导水禹功以泻其下，然后以淡剂渗泄之药，利其水道，不数日而愈（脉证俱属实热，而曰寒痰者，盖为败浊之液，既聚成痰，则与本气不相和，故痰积之久，自成冷物。曰寒痰者，因病人自觉其冷而言，然亦有热者，不可不明，如酢水酸水也，岂属寒耶）。

息城李左衙之妻，病白带如水窈漏中绵绵不绝，臭秽之气不可近，面黄食减，已三年矣。诸医皆云积冷，阳起石、硫黄、姜、附之药，重重燥补，污水转多。戴人断之曰：此带浊水，本热乘太阳经，其寒水不禁固，故如此也。夫水自高而趋下，宜先绝其上源（肾主秘藏，热乘之，则坚凝之性失矣，故不能秘藏而带下，绝其上源之法，妙甚），乃涌痰二三升，次日下污水斗余，行三遍，汗出周身，至明旦，病人云：污已不下矣。次用寒凉之剂，服及半载，产一男。

丹溪云：带与漏俱是胃中痰积流下，渗入膀胱（积痰恐不能渗入膀胱，若言湿热则可），无人知此，只宜升提，甚者上必用吐以提其气，下用二陈汤加白术、苍术，仍用丸子。肥人有带，多是湿痰，用海石、半夏、南星、炒柏、青黛、苍术、川芎（方中并无升提法，惟川芎一味为血分升气之药）。瘦人带病少，如有多是热，用炒柏、蛤粉、滑石、川芎、青黛、樗皮（丹溪治带与白浊同，是男女之湿热一也）。

罗先生法：或十枣汤，或神佑丸，或玉烛散，皆可用之。虚者不可峻攻，实者可行。

洁古云：治结痰白带，以小胃丹，半饥半饱，津液下数丸，候郁积行，却服补药。

论带下虚寒宜温补

李氏曰：带下有虚寒带腥臭者，因小水淋沥不已（淋漓不已属虚寒，然亦有虚热者），或崩中暴下，或产后去血过多，以致阴亏阳竭，荣气不升，经脉凝泣，卫气下陷，精气累滞于下焦，蕴积而成。白滑如涕，下流腥臭者，黄芪建中汤去桂加当归水煎，吞苦楝丸；久不止，脐腹引阴冷痛者，东垣固真丸；虚中有火者，补经固真汤、大乌鸡丸常用；气虚四君子汤，血虚四物汤，有火加黄柏，有寒加桂、附。寒始因亡血复亡其阳，阳气虚极，带下腥臭，多悲不乐（阳虚故悲不乐），桂附汤；腹痛阴冷者，四物汤加桂、附，常用酒煮当归丸、小乌鸡丸、琥珀调经丸。

韩氏曰（飞霞医案）：山妻年三十余，十八胎，九殡八夭，会先君松潘难作，贱兄弟皆西奔，妻惊忧过甚，遂昏昏不省人事，口唇舌皆疮，或至封喉，下部虚脱，白带如注，如此四十余日，或时少醒，至欲自缢，自悲不能堪。医或投凉剂解其上，则下部疾愈甚，或投热剂，及以汤药熏蒸其下，则热晕欲绝。四弟还，脉之，始知为亡阳证也，大哭曰：宗嗣未立，几误杀吾嫂。急以盐煮大附子九钱为君（用热远热，此从治也，非具确见者，不能用。惜不言脉），制以薄荷、防风，佐以姜、桂、芎、归之属，水煎，入井水冷与之，未尽剂，鼾鼻熟睡通宵，觉即能识人。时止一嗣子二女，相抱痛哭，疏戚皆悲。执友赵宪长惊曰：君何术也？弟曰：方书有之，假对假，真对真尔，上乃假热，故以假冷之药从之，下乃真冷，故以真热之药反之，斯上下和而病解矣（有产后下泻，上则口舌喉疮，医以理中丸，用紫雪为衣服之，两病皆愈，亦真对真，假对假之意）。继后主以女金丹，错综以二三方，不但去其疾，且调治元气。庚午生一子，今应袭也。壬申生一子。去年又患痁疾十三月，亦主以养元气，调生气（元气是先天真气，生气是后天谷气），待饮食大进，然后劫以毒药，吐下块物（块物者，宿痰也）甚多，投以附子汤三钱而愈。不责效旦暮间，其用女金丹即胜金丸也（女金丹能令老妇妊娠，方古菴载而赋之），得之异人，倍加香附，而视气血之偏者，又加姜黄、条芩，倍川芎之属，取效甚多。予念无子者，往往有之。翻思予得子之难，其苦何如，乃次第录其方并女金丹以济人云（女金丹，即胜金丸，方见求子）。

论带久枯涸宜润补

《准绳》云：带下久而枯涸者濡之。凡大补气血，皆所以濡之（血生于气，故有可兼四君者）。如以四物汤为末，炼蜜丸，梧子大，空心米饮下三四十丸，以疗年高妇人白带，良验，皆润剂也。

论带下当以壮脾胃升阳气为主

薛氏曰：徐用诚先生云，带下白属气而赤属血。东垣先生云，血崩久则亡阳。故白滑之物下流，未必全拘于带脉，亦有湿痰流注下焦，或肾肝阴淫之湿胜（肾肝阴淫湿胜有隐指之意，如男子白浊也），或因惊恐而木乘土位，浊液下流，或思慕为筋痿。戴人以六脉滑大有力，用宣导之法，此泻其实也；东垣以脉微细沉紧，或洪大而虚，用补阳调经，乃兼责其虚也；丹溪用海石、南星、椿根皮之类，乃治其湿痰也（三说各主一见，凡诊治此证当须辨别）。窃谓前证皆当壮脾胃，升阳气为主，佐以各经见证之药（主于升补而不执一方，此立斋所以成立斋也。前论五色分属五脏，而无治法，此以五脏之中，分治法，分虚实，尤见的据。下数方为此翁家法）。

色青者属肝，用小柴胡加山栀、防风；湿热壅滞，小便赤涩，用龙胆泻肝汤；肝血不足，或燥热风热，用六味丸。色赤者属心，用小柴胡加黄连、山栀、当归；思虑过伤，用妙香散等药。色白者属肺，用补中益气加山栀。色黄者属脾，用六君子加山栀、柴胡；不应，用归脾汤。色黑者属肾，用六味丸；气血俱虚，八珍汤；阳气下陷，补中益气汤；湿痰下注，前汤加茯苓、半夏、苍术、黄柏；气虚痰饮下注，四七汤送六味丸。不可拘肥人多痰，瘦人多火，而以燥湿泻火之药，轻治之也（肥痰瘦火之说，为丹溪先生认病总诀，何尝教人泥定一方也。虽不可轻治，而火湿二字，终莫能逃，若以此稳当之言，不可轻，则洁古之十枣，子和之汗吐下，太无之神佑、玉烛与小胃丹之类，可轻用之欤？予不敢为丹溪佞，为欲止今之佞口耳）。

一孀妇腹胀胁痛，内热晡热，月经不调，肢体酸麻，不时吐痰。或用清气化痰，喉间不利，带下青黄，腹胁膨胀。又用行气之剂，胸膈不利，肢体如麻。此乃郁怒伤损肝脾，朝用归脾汤以解脾郁、生脾气，夕用加味逍遥散以生肝血、清肝火，百余剂而愈。

一妇人久疟兼带，发热口干体倦，用七味白术散加麦门、五味，大剂煎与恣饮。再发稍可，乃用补中益气加茯苓、半夏，十余剂而愈。

一妇人头晕吐痰，胸满气喘，得食稍缓，苦于白带二十余年矣，诸药不应。此气虚而痰饮也，痰饮愈而带自愈，遂朝用六君子汤，夕用六味地黄丸，不月而愈（立斋得力处在认症确，未到处在不言脉，惟以二十余年之痰症，故可用六君以补脾治湿，用六味以治水泛为痰，皆治本而纳气归原者也，但朝夕反用，又其独见也）。

一妇人耳鸣胸痞，内热口干，喉中若有一核，吞吐不利，月经不调，兼之带下。予以为肝脾郁结，用归脾汤加半夏、山栀、升麻、柴胡，间以四七汤下白丸子而愈。

一妇人吞酸饱满，食少便泄，月经不调，服清气化痰丸，两膝渐肿，寒热往来，带下黄白，面萎体倦。此脾胃俱虚，湿痰下注。用补中益气，倍用参、术加茯苓、半夏、炮姜而愈。

一妇人带下，四肢无力。予曰：四肢者土也，此脾胃虚弱，湿痰下注。以补中益气、《济生》归脾二药，治之而愈。

一妇人带下黄白，怒则胸膈不利，饮食少思，或用消导利气之药，痰喘胸满，大便下血。予曰：此因脾气亏损，不能摄血归源。用补中益气加茯苓、半夏、炮姜，四剂顿减，又用八珍加柴胡、山栀而痊（以上七案，内五症皆治湿痰而兼升补者，以立斋名盛，当时非久病，必不相延，故每以升补为效。学立斋者，须得此解，不然徒读父书❶矣）。

论带久不止当补卫厚脾

李氏曰：凡崩中下带，或用升提，如升阳调经汤；或用收涩，如伏龙肝散、白芷散。然暂止而终不止者，盖卫司开阖，而为荣血之主，脾胃为血海水液之会，卫气与胃气俱虚，则血液无所约制（格理之言），是以古方有用桂枝汤加附子以固卫气者（不善用古方者，每非古方，苟能解之，便自能用）；四君子汤加草果、丁香、木香，以燥水健脾者；或用理中汤加陈皮、半夏，或单半夏丸用芎归汤煎下；或补中益气汤、平胃散，皆补卫厚

❶徒读父书：比喻人只知死读书，不懂得运用知识，加以变通。《史记·廉颇蔺相如列传》：“括徒能读其父书，不知合变也。”

脾，使气血自循故辙，而不专于收涩以劫夺之也（收涩劫夺，皆是奇兵，用奇合宜，便是正法。此盖重在正治，然亦有可奇者，不可偏废也）。

论带下湿热药用正治从治之异

方氏曰：妇人赤白带下，多是怒气伤肝。夫肝属木，脾属土，肝邪乘脾，木气克土，则脾受伤而有湿（木郁不伸便能生湿），湿而生热，热则流通，所以滑浊之物，渗入膀胱，从小便而出也（阑门既能泌别清浊，则滑浊之物，未必皆为渗入膀胱而从溺道出也，如交肠病❶，岂由膀胱来耶）。丹溪作湿热而用苦寒之药治之者，是矣。虽然古人曾有用辛温治之而愈者，不知苦寒之药，正治之法也，辛温之药，从治之法也。盖湿热怫郁于内，肚腹疼痛，赤白带下，非辛温从治，而能开散之乎？然湿热未曾怫郁，但止赤白带下，不若用苦寒正治之为当也（读此论乃见今古治法不悖，则丹溪之言亦补先贤未备之旨）。

论带下杂治法

戴氏曰：赤白带下，皆因七情内伤，或下元虚冷，感非一端（元礼为丹溪弟子，而相背如此，自是一种翻案）。大率下白带多，间有下赤者，并宜顺气散吞震灵丹，仍佐艾附丸，或米饮调沙参末；带下不止成尪羸者，四物汤加煅牡蛎粉半钱，吞固肠丸，多服取效。有带疾愈后一二月，或再发，半年一发，先血而后下带，来不可遏，停蓄未几，又复倾泻，此名漏带，最为难治（漏带之名始此，亦或升补可愈也）。下截之血，小腹主之，有因血虚而虚热陷入小肠，致小便涩痛，色如白泔，或成沙粒，皆不可作淋治，用冷剂，宜以四物汤、五苓饮各半帖，和煎（燥湿合煎，此元礼独创，不读此便不知用此）。

论室女带下

《产宝》云：未出女子有三病，何也？答曰：女子一病者，经水初下，阴中热，或当风卧，或扇风；二病者，太冲脉盛，气盛则内热，以冷水洗之；三病者，或见带下惊怖者。若三者，一有所受，后必有带下之证也（方用神仙聚宝丹）（阴中热者，一阳初动也，所言三说，诚有之）。

排脓

《准绳》云：带下并肠，有败脓淋漏不已，腥秽殊甚，遂至脐腹更增冷痛，此盖败脓血所致，卒无已期。须以此排脓，用白芷一两，单叶红蜀葵根二两，白芍药、白矾烧枯各半两，为末，同以蜡丸如桐子大，空腹或饭前米饮下十丸，或十五丸，候脓尽，仍别以补药佐之（此方白芷、葵根排脓散血，白芍生肌，枯矾燥湿，和以蜜蜡，此生肌托里之治也。《脉经》曰：妇人肠中有脓，为荣卫相干。血为败浊，有可下不可下之异，宜参考之）。

消瘀血

仲景云：问妇人年五十所，病下痢数十日不止，暮即发热，小腹里急，腹满，手掌烦热，唇口干燥，何也？师曰：

---

❶交肠病：病名，见《世医得效方》。大便时有尿液从肛门流出，小便时有粪质自尿道排出。《证治要诀·大小腑门》："交肠之病，大小便易位而出。盖因气不循故道，清浊混淆。"

此病属带下。何以故？曾经半产，瘀血在小腹不去。何以知之？其症唇口干燥，故知之。当以温经汤主之（方见调经门）（问下痢而以半产，瘀血在腹，又曰属带下，然非仲景不能答，又非仲景之言不能信。如暮热小腹急满，为瘀血在内则可，以掌热烦燥口干而用温经药，则人皆难之。况此汤有肉桂、半夏、吴茱萸，谁肯信服？）。

论白浊白淫

《大全》云：妇人小便白浊白淫者，皆由心肾不交养，水火不升降，或因劳伤于肾，肾气虚冷故也。肾主水而开窍在阴，阴为溲便之道，胞冷肾损，故有白浊白淫（据此宜属寒，今皆主热）。

李氏曰：白淫盖缘思想无穷，所愿不得，意淫于外，入房太甚，发为筋痿，久为白淫（此《素问》语，以症白淫之所自。筋痿者，宗筋也，惟久为淫纵者有之。若妇人则无宗筋，岂其窍道一也？究其所因，似亦不悖，故此数方与治久浊同法）。谓白物淫如白精之状，不可误作白带，过服热药。又有日夜流津，如清米泔，或如黏胶者，谓之白崩，与白淫大同，多忧思过度所致，诚难治疗，用平补镇心丹；因思伤脾胃者，四七汤下白丸子或归脾汤；痞闷少食者，沉香降气汤；因劳伤肾气，心肾不交者，金锁正元丹、小菟丝子丸、威喜丸。

薛氏曰：前证若元气下陷，用补中益气汤；脾胃亏损，六君子加升麻、柴胡；脾经郁结，归脾加黄柏、山栀；肝经怒火，龙胆泻肝汤；虚则用加味逍遥散，宜与带下参看主治（怒火有虚实，实者泻之，故用龙胆，虚者补之，故用逍遥，以逍遥有归、芍养血也）。

一妇人善怒，或小腹痞闷，或寒热往来，或小便频数，时下白淫，药久不愈，面青口苦。予以为积愤而不能发散所致（若论积愤，当用木郁达之之法），用龙胆泻肝汤而愈，用加味逍遥散、八珍汤而安。

脉法

《脉经》云：妇人带下，六极之病，脉浮则为肠鸣腹满，紧则为腹中痛，数则为阴中痒，痛则生疮，弦则阴中掣痛。妇人带下，脉浮恶寒者不治（带下不治症）。

治湿热带下

清白散

治白带。

当归　川芎　白芍药（炒）　生地黄　黄柏（盐水炒）　樗根皮（酒炒）　贝母（各一钱）　干姜（炒黑）　甘草（各五分）

上锉，加生姜三片，水煎（得丹溪法，然配四物，似与瘦人多火者相宜。黄柏清下焦之热，樗皮燥下部之湿，干姜从火，甘草和中，若贝母者，必有所兼症也）。肥白人多湿痰，加白术、半夏；赤带加酒炒条芩、荆芥；久下，加熟地黄、牡蛎；气虚，加人参、黄芪；腰腿酸痛，加鹿角胶，或只以二陈汤加苍、白术；如升膀胱之湿，加升麻、柴胡、苍、白术（非升膀胱之湿，盖气陷之湿也）。

解带散

治血气不调，湿热白带，四肢倦怠，五心烦热，痰郁嘈杂（此大家法）。

当归身（酒洗）　香附子（醋炒，各一钱五分）　白芍药（酒炒）　白术（土炒，各一钱二分）　苍术　白茯苓　陈皮（去白）　牡丹皮（各一钱）　川芎　延胡索（各八分）　甘草（炙，四分）

上锉一剂，加生姜水煎，空心服。

（以下四方，皆丹溪独造，均以清湿热为主，故用椿皮、黄柏，然芍药收肝火，良姜为从治而烧灰之法，独超于诸方，奇哉。）

樗皮丸

治赤白带有湿热者。

芍药（五钱） 良姜（三钱，烧灰） 黄柏（二钱，俱烧成灰） 椿根皮（一两五钱）

上为末，粥丸桐子大。每服四五十丸，空心米饮下。

胜湿丸

治赤白带，因湿热胜而下者。

苍术（盐炒） 白芍药 滑石（炒，各一两） 椿根皮（炒，一两） 干姜（煨，二钱） 地榆（五钱） 枳壳（炒） 甘草（各三钱）

上为末，粥丸桐子大。空心米饮下一百丸（干姜一方用二两，似误）（此方加苍术以燥中宫，地榆以温下部，枳壳宽气于上，滑石利湿于下，干姜从而燥湿也，用二两者非）。

苍曲樗皮丸

治带下。

椿根皮（二两） 芍药（一两半） 苍术 神曲（炒） 麦皮曲（炒） 黄柏（炒，各一两） 滑石 枳壳（各半两）

上为末，粥丸桐子大。每服五十丸，空心米饮下（主于胃中湿热，故立方如此）。

侧柏樗皮丸

治白带因七情所伤而脉数者。

椿根皮（炒，二两） 香附子（醋炒） 白芍药 白术（炒，各一两） 侧柏叶（酒蒸） 黄连（炒） 黄柏（炒，各半两） 白芷（烧存性，三钱）（以脉数，为用黄连、侧柏，不用苍术，为其燥性多也，烧白芷入阳明，而有涩止之能，白术补中气而有培土之妙，其他不言喻矣）

上，粥丸桐子大。米饮下七十丸。

按：椿根皮性凉而燥湿，热盛者宜之，后一方有黄连、香附、木香，故可治七情所伤。

苦楝丸

治赤白带下甚妙（下部痛者尤宜）。

苦楝（碎，酒浸） 茴香（炒，一方大茴香） 当归（各等份）

上为末，酒和丸，如桐子大。每服三五十丸，空心温酒下。瘀血加桃仁；血海寒加桂；如腰腿疼，四物汤四钱加羌活、防风各一钱，煎汤送下。

四神丸

治带下（此方温燥，非有热所宜）。

香附（四制，八两） 苍术（泔浸，牡蛎粉炒） 椿根皮（蜜水炒） 砂仁（炒，各二两）

上为末，黄米煮饭丸桐子大。每服五六十丸，空心酒下。

以上诸方俱轻剂。

万安散

治女人赤白带下，或出白物如脂，或有臭浊污水，并神效（此利气温行之剂，与寒湿相宜）。

小茴香（炒香） 木香（各二钱半） 黑牵牛（一两，另取头末）

上为细末，以生姜自然汁调二钱，临卧服。取尽恶物为效，未尽，间日再服二钱，后以白粥补之。忌热毒物。

大圣万安散

治女人癥瘕癖气，腹胀胸满，赤白带下，久患血气虚弱，萎黄无力，并休息赤白痢疾，并皆治之，其效不可具述。孕妇不可服，天阴晦不可服。

白术 木香 胡椒（各二钱半） 陈皮（去白） 黄芪 桑白皮 木通（各五钱） 白牵牛（炒，取头末，二两）

上为末，每服二钱，用生姜五片，水一盅半，煎至一盅去姜，调药临卧服，须臾又用姜汤或温白汤，饮三五口催之，平明可行三五次，取下恶物及臭污水为度，后以白粥补之。服药不可食晚饭及荤酒等物（二方皆燥热下气导水之药，惟真寒湿者宜之）。

《宣明》导水丸

治湿热郁于下焦之分，赤白带下不止，燥热烦渴（清热渗湿导滞，妙在气血两分）。

大黄　黄芩（各二两）　牵牛（头末）　滑石（各四两）

上为末，水丸如桐子大。每服四五十丸，滚水下，随证加减。

以上诸方俱重剂。

治湿痰带下

渗湿消痰饮

治湿热痰积，渗入膀胱（曰渗入下焦则可，曰入膀胱则不可），白带不止（总治中州之湿，盖中焦清则无湿下流，故带自止，岂有渗入之理）。

白术　苍术（炒）　半夏（姜汤泡七次）　橘红　白茯苓　白芷　香附（各一钱）　甘草（炙，五分）

上锉，水煎服。有热加黄芩；血虚加芎、归；气虚加参、芪；久不愈，加升麻、柴胡升提之。

苍柏樗皮丸

治肥人白带是湿痰（此去中焦之湿，清下部之热，亦丹溪方也）。

苍术　黄柏　樗根皮　南星　半夏　海石　川芎　香附　干姜（炮，各等份）暑月去干姜加滑石。

上为末，醋和丸，如桐子大。每服五六十丸，白汤下。

小胃丹

上可取胸膈之痰，下可利肠胃之痰，及湿痰热痰；并治妇人结痰白带。惟胃虚少食者忌用（是导水之猛剂，古人能用之，今则不能也）。

甘遂（湿面裹，煨熟。一方面裹，长流水煮，晒干）　芫花（好醋拌经宿，瓦器内烧黑，不可焦）　大戟（长流水煮一时，再用水洗净晒干，各半两）　黄柏（炒一两）　大黄（湿纸裹煨，勿令焦，切，焙干，再以酒润，炒热焙干，一两半）

上为末，以白术膏丸如萝卜子大（白术膏为丸，乃今人所制，有独创之妙，可法）。临卧津液咽下五七丸，或白汤送下。取膈上湿痰热积，以意消息之，欲利，空心服。

一方加木香、槟榔各半两。

补药方

治痰结白带。先以小胃丹，半饥半饱，津液咽下数丸，候郁开，却服此药补之。

白术（二两）　黄芩（五钱）　红白葵花（二钱五分）　白芍药（七钱五分）

上为末，蒸饼丸如桐子大。每服三五十丸，煎四物汤下（此亦丹溪方，乃扶脾胃、养肝阴、清热，而葵花之用，取其倾心向日之意，盖花性阴而用阳，一入气分，一入血分，皆使其从阳而升，带自止也）。

一方有苍术，无黄芩。

治风邪带下

胃风汤

治风邪入于胞门，或中经脉，流传脏腑，带下五色（此方与十全大补汤，少甘、芪、熟地，为以其甘缓滞胃生湿，故勿用也。然无风药，而云治风邪入胞。与名胃风，何也?）。

人参　白术　茯苓　当归　川芎　芍药　肉桂（各等份）

上锉，每服八钱，入粟米一撮，水煎服。腹痛，加木香。五积散去麻黄，亦可用。

小柴胡汤

治风邪带下五色（小柴胡少阳药，其曰治风邪，岂肝胆热而生风耶）。

柴胡（二钱）　黄芩　半夏　人参　甘草（各一钱）

上锉，加生姜三片，枣二枚，水煎服。色青属肝，加山栀、防风；色赤属心，加黄连、山栀、当归；色白属肺，用补中益气汤加山栀；色黄属脾，用六君子加山栀、柴胡，不应，用归脾汤；色黑属肾，用六味地黄丸。

苍柏参芎散❶

治妇人上有头风鼻涕，下有白带。

辛夷　川芎　苍术　黄柏　南星　半夏　滑石　牡蛎　黄芩（酒炒）

上水煎，食后服（此又丹溪先生方也。以芩、夷、川芎而治头风，以苍、柏、星、半、滑、牡而治带，平正无奇，令人可法）。

地榆散

治漏下五色，一十二带，兼治呕吐下血。

地榆（三两）

锉碎，以醋水各半升，煮十余沸，去渣，食前稍热服一合（此下部涩剂，然以三两醋煎，自得单方用法，果能治十二症，亦一家病也）。《本草》注云：地榆主带下十二病，一曰多赤，二曰多白，三曰月水不通，四曰阴蚀，五曰子脏坚，六曰子门澼，七曰合阴阳患痛，八曰小腹寒痛，九曰子门闭，十曰子宫冷，十一曰梦与鬼交，十二曰五脏五定。

治虚损带下

卫生汤

治带下不止，脉微弱腹痛（以下皆以正气为本，此亦建中法）。

黄芪（三两）　当归　白芍药（炒，各二两）　甘草（炙，一两）

上为粗末。每服半两，水煎，空心服。

一方下苦楝丸三十粒（以腹痛，故兼苦楝丸），虚者加人参一两。

补中益气汤

治劳役过度，饮食不节，损伤脾胃，以致阳气下陷，白带下，久不止（读东垣先生书，方知立方之旨，读立斋先生书，又知善用东垣之方）。

黄芪　人参　白术　甘草（炙，各一钱）　当归　陈皮（各七分）　升麻　柴胡（各三分）

上作一服，水煎服。

六君子汤

治胃虚有痰，饮食减少，中气不和，时时带下。

人参　白术　白茯苓　甘草（炙）　陈皮（去白）　半夏（汤泡七次，各一钱）

上锉一服，加生姜三片，水煎服（补中汤有升、柴，以升下陷之气，此方有茯、半，以燥中宫之痰）。

归脾汤

治思虑过伤心脾，以致健忘怔忡，惊悸不寐，怠惰嗜卧，不思饮食，时常白带不止（本方补心血以荣脾，补其母也，调肝气以和下，去其贼也，母补贼去则脾气健矣，故曰归脾。昔真人云，补脾不愈当先补心，此方其近之）。

方见血崩门（劳伤条）。

加味八珍汤

治妇人气血两虚，赤白带下。

当归　川芎　白芍药（酒炒）　生地黄　人参　白术　白茯苓　山药（炒）　杜仲（酒炒）　香附（炒，各一钱）　甘

❶苍柏参芎散：诸本皆无“参”。

草（炙，五分）

上加乌梅一个，生姜三片，枣一枚，水煎食前温服。肥人加半夏；瘦人加黄柏；饱闷，去人参，加砂仁；腹痛，去人参加小茴香、延胡；冬月加煨干姜；日久元气下陷，加升麻、柴胡升提之（为总司者也，其山药、杜仲、乌梅又补带脉之不足，而加减法亦皆得理，宜法之）。

当归泽兰丸

治妇人经脉不调，赤白带下，久无子者（平而当理，亦可为调经圣药，宗之）。

香附子（用极大子，杵去毛，一斤，分四分，童便浸四两，酒浸四两，醋浸四两，米泔浸四两，各浸一宿，取出晒干）　当归（酒浸）　白芍药　川芎　熟地黄（酒洗）　生地黄（各二两）　泽兰叶　艾叶　白术（各一两半）　黄芩（一两）

上为末，醋糊丸，如赤小豆大。每服六十丸，空心白汤或酒下。

止带丸

（补气调血，强腰益肾，温燥不偏，与气虚白带相宜，乃补塞中正法。）

当归（酒洗）　川芎　白术　人参　山药　杜仲（姜汁、酒炒去丝）　香附　破故纸（酒炒）　牡蛎（火煅）　椿根皮（酒炒）　续断（各等份）　青黛（减半）

上为细末，炼蜜丸如桐子大，每服五十丸，空心米汤下。腹痛加延胡索、小茴香；肥人加姜制半夏；瘦人加酒炒黄柏；冬月加炮干姜少许；夏月加黄柏（加法亦正）。

严氏当归煎

治赤白带下，腹内疼痛，不欲饮食，日渐羸瘦。

当归（酒浸）　赤芍药（炒）　白芍药（炒）　熟地黄（酒蒸炒）　阿胶（炒）　续断（酒浸）　牡蛎（煅，各一两）　地榆（半两）

上为末，醋糊丸，如桐子大，每服五十丸，空心米饮下（要思何以四物中不用川芎，又以何物而治腹痛，又不欲食，而何为不理脾胃，岂立方者漫言欤？须知用药当求病源，所以为之至治）。

苁蓉菟丝丸

治赤白带下。此药不热不寒，得其和平，助阴生子。

肉苁蓉（酒浸）　菟丝子（酒蒸）　覆盆子　蛇床子（各一两二钱）　当归（酒洗）　白芍药（炒）　川芎（各一两）　牡蛎（火煅）　乌贼骨（各八钱）　五味子　防风（各六钱）　黄芩（五钱）　艾叶（三钱）

上为末，炼蜜丸，桐子大，每服三四十丸，盐汤下，早晚各进一服（苁蓉、菟丝、覆盆、蛇床、五味、艾叶是温补下元之药；牡蛎、乌贼燥湿治带；防风升肝气以胜湿；黄芩清内热以除湿；归、芍、川芎，调血脉以滋荣，惟下虚者宜之。要知古人之方，自有独解，不然何以男子药而补妇人耶）。

补宫丸

治妇人诸虚不足，久不妊娠，骨热形瘦，崩中带下，并宜治之。

鹿角霜　白芍药　白术　白茯苓　山药　香白芷　白薇　牡蛎（煅）　乌贼鱼骨（各等份）

上为末，面糊丸如桐子大。每服五十丸，空心米饮汤下（此方以鹿霜、余容[1]补血，以山药、术、苓补气，以芷、薇而治崩中淋露，以牡、贼而燥湿治带，此又别是一种意见。然不用芎、归、地黄者，虑血药湿润也。变局如此，可不因事制宜）。

丹溪方

治白带属真阴虚者。

龟板（炙）　枳子（各二两）　黄柏（炒，一两）　香附子　山茱萸　苦参

---

[1]余容：芍药。

樗皮　贝母（各半两）　白芍药（七钱半）　干姜（炒，二钱半）

上为末，酒糊丸，如桐子大。每服五十丸，空心米饮下（丹溪治带，主于热生湿。其意以肾主闭藏，而下焦者，肝肾主之，然湿从中焦生，故其方如此，宜考《本草》而熟思之，应变无穷，可为执方者一洗尘）。

《千金》方

治带下脉数者，阴虚有热也（此方有超见，非真人不能具此，非见道者不能解此，非有福者不能服此，噫！神哉）。

枸杞根（一斤）　生地黄（五两，一方五斤）

上二味，以水一斗，煮取五升，分三服。

上二方补肾水，真阴虚者宜之。

补真固经汤

一妇白带漏久，服诸药不效，诊得心胞尺脉极微，其白带流而不止。《脉诀》云：崩中日久为白带，漏下多时骨水枯。言崩中者，始病血崩不已，久下则血少，复亡其阳，故白滑之物，下流不止。是本经血海将枯，津液俱亡，枯干不能滋养筋骨，以本经行经药为引用为使；以大辛甘油腻之药，润其枯燥而滋益津液；以大辛热之气味，补其阳道，生其血脉；以苦寒之药，泄其肺而救其上热；伤气，以人参补之，以微苦温之药，佐而益元气，名曰补真固经汤。

人参　干姜（各一钱）　生黄芩（另锉）　郁李仁（去皮尖研）　柴胡　甘草（炙，各一钱）　橘皮（不去白，五分）　白葵花（十六朵，去萼）

上除黄芩外，以水三大盏，煎至一盏七分，再入黄芩同煎，至一盏，去滓，空心热服，候少时，以早膳压之（凡东垣立方，必原脉原证原药，然后沉思审处，且又引前言为证，故治病多效。今不能然，何怪乎病之不瘳也？此方以参、姜益阳，李仁、葵花润燥，柴胡升清气于下，陈皮和胃气于中，生芩后煎，妙其清凉不滞也。非深思者，不能主此方。名曰补真，盖以真气为主耳！服法亦妙，不可不知）。

助阳汤

治白带下，阴户中痛，控心而急痛，身黄皮缓，身重如山，阴中如冰（一名升阳燥湿汤）。

柴胡（一钱二分）　良姜（二钱）　防风　郁李仁　干姜　甘草（各一钱）　白葵花（七朵）　陈皮　生黄芩（各五分）

上锉散，只作一服，水二盏，煎至一盏，食前热服（此治重在阴中如冰，痛控于心，故用良姜为君，干姜为佐，不用参、术者，痛无补也。柴、防足以胜湿升阳；葵、李可以润枯湿燥；甘、陈和中；生芩凉气分之热。能与前方参之，自有见解）。

上二方，用葵花、郁李仁之滑以润燥，盖枯涸滞着者宜之。

治虚寒带下

《元戎》四物汤

治妇人赤白带下，脉沉微腹痛，或阴中痛。

四物汤（四钱）　桂　附子（炮，各五分）

上锉，水煎，食前服（前方中多以气分药内加湿燥之味，此又以血药中加桂、附，要知不同之故，在脉症上探讨。盖人之病，有气血之殊，故立方之师，亦因事制宜也）。

一方四物加茴香、桂。

玉仙散

治赤白带下。

干姜（焙黄）　白芍药（炒）　香附（炒焦，各一两）　甘草（生用，五钱）

上为细末，每服三钱，用水、白酒调下（干姜用一两，是大剂大法，后方只用四分之一，又相径庭矣，均宜法之）。

一方只用白芍药酒炒二两，干姜炮半两，为细末，米饮调下二钱。

延胡苦楝汤

治脐下冷，撮痛，阴冷大寒，白带下。

延胡索　苦楝子（各二分）　黄柏（一分）　附子　肉桂（各三分）　甘草（炙，五分）　熟地黄（一钱）

上作一服，水煎，食前温服（延胡、苦楝以治痛，肉桂、附子以温寒，熟地治脐下之虚，黄柏从其性之所喜）。

桂附汤

治白带腥臭，多悲不乐，大寒。

肉桂（一钱）　附子（三钱）　黄柏　知母（各五分）

上作一服，水煎，食远热服。如少食常饱，有时似腹胀，加白芍药半钱。如不思饮食，加五味子二十个（多悲不乐者，阴晦之象也。故宜桂、附以助阳，阳和则不悲而有乐矣！少以知、柏为从治者，恐桂、附上也，亦用热远热之意。少食似腹胀，何以加白芍，不思饮食，何以加五味？思之）。如烦恼，面上麻木如虫行，乃胃中元气极虚，加黄芪一钱，人参七分，甘草二分，升麻五分。此补阳气极虚，用黄柏等为引用，又升降阴阳药也。

当归附子汤

治脐下冷痛，赤白带下。

当归（二钱）　良姜　干姜　附子（各一钱）　柴胡（七分）　升麻　蝎梢（各五分）　甘草（炙，六分）　炒黄盐（三分）　黄柏（少许）

上为粗末，每服五钱，水煎温服，为丸亦得（良姜、干姜大治脐下冷痛；盐、柏引之就下；蝎梢直至痛所；升、柴引左右清气上升；盐、柏引诸浊阴下降）。东垣回阳丹注云：必用炒黄盐，无则不效，盖寒疝之要药也。

酒煮当归丸

治癞疝（带脉为病，男子七疝，女子瘕聚，此以癞疝在女子，岂与男子同欤？尝闻女子癞形如茄，突出阴户是亦疝也，故云然），白带下注，脚气，腰以下如在冰雪中，居火炕以厚衣重盖犹冷，小便不止，与白带长流而不禁固，肌肉消瘦，面白目青，目慌慌无所见，身重如山，行步欹侧，腿膝枯细，大便闭结，心下痞闷，懊侬，饮食不下，面垢背寒，小便遗而不知。此上中下三阳真气俱竭，故哕呕不止，胃寒之极也（诸症皆寒，独便闭心下痞，懊侬似热）。其脉沉紧而涩，按之空虚。若脉洪大而涩，按之无力，犹为中寒之证，况按之空虚者乎？按之不鼓，是为阴寒之极也；其空虚，乃气血俱虚之极也（此紧脉不拘浮沉均以为寒，按之不鼓，无问大小，皆以为虚。诊者当须识此。既曰血气俱虚，而本方中曾无一味气药，而血药又只一味当归，岂真阳已竭，即甘温之味，亦未易为力也，芍、地能滞阳气，故亦不用）。

当归（一两）　茴香（半两）　黑附子（炮去皮脐）　良姜（各七钱）

上四味，锉如麻豆大，以好酒一升半同煎，煮至酒尽为度，炭火焙干，同为细末，入后药。

炒黄盐　丁香（各半两）　全蝎（三钱）　柴胡（二钱）　升麻根　木香（各一钱）　苦楝子　甘草（炙，各五分）　延胡索（四钱）

上同为细末，酒煮，面糊丸，如桐子大。每服二十丸，空心宿食消尽，淡醋汤下。忌油腻冷物酒面（妙在前四味同酒煮，又以酒糊丸者，峻补其下，使真阳之气生于九渊，上于九天也。其后九种，或引之于降，或佐之于升，有开结透关之妙。非精识病源，究心药石者，不能到也！然其力量博大，非善用者不敢）。

暖宫妙应丸

治妇人赤白带下，及子宫虚冷无子者。

当归　川芎　白芍药　熟地黄　艾

叶　牡丹皮　茯苓　龙骨　牡蛎　赤石脂（各等份）

上为末，面糊丸，如桐子大。每服五十丸，空心艾醋汤下（此方以四物合成剂，又以艾叶暖其下，茯苓渗其湿，牡丹清其瘀，宜乎子宫温而怀妊矣）。

鹤顶丸

治带下之证有三（此三十六疾之类）：未嫁之女，月经初下，止而即得，或浴之以冷水，或热而扇，或当风，此室女病带下之由；有嫁之妇，阴阳过多，即伤胞络，风邪乘虚而入，胞经触冷，遂成秽液，与血水相连而下；产后带下，由亡血失气，伤动胞络，门开而外风袭，肌体虚而冷风入，冷风与热气相连，故成液而下，冷则多白，热则多赤，冷热相交，赤白俱下。

当归（七钱半，酒浸）　附子（炮，去皮，半两）　龙骨（盐泥包煅）　吴茱萸（汤泡，去涎）　赤石脂（火煅，醋淬）　干姜（炮，各两半）　牡蛎（一两二钱，盐泥包煅）　艾叶（一两，以醋半盏煮干）

上为细末，研匀，醋糊和丸，如桐子大，以赤石脂为衣。每服五十丸，空心用艾叶、食盐、乌梅煎汤下（此大热之剂，非真寒者不可服）。

白蔹丸

治室女冲任虚寒，带下纯白（女子二七而天癸至，正当气旺之年，岂可轻用温热之剂，独以纯白二字推之，便得虚寒之真，故可用鹿茸耳）。

鹿茸（酒蒸，焙，二两）　白蔹　狗脊（燎去毛，制，各一两）

上为细末，艾煎醋汁打糊丸，如桐子大。每服五十丸，空心温酒送下。

神仙聚宝丹（一名琥珀朱砂丸）

治妇人血海虚寒，外乘风冷，搏结不散，积聚成块（经曰：气有是动，血为所生病。据此所言，病症先由血海虚寒，故气不能温，又为风冷外乘，故致血结不能散，非温行不可，故此方乃于血中行气，气中行血，所谓气行血流，自无病也），或成坚癖，及血气攻注，腹胁疼痛，小便急胀，或虚鸣，呕吐涎沫，头旋眼花，腿膝重痛，面色萎黄，肢体浮肿，月候欲行，先若重病，或多或少，带下赤白，崩漏不止，惊怖健忘，小便频数或白，时见虚热盗汗，羸瘦。此药不问胎前、产后、室女，并皆治之，常服安心去邪，逐败血，养新血，令有子。

当归　木香　琥珀　没药（各一两）　滴乳香（二钱半）　麝香　辰砂（各一钱）

上各另研为细末，合一处研匀，水丸如龙眼核大。每用一丸，温酒送下，不拘时。胎息不顺，腹内疼痛，一切产难，酒童便送下。产后血晕，败血奔心，口噤舌强，或恶露未尽，发渴面浮，煎乌梅汤，和童便送下。室女月候不调，温酒送下半丸。产后血气不调，童便送下。

茱萸浴汤

治下焦虚冷，脐腹疼痛，带下五色，月水崩漏，淋沥不断（夫医者意也，凡风寒由外而袭内，以致下焦生寒证者，以此方熏而散之，所谓摩之、浴之、开之、发之也）。

吴茱萸（汤泡）　杜仲（炒去丝）　蛇床子　五味子　丁皮❶（各一两）　木香　丁香（各半两）

上锉，如麻豆大，每用半两，以生绢袋盛，水三大碗，煎数沸，乘热熏下部，通手淋浴，早晚二次熏洗（自茱萸汤至下四方，皆外治法，于上热下寒，难服温补之药者宜之，盖以人功挽回造化，今罕知此。亦有病者不能言，医者无以应，徒自待毙而已）。

坐药龙盐膏

治带下。

❶丁皮：丁香树皮，或海桐皮。

延胡索（五钱） 厚朴（三钱） 当归 茴香 炒黄盐 酒防己 肉桂 红豆 龙骨（各二钱） 川乌头（炮） 丁香 木香（各一钱五分） 良姜 木通（各一钱） 全蝎（五枚） 枯矾（五分）

上为末，炼蜜丸，弹子大。绵裹留丝在外，纳阴户内。

胜阴丹

为上药力小，再加三钱，内加行性热药。

羌活 柴胡（各二钱） 大蒜（一钱） 破故纸（与蒜同焙，一钱） 三柰子❶ 川乌头 大椒（各五分） 甘松（三分） 升麻 枯白矾（各二分） 全蝎（三个） 麝香（少许）

上为细末。同前法制用。

回阳丹

全蝎 升麻 甘松（各二分） 草乌头 羌活（各三分） 大椒 山柰子 荜茇 枯矾（各五分） 大蒜 破故纸（各二钱） 水蛭（三条炒焦，二钱） 川乌头 柴胡（各七分） 虻虫（三个，去翅足，炒） 炒黄盐（一钱，必用之药，去之则不效）（此东垣先生所制）

上为细末，依前制如指尖大，用绵裹，纳阴户中，觉脐下暖为效。

如圣丹

治妇人经脉不调，赤白带下。

枯矾（四两） 蛇床子（二两）

上为末，醋为丸，如弹子大，用胭脂为衣，绵裹放阴户中，定坐半日，热极再换。大抵月水不通，赤白带下，多因子宫不洁，服药难效，下取易痊，且速效而不伤脏气也。

一方用枯矾、川乌各等份，炼蜜丸，如弹子大，绵裹纳阴户中，治带下绝产。

治带下滑脱

侧柏地榆汤

治赤白带下，以致不能成孕。

黄芪 侧柏叶 地榆 乌贼鱼骨 白僵蚕 牡蛎（用盐泥固济，火煨透去泥研，各一钱） 肉苁蓉（酒浸） 白芷 蛇床子（各一钱二分）

上锉，加生姜三片，水煎，半饥时服（主闭藏者肾，若滑脱者，肾气不固也。牡蛎咸寒而益肾；蛇床辛温而壮气；其清而燥涩者，侧柏叶、地榆、乌贼；其温而补气者，则黄芪、苁蓉；若白芷行阳明于血海，僵蚕散结气以消痰）。

白芷散

治赤白带下。

白芷（二两） 海螵蛸（二个，煅） 胎发（一团，煅）

细末，空心温酒调下二钱（螵蛸涩气，胎发涩血，白芷行阳明之气而散湿，以助温升之用）。

伏龙肝散

治赤白带下，久患不瘥，尪悴乏力，六脉微濡❷。

棕榈（不拘多少，烧炽，急以盆盖，荫冷存性） 伏龙肝（于灶直下取赤土，炒令烟尽） 屋梁上悬尘（炒令烟尽，去火毒）

上各等份研匀，入龙脑、麝香各少许。每服二钱，温酒或淡醋汤下。患十年者，半月可安（火土之性而生燥，燥则足以培土。梁上尘得土气之飞扬而上升，升则土气不陷而湿不生；棕榈为止涩之用；脑、麝少入，取其能散，然于久病成尪悴之人，恐非补剂不可）。

---

❶三柰子：山柰。

❷六脉微濡：目录作“六脉微涩”。

马蹄丸

治白带不绝。

白马蹄　禹余粮（各四两）　龙骨（三两）　乌贼鱼骨　白僵蚕　赤石脂（各二两）

上为细末，炼蜜和丸如桐子大。每服十丸，空心酒下。不止，加至三十丸（马蹄得乾金在下之健体而入肝，僵蚕得燥金之刚气而制木；余粮、赤石脂以固血之脱；龙骨、乌贼以固气之脱。盖肝主疏泄而藏血，疏泄者气脱，气脱则血不藏，以金平之，而健其升，以血涩之，而固其气，宜其为治漏之要药也）。

固真丸

治白带大下不止，脐腹疼痛，其寒扪之如冰，阴中亦然，目中溜火上壅，视物䀮䀮无所见，齿皆恶热饮痛，须得黄连末擦之，其痛乃止，惟喜干食，大恶汤饮。此病皆寒湿乘其胞内，故喜干而恶湿；肝经阴火上溢走于标，故上壅而目中溜火；肾水侵肝而上溢，故目中䀮䀮无所见；齿恶热饮者，是少阳阳明经中伏火也。当大泻寒湿，以丸药治之。故曰寒在下焦，治主宜缓，大忌汤散。以酒制白石脂、白龙骨，以枯其湿，以炮干姜大辛热泻寒水，以黄柏之大寒为因用，又为向导；故云：古者虽有重罪，不绝人之后。又为之伏其所主，先其所因之意。又泻齿中恶热饮也，以柴胡为本经之使，以芍药半钱导之，恐辛热之药太甚，损其肝经，故微泻之；以当归身之辛温，大和其血脉，用药之法备矣。

白石脂（烧赤水飞，研细焙干）　柴胡（各一钱）　白龙骨（二钱酒煮晒干，水飞为末）　当归（酒洗，三钱）　干姜（炮，四钱）　黄柏（酒洗）　白芍药（各五分）

上为细末，水煮稀糊为丸，如鸡头大。每服三十丸，空心宿食消尽，煎白沸汤放温送下，无令胃中停住，待少时，以早膳压之，是不令热药犯胃。忌生冷硬物与酒湿面（服药有法亦有期，读此又得一种经纬）。

一方

治赤白带下，不问远年近日，并皆治之。

龙骨（半两）　舶上硫黄（三钱）

上为细末，每服半钱，空心无灰酒下（大温下元之寒湿，惟久病虚寒者宜之，若为丸服更佳，恐其僭上也）。

茅花散

治妇人血崩不止，赤白带下（此方自是血崩药，当入血崩证）。

茅花（一握）　棕榈皮（三寸）　嫩荷叶（三张）　甘草节（二寸）

上为细末，空心酒调半匙服。

双白丸

治白带如神（燥湿渗湿）。

石灰（一两）　白茯苓（二两）

上为末，水丸桐子大，每服三十丸，空心白水下。

白附丸

有人经年崩漏不止，诸药不效，脉濡微，此与前伏龙肝散兼服愈。

白附子（四两）　附子（二两）　黄狗骨头（四两，烧灰）（妙在狗骨头灰，盖有温涩之能耳）。

上为细末，粥丸桐子大。每服三十丸。

地榆膏

治赤白带下骨立者（此涩血凉剂，湿热胜而滑脱者宜之）。

地榆（一斤）

用水三升，煎至一半，去渣，再煎如稠饧，绞净，空心服三合，日二服。

治白浊白淫

加味四七汤

治妇女小便不顺，甚者阴户疼痛。

半夏（汤洗七次，一两） 厚朴（姜汁制） 赤茯苓 香附子（炒，各五钱） 紫苏 甘草（各二钱）

上㕮咀，分四帖，每服水二盅，生姜三片，煎八分，去滓，加琥珀末一钱，调服（此方治四气七情，故以为名。然以半夏为君，则知内外二因，皆能令气郁而生湿生痰也，香附治内，紫苏治外，其余又兼内外，以佐其成功，然不有琥珀为之通窍燥湿，则亦不能为效也）。

锁精丸

治小便白浊，或白带淋沥。

破故纸（炒） 青盐 白茯苓 五味子 （温升，淡渗，酸收，咸引合为一方，共成妙用）

上为末，酒糊丸，桐子大。空心盐汤或酒下三十丸。

固精丸

治下虚胞寒，小便白浊，或如泔，或如凝脂，或小便无度，腰重等症。

牡蛎（煅粉） 桑螵蛸（酒炙） 龙骨 白石脂 白茯苓 五味子 菟丝子（酒蒸，焙） 韭子（炒，各等份）

上为末，酒糊丸，桐子大。每服七十丸，空心盐汤下（夫坎者水也，肾主之，而坎中之一阳，乃肾中之真气，气固则水旺，水旺则气温，气温则下元暖而先天不虚。若白浊久而如泔如脂，或小便无度，皆气脱也。气脱则下焦无火，而水不温矣，安得水升而火降哉？此方能固脱温气，敛藏真火，诚治虚寒要药。于男子尤宜）。

内金鹿茸丸

治妇人劳伤血脉，胞络受寒，小便白浊，日夜无度，脐腹疼痛，腰膝无力。

鹿茸 黄芪 鸡内金 肉苁蓉 五味子 远志肉 牡蛎 桑螵蛸 龙骨 附子（各等份）

上为细末，炼蜜和丸如桐子大。每服五十丸，食前温酒或米饮任下（按：鹿茸、苁蓉、黄芪、附子有益精、益气、温肾之功；内金、牡蛎、螵蛸、龙骨有固涩禁便之用；五味、远志生津液而入肾，以补正气，其为补下无疑。男女俱可服）。

金锁正元丹

治真气不足，吸吸短气，四肢倦怠，脚膝酸软，目暗耳鸣，遗精盗汗，及妇人白浊白淫等症。

肉苁蓉（洗焙） 紫巴戟（去心） 胡芦巴（炒，各一斤） 补骨脂（酒浸炒，十两） 五倍子（八两） 茯苓（去皮，六两） 朱砂（三两，另研） 龙骨（二两）

上为末，入研药令匀，酒和丸，如桐子大。每服二十丸，空心温酒盐汤任下（肉苁蓉男得之而助阳，女得之而孕育；巴戟补髓添精；胡芦巴治虚冷；补骨脂起阳衰；五倍子燥阴湿；茯苓阳中之阴；朱砂镇心之主，寓降火升水之妙；龙骨固脱，故为下元真气不足者所服也）。

威喜丸

治丈夫元阳虚惫，精气不固，余沥常流，小便浊，梦寐频泄，及妇人血海久冷，白带白浊白淫，下部常湿，小便如米泔，或无子息。

黄蜡（四两） 白茯苓（去皮，四两作块，用猪苓二钱半，同于瓷器内煮二十余沸，出日干，不用猪苓）

上以茯苓为末，熔黄蜡搜为丸，如弹子大。空心细嚼，满口生津，徐徐咽服，以小便清为度。忌米醋，只吃糠醋，尤忌使性气（味之淡者，莫过于蜡，而淡之渗者，莫过于茯苓，盖淡者天之阴，天气降则水生，水生则火有制，而又以猪苓煮茯苓者，欲其渗之速，以蜡为丸者，欲其降之深也，尤忌使性之句，戒助肝气也）。

乌金散

治身热口燥，气块筑痛，下黄水如葵汁。

百草霜（炒）　紫金皮❶（米泔浸煮，炒黄）　粉草（炙，各等份）

上为末，每服二钱，艾汤或醋汤，空心调下。心嘈，猪血入盐酒下。白带，用鲤鱼一尾，去肠不去鳞，将油发一团，入鱼肚内，黄泥固济，炭火内煅存性，去泥，研鱼为末，每用一钱，以陈酒调，同前药服（紫金皮通血中之气而散血，百草霜止葵汁之水而除黄，气通血行，块痛自止，妙在甘草等份，不然何以能治身热口燥也）。

一方

治妇人久积虚寒，小便白浊，滑数不禁。

鹿茸屑（炒黄）

为细末，每服二钱，空心温酒调服（此方简切，久服弥佳）。

❶紫金皮：红木香。为木兰科植物长梗南五味子的根或根皮。功可行气活血止痛。

卷之四

虚　劳

论妇女虚劳与男子不同

《准绳》云：劳倦所伤，用补中益气汤调治（补中益气，是治劳倦内伤之剂，乃初治法，非久病劳瘵骨蒸所宜）。乃暴病也，失治而有发热潮热，盗汗咳嗽，诸症出焉，谓之虚劳。又复失治，而有皮聚毛落，饮食不为肌肤，骨髓中热，经闭不行，诸症出焉，谓之瘵骨蒸热。至于传尸之疾，别自一种，其源不起于劳欲，其流或至于灭门。余于杂病首册，则既条分而备列矣。然男以精为主，女以血为主，其致病既殊，其施治亦异，故应别著方法（精血虽殊，而虚劳形症不远，治亦不异，宜与杂症参看）。而陈氏《良方》，分劳瘵、骨蒸劳、血风劳、气虚劳、风劳、冷劳、热劳、客热等门，未免惑乱，后人靡所适从，今厘正如下，医者更参杂病虚劳、传尸劳二门而用之，则无道少之患矣（按：血风劳者，肝血虚而风热成劳也；风劳、冷劳，因虚乘袭，日久变成劳热。气虚者，气不足。热劳者，血不足。至骨蒸劳瘵，大都难治矣）。

论初病大法

《保命集》云：治妇人虚劳，《局方》中谓首尾六合，如大圣散、熟地黄丸，是治无热虚劳也；中道药，牡丹煎丸，空心食前，人参荆芥散，临卧食后，是治有热虚也。

戴氏曰：有病后血虚者，有本体血虚者，其人往来寒热，或五心发热，言语无力，面色萎黄，头目昏晕，变生诸疾。芎归汤加羊肉少许，或十全大补汤、四物汤、养荣汤服之，血虚而气旺者，宜抑气汤，即香附末。

论无热虚劳

（无热虚劳乃阳虚证，其病自上而下，损之脉也，法宜温补，惟东垣、元礼、立斋先生独得其治，宜宗之。气虚易补，宜早为妙，不比有热虚劳之难疗理也。）

《大全》云：妇人冷劳，属血气不足，脏腑虚寒，以致脐下冷痛，手足时寒，月经失常，饮食不消，或时呕吐，恶寒发热，骨节酸疼，肌肤羸瘦，面色萎黄也。

薛氏曰：前证有内外真寒，有内外真热，有内真热而外假寒，有内真寒而外假热者。若饮食难化，大便不实，肠鸣腹痛，饮食畏寒，手足逆冷，面黄呕吐，畏见风寒，此内外真寒之证也，宜用附子理中汤以回阳，八味地黄丸以壮火。若饮食如常，大便坚实，胸腹痞胀，饮食喜冷，手足烦热，面赤呕吐，不畏风寒，此内外真热之证也，宜用黄连解毒汤以消阳，六味丸以壮水。若饮食如常，大便坚实，胸腹痞胀，饮食喜寒，手足逆冷，面黄呕吐，畏见风寒，此内真热而外假寒也，亦用解毒汤、六味丸。若饮食少思，大便不实，吞酸嗳气，胸腹痞满，手足逆冷，面赤呕吐，畏见风寒，此内真寒而外假热也，亦用附子理中汤与八味丸，当求其属而治之（有热无热，可以占气血虚实矣。立斋证治方法，可补前论不足）。

经曰：益火之源，以消阴翳，壮水之主，以制阳光。使不知真水火之不足，泛以寒热药治之，则旧疾未去，新病复生矣。夫所谓属者，犹主也，谓心肾也，求其属也者，言水火不足而求之于心肾也。火之源者，阳气之根，即心是也；水之主者，阴气之根，即肾是也，非谓火为心源为肝，水为肾主为肺也。

一妇食少作呕，口吐痰涎，面黄腹痛，月经不调，手足逆冷，此内外俱寒之证，以六君加香附、木香，治之而愈（以内外俱寒而不用附子理中，何也?）。

一妇忽呕吐酸水，内热作渴，饮食不进，惟喜冷水，面色青赤，投之以药，入口即吐，此内外真热之证，积十余日，以黄连一味，煎汤饮之，徐加白术、茯苓，仍加陈皮、当归、炙甘草，至月余，始进米饮稀粥，调理而愈（以内外真热，不用三黄解毒，而以一味黄连者，泻火之源也，其余加白术等药者，抑恐苦寒伤胃耳）。

一妇内热作渴，大便秘结，畏恶风寒，手足逆冷，此内真热而外假寒，先用黄连解毒汤，后用六味丸而愈（有热渴、便秘二症，故虽逆冷，亦是假寒。然亦有可下者，后用六味丸，求其属也。然须以脉有力无力分虚实）。

一妇初患痰喘热渴，医以降火散气治之，肌日削而气日索，延至甲辰，木旺痰盛，身热口腐，腹胀神昏，绝食几死，此虚热无火，投以壮火生土之剂，随服随效。越数岁，夏初，坐则头坠，不能起视，卧则背冷，觉风透体，烦热晕眩，咳呕痰涌，手足麻冷，此内真寒外假热之证也，遂以大补姜附之剂投之，不三四服而大势已平，仍以前药加减而愈（此得热因寒用之法从之）。

韩懋治其嫂年三十余（此案系重出，然不删去者，存之以备遗亡也），十八胎，九殡八夭，会家难作，惊忧过甚，遂昏昏不省人事，口唇舌皆疮，或至封喉，下部虚脱，白带如注，如此四十余日，或时少苏，至欲自缢，悲不能堪，医或投凉剂解其上，则下部疾愈甚，或投热剂，及以汤药熏蒸其下，则热晕欲绝，此亡阳证也（明是上实下虚）。急以盐煮大附子九钱为君，制以薄荷、防风，佐以芎、归、姜、桂之属，水煎，入井水冷与之，未尽剂，鼾睡通宵，觉即能识人（热因寒用）。或曰：此何谓也？曰：方书有之，假对假，真对真尔，上乃假热，故以假冷之药从之，下乃真冷，故以真热之药反之，斯上下和而病解矣（妙），继以女金丹。错综以三二方，不但去其疾，且调治元气，无何连生二子。

以上论及治验，有无当于虚劳者，而实治寒与热变通之大法，不可不察也。

论有热虚劳

（此属阴虚，乃自下而上，至脉之病也，宜以丹溪、节斋、古庵诸公之方参用，然阴虚难治，以血生于气，先无形而后有形也。且滋阴之剂，有害脾胃，脾伤则气损，气损则血无以生，气盛则火有所助，诚难调治，惟审胃气有无以决治，则此为良法耳。）

《大全》云：妇人热劳，由心肺壅热，伤于气血，以致心神烦躁，颊赤头疼，眼涩唇干，口舌生疮，神思昏倦，四肢壮热，饮食无味，肢体酸疼，心忪[1]

[1] 忪（zhōng）：心跳、惊惧的样子。

盗汗，肌肤日瘦，或寒热往来，当审其所因，调补气血，其病自愈矣。

薛氏曰：热劳乃壮火食气（壮火食气是言实火，非同劳热之火可补），虚火煎熬真阴之所致也。王太仆云：如大寒而甚，热之不热，是无火也（太仆所论乃真水真火，此根有生中来，故当求属，以衰之），热来复去，昼见夜伏，夜发昼止，是无火也，当治其心。如大热而甚，寒之不寒，是无水也。热动复止，倏忽往来，时动时止，是无水也，当助其肾。心盛则生热，肾甚则生寒，肾虚则寒动于中，心虚则热收于内。窃谓（窃谓以下诸证，或肝或脾或肺，而心肾者甚少，总以分气分血主治，却与求属之意不同）前证（此下十二节，分经证虚实定方，确有见解），若肝脾血虚，用四物、参、术；肝脾郁怒，小柴胡合四物汤；脾胃气虚，补中益气汤；肝脾血虚，加味逍遥散；肝经风热，加味小柴胡汤；心经血虚，天王补心丹；肺经气虚，人参补肺汤；肝经血虚，加味四物汤；大抵午前热属气分，用清心莲子饮（方见杂病赤白浊）；午后热属血分，用四物汤、参、术、牡丹皮；热从左边起，肝火也，实则四物汤、龙胆、山栀，虚则四物、参、术、黄芪；热从脐下起，阴火也，四物、参、术、黄柏、知母酒拌炒黑、五味子、麦门冬、肉桂，如不应，急用加减八味丸；不时而热，或无定处，或从脚心起，此无根虚火也，用加减八味丸，及十全大补汤加麦门、五味主之。

一妇经行不调，饮食少思，日晡热甚，此肝脾气血俱虚，用十全大补加山茱萸、山药、牡丹皮、麦门、五味而愈。次年秋，寒热如疟，仍用前药而愈。

一妇生育多胎，月经不调，两足发热，年余，其身亦热，劳则足酸痛，又年许，唇肿裂痛，又半年，唇裂见血，形体瘦倦，饮食无味，月水不行，此气血俱衰之证，彼误用通经丸等药，复伤气血，遂致不起。

论瘵骨蒸热

（瘵有鬼亡病常祭，故瘵字从之，葛氏、钤方有祭炼法，有以癸亥夜半跪祷北斗者，皆祭瘵法也。若果有瘵鬼，亦是孽冤为祟，药石云何。）

《准绳》云：五劳六极七伤诸证治，已见杂病虚劳门，兹不赘叙。妇人致此，多因经行胎产，或饮食起居七情，重伤肝脾之所致，又或失于调摄，或过于攻伐而成，与男子治法，稍有不同。故汇集古禁方专治妇人者于此，若欲穷其源流，更当稽之彼籍。

《良方》云：骨蒸劳者，由积热附于骨而然也。亦曰传尸、殗殜❶、复连、无辜，其名不一，此病皆由脾胃亏损所致（此至脉之病也，夫肾主骨，骨至于蒸，真阴竭矣，阳何以依，而传尸，无辜皆是孽）。其形羸瘦，腹胀泄痢，肢体无力。传于肾，则盗汗不止，腰膝冷痛，梦鬼交侵，小便赤黄；传于心，则心神忪悸，喜怒不时，颊唇赤色，乍热乍寒；传于肺，则胸满短气，咳嗽吐痰，皮肤甲错；传于肝，则两目昏暗，胁下妨痛，闭户忿怒。五脏既病，则难治疗。

论血风劳

《大全》云：妇人血风劳证（肝热生风，故病名血风，曰劳者，病久血虚月候不行，而发热不止也），因气血素虚，经候不调，或外伤风邪，内挟宿冷，致使阴阳不和，

---

❶殗殜（yè dié）：得小病的样子。

经络痞涩，腹中坚痛，四肢酸疼，月水或断或来，面色萎黄羸瘦。又有因产后未满百日，不谨将护，脏腑虚损，百脉枯竭，遂致劳损（此是肝肾之阴不足，当从至脉主治）。久不瘥则变寒热，休作有时，饮食减少，肌肤瘦瘁，遇经水当至，即头目昏眩，胸背拘急，四肢疼痛，身体烦热，足重面浮，或经水不通，故谓之血风劳气也。

薛氏曰：东垣云，喜怒不节，起居不时，有所劳伤，皆损其气，气衰则火旺，火旺则乘其脾土，脾主四肢，故因热懒言，动作喘乏，表热自汗，心烦不安。当病之时，宜安心静坐，存养其气，以甘寒泻其热气，以酸味收其散气，以甘温补其中气。经言劳者温之，损者温之。《要略》云：平人脉大为劳，以黄芪建中汤治之（此是劳伤元气，乃脾肺气虚，非血风劳也，当从损脉治）。

一妇人劳则足跟热痛，此足三阴血虚，用圣愈汤而痊。后遍身瘙痒，误服风药，发热抽搐，肝脉洪数，此肝家血虚，火盛而生风，以天竺黄、胆星为丸，用四物、麦门、五味、芩、连、炙甘草、山栀、柴胡煎送而愈。

一妇素清苦，勤于女工，因感风邪（此所谓风劳也，当从损脉治），自用表散之剂，反朝寒暮热，自汗盗汗，形气虚甚，其脉或浮洪或微细，其面或青白或萎黄，此邪去而气血愈虚也，用十全大补汤三十余剂，渐愈，又用加味逍遥散，兼治半载而痊。

治虚劳平补诸方

（此下诸方于虚损初病者，宜酌用之。）

增损四物汤

治妇人气血不足，四肢怠惰，乏力少气，兼治产后下血过多，荣卫虚损，阴阳不和，乍寒乍热。

当归　川芎　白芍药　人参　干姜（炮）　甘草（炙，各等份）

上㕮咀，每服四钱，水一盏煎至六分，去滓热服（夫血病治血，气病治气，人所易也。而血病补气，气病补血，人未尽知，故四物复有增损之法。盖以地黄滞气而损脾，非四肢怠惰、乏力少气者所宜，故当损；而人参、甘草所以益脾也，故当增；若炮姜既能温中，又能引血以归气，此增损之妙也）。

六神汤

治脾气不和，荣卫不足，怠惰困倦，不嗜饮食，服之补养真气，进美饮食，充泽肌肤。

当归　川芎　白芍药　熟地黄　黄芪　地骨皮（各等份）

上为粗末，每服五钱，水煎，空心温服（按：充肌泽肤者，卫气也，气不可热。此方以黄芪益卫气，而又以地骨皮清卫热，则无壮火食气之虞。又以四物引卫气以归四脏而生血，则又有少火生气之用，如是则荣卫足而困倦去矣。其曰脾不和，不嗜食，亦为气不足之病，气足则愈也，宜知之）。

圣愈汤

治血虚心烦，睡卧不宁，或五心烦热。

黄芪　当归（酒洗，各一钱）　人参　川芎　熟地黄（酒洗）　生地黄（酒洗，各五分）

上水煎服（圣愈汤重在血虚心烦四字，然去白芍而易生地者，所以凉心生血也。川芎之用，岂为火郁宜散欤？不若以麦门冬易之）。

加减大建中汤

治妇人胎前产后一切虚损，月水不调，脐腹疠痛，往来寒热，自汗，口干烦渴。

芍药（二两）　当归　川芎　黄芪　桂（各一两）　白术　甘草（炙，各七钱五

分）

上为末，每服二钱五分，加姜枣水煎，食前服（按：前三方一用参、姜以温中，一用黄芪、地骨以益卫清热，一以参、芪并用而中外两补，均以四物加减，为血分居多，此名建中，又重在气也。然桂之色可以通荣血，桂之气味可以通卫气，故本经以之通血脉，又同芪、术、甘草、姜、枣等，则建中之功尤大矣，以其兼中土也）。

当归建中汤

治妇人一切血气不足，虚损羸乏。

当归（四两）　白芍药（炒六两）　肉桂（去皮）　甘草（炙，各二两）

上㕮咀，每服三钱，加生姜三片，枣一枚，水煎，空心服（此方以归、芍为主，而无芪、术，虽姜、枣和中，然在血分建业，知配合之妙，则知古人之心）。

双和散

治一切大病之后，虚劳乏力，补血益气（双和者，专和荣卫而非建中意也。然即大建中汤以白术易熟地而分两亦殊，要知古人不执方，不泥法，读之令人有言外之意）。

黄芪　熟地黄　当归　川芎　白芍药（炒各一钱）　肉桂　甘草（炙，各五分）

上㕮咀，每服四钱，加生姜三片，枣二枚，水煎服。

补中益气汤

治形神劳倦，或饮食失节，以致脾胃虚损，清气下陷，发热头痛，四肢倦怠，心烦肌瘦，日渐羸弱。

黄芪　人参（有嗽去之）　白术（各一钱）　甘草（炙，五分）　当归　陈皮（各七分）　升麻　柴胡（各三分）

上作一服，水煎，食远稍热服（夫形劳者，气伤于外；神劳者，气伤于内；饮食不节者，中气受伤。伤则水谷衰少，后天气病，而上下二焦亦无所养。故以甘温之剂以益上中之气，而又妙在升荣，以举下陷之阳，使荣卫和而气自益也，气益则何病之有？故东垣先生一生得力尽在于此。其本方加减法更妙，详之）。

八珍汤

治脾胃亏损，气血俱伤。盖人之生，以脾胃为主，脾胃一虚，诸脏失所，百病生焉，即四君子合四物汤，加姜枣煎服。

归脾汤

治脾经失血少寐，发热盗汗，或思虑伤脾，不能摄血妄行，或健忘、怔忡、惊悸，或心脾伤痛，怠惰嗜卧，饮食不思。

方见血崩门（劳伤条）（冰砂安神丸之意同，宜思之）

黄芪散

治劳气食后身疼倦，夜间盗汗，此因失血荣卫损也。

黄芪（一两）　防风　当归　白芍药　干地黄（各七钱五分）　甘草（炙，半两）

上每服五钱，姜三片，枣一枚，水煎，食前温服（夫肾液入心为汗，而汗者阳之气也。阳气者，卫气也，卫气昼行阳则为气为汗，行阴则为液为血。若盗汗者，为行阴之气，反窃而外出以行阳也。此方用黄芪益阳气而固表，防风为之使，归、芍、地黄引气药以归阴，甘草从中以和营卫，故诸症愈矣）。

桔梗引子

治心不足，解劳倦，益血。

黄芪　人参　麦门冬（去心）　桔梗　甘草（炙，各一两）　青皮（半两）

上为末，每服三钱，水一盏煎七分，温服（桔梗饮治气不足也，故以参、芪、甘草为君，加麦门者，所以通心而清火，苦梗载诸药以益上焦之气，青皮利膈气以制诸药之壅，所谓血生于气）。

劫劳散

治心肾俱虚，劳嗽二三声无痰，遇夜发热，热过即冷，时有盗汗，四肢倦怠，体劣黄瘦，饮食减少，夜卧恍惚，神气不宁，睡多异梦。此药能治微嗽有唾，唾中有红线，名曰肺痿，失治便成羸劣之疾。

白芍药（六两） 黄芪（蜜炙，四两） 人参（去芦） 白茯苓 半夏（汤泡七次） 甘草（炙） 当归（去芦，酒洗） 五味子 阿胶（炒） 熟地黄（洗净焙干，各二两）

上㕮咀，每服三钱，生姜七片，枣三枚，水煎温服，日三（人身以气血为用，五脏以心肾为主，心肾者，气血之父母。此方以三物补气，以三物补血，以三物止嗽消痰敛肺，似矣。然半夏性燥损血，用之何居？盖气以黄芪为君，血以白芍为君，而又以熟地、阿胶润燥，五味、人参生津，则又何害于燥？然以之治微嗽有唾则可，若以之治红线则非今人所敢及也。幸斟酌之，况同人参、黄芪，尤未敢轻用）。

补肺汤

治劳嗽，五脏亏损，晡热发热，盗汗自汗，唾痰喘嗽。

人参 黄芪（炒） 紫菀 五味子（炒，各五分） 熟地黄 桑白皮（炒，各一钱）

上锉，水煎入蜜少许，食后服（有谓嗽忌参、芪，痰忌熟地，而此方概用之，非得知也）。

补中丸❶

治妇人虚损诸疾。

白术 熟地黄（各一两） 当归 白芍药（炒） 川芎 黄芪 人参 陈皮（各半两）

上为细末，炼蜜丸，如桐子大，每服五七十丸，温水下（此即八珍意，而陈皮、茯苓之取舍，当思之）。

人参丸

养阴，生血，补虚。

人参 白术 鹿角胶（炒） 当归 芍药 川芎 熟地黄（各等份）

上为末，炼蜜丸，如桐子大，每服三十丸，空心米饮下（此亦八珍意也，以为丸，故去甘草，以淡渗，故去茯苓，而鹿角胶之用，非以其为气血之属，而补督脉，充脑髓乎）。

七补丸

治妇人气血虚弱，冲任不和，腹中经结，状若怀孕，月候尚来，未分经脉，宜服此方。

当归 川芎 芍药（各三钱） 熟地黄 白术 白芷 阿胶（炒，各二分）

上为细末，炼蜜丸，桐子大，每服五六十丸，空心米饮下（四物、阿胶可以补任脉之虚，白术、白芷可以调冲脉之气，以其经结如孕，经脉未分，故制方如此）。

十补丸

治妇人诸虚百损，荣卫不调，形体羸瘦，面黄背倦，口苦舌干，心忪多汗，血衰气盛，寒热往来，一切血崩带下，堕胎落孕，此药皆治，孕妇服之，尤有神效。

熟地黄（净洗酒浸，蒸过焙干称重，四两） 肉苁蓉（酒浸焙干） 人参 黄芪（去芦，蜜炙） 当归（酒浸） 川芎 白芍药（洗） 白茯苓 白术（去芦，炒，各二两） 肉桂（去皮，一两） 甘草（半两）

上为细末，用好酒调山药末打糊丸，如桐子大，每服六七十丸，食前米汤或温酒下（此即十全大补汤加肉苁蓉也，《本草》以苁蓉为黑司命，能治男子绝阳不兴，妇人绝阴不产，故加之。然丸方用甘草者甚少，而此乃如方用之，又不以蜜丸，而以酒调山药为糊者，欲使丸无太缓之能，功有十全之验也，然桂为胎忌，而此谓孕妇尤效，宜治一切崩带堕胎，岂其然乎?）。

---

❶补中丸：原作“补方丸”，据目录改。

滋阴百补丸

治妇人劳伤气血，诸虚百损，五劳七伤，阴阳不和，乍寒乍热，心腹疼痛，不思饮食，尪羸乏力。

香附（一斤，用酒、醋、盐汤、童便各浸四两，焙干）　益母草（半斤）　当归（酒洗，六两）　川芎　熟地黄（姜汁炒）　白术（各四两）　白芍药（炒，三两）　延胡索（炒）　人参　白茯苓（各二两）　甘草（炙，一两）

上为细末，炼蜜丸，如桐子大，每服五六十丸，砂仁汤或酒或醋汤，白滚水任下，空心服（此方不惟理气补虚，而且善调经种子，然有甘草而又以蜜为丸者，为以香附、益母为君，故无伤于甘丸而缓也）。

羊乳丸

治虚劳羸瘦。

黄芪（蜜炙）　地黄（酒浸蒸）　秦艽　山茱萸肉　柴胡　地骨皮（等份）

上为末，炼蜜丸，如桐子大，每服五十丸，煎人参汤下，不拘时候，日进三服（此方以黄芪补上焦元气，而配以地骨之苦寒，是补气不补火。以熟地补下焦之水，而配以山茱之温涩，是补水而又生肝。柴胡散结热之气，秦艽利一身之机，方以羊乳名者，以参、芪有羊肉之功也）。

六味丸（一名地黄丸，一名肾气丸）

治肾经不足，发热作渴，小便淋闭，气壅痰嗽，头目眩晕，眼花耳聋，咽燥舌痛，齿牙不固，腰腿痿软，自汗盗汗，便血诸血，失音，水泛为痰，血虚发热等证，其功不能尽述。

熟地黄（八两，杵膏）　山茱萸肉　干山药（各四两）　牡丹皮　白茯苓　泽泻（各三两）

上各另为末，和地黄膏，加炼蜜丸，如桐子大，每服七八十丸，空心食前滚汤下（此方原名肾气丸，为以肾中有生气也，肾为坎，命门同之。命门之气宜藏而不宜泄，故曰悭脏，以其受五脏六腑之精而藏之也。本方以地黄滋肾阴，以山茱、山药、茯苓、泽泻补四脏之气，降而归肾，而丹皮以泻阴中伏火，火去而气生精长，所以四脏皆有廪而生生不穷也。名曰肾气，岂无谓乎？若八味者，又温生气于阴之中，以补火生土也，故下元虚而腹痛漩溺者宜之）。

八味丸

治命门火衰，不能生土，以致脾胃虚弱，饮食少思，大便不实，脐腹疼痛，夜多漩溺等证。

即六味丸加肉桂、附子（各一两）。

益阴肾气丸

治诸脏亏损，发热晡热，潮热盗汗，或寒热往来，五心烦热，或口干作渴，月经不调，或筋骨酸倦，饮食少思，或头目不清，痰气上壅，咳嗽晡甚，胸膈痞闷，或小便赤数，两足热痛，或脚足痿软，肢体作痛等症。此壮水之主，以制阳光之剂。

熟地黄（八两，杵膏）　山茱萸肉　山药（各四两）　白茯苓　牡丹皮　泽泻（各三两）　当归　五味子（炒，各二两）　生地黄（酒浸杵膏）

上为末，入二膏，加炼蜜，丸如桐子大，朱砂为衣，每服五十丸，空心淡盐汤下（按：肾气丸立自仲景，主作纳气归元，故名之，今加益阴二字乃添蛇足也，岂立方之旨哉？若五味犹能敛气生津，生地尚可凉血泻火，或少佐之，庶几近理。而当归之用，殊失之矣！或曰当归味辛，可以润肾燥，殊不知辛温之味，乃流行之物，非所以纳气也。盖肾为水脏而阴生，所谓水深土厚也，动则气散而水溢，所谓失藏其用也，观水归冬旺而反涸，长夏火旺而水行，可想命名之义矣！辛温之物，加于纳气丸中，宜乎？否乎？）。

乌鸡煎丸

治妇人百病，血气虚劳，赤白带下

等症。

黄芪　当归（各六两）　香附子（四两）　白茯苓（三两）　人参　官桂　熟地黄　生地黄　地骨皮（各二两）

上为乌骨白鸡一只，男用雌，女用雄，笼住，将黄芪末和暖面丸鸡头实大，喂鸡眼生眵，吊死，去肠肚及毛，洗净捶碎骨，入前药并纳鸡腹内，用酒醋各一瓶，煮一宿，取骨焙干，并研为末，用汁打糊丸，如桐子大，每服五十丸，盐汤下（鸡，巽木也。乌骨白毛，金水相生，木无火燥之义，于妇人所宜者，肝木为用，而阴生阳长也。但此方所配诸药，虽以气血为主，然参、芪同官桂，则温补太过，苟非脏寒气弱者不可）。

人参鳖甲丸

治妇人一切虚损，肌肉瘦瘁，盗汗心忪，咳嗽上气，经脉不调，或作寒热，不思饮食。

人参　当归　赤芍药　杏仁（汤浸去皮尖，炒）　甘草（炙）　桔梗（去芦）　柴胡（各一两）地骨皮　宣黄连　胡黄连（各七钱半）　肉桂（去粗皮）　木香（各半两）　麝香（另研，五分）　鳖甲（一枚重二两者，醋炙黄色）

上为细末，用青蒿一斤，研烂绞汁，童子小便五升，酒五升，同熬至二升，次入真酥三两，白砂蜜三两，再熬成膏冷，方下众药末，搜和令匀，丸如桐子大，每服五十丸，温酒送下无时（本方谓治一切虚损者，为气血不足也，故用参、归。惟不足，则津液枯而肌肉瘦，故用酥、蜜以润之，且酥、蜜同杏仁、甘、桔又可润肺下气而除嗽也。然气不足则寒而心忪，血不足则热而盗汗，故又于补气血之中，一加柴胡、地骨、黄连以除热，一加肉桂、木香以温寒，赤芍散血中之瘀，杏仁破气中之滞，胡连、鳖甲、青蒿、童便搜骨蒸之热，而以麝香为引者，是欲内外通而结热散也，又何不足之有）。

艾煎丸

治妇人诸虚。

杜艾叶　大当归（各二两）　香附子（四两）

上醋煮半日，焙干为末，再用醋煮糊丸，艾醋汤下（此方调气调经，行血养血，凡艾附丸，可以此作祖）。

芪味丸

补虚败。

黄芪（四两，盐水浸，火炙）　北五味（二两）

上为末，秫米糊丸，空心盐酒下（此补气秘方也。妙在用黄芪以盐水浸炙，用秫米以作糊丸，以其能开胃也，五味为佐，惟虚而吸吸短气者宜之）。

治无热虚劳

附子理中汤

治真阳不足，饮食难化，大便不实，肠鸣腹痛，饮食畏寒，手足逆冷。

白术　人参　干姜（炮）　甘草（炙）　附子（炮，去皮脐，各等份）

上锉，每服四钱，加生姜十片，水煎服（此方只在理中二字上体认，仲景原作大丸为煎，和渣同服，理中妙处全在于此，今失其意，深可惜也。如大便不实者，还宜遵之）。

黄芪建中汤

治男子妇人诸虚不足，羸乏少力，此药大生气血，补益荣卫。

黄芪（三钱）　白芍药（炒，四钱）　肉桂（一钱半）　甘草（炙，二钱）

上㕮咀，作一服，加姜枣水煎，食前服（理中者，理土中之寒，建中者，温血中之寒。当归建中则温荣以行血；黄芪建中则温卫以行血。曰大建中，则气血俱温俱行矣！用者须得此意）。

加味黄芪汤

治阳虚恶寒。

黄芪（二钱） 人参 白术 甘草（炙，各一钱） 肉桂（五分）

上锉，水煎服，甚者，加附子（里气足则外气充，外气固则内气足，此方内外相长，而以肉桂通经脉于表里之间，则阳虚之寒释矣！其加附子，又兼温内也）。

十全大补汤

治妇人冷劳最妙。

方见经闭血枯条。

浑身碎痛引子

治妇人劳倦。

虎骨（五钱） 防风 藁本 白芷 茯苓 甘草（炙） 白术 当归 芍药（炒） 续断 附子（各二钱）

上为粗末，姜枣煎服，不拘时（主浑身之经络者，肝也，而肝所以藏血以荣周身之筋，则一身之碎痛，当以肝为主。而生血之本，以脾为主，为脾统诸经之血也。防风行肝气于周身；白芷行阳明于血海；甘、术益中土以生血；归、芍荣肝木于周身；附子温内而通所不通；藁本行上而散至巅顶；茯苓渗下而内达九渊；虎骨、续断其搜筋骨诸邪而定痛者欤。其曰治劳倦者，必每因劳倦而浑身痛者也）。

木香丸

治妇人冷劳，经脉不调，脏腑气滞，四肢疼痛，饮食无味，渐加羸瘦。

木香 琥珀 吴茱萸（泡） 当归 牡丹皮 赤芍药 三棱 附子（炮） 延胡索 川芎（各七钱半） 干姜 人参 桂心（各半两） 北柴胡 白术 鳖甲（醋炙，去裙炙） 厚朴 熟地黄 陈橘皮（各一两）

上为末，炼蜜丸，如桐子大，每服三十丸，空心温酒下（此方补气补血，破气破血，温气行血，通气养血，非真冷劳、气滞、血寒、血凝者，不可妄服）。

戊己丸

治新婚男子女人素禀虚寒，滑泄，饮食无味，肌肉不生，多睡少寐，终日昏蒙，夜多异梦，畏寒喜热，吃食呕吐清水，状如翻胃。此药养脾开胃，滋血气，长肌肉，添精益髓，补暖丹田（素禀虚寒又兼燕尔，则命门火衰，中焦无叶，故滑泻、胃寒等症。以次而甚，故法当补元暖胃为主，不用姜、附，而以胡椒五两为君者，其温行之性较之姜、附易为力也。佐以茴香、香附，上可以温散滞气，下可以温暖生气，中可以调和胃气。而朱砂之用，又镇心火宁心神，令毋昏蒙夜梦，且不使辛热上僭以滋妄火也。姜汁和丸名曰戊己，盖非中宫真虚寒者不可轻用）。

茴香 白茯苓 香附子（炒，各三两） 胡椒（五两） 人参 甘草（炙，各一两） 白术（二两） 朱砂（半两，研细）

上为细末，生姜汁打糊丸，如桐子大，每服二三十丸，空心食前白汤下，日三服。

硇砂丸

治妇人冷劳，心腹积聚，腹胁疼痛，四肢羸瘦，不食（此方全在破血散结。虽曰治冷劳，然实为心腹积聚日久以致瘦瘁也。大概病根于冷，而至于瘦，故云。然若非真确，安哉妄用）。

鳖甲（醋炙） 桃仁（去皮尖，麸炒） 木香 五灵脂（炒） 当归（各一两） 硇砂（二两，醋一升熬成膏）

上为细末，用硇砂膏为丸，如桐子大，空心温酒下二十丸（此方硇砂太多，不宜轻用）。

治有热虚劳

逍遥散

治血虚劳倦，五心烦热，肢体疼痛，头目昏重，心忪颊赤，口燥咽干，发热盗汗，减食嗜卧，及血热相搏，月水不调，脐腹胀痛，寒热如疟。又主室女血弱阴虚，荣卫不和，痰嗽潮热，肢体羸瘦，渐成骨蒸。

当归（酒洗） 白芍药（酒炒） 白术 白茯苓 柴胡（各一钱） 甘草（炙，五分，一方用一钱半）

上锉散，水一盏半，生姜三片，麦门冬二十粒去心，煎七分，不拘时服。

一方用薄荷少许，无门冬（此治肝脾血虚，木郁不达而发热者最当。引用门冬所以除五心之烦，引用薄荷清肌骨之热，一开表，一清里，具见不同，皆因病而药之也）。热甚，加牡丹皮、栀子炒。骨蒸，加知母、地骨皮。咳嗽，加五味子、紫菀。吐痰，加半夏、贝母、瓜蒌仁。饮食不消，加山楂、神曲。发渴，加麦门冬、天花粉。胸中作热，加黄连、栀子。心慌，加远志、酸枣仁。吐血，加阿胶、生地黄、牡丹皮。自汗，加黄芪、酸枣仁。久泻，加炒黑干姜。遍身痛，加羌活、防风、川芎，以利关节。手足颤掉，加防风、荆芥、薄荷。气恼胸膈痞闷，加枳实、青皮、香附。怒气伤肝，眼目昏花，加龙胆草、黄连、栀子。小腹痛，加延胡索、香附子。经闭不通，加桃仁、红花、苏木。左腹血块，加三棱、蓬术、桃仁、红花。右腹气块，加木香、槟榔（加法俱平正亦可法）。

黄芪散

治妇人劳热羸瘦，四肢烦疼，心躁口干，不欲饮食。

人参 黄芩 当归（各七钱半） 赤茯苓 赤芍药（炒） 生地黄 麦门冬（去心） 黄芪 地骨皮（各一两） 柴胡（一两半） 甘草（炙，一钱半）（人参益三焦之气，而以生地、麦门凉之。黄芪益脾肺之气，而以黄芩、地骨皮清之，当归、赤芍养血而散结血，赤茯、柴胡解热而降内热，甘草调和寒热于血气之间，而无白术等温燥之味者，以燥剂生热滞气也，其分两尤佳，宜法之）

上㕮咀，每服四钱，水一盏，生姜五片，煎六分，去滓，温服无时。

子芩散

凉心肺，解劳除热，使荣卫顺，血不绝。

黄芪（一两） 人参 白芍药 白茯苓 子芩 麦门冬（去心） 生地黄（各半两） 苦梗（二钱半）

上为粗末，先用竹叶一握，小麦七十粒，水三盏，姜三片，煎至一盏半，入药末三钱，重煎至七分，去滓温服（较前方少四味，而赤芍又不同，即可以得其补泻之意矣，以竹叶、小麦为引者，重在心肺之意）。

知母散

治妇人劳热，体瘦壮热，四肢烦疼，咽喉不利，少思饮食。

柴胡 生地黄（各一两） 知母 黄芩（炒） 赤芍药（炒） 麦门冬（去心） 射干 升麻（各七钱半） 甘草（炙微赤，半两）

上为粗散，每服四钱，水一中盏，入生姜半分，淡竹叶二十七张，同煎至六分，去滓，不拘时温服（此方较前黄芪散无参、芪、归、茯、地骨，而加知母、射干、升麻，其重在咽喉不利也。然参、芪有肺热还伤肺之戒，故不用，而知母、射干又泻火动大便，亦宜思之。若少思饮食从咽喉不利来，则可用，从脾胃不足来，则不可轻用，临证自考）。

半夏散

治妇人热劳，烦渴口干，体瘦无力，四肢疼痛，或时寒热，痰逆呕吐，不思饮食。

黄芪○ 北柴胡○ 鳖甲（醋炙，各一两） 大腹皮（七钱半） 半夏 知母 苦梗 人参○ 赤茯苓○ 秦艽 赤芍

药○　麦门冬○▲▲　乌梅肉（各半两）　甘草○（炙，二钱半）

上为粗末，每服四钱，生姜三片，水煎温服（异哉方也，异哉病之幻，而方亦为幻也，又异哉。今方云方之变幻难知也。夫今人以半夏、大腹之类性燥，为劳热大忌，而古方乃以半夏立名，以治热劳，岂非异哉？且曰治烦渴口干，尤异也。虽然方异而理不异，又何必拘方以自愚也，此方凡○者皆前黄芪散所有▲者则子芩散、知母散所有，可即此思其故矣。如秦艽可治肢节之疼，半夏可治痰逆之呕，鳖甲同柴胡以治寒热，乌梅同参、麦以治口干，若大腹皮者，又监制参、芪之滞气也，虽异何疑？转而思之，又怪夫今之不古者多矣）。

秦艽散

治心经有热，血脉凝滞，五心烦倦。

秦艽　麦门冬（各一两）　当归　生地黄（各半两）　地骨皮　郁金　苏木（各二钱半）

上为细末，每服一钱半，水一盏，红花少许，同煎至七分，温服。若经脉调，不用红花。忌酒与热物，此方可服一年（此方以生地、麦门凉血热，秦艽、地骨除骨热，其三味皆治血脉凝滞之物也，少加红花以见生血之功专。忌酒热，以免助热之累。然非真郁金，不能服一年也）。

鳖甲地黄汤

治热劳，手足烦，心怔忡悸闷，妇人血室有干血，身体羸瘦，不为肌肉。

鳖甲（醋炙）　熟地黄（酒浸）　当归　柴胡　白术　茯苓　麦门冬（去心）　石斛　秦艽（各一两）人参　肉桂（不见火）　甘草（炙）

上锉，每服四钱，生姜四片，乌梅半个，水煎温服（此方以地黄、当归、麦门以滋荣血脉，以四君、石斛以清胃补脾，柴胡、鳖甲、秦艽以治骨蒸劳热，亦八物汤之加减者。然以肉桂为佐，我未敢信以为热劳法也。即以为法，须审其脉症何如）。

胡黄连散

治妇人热劳，体瘦、经脉不通，四肢疼痛，口干烦渴，不得眠卧，饮食全少。

鳖甲（一两半，醋炙黄去裙）　天灵盖（酥炙黄）　柴胡　生地黄　地骨皮　黄芪　大黄（微炒）　犀角屑（各一两）　当归　胡黄连　青蒿　黄芩（各七钱半）　赤芍药　木香　麝香（细研，各半两）

上为粗末，每服四钱，以水一中盏，入生姜一钱三分，桃柳心各七茎，煎至六分，去滓，不拘时温服（凡人之身气通则热散，血结则热生，此大黄、赤芍之所以破结血，而木香、麝香之所以行结气也。气行而不补则耗，故用黄芪，血破而不补则少，故用当归。然血之生在心，故用生地，心虚则热妆于内而血不养，故佐以犀角。脑为髓海，而脊通乎脑，然滋生脊脑之髓者，督脉之血也，鳖甲、天灵盖者，其养督脉，通脑髓，引清凉之品以解骨髓中之热欤。若夫青蒿、地骨、胡连、黄芩之类又解表里血脉中之热者也，此治热劳之大方，其加桃柳心即槌法也，为丸服亦可）。

犀角散

治妇人热劳，心胸烦热，不思饮食，四肢多疼，经脉涩滞（此较前方大同小异，而力量自是悬别）。

犀角屑　黄芩　甘草（炙，各半两）　赤芍药　虎杖　茯苓　地骨皮　麦门冬（去心）　枳壳（麸炒微黄）　当归（各七钱半）　柴胡　红蓝花　鳖甲（醋炙黄，去裙襕，各一两）

上为粗末，每服三钱，以水一中盏，入生姜半分，煎至六分，去滓，温服无时。

红蓝花散

治妇人热劳，四肢羸瘦，经脉不通。

柴胡（一两半）　红蓝花　当归　生地黄　赤芍药　鬼箭羽　虎杖　大腹皮

麦门冬（去心） 土瓜根 地骨皮 枳壳（麸炒，各一两） 甘草（炙微赤，半两）

上为粗散，每服四钱以水一中盏，入生姜半分，煎至六分去滓，温服无时（赤芍、虎杖、土瓜根皆破血通经，腹皮、枳壳宽胸理气，其他不过清心凉血解热而已）。

鳖甲散

治妇人热劳，发渴壮热，四肢烦疼，渐渐黄瘦，心胸躁闷。

鳖甲（醋炙黄，去裙襕） 柴胡（各一两半） 麦门冬（去心，一两） 知母 川大黄（微炒） 地骨皮 赤芍药 黄芪 人参 黄芩 桑白皮（各七钱半） 甘草（炙微赤，半两）

上为粗散，每服四钱，以水一中盏，入生姜半分，葱白五寸，豉五十粒，煎至六分去滓，温服无时（按：此四方，大同小异，而柴胡、赤芍、地骨、鳖甲则常同，而参、芪、大黄、枳壳、大腹之类，则互有去取，斫轮者自有运斤之妙，临证之际宜审诸）。

阿胶丸

治劳嗽，出血咯血，发热晡热，口渴盗汗。

阿胶（炒） 生地黄 卷柏叶 山药（炒） 大蓟根 五味子（炒） 鸡苏（各一两） 柏子仁（炒） 人参 防风 麦门冬（去心，各半两）

上为末，炼蜜丸，如弹子大，每服一丸，细嚼，麦门冬煎汤下（肺者，金也，体阴而用阳，故以清肃为体，布散为用，以肺为母，以心为贼，此方以阿胶补肺之阴，人参补肺之阳，五味、麦冬养其体，防风、鸡苏佐其用，山药补其母，生地、柏子清其贼，大蓟、卷柏止其血，如是而诸症愈矣，又何加焉？虽然亦有致病之因，患者贵自珍重）。

猪肚丸

治妇人热劳羸瘦。

北柴胡 赤茯苓 人参 黄芪（各一两） 黄连（三两） 地骨皮 木香（各半两） 桃仁（去皮尖） 鳖甲（各一两半）

上为细末，用好猪肚一枚，净洗，将药末入猪肚内，以线缝合，蒸令烂熟，于瓷器内研如膏，丸白桐子大，食前，粥饮下三十丸，午食前再服（凡热劳诸症，人皆知滋阴清肺，而不知阴生于阳，肺伤于气也。盖肺为宗气之主，外布卫气，内生营气，肺气降则入心生血，血又藏于肝，肝和则气调而血得以润。是方以人参益下焦元气，黄芪益上焦宗气，气旺则生火，故以黄连为君而泻心，地骨皮以泻肺，赤茯入丙丁而泻火生血，木香调肝气，桃仁润肝血，柴胡、鳖甲解劳热，而以猪肚为丸者，助土气以培生物之源而生肌肉也）。

治骨蒸劳瘵

加味四物汤

治妇人骨蒸。

当归 白芍药（炒） 川芎 生地 地骨皮 牡丹皮（各等份）

上㕮咀，每服六钱，水煎服。

一方加白术（此方以四物生四脏之阴，以地骨、牡丹解骨蒸之热，其加白术者，以土为万物之母也，大意如此）。

黄连散

治妇人骨蒸劳热，四肢昏沉，背膊疼痛，面色萎黄，渐渐无力。

黄连（去须） 知母（各一两） 鳖甲（醋炙，二两） 柴胡 木通（各一两半） 麦门冬（去心） 白术 地骨皮 黄芩 犀角屑（各七钱半） 龙胆草（去芦） 甘草（炙微赤，各半两）

上为粗散，每服四钱，以水一中盏，生姜一钱，淡竹叶二七片，煎至六分，去滓，温服无时（夫肾之余气结而成骨，心火上烁，久则为蒸，此方以黄连、木通、犀角、麦门导心热，柴、鳖、地骨清骨热，知、芩救肾之母，龙胆泻心，知母、白术、甘草和诸药而保脾，如是则壮火去而少火生，水日旺而骨蒸去矣，又何劳热之有）。

青蒿散

治妇人骨蒸劳热，四肢烦疼，日渐羸瘦。

青蒿 鳖甲（醋炙，各二两） 柴胡（一两半） 黄连（去须） 黄芪 桑白皮 白术（各一两） 栀子仁 知母（各七钱半） 地骨皮 甘草（炙，各半两） 龙胆草（二钱半）

上为粗散，每服四钱，以水一中盏，入生姜一钱三分，煎至六分，去滓温服（前方有芩、通、犀、麦，此方有芪、蒿、桑、栀，此又何也？然栀、连、龙胆，所以清木火之热，桑、地、知母，所以泻肺金之热，柴胡、鳖甲、青蒿解骨蒸劳热。然肺泻则气伤于上，火去则土无以生，故用黄芪、白术、甘草者，所以发巨桥之粟，以保赤子于干戈之地也）。

柴胡散

治妇人骨蒸劳热咳嗽，胸膈痰壅，腹胁妨闷，不欲饮食。

柴胡 桑白皮 麦门冬（去心） 赤茯苓（各一两） 川大黄（锉碎，微炒） 枳壳（去穰麸炒） 百合 秦艽 紫菀（洗） 黄芩 赤芍药 知母 木通（各七钱半） 半夏（汤洗七遍去滑） 甘草（炙，各半两） 鳖甲（醋炙，二两）

上为粗散，每服三钱，以水一中盏，入生姜一钱三分，煎至六分，去滓，温服无时（此方重在咳嗽痰壅，腹胁妨闷上，故用大黄、半夏。然大黄、半夏为今人所摈，岂古人之不如今人欤？善用者当自得之。嗟乎！阅古人之方，我于今人之病深有慨焉。“再四读之令人狂闷。”）。

河车丸

治劳嗽，一切劳瘵虚损骨蒸等疾。

紫河车（一枚，初生男胎者尤良，长流水中荡洗血净，入瓷器内，重汤煮极烂，杵入药） 拣参（一两） 白茯苓（雪白者，半两） 干山药（二两）

上为细末，入河车汁，加面糊为丸，如桐子大，以少麝香末为衣，每服三五十丸，米饮温酒盐汤任下，空心服。嗽甚者，五味子汤下（此方以大补先天为主，以人参得茯苓则能补下焦元气，且以河车为引，然非治骨蒸之药，若谓虚火可补，则于阳虚发热者。热者切有戒焉，不可妄用也）。

黄芪丸

治妇人骨蒸烦热，四肢羸瘦，疼痛，口干心躁，不得眠卧。

黄芪 麦门冬（去心） 茯神（去木） 北柴胡 生地黄 甘草（各一两） 酸枣仁（炒） 郁李仁 枸杞子 杏仁（去皮尖，麸炒黄） 人参（去芦） 黄芩（各七钱半） 百合 枳壳（去穰麸炒） 赤芍药 知母 秦艽（各半两） 鳖甲（制，二两）

上为细末，炼蜜丸，桐子大，清粥吞下三十丸，无时（此方补气益精，养血安神，清肺热，解劳热，宽胸膈为主，而郁李、杏仁虽能润燥，然大便滑者不宜）。

地黄煎丸

解劳生肌，进食，活血养心。

生地黄汁 杏仁汁 生姜汁 藕汁（各五升） 薄荷汁 鹅梨汁（各一升） 法酒（二升） 沙蜜（四升）

上共合一处，慢火熬成膏，入后药：

北柴胡（二两） 木香 人参 茯苓 柏子仁（去皮尖，研） 山药 远志肉 枳实（麸炒） 白术（各一两） 秦艽 苦梗（各二两） 麝香（半两，研） 熟地黄（洗焙酒蒸，四两）

上为细末，以前膏和丸，如桐子大，食后甘草汤下二三十丸（按：骨蒸方中，未有不用柴胡、鳖甲者，而此方以诸汁熬膏，以润肺除热消痰为主，然恐滞膈损脾，故又佐以参、术、山药、茯苓、麝香之类，以疏启中气，而柏子、远志又所以养脾之母而润心也。如肌肤燥涩而气血两虚者，请尝试之，何如）。

治传尸劳

天灵盖散

治妇人传尸骨蒸劳，四肢无力，每至晚间即热，两颊红色，饮食不下，心神烦躁。

天灵盖（酥炙） 安息香 地骨皮 当归 人参（去芦） 山栀子仁 贝母（去心） 黄连 桃仁（去皮尖，麸炒黄） 槟榔（各一两） 生干地黄 鳖甲（醋炙） 北柴胡 赤茯苓 麦门冬（各一两半） 阿魏（半两）

上为粗末，每服四钱，以童子小便一大盏，柳桃枝各七寸，生姜五片，葱白五寸，煎至七分，去滓温服（传尸者，鬼祟淹缠，彼此传染相续而亡，其症亦大相类。然以为传尸有虫，形变不一，大概亦是孽冤所并，故多难治。此方以天灵盖祛伏尸，安息香逐邪祟，阿魏、槟榔、桃仁祛虫杀鬼，其余诸药则补气血、清骨热、消痰而已，别无所奇。而其妙则在童便、桃柳枝、葱、姜而已）。

益母草丸

治妇人骨蒸劳瘦，月候不通，心神烦热，四肢疼痛，不能饮食。

益母草 青蒿（各二斤） 桃枝 柳枝（各一握，长一尺）

以上四味锉细，用童子小便一斗，于银锅内煎至三升，绞去滓，煎成膏。

柴胡 赤芍药 犀角屑（各一两） 鳖甲（制，三两） 桃仁（制净，五两） 天灵盖（酥炙微黄） 朱砂（细研，水飞过） 木香 甘草（炙，各一两） 麝香（半两，细研）

上为末，用前膏和捣五七百杵，丸如桐子大，每服三十丸，煎乌梅甘草汤下，无时（此方直以活血破血，通气顺气，清心镇神，解劳热，除恶气，去伏尸，辟邪气为主。别无一味补剂为佐，然其妙在童便、益母、桃仁、赤芍上，学者知之）。

獭肝丸

治妇人骨蒸劳热，体瘦烦疼，不欲饮食（与前方小异，而此重在獭肝）。

獭肝（一具） 鳖甲（醋炙） 北柴胡（各一两半） 川升麻 桃仁（制） 天灵盖（酥炙） 犀角屑 栀子仁 地骨皮 知母（各一两） 黄芪（七钱半） 甘草（半两） 麝香（二钱半，研） 朱砂（一两，细研水飞）

上为细末，炼蜜丸，如桐子大，每服三十丸，温水下，无时。

杀鬼方

治妇人骨蒸传尸劳瘦，鬼气伏连。

麝香（七钱半） 犀角屑 木香 白术 鬼箭羽（各一两） 虎头骨（酥炙黄色） 天灵盖（醋炙黄色） 雄黄（另研） 桃仁（去皮尖，麸炒黄） 朱砂（光明者，另研，各一两半）

上为细末，入研药和匀，炼蜜丸，如桐子大，每服二十丸，温水下。此药辟温疫亦可带（此亦杀鬼驱虫药也。所谓鬼气伏连，非天灵盖、虎头骨不能去，然病至于此，生者少矣，何复取一死人枕以结来生业冤也）。

治血风劳

人参荆芥散

治妇人血风发热，身体疼痛，头昏目涩，心忪烦倦，寒热盗汗，颊赤口干，痰嗽胸满，精神不爽（血风劳者，若血虚肝热生风而成劳者，乃内热劳证，其有外邪乘者，又为外致之病，当两分看）。

人参 荆芥穗 生地黄干 北柴胡 鳖甲（醋炙） 酸枣仁（炒） 枳壳（制） 羚羊角（别镑） 白术（各七钱半） 当

归　川芎　防风　桂心　甘草（各半两）

上为粗末，每服五钱，生姜三片，水煎热服（此方以十全大补去黄芪、白芍，而加荆芥、防风，盖荆芥乃行散肝中结血，即火郁发之之意，而桂心之用，乃古方之常，当自斟酌）。

地骨皮散

治妇人血风，气体虚弱，寒热发渴。

地骨皮　桑白皮　枳壳　前胡　黄芪（各一钱半）　人参　白茯苓　白芍药　五加皮（各一钱）　柴胡（二钱）　官桂　甘草（各半钱）

上作一服，水二盅，生姜三片，煎至一盅，不拘时服（前方兼治心，此方兼治肺。而官桂之用意非气热所宜，于血风二字，不知将何以解）。

大效油煎散

治血风劳气，攻注四肢，腰背疼痛，呕逆醋心，不思饮食，日渐羸瘦，面色萎黄，手足麻痹，血海冷败，神效。

五加皮　川乌（炮）　芍药　海桐皮　牡丹皮（各一两）　川芎　桂心　干姜（各半两）

上为细末，每服二钱，水一盏，生麻油浸钱一文，煎至六分，温服，常服以油浸二钱，煎药时不可搅，吃药时不可吹（此方以川乌、姜、桂等药为主，是真治血中有风也，故其出症皆属之风冷攻注等病也。其煎法以生麻油浸钱，岂非入肝润燥欤？若谓煎不可搅，吃不可吹，又不知其深意也）。

治血风劳方

（此又治在风热清而血自旺也，可为良法，第恐人不自悟耳。）

荆芥穗（二两）　白芍药　牡丹皮　地骨皮　防风　白芷　黑豆　甘草（各一两）　川芎（二钱半）

上为细末，每服二钱，水一中盏，姜三片，枣一枚，葱白一寸，煎至八分，温服无时。

万全逍遥散

治血风劳，五心烦躁，心多怔忡，恍惚忧惧，头目昏重，夜多盗汗。

人参　黄芪　白术　白茯苓（去皮）　柴胡（去苗，各等份）

上为散，每服三钱，入甘草一寸同煎，温服（既治血风，何为尽用气药？况以气药而欲治以下诸症，似亦不能。愚谓此方非治血风劳，乃治气虚证也。用者审之）。

熟干地黄散

治妇人血风劳，冷气攻心，心腹疼痛，四肢不和，饮食减少，日渐羸瘦。

熟干地黄　柴胡　黄芪　苍术　牛膝（各一两）　鳖甲（醋炙黄，二两）　白芍药　当归　姜黄　琥珀　厚朴（姜汁涂，炙）　川芎　陈皮（去白，各七钱半）　木香　羌活　桂心（各半两）

上为散，每服四钱，加生姜半分，水煎热服（既治冷气，当同前方，入无虚热各条内，然以风名而有风药，以冷名而有热药，以劳名而治劳药，以血药补血散血，以气药补气行气，用平胃以和脾胃而除心腹之疼，以羌、桂以通经而除四肢之病。盖以错杂之邪而用错杂之药，今之所谓良医概如此）。

卷之五

积聚癥瘕

论妇人诸积形状

《准绳》云：《大全良方》分痃癖诸气、疝瘕、八瘕、腹中瘀血、癥痞、食癥、血癥，凡七门（外有肠覃、石瘕、疝瘕三症，亦当与此条参看）。痃者，在腹内近脐左右，各有一条筋脉急痛，大者如臂，次者如指，因气而成，如弦之状，故名曰痃。癖者，僻在两肋之间，有时而痛，故名曰癖。疝者，痛也，瘕者，假也，其结聚浮假而痛，推移乃动也。八瘕者，黄瘕、青瘕、燥瘕、血瘕、脂瘕、狐瘕、蛇瘕、鳖瘕。积在腹内，或肠胃之间，与脏气结搏坚牢，虽推之不移，名曰癥，言其病形可征验也。气壅塞为痞，言其气痞塞不宣畅也。伤食成块，坚而不移，名曰食癥。瘀血成块，坚而不移，名曰血癥。若夫腹中瘀血，则积而未坚，未至于成块者也，大抵以推之不动为癥，推之动为瘕也。至夫疝与痃癖，则与痛俱，痛即现，不痛即隐，在脐左右为痃，在两肋之间为癖，在小腹而牵引腰胁为疝。恐学者一时难了，未免淆乱，故总叙而条析之（按：七门之中，而瘕有八，其疝气或聚或散，痃癖之与痛俱见，不痛则隐，亦可与癖并称，则八瘕之外，又有三积矣。又男子为七疝，女为瘕，则疝与瘕亦可同经，男与女亦有同病。是瘕不只于八也，痞一癥二，曰血曰食，而不言及痰饮，何也？盖痞气之中未尝无饮，而血癥食癥之内，未尝无痰。则痰食血，又未有不先因气病而后形病也。故消积之中，当兼行气、消痰、消瘀之药为是）。

论妇人八瘕所因

《病源》曰：八瘕者，皆胞胎生产，月水往来，血脉精气不调之所生也。肾为阴，主开闭，左为胞门，右为子户，主定月水，生子之道。胞门子户，主子精神气所出入，合于中黄门，玉门四边，主持关元，禁闭子精。脐下三寸，名曰关元，主藏魂魄，妇人之胞，三焦之府，常所从止。然妇人经脉俞络合调，则月水以时来至，故能生子而无病。妇人荣卫经络，断绝不通，邪气便得往来，入合于脏，若生血未尽而合阴阳，即使妇人血脉挛急，小腹重急，支满胸胁，腰背相引，四肢酸痛，饮食不调，结牢恶血不除，月水不时，或月前月后，因生积聚，如怀胎状。邪气甚盛者，令人恍惚，多梦，寒热，四肢不欲动，阴中生气，肿内生风，甚者小便不利，苦痛如淋状，面目黄黑。岁月久，即不复生子也。

黄瘕者，妇人月水始下，若新伤堕，血气未止，卧寝未定，五脏六腑虚羸，精神不足，因向大风便利，阴阳开阖，关节四边，中于风湿，气从下上，入于阴中，稽留不去，名为阴虚，则生黄瘕。黄瘕之聚，令人苦四肢寒热，身重淋露，卧不欲食，左胁下有气结牢，不可得抑，若腰背相引痛，月水不利，令人不产，小腹急，下引阴中如刺，不得小便，或时寒热，下赤黄汁，令人无子。当刺关元、气冲，行以毒药，瘕下即愈。

青瘕者，妇人新产，未满十日，起行，以浣洗太早，阴阳虚，玉门四边皆解散，子户未安，骨肉皆痛，手臂不举，饮食未复，内脏吸吸，又当风卧，不自隐蔽，若居湿席，令人苦寒洒洒入腹，烦闷沉淖，恶血不除，结热不得散，则生青瘕。聚在左右胁下，藏于背膂，上与肩胛，腰下挛急，腹下有气起，喜唾，不可多食，四肢不欲动摇，手足肿，面目黄，大小便难，其后月水为之不通利，或不复禁，状如崩中，此自过所致，令人少子。疗之当刺胃管[1]，行以毒药有法，瘕当下即愈。

燥瘕者，妇人月水下，恶血未尽，其人虚惫，而以夏月热行疾步，若举重移轻，汗出交流，气血未平，而卒以恚怒，致腹中猥咽不泄，经脉挛急，内结不舒，烦懑少力，气上达胸膈背膂，少腹壅急，月水与气俱不通利，而反以饮清快心，月水横流，溢入他脏不去，有热则生燥瘕之聚，大如半杯，上下腹中，苦痛连两胁，下上引心而烦，害饮食，欲呕吐，胸及腹中不得太息，腰背重，喜卧盗汗，足酸削，久立而痛，小便失时，忽然自出，若失精，月水闭塞，大便涩难。病如此者，其人少子，疗之以长针，按而刺之法度，行以毒药，瘕当下即愈。

血瘕者，妇人月水新下，未满日数而中止。因饮食过度，五谷气盛，溢入他脏，若大饥寒，吸吸不足，呼吸未调，而自劳动，血下未定，左右走肠胃之间，留络不去，内有寒热，与月水合会，为血瘕之聚，令腰痛，不可俯仰，横骨下有积气，牢如石，小腹里急苦痛，背膂疼，深达腰腹下挛，阴里若生风冷，子门僻，月水不时，乍来乍不来。此病令人无子，疗之，瘕当下即愈。

脂瘕者，妇人月水新来，若生未满三十日以合阴阳，络脉分，胞门伤，子户失禁，关节散，五脏六腑，津液流行，阴道瞤动，百脉关枢四解，外不见其形，子精与血气相遇，犯禁，子精化不足成子，则生脂瘕之聚，令人支满里急，痹引少腹重，腰背如刺状，四肢不举，饮食不甘，卧不安席，左右走腹中切痛，时瘥时甚，或时少气头眩，身体解㑊，苦寒恶风，膀胱胀，月水乍来乍去，不如常度，大小便血不止。如此者，令人无子，疗之当刺以长针，行以毒药，瘕当下即愈。

狐瘕者，妇人月水当日数来，而反悲哀忧恐，若似远行，逢暴风疾雨雷电惊恐，衣被沉湿，疲倦少气，心中恍惚未定，四肢懈惰振寒，苦瘖寐气绝、精神游亡，邪气入于阴里不去，则生狐瘕之聚，食人子脏，令人月水闭不通，少腹瘀滞，胸膈腰背痛，阴中肿，小便难，胞门子户不受，男精不藏，气盛令人嗜食，欲呕喜唾，多所思，如有身状，四肢不举。有此病者，终身无子，其瘕有手足成形者杀人，未成者可疗，以长针急持刺之，行以毒药有法，瘕当下即愈。

蛇瘕者，妇人月水已下新止，适闭未复，胞门子户劳伤，阴阳未平，荣卫分行。若其中风，暴病羸劣，饮食未调。若起行当风及涉泥途，因冲寒太早。若坐湿地，名阴阳乱，腹中虚。若远行道路，饮污井之水，食不洁之食，吞蛇鼠之精，留络不去，因生蛇瘕之聚。上食

[1]胃管：中脘穴。

心肝，长大其形如漆，在脐上下，还疗左右胁，不得吐气，两股胫间苦疼，少腹多热，小便赤黄，膀胱引阴中挛急，腰目俱痛，难以动作，喜发寒热，月水或多或少。有此病者，不复生子，其瘕手足成形者杀人，未成者可治，疗之有法，行以毒药，瘕当下即愈。

鳖瘕者，妇人月水新至，其人剧作罢劳，汗出衣服润湿，不以时去之，若当风睡，足践湿地，恍惚觉悟，跐立未安，颜色未平，复见所好，心为之开，魂魄感动，五内脱消。若入水浣洗沐浴，不以时出，而神不守，水精与邪气俱入，至三焦之中幕，玉门先闭，津液妄行，留络不去，因生鳖瘕之聚，大如小柈，令人小腹内切痛，恶气左右走，上下腹中苦痛，若存若亡，持之跃手，下引阴里，腰背亦痛，不可以息，月水不通，面目黄黑，脱声少气。有此病者，令人绝子，其瘕有手足，成形者杀人，未成者可治，疗有法度，以长针按疗之，行以毒药，瘕当下即愈。

论癥痞

《大全》云：妇人癥痞，由饮食失节，脾胃亏损，邪正相搏，积于腹中，牢固不动，有可征验，故名曰癥，气道壅塞，故名曰痞。得冷则发，冷入子脏则不孕，入胞络则月水不通。

薛氏曰：前证若脾胃虚弱，用六君子加芎归；若肝脾虚弱，用补中益气及归脾汤（薛氏之说，可为病久虚羸者法）；若肝火郁滞，佐以芦荟丸、六味丸，外贴阿魏膏。患者须慎七情六淫，饮食起居，治者不时审察病机而药之，庶几有效。

论食癥

《大全》云：妇人食癥，脏腑虚弱，月候来时食生冷之物，脾胃既虚，不能消化，与脏气相搏，结聚成块，日渐生长，盘牢不移，故谓之食癥也。

薛氏曰：前证若形气弱，须先调补脾胃为主，而佐以消导，若形气充实，当先疏导为主，而佐以补脾胃，若气壅血滞而不行者，宜用乌药散，散而行之（散用乌药、莪茂醋浸炒，桂心、当归、桃仁、青皮、木香各等份为末，每服二钱，热酒调下）。脾气虚而血不行者，宜用四君、芎、归，补而行之；若脾气郁血不行者，宜用归脾汤，解而行之；若肝脾血燥而不行者，宜用加味逍遥散，清而行之。大抵食积痞块之证为有形，盖邪气胜则实，真气夺则虚，当养正辟邪，而积自除矣。虽然，坚者削之，客者除之，胃气未虚，或可宜用，若病久虚弱者，不可轻试也。

论血癥

《大全》云：妇人寒热失节，脏腑气虚，风冷在内，饮食不消，与血气相结，渐生颗块，盘牢不移动者是也。皆因血气劳伤，月水往来，经络痞塞，恶血不除，结聚所生，久而不瘥，则心腹两胁苦痛，害于饮食，肌肤羸瘦。

问癥一也，何以知是血癥？曰：血外之证（有以左畔为血癥者，凡肝之部，皆可为血病），瞀闷烦躁，迷忘惊狂，痰呕汗多，骨热肢冷，其蓄在下焦者，必脐下结急，外热内痛，尺脉洪而数也。桃仁、灵脂、生地黄、牛膝、大黄、甘草祛逐之。

薛氏曰：前证多兼七情，亏损五脏，气血乖违而致（此说甚佳）。盖气主嘘之，血主濡之，脾统血，肝藏血，故郁结伤脾，恚怒伤肝者，多患之。腹胁作痛，正属肝脾二经证也。洁古曰：养正积自除。东垣云：人以胃气为主，治法当主于固元气，而佐以攻伐之剂，必需之岁月，若期速效，投以峻剂，反致有误。

论腹中瘀血

《大全》云：妇人月经痞塞不通，或产后余秽未尽，因而乘风取凉，为风冷所乘，血得冷则成瘀血也。血瘀在内，则时时体热面黄，瘀久不消，则为积聚癥癖矣。

薛氏曰：前证若郁结伤脾，用加味归脾汤；若恚怒伤肝，用加味逍遥散；若产后恶露，用失笑散；若肝脾虚损，用六君子加柴胡，以补元气为主；胃气虚弱，用补中益气汤加茯苓、半夏为主。大凡腹中作痛，畏手按者，此内有瘀血。若形体如常，属病气元气俱实，用桃仁承气汤直下之；若痛而肢体倦怠，饮食少思，此脾胃受伤，属病气有余，元气不足，用当归散调和之。若痛而喜手按腹，形体倦怠，饮食少思，此形气病气俱不足，用六君、炮姜、芎、归纯补之；若痛而大便不实，饮食难化，此脾肾虚寒，用六君、炮姜、肉果温补之；若痛而作呕少食，此脾胃虚弱，用六君、炮姜、藿香；若痛而呕吐不食泄泻，用六君、姜、桂；若兼手足逆冷自汗，更加附子，此证多有因攻伐而致者（立斋专重脾胃，故其言如此，然亦一偏之见。但攻削之药，不得其窍，反致伤气，以致不救，故不如善守之为愈矣）。

论痃癖

《大全》云：痃者，在腹内近脐左右，各有一条筋脉急痛，大者如臂，次者如指，因气而成，如弦之状，名曰痃也。癖者，为僻侧在两肋之间，有时而痛，故曰癖也。二者皆阴阳不和，经络痞隔，饮食停滞，不得宣流，邪冷之气，搏结不散，得冷则发作疼痛。夫痃癖癥瘕血气块硬，发作则痛，甚则欲死，究而言之，皆血之所为。

仆尝治一妇人，血气刺痛，极不可忍，甚而死，一二日方省，医巫并治，数年不愈。仆以葱白散、乌鸡丸遂安。又尝治一妇人，血气作楚，如一小盘样，走注刺痛，要一人扶定方少止，亦用此二药而愈。寻常小小血气，用此二药亦有奇效，故录于后。

论疝瘕

《大全》云：妇人疝瘕，由饮食不节，寒温不调，气血劳伤，脏腑虚弱，风冷入腹，与血相结所生。疝者，痛也，瘕者，假也，结聚浮假而痛，推移乃动也。妇人之病，有异于丈夫者，或因产后血虚受寒，或因经水往来，取冷过度，非独因饮食失节，多挟于血气所成也。其脉弦急者生，虚弱小者死。尺脉涩而浮牢，为血实气虚，其发腹痛，逆气上行，此为胞中有恶血（巢氏只言胞门伤，而此直指胞中恶血，亦本病源来），久则结成血瘕也。

薛氏曰：子和云，遗溺闭癃，阴痿浮痹，精滑白淫，皆男子之疝也。若血涸，月事不行，行后小腹有块，或时动移，前阴突出，后阴痔核，皆女子之疝也。但女子不谓之疝，而谓之瘕（女子亦有疝，男子亦有瘕）。

一妇人小腹痞胀，小便时下白带，小水淋沥，此肝经湿热下注，用龙胆泻肝汤而愈。

一妇人小腹胀痛，小水不利，或胸乳作痛。或胁肋作胀，或气逆心吻，余以为肝火而血伤脾，用四物、柴胡、青皮、延胡索、木香而愈。

一妇人小腹痞闷，小便不利，内热体倦，懒食，用八珍汤加柴胡、山栀、龙胆草治之而安。

论肠覃

李氏曰：肠覃乃寒气客于大肠，与胃相搏，大肠为肺传送。肺主气，气得热则行，得冷则凝，凝则清气散，而浊气结为瘕。覃延日久不已，息肉乃生，始如鸡卵，久如怀胎，按之坚，推之移，月事时下，或多或少，气病而血未病也，宜二陈汤加香附以开之，或香粉丸（此亦癥类，盖气凝则肠中之血沫凝而成形矣。沫即痰之类，故用二陈）。

论妇人癥瘕并属血病

《准绳》云：古方有五积、六聚、七癥、八瘕之名。五脏之气积，名曰积，故积有五。六腑之气聚，名曰聚，故聚有六。杂病《准绳》，言之详矣（癥瘕积聚并起于气，故有气积、气聚之说。然谓瘕属血病者，气聚而后血凝也，其夹食夹痰，又各随所积而变见矣。夫痰与血、食皆赖气以为之行化，故气行物生，气病物病，此百病所以皆生于气，而破血、消痰、消食之剂，必用气药者以此）。若夫七癥、八瘕，则妇人居多。七者火数，属心，盖血生于心。八者木数，属肝，盖血归于肝，虽曰强分，理似不混。夫癥者，坚也，坚则难破；瘕者，假也，假物成形。古人将妇人病为痼疾，以蛟龙等为生瘕，然亦不必如此执泥。妇人癥瘕并属血病，龙蛇鱼鳖肉发虱瘕等事，皆出偶然，但饮食间误中之，留聚腹脏，假血而成，自有活性。亦犹永徽中僧病噎者，腹中有一物，其状如鱼，即生瘕也。与夫宿血停凝，结为痞块，虽内所感之不同，治法当以类相从，所谓医者意也，如以败梳治虱瘕（败梳败篦同用盖取义耳，或未必尽善），铜屑治龙瘕，曲柏治米瘕，石灰治酒瘕，如此等类，学者可以理解也。

论治积须养正气

薛新甫云：妇人痃癖癥瘕，大抵因饮食、起居、七情失宜，亏损脏腑，气血乖违，阴络受伤，循行失度所致。

罗谦甫云：养正积自除，必先调养，使荣卫充实，若不消散，方可议下。但除之不以渐（下不可轻渐字妙极），则必有颠覆之害。若不守禁忌，纵情嗜欲，其有不丧者鲜矣。

一妇人内热作渴，饮食少思，腹内初如鸡卵，渐大四寸许，经水三月一至，肢体消瘦，齿颊似疮，脉洪数而虚，左关尤甚，此肝脾郁结之证（非郁结之脉，而谓郁之症何欤），外贴阿魏膏，午前用补中益气汤（补中益气何以能治郁结？意取膏气外散也），午后用加味归脾汤。两月许，肝火稍退，脾土少健，午前补中益气下六味丸，午后逍遥散下归脾丸。又月余，日用芦荟丸二服（芦荟丸治肝胆之结），空心以逍遥散下，日晡以归脾汤下，喜其谨疾，调理年余而愈。

一妇人腹内一块，不时上攻，或作痛有声，或吞酸痞闷，月经不调，小便不利，二年余矣。面色青黄，余以为肝脾气滞，以六君加芎、归、柴胡、炒连、木香、吴茱各少许，二剂，却与归脾汤送下芦荟丸，三月余，肝脾和而诸症退，又与调中益气汤加茯苓、牡丹皮，中气健而经自调。

一妇人性多郁善怒，勤于女工，小腹内结一块，或作痛，或痞闷，月经不调，恪服伐肝之剂，内热寒热，胸膈不利，饮食不甘，形体日瘦，牙龈蚀烂，此脾土不能生肺金，肺金不能生肾水，肾水不能生肝木，当滋化源，用补中益气汤、六味丸，至仲春而愈。

一妇人经候过期，发热倦怠，或用四物、黄连之类，反两月一度，且少而成块，又用峻药通之，两目如帛所蔽。余曰：脾为诸阴之首，目为血脉之宗，此脾伤五脏皆为失所，不能归于目也。遂用补中益气、《济生》归脾二汤，专主脾胃，年余而愈。

松江太守何恭人，性善怒，腹结一块，年余，上腭蚀透，血气虚极。时季冬，肝脉洪数，按之弦紧，或用伐肝木、清胃火之药。余曰：真气虚而邪气实也，恐伐肝木，至春不能发生耳。用八珍汤以生气血，用地黄丸以滋肾水，肝脉顿退。因大怒，耳内出血，肝脉仍大，烦热作渴，此无根之火也，仍以前药加肉桂，二剂，脉敛热退。复因大怒，果卒于季冬辛巳日，乃金克木故也（历观数案，皆以肝脾肾为主而愈者，在立斋则可，在他医则不可）。

李氏曰：善治癥瘕者，调其气而破其血，消其食而豁其痰，衰其大半而止，不可猛攻峻施，以伤元气（至论）。宁扶脾胃正气，待其自化，此开郁正元散之由名也。愈后宜大小乌鸡丸、八珍汤、交加散、交加地黄丸调之。凡攻击之药，病重病受，病轻胃气受之而伤矣。或云待块消尽而后补养，则胃气之存也几希。

论痰积用吐下

子和云：戴人过谯，遇一卒，说出妻事，戴人问其故。答曰：吾妇为室女时，心下有冷积如覆杯，按之如水声，以热手熨之如冰，娶来已十五年矣，恐断我嗣，是故弃之。戴人曰：公勿黜也，如用我药，病可除，孕可得。卒从之。戴人诊其脉沉而迟，尺脉洪大而有力，非无子之候也，可不逾年而孕（知脉病相应，故病可除，子可得）。其良人笑曰：试之。先以三圣散吐涎一斗，心下平软。次服白术调中汤、五苓散，后以四物汤和之，不再月，气血合度，数月而娠二子。戴人尝曰：用吾此法，无不子之妇。此言不诬（三圣散用防风、瓜蒂各三两，藜芦一两，为粗末，以齑汁煎服，制煎法详见《儒门事亲》。白术调中汤，用白术、茯苓、泽泻、橘红各半两，甘草一两，干姜、官桂、砂仁、藿香各二钱半，为末，白汤化，蜜调服二钱，无时）。

阳夏张主簿之妻病肥气，初如酒杯大，发寒热，十五余年，后因性急悲感，病益甚，惟心下三指许无病，满腹如石片，不能坐卧，针灸匝矣，徒劳人耳。乃邀戴人诊之，曰：此肥气也，得之季夏戊己日，在左胁下，如覆杯，久不愈，令人发痎疟。瓜蒂散吐之，鱼腥黄涎约一二缶（鱼腥黄涎，能发寒热），至夜继用舟车丸、通经散投之，五更，黄涎脓水相半五六行，凡有积处皆觉痛，后用白术散、当归散和血流经之药，如斯涌泄，凡三次愈（治法痛快）（瓜蒂散、舟车丸方见杂病伤食、痰饮二门。通经散用橘红、当归、甘遂，以面包不令透水，煮百余沸，用冷水浸过，去面晒干，三味各等份，为细末，每服三钱，临卧温淡酒调下。白术散，白术、黄芩、当归各等份，为末，每服二三钱，水煎食前服。当归散，当归、杜蒺藜等份，为末，米饮调服，食前。此吐下兼施，且甘遂等逐水太峻，用者审之）。

脉法

《脉经》曰：妇人疝瘕积聚，脉弦急者生，虚弱者死。少阴脉浮而紧，紧则疝瘕，腹中痛，半产而堕伤，浮则亡血，恶寒绝产（宜熟读）。

通治诸积

开郁正元散

治痰饮，血气郁结，食积，气不升降，积聚胀痛。宜此利气行血，和脾消导。

白术　陈皮　青皮　香附　山楂　海粉　桔梗　茯苓　砂仁　延胡索　神曲（炒）　麦芽（炒）　甘草（炙，各等份）

上锉，每服一两，生姜三片，水煎服（按：此诸药，乃治气血痰食平和之剂，海粉不入煎，若作丸更佳）。

大七气汤

治积聚癥瘕，随气上下，心腹疞痛，上气窒塞，小腹胀满，大小便不利（此惟病气形气俱实者可用，总重在随气上下何，若气郁生火者忌之）。

京三棱　蓬术（各煨切）　青皮（去白）　陈皮（去白）　香附（炒）　藿香叶　益智仁　桔梗　肉桂（不见火）　甘草（炙，各七钱半）

上㕮咀，每服五钱，水二盏，煎至一盏，食前温服。

助气丸

治三焦痞闭，胸膈满闷，气不流通，蕴结成积，痃癖气块，并皆治之。

京三棱　蓬术（以上二味，各用湿纸包，灰火中煨透切片，各二斤）　青皮（去白）　陈皮（去白）　白术（各十五两）　枳壳（麸炒去穰）　槟榔　木香（各十两）

上为末，糊丸，桐子大，每服五十丸，滚水下（此方削坚积、破滞气，虽用白术为佐，而气虚者，不可轻服）。

胜红丸

治脾积气滞，胸膈满闷，气促不安，呕吐清水，丈夫酒积，女人脾血积，小儿食积（胃寒气实者可用）。

京三棱　莪茂（二味同醋煮）　青皮　陈皮　干姜（炮）　良姜（炒，各一两）　香附子（净炒，二两）

上为末，醋糊丸，如桐子大，每服三十丸，生姜汤下。虚者，以补药下之（用药巧处）。

一方加神曲、麦芽。

三棱煎

治妇人血瘕血癥，食积痰滞。

三棱　莪术（各一两）　青皮（去白）　半夏（汤泡七次）　麦芽（炒，各二两）

上用好醋六升，煮干为末，醋糊丸，如桐子大，每服五十丸，淡醋汤下（此在气行血流，痰消食消也，妙在用醋之多）。痰积姜汤下。

香棱丸

治一切积聚，破痰癖，消癥块。

木香　丁香（各半两）　枳壳（面炒）　三棱（酒浸一夕）　莪茂（细锉，每一两用巴豆三十粒去壳同炒，待巴豆黄色，去巴豆不用）　青皮（制）　川楝子肉　茴香（炒，各等份）

上为末，醋煮（此温行之法，峻而不猛，行而得中，妙在用醋），面糊丸，如桐子大，朱砂为衣，每服三十丸，姜盐汤或温酒下，无时。

大硝石丸

治七癥八瘕，聚结痞块，及妇人带下绝产，腹中有癥瘕者，当先下。此药但去癥瘕，令人不困（凡消块俱用热药，行气削坚之剂，而此方又以补中寓消，真千金方也，用者试之）。

硝石（三两） 大黄（四两） 人参 甘草（各一两）

上为末，以三年苦酒三升，置铜石器中，先纳大黄微火熬微沸，常搅不息，至七分，纳余药复熬成膏，至可丸即丸，如桐子大，每服三十丸，米饮下，三日一服。妇人服之，或下如鸡肝，或如米泔、赤黑等物二三升，后忌风冷。

阿魏膏

治一切痞块。

羌活 独活 玄参 官桂 赤芍药 川山甲 生地黄 两头尖 大黄 白芷 天麻（各五钱） 红花（四钱） 木鳖子（十枚，去壳） 槐柳桃枝（各三钱） 乱发（鸡子大一团）

上用香油二斤四两，煎黑去渣入发，煎发化，仍去渣，徐下黄丹煎，软硬得中，入芒硝、阿魏、苏合油、乳香、没药各五钱，麝香三钱，调匀，即成膏矣。摊贴患处，铺平半指厚，以纸盖，用热熨斗熨良久，如硝耗，再加熨之，二时许，方贴膏药。

分治八瘕

皂荚散

疗黄瘕导方（八瘕之由，皆自胞门子户感受，故用此方以导之）。

皂荚（一两，炙，去皮子） 川椒（一两，去汗） 细辛（一两半）

上捣散，以三角囊，大如指，长二寸，贮之，纳阴中，欲便闷则出之，已则复纳之，恶血毕出，乃洗以温汤，三日勿近男子，忌生菜等。

疗青瘕坐导方

戎盐（一升） 皂荚（半两，去皮子，炙） 细辛（一两）

上捣散，以三角囊，大如指，长三寸，贮之，纳阴中，但卧瘕当下，青如葵汁，养之如产法。

疗燥瘕方

大黄（如鸡子许） 干姜（各二两） 黄连（三两） 桂心（一两） 厚朴（四两，炙） 郁李仁（一两，去皮尖炒） 䗪虫（三枚，炒） 鸡肶胵中黄膜（一枚，炙）

上捣散，早朝空腹，以温酒一盏，和三钱顿服，瘕当下，毕，养之如产法。三月勿合阴阳，无子者当有。

疗血瘕攻刺腹胁时痛导药方

大黄 当归（各半两） 山茱萸 皂荚（去皮弦，各一两） 细辛 戎盐（各二钱半）

上捣，以香脂（香脂即油胭脂）丸如指大，每用一丸，绵裹纳阴中，正坐良久，瘕当自下，养如乳妇法。

疗妇人血瘕痛方

干姜 乌贼鱼骨（炙，各一两） 桃仁（一两，去皮尖）

上捣散，酒服二方寸匕，日二。

一方无桃仁。

桃仁煎

治妇人血瘕血积，经候不通。

桃仁 大黄（各一两） 虻虫（半两，炒黑） 朴硝（另研，一两）

上为末，以醇醋二升半，银石器中慢火煎，取一升五合，下大黄、虻虫、桃仁，不住手搅，煎至可丸，下朴硝，搅匀出之，丸如梧桐子大。前一日，不用吃晚饭，五更初，用温酒吞下五丸，日午取下，如赤豆汁，或如鸡肝虾蟆衣之状，未下再服，如鲜血来即止，续以调补气血药补之。

《本事方》云：顷年在毗陵，有一贵宦妻，患小便不通，脐腹胀不可忍，众医皆作淋，治以八正散之类，愈甚。予诊之曰：此血瘕也，非瞑眩药不可去，用此药更初服，至日午，大痛不可忍，遂卧，少顷下血块如拳者数枚，小便如黑豆汁一二升，痛止得愈。此药治病的切，然猛烈，气虚血弱者，不可轻用。

疗脂瘕方

皂荚（七钱半，去皮子）　矾石（烧，二钱半）　五味子　蜀椒（去汗）　细辛　干姜（各半两）

上捣散，以香脂和如大豆，著男子阴头以合阴阳，不三行，其瘕即愈。

导散方

皂荚（炙，去皮子）　吴茱萸　当归（各一两）　蜀椒（去汗）　干姜　大黄　戎盐（各二两）　细辛（炒）　矾石（烧）　五味子（各二分）

上捣筛为散，以轻绢袋，如指大长三寸，盛药令满，纳阴中，坐卧随意，勿行走，小便时去之，别换新者。

疗狐瘕方

取新死鼠一枚，裹以新絮，涂以黄土，穿地坎，足没鼠形，置其中，桑柴火灼其上，一日一夜，出之研为末，肉桂心末二钱半，酒服二方寸匕，病当下，甚者不过再服瘥。

疗蛇瘕方

大黄　黄芩　芒硝（各半两）　甘草（大如指，一尺，炙）　乌贼鱼骨（二枚）　皂荚（六枚，去皮弦子，酥炙）

上捣，以水六升，煮之三数沸，绞去滓，下硝适寒温服之，十日一剂，空腹服之，瘕当下。

（以上八瘕，方有本来，但须认症真耳。）

疗鳖瘕方

大黄（一两五钱）　干姜　侧子（各半两）　附子　人参（各三钱七分半）　䗪虫（一寸匕，炒）　桂心（一两二钱半）　细辛　土鉏（各七钱半）（土鉏不明）　白术（一两）

上捣散，以酒服方寸匕，日三。

治癥瘕

穿山甲散

治妇人癥痞，及恶血气攻，心腹疼痛，面无颜色，四肢瘦弱（此方散结破血，行气消饮，温行积块要药也）。

穿山甲（灰炒燥）　鳖甲（醋炙）　赤芍药　大黄（炒）　干漆（炒令烟尽）　桂心（各一两）　川芎　芫花（醋炒）　当归（各半两）　麝香（二钱半，另研）

上为细末，入麝和匀，每服一钱，热酒调下，无时。

蓬莪茂丸

治妇人癥痞，腹胁疠痛，令人体瘦，不思饮食（此方破结气，散结血，软坚温利，亦可备用）。

莪茂（七钱半）　当归（焙）　桂心　赤芍药　槟榔　昆布　琥珀（研）　枳壳　木香（各半两）　桃仁　鳖甲　大黄（各一两）

上为末，炼蜜丸，如桐子大，食前米饮下，二十丸。

丁香丸

治妇人癥痞，结块不散，心腹疼痛（猛峻之丸，不可妄试）。

雄雀粪（炒黄）　鳖甲（各一两）　硇砂　当归（焙）　芫花（醋炒干，各半两）　巴豆（去皮心油，二分半）

上为末，研匀，醋煮，面糊丸，如小豆大，当归酒下三丸。

桃仁散

治妇人癥痞，心腹胀满，不能饮食，体瘦无力。

桃仁（一两，汤浸去皮尖、双仁者，面炒令微黄） 诃子皮 白术 赤芍药 当归（各七钱半） 京三棱（微炒，一两） 陈皮（去白，三两） 鳖甲（醋炙去裙襕，一两半）

上为散，每服二钱，水一盏，入生姜一钱三分，煎至六分，去滓，食前稍热服。

上方皆攻积之药，性多犷悍，用者慎之。

治食癥

化积丸

治妇人死血，食积，痰饮，成块在两胁，动作雷鸣，嘈杂眩晕，身热，时作时止。

黄连（一两五钱，用吴茱萸、益智各炒一半，去萸、智） 萝卜子 香附 山楂（各一两） 川芎 山栀（炒） 三棱（煨切） 神曲（炒） 桃仁（去皮尖，各五钱）

上为末，蒸饼丸服（此丹溪先生法也，缘古方率多香燥温热，反能助火损气。此方以茱萸制连而治左，以益智制连而治右，以山栀治块中之火，其余破气消食散血，诚稳当药也）。

小三棱煎丸

治食癥酒癖，血瘕气块，时发刺痛，全不思食，及一切积滞不消，心腹坚胀，痰饮呕哕噫酸，胁肋刺痛，脾气横泄。

三棱 莪术（各四两） 芫花（一两）

上同入瓷器中，用米醋五升浸满，封器口，以灰火煨令干，取出棱、术，将芫花以余醋炒令微焦，同棱、术焙干为末，醋糊丸，如绿豆大，一服十五丸，生姜汤下。妇人血分，男子脾气横泄，肿满如水，桑白皮煎汤下（行气、消饮、磨积）。

硇砂丸

治妇人食癥久不消，令人瘦弱食少。

硇砂 青礞石 穿山甲（炙） 三棱（炒） 干漆（炒令烟尽） 硫黄（各半两） 巴豆（三十枚，去皮心炒，不去油）

上为末，用软饭丸，如小豆大，每服五丸，生姜橘皮汤下。

礞石丸

治妇人食癥，块久不消，攻刺心腹疼痛。

青礞石 巴豆（去皮心油） 朱砂粉霜（并研） 木香（各二钱半） 硇砂（半两）

上研匀，以糯米软饭和丸，如绿豆大，每服二丸，空心温酒下，取下恶物为度。

上二方，犯硇砂、巴豆，非胃气强壮，而积气坚顽，势不两立者，不可轻用也。

治血癥

增味四物汤

治妇人血积（治血积甚平稳）。

当归 川芎 芍药 熟地黄 三棱 广茂 肉桂 干漆（炒烟尽，各等份）

上为粗末，每服五钱，水煎服。余妻曾患小腹积块，每遇寒触，剧痛不可忍，诸医治莫效，余用此一服立止。

六合汤

治妇人经事不行，腹中结块，腰腿重痛（此方恐效迟。而腿腰重痛，须用行经药方效）。

当归　川芎　白芍药　熟地黄（酒洗）　官桂　蓬术（煨切，各等份）

上㕮咀，每服四钱，水煎，空心服。

血竭散

治妇人血瘕作痛，脐下胀满，月经不行，发热体倦（平正效速）。

当归（八分）　芍药（炒）　桂心　血竭　蒲黄（炒，各六分）　延胡索（炒，四分）

上为细末，每服二钱，空心酒调下。

牡丹散

治妇人久虚羸瘦，血块走注，心腹疼痛（甚当）。

牡丹皮　当归　延胡索　桂心（各一两）　赤芍药　牛膝　莪术（各三两）　京三棱（一两半）

上为粗末，每服三钱，水酒各半盏，煎服。

当归丸

治妇人月经不调，血积证。

当归　赤芍药　川芎　熟地黄　广茂　京三棱（各半两）　神曲（炒）　百草霜（各二钱半）

上为细末，酒糊为丸，如桐子大，温水下六七十丸。

大黄散

治妇人血癥血瘕，食积痰滞。

川大黄（七钱半，碎微炒）　鳖甲（醋炙黄，去裙襴，一两）　牛膝（去芦，一两）　干漆（一两，炒烟尽）

上为末，用米醋一升，煎为膏，每服一钱，食前温酒调下。

大红花丸

治妇人血积癥瘕，经络涩滞。

川大黄　红花（各二两）　虻虫（十个，去翅足）

上取大黄七钱，醋熬成膏，和药，丸如桐子大，每服五七丸。食后温酒下，日三服。

治腹中瘀血

桃奴散

治血蛊及瘀血停积，经水不通，男子跌扑损伤皆效。

桃奴（炒）　豭鼠粪（炒）　延胡索　肉桂　五灵脂　香附（炒）　砂仁　桃仁（各等分）

上为末，每服三钱，酒调服。

大黄汤

治妇人血瘀不消，及扑损血瘀。

大黄（生用）　桃仁（汤浸去皮尖、双仁，各一两）　肉桂（去粗皮）　郁李仁（去皮研，各半两）　生姜　地黄（各一两）

上粗捣筛，每服三钱，水酒各半盏，同煎至七分，去滓温服。

琥珀散

治妇人经络痞闭，腹内瘀血，痛不可忍。

琥珀　乳香　没药（各另研细末，五钱）

上每服二钱，水酒各半盏，煎至七分，入地黄自然汁二合，再煎数沸，去滓，入温酒服，不拘时候（三物固妙，而入地黄汁尤佳）。

地榆散

治败血。

何首乌　肉桂　地榆　香白芷（各等份）（何首乌、白芷有奇处）

上为粗末，每服二钱，米泔一盏半，沙糖一小块，煎至八分，去滓，空心食前服。

治痃癖

麝香丸

治妇人痃癖冷气，兼疰气，心腹痛不可忍（此治气血痰饮，无往不可）。

麝香（半两，另研） 阿魏（二钱半，面裹煨令面熟） 五灵脂 三棱（各七钱半） 桃仁（七钱） 芫花（醋炒） 槟榔（各一两） 莪茂 桂心 没药 木香 当归（各半两）

上为细末，入麝香令匀，粳米软饭为丸，如桐子大，每服十丸，淡醋汤下，无时。

治妇人痃癖及血气等神效方

（曾有一女人，患腹中痞块，攻心作痛，服此而愈。）

用豮猪肝一具，可及十两者，以巴豆五十枚，去大皮，扎在肝内，用酽醋三碗，熬肝极烂，去巴豆不用，入京三棱末和就得所，丸如桐子大，每服五丸，食前温热酒下。

葱白散

专治一切冷气不和，及本脏膀胱气攻冲疼痛，大治妇人胎前后腹痛胎不安，或血刺痛者，兼能治血脏宿冷，百节倦痛，肌体怯弱，劳伤带癖，久服尽除。但妇人一切疾病，最宜服此（与后乌鸡煎丸兼服）（重在冷气不和，恐非胎前所宜，若产后血刺痛，或血脏冷者，宜之）。

川芎 当归 枳壳 厚朴 桂心 干姜 舶上茴香 芍药 青皮 木香 麦芽 苦楝子 熟地黄 三棱 莪茂 茯苓 神曲 人参（各等份）

上为细末，每服三钱，水一盏，连须葱白二寸，拍破，盐半钱，煎至七分，纳大黄、诃子，宜相度病状，如大便不利，入大黄同煎，不入盐；如大便自利，入诃子煎（人身以气血流行为无病，此方以四物补血，人参助气，枳壳、厚朴行上焦之气，茴香、苦楝行下焦之气，木香、青皮行肝气，干姜温行血中之气，其余消之削之，皆所以温而行之也，气一行则痛自止矣。以盐引入血分，使气下行而主内，以葱引气外通而开表，如是则内外和而痛愈也）。

乌鸡煎丸

治妇人胎前产后，诸般疾患，并皆治之。

乌雄鸡（一只） 乌药 石床 牡丹皮 人参 白术 黄芪（各一两） 苍术（米泔浸，切焙，一两半） 海桐皮 肉桂（去粗皮） 附子（炮去皮脐） 川乌（炮） 红花 白芍药 蓬莪术 陈皮（各二两） 延胡索 木香 肉豆蔻 熟地黄（洗焙） 琥珀 草果（各半两）

上细锉，用乌雄鸡一只，汤挦去毛及肠肚，将上件药安放鸡肚中，用新瓷瓶以好酒一斗同煮令干，去鸡骨，以油单盛，焙干为细末，炼蜜和丸，如梧桐子大，每服三十丸（女人体阴而用阳，其经行以厥阴为主，鸡属巽木，性通于肝，肝气壮则血得其养，而有生生之功。若乌雄鸡者，具体阴用阳之象，有水生木，木生火之义。盖女人以阴为体，而性多执滞，故用此以鼓动肝气而助其用耳。本方用参、芪、白术以益三焦之气；红花、熟地、白芍以益心包肝肾之血；气滞而不行者，有苍、陈、乌药、木香以调之；血滞而不行者，有延胡、丹皮、琥珀以行之；因寒而凝者，有乌、附、肉桂以温之。其诸品类，或温中以醒脾，或消谷以化积，或于血中行气，或于气中行血，或行表，或行里，皆所以相赞成功。总之，以气血为主，温行为用，而又以脾胃谷气为先，此其所以为诸病可服也。其曰治胎前诸疾，则有所未信）。

胎前产后伤寒，蜜糖酒下。胎前气闷壮热，炒姜酒下。赤白带下，生姜地黄酒下。产后败血注心，童子小便炒姜酒下。产后血块填筑，心腹疼痛，延胡索酒下。胎前呕逆，姜汤下。催生，炒蜀葵子酒下。安胎，盐酒下。室女经脉当通不通，四肢疼痛，煎红花酒下。血气攻刺，心腹疼痛，煎当归酒下。血晕，棕榈烧灰，酒调吞下。血闷，煎乌梅汤研朱砂下。子宫久冷，温酒或枣汤下，空心日一服。血风劳，人参酒吞下。小腹疞痛，炒茴香盐酒吞下。血散四肢，遍身虚浮黄肿，赤小豆酒下。常服，温酒醋汤任下，并空心食前服。血邪（血邪者，邪祟之谓，但因血瘀而成，故云），研朱砂麝香酒下（皆血所为，是认块要诀。然有上下左右之分，而痰饮、食积，亦须有辨，不可执泥一说。即此方所用肉蔻、草果，意可知矣）。

夫痃癖癥瘕，血气块硬，发渴刺痛，甚则欲死，究而言之，皆血之所为。仆尝治一妇人，血气刺痛，极不可忍，甚而死一二日方省，医巫并治，数年不愈，仆以葱白散、乌鸡丸，遂安。又尝治一妇人，血气作楚，如一小盘样，走注刺痛，要一人扶定，方少止，亦用此二药而愈，寻常小小血气，用此二药，亦有奇效，故录于此。

朱先生云：此药大治心气痹疼，用之见效，仆尝以此治浮肿立效。陈宜人病血气作楚，痛不可忍，服诸药无效，召仆诊之，两关脉弱沉，为肝脉沉差紧，此血气渐成痃癖也（凡脉紧小沉迟，皆血凝气滞之诊），只以此二药，治之而愈。又四明马朝奉后院亦病此，用二药治之亦愈。

四等丸

治妇人痃癖气，心腹疼痛，饮食不消。

大黄（锉碎微炒）　河黎勒（去核）　槟榔　木香（各等份）

上为细末，酒煮面糊和丸，如桐子大，每食前以生姜橘皮汤下十五丸，温酒亦得。

又方

鳖甲（醋炙黄，去裙襴）　川大黄（锉碎微炒）　京三棱（炮制，各等份）

上为末，醋煮面糊丸，如桐子大，每食前以生姜汤下十丸。

木香硇砂丸

治妇人痃癖积聚，血块刺痛，脾胃虚寒，宿食不消，久不瘥者。

木香　硇砂（另研）　丁香　官桂　附子（炮）　干漆（炒烟尽）　细墨　乳香（另研）　广莪　青皮　没药（另研）　大黄（锉碎为末）　京三棱　猪牙皂角　干姜（炮，各等份）　巴豆霜（减半）

上除硇砂、乳香、没药外，同为末，以好醋一升化开硇砂去滓，银器中慢火熬，次下巴豆霜、大黄熬成膏，将前药末与膏子为丸，如麻子大，每服三五十丸，食后温酒送下，加至大便利为度（此服法根丹溪先生意）。

上三方，皆攻积之剂，全无补性，虚人禁用，实者亦须以四君子、四物汤兼服乃可。

治疝瘕

干漆散

治妇人疝瘕久不消（须知女子之疝与男子不同。按：此疝瘕二字虽相连，然以方观之，只重在瘕字。盖女人又有癞疝一症故耳，大抵疝字之义，取其如山之高而突起也，不然，何彼皆连称焉），令人黄瘦尪羸，两胁妨闷，心腹疼痛。

干漆（炒令烟尽）　木香　芫花（醋炒）　赤芍药　桂心　当归　川芎　琥珀（研，各半两）　大黄（炒，二两）　牛膝（七钱半）　桃仁（一两）　麝香（二

钱半）

上为细末，每服一钱，温酒调下，无时。

当归散

治妇人疝瘕，血气攻刺，心腹疼痛不可忍（此方治肝经居多）。

鳖甲（醋炙，二两） 当归（锉，微炒） 桂心 槟榔 大黄（锉，微炒，各一两） 川芎 吴茱萸（汤泡七次） 木香 青皮（去白，各半两） 蓬莪茂 赤芍药 桃仁（汤浸，去皮尖，麸炒微黄，各七钱五分）

上为散，每服三钱，姜一钱三分，水煎热服，不拘时。

硇砂丸

治妇人疝瘕及积瘀血在脏，时攻腹胁疼痛（专在瘀血，乃凉行之剂，是知古人亦不专主于热矣，在人自择之）。

川芒硝 硇砂（各一两） 当归 雄黄 桂心（各半两） 大黄（炮） 三棱（各二两）

上为细末，米醋一碗，熬大黄末为膏，次入余药末，和丸如桐子大，空心温酒下十丸，渐加至二十丸，以利下恶物为度。

巴豆丸

治妇人疝瘕及血气疼痛（气血痰食皆宜，第药太猛，慎之）。

巴豆（去皮心，醋煮半日，二钱半） 硇砂 大黄（炒，各一两） 五灵脂 桃仁（各七钱半） 木香（半两，以上各另为末）

上炼蜜丸如绿豆大，淡醋汤空心下五丸，热酒亦可。

黑神丸

神曲 茴香（各四两） 木香 椒（炒香出汗） 丁香（各半两） 槟榔（四枚） 漆（六两，半生，半用重汤煮半日令香）（此方以气为主，而血药只用一味，然漆有飞补之力，又可以一当十也，甚平稳，宜备用）

上除椒、漆外，五物皆半生半炒，为细末，用前生熟漆和丸，如弹子大，又用茴香末十二两，铺阴地荫干，候干，并茴香收器中，至极干，去茴香。治肾气，膀胱痃癖，及疝坠，五膈，血崩，产后诸血，漏下赤白，并一丸，分四服。死胎一丸，皆绵灰酒下。难产，炒葵子四十九枚，捣碎，酒煎下。诸疾不过三服，痃气十服。膈气癥瘕五服，血瘕三丸当瘥。

一妇人病腹中有大块如杯，每发痛不可忍，诸药莫愈，投此丸尽三服，杯气尽消，终身不作。

晞露丸

治寒伤于内，气凝不流，结于肠外，久为癥瘕，时作疼痛，腰不得伸，名曰肠覃。

广茂（酒浸，锉） 三棱（酒浸锉，各一两） 干漆（洗去腥，炒烟尽） 川乌（各五钱） 硇砂（四钱） 青皮 雄黄（另研） 茴香（盐炒） 穿山甲（炮，各三钱） 轻粉（一钱，另研） 麝香（半钱，另研） 巴豆（三十个，去皮切开）

上除研药外，将巴豆炒三棱、广茂二味黄色，去巴豆不用，共为末、入研药匀，生姜汁打糊丸，如桐子大，每服二十丸至三十丸，姜汤或酒下，空心食前。

乌喙丸

治肠覃，亦治乳余，并男子疝气。

乌喙（炮去皮，一钱） 半夏（汤洗，四钱） 石膏（煅） 藜芦（炒） 牡蒙 茯苓（酒浸） 桂心 干姜（炮，各一钱） 巴豆（七个，研膏）

上为末，炼蜜丸如绿豆大，每服三

五丸，食后酒饮任下。

见岘丹

治寒客于下焦，血气闭塞而成瘕，日以益大，状如怀子，名曰石瘕。

附子（炮，去皮脐，四钱） 鬼箭羽 紫石英（各三钱） 泽泻 肉桂 延胡索 木香（各二钱） 血竭（一钱半，另研） 水蛭 槟榔（二钱半） 桃仁（三十个，另研） 三棱（五钱） 大黄

上为细末，用酒糊为丸，如桐子大，每服三十丸，醋汤或温酒下，食前（寒者温之，留者行之，以病在下焦，故多血分药）。

芦荟丸

治疳瘕，肌肉消瘦，发热潮热，饮食少思，口干作渴，或肝疳食积，口鼻生疮，牙龈蚀烂等症。

芦荟 胡黄连 黄连（炒） 木香 白芜荑（炒） 青皮（各五钱） 当归 茯苓 陈皮（各一两半）甘草（炙，七钱）

上为末，米糊丸，如桐子大，每服七八十丸，米饮下（此小儿疳积药也，岂妇人亦有之，大抵以疳瘕之名，故偶类集之耳）。

卷之六

求　子

论求子须知先天之气

胡氏曰：男女交媾，其所以凝结而成胎者，虽不离乎精血，犹为后天滓质之物，而一点先天真一之灵气，萌于情欲之感者，妙合于其间。朱子所谓禀于有生之初，《悟真篇》所谓生身受气初者是也。医之上工，因人无子，语男则主于精，语女则主于血，著论立方，男以补肾为要，女以调经为先，而又参之以补气行气之说，察其脉络，究其亏盈，审而治之，夫然后一举可孕，天下之男无不父，女无不母矣。

论求子脉须和平

陈楚良曰：人身气血，各有虚实寒热之异，惟察脉可知（以尺寸浮沉分气血），舍脉而独言药者，妄也。脉有十二经，应十二时，一日一周，与天同运，循环无端。其至也，既不宜太过而数，数则热矣；又不宜不及而迟，迟则寒矣。不宜太有力而实，非正气能自实也，正气虚而火邪来乘以实之也，治法先当散郁，以伐其邪，邪去而后正可补也。不宜太无力而虚，虚乃正气正血虚也，治法惟当补其气血耳（又须分出气虚、血虚，不可并补）。亦有男妇上热下寒，表实里虚而未得子者，法当临睡时，服凉膈之药，以清其上；每晨食未入口时，服补药以温其下；暂进升散之药，以达其表，久服厚味之药，以实其里（寒热有上下，治法分早晏）。又有女人气多血少，寒热不调，月水违期，或后或先，白带频下而无子者，皆当诊脉而以活法治之，务欲使其夫妇之脉，皆和平有力（求子要诀），不热不寒，交合有期，不妄用精，必能生子，子不殇夭。故欲得子者，必须对脉立方，因病用药。

论求子先调经

娄氏曰：求子之法莫先调经（理妇人者，先须熟此证治）。每见妇人之无子者，其经必或前或后，或多或少，或将行作痛，或行后作痛，或紫或黑或淡，或凝而不调，不调则血气乖争，不能成孕矣。详夫不调之由，其或前或后，及行后作痛者，虚也。其少而淡者，血虚也。多者，气虚也。其将行作痛，及凝块不散者，滞也。紫黑色者，滞而挟热也。治法，血虚者，四物；气虚者，四物加参、芪；滞者，香附、缩砂、木香、槟榔、桃仁、延胡；滞久而沉痼者，吐之下之（涌泄调经，惟子和可法）；脉证热者，四物加芩、连；脉证寒者，四物加桂、附及紫石英之类是也。直至积去滞行虚回，然后气血和平，能孕子也。予每治经不调者，只一味香附末（有积滞则污浊不清，虚未回则新生之气不鼓，一味香附，有去旧生新之妙），醋为丸，服之，亦百发百中也。

论求子贵养精血

袁了凡先生云：聚精之道，一曰寡欲，二曰节劳，三曰息怒，四曰戒酒，五曰慎味（此五者，非特求子者之良药，亦可为摄生者之真方）。今之谈养生者，多言采阴补阳，久战不泄，此为大谬。肾为精之府，凡男女交接，必扰其肾，肾动则精血随之而流，外虽不泄，精已离宫。未能坚忍者，亦必有真精数点随阳之痿而溢出，此其验也。如火之有烟焰，岂有复反于薪者哉，是故贵寡欲。精成于血，不独房室之交，损吾之精，凡日用损血之事，皆当深戒。如目劳于视，则血于视耗；耳劳于听，则血以听耗；心劳于思，则血于思耗。吾随事而节之，则血得其养而与日俱积矣，是故贵节劳。主闭藏者肾也，司疏泄者肝也，二脏皆有相火，而其系上属于心。心，君火也。怒则伤肝而相火动，动则疏泄者用事，而闭藏不得其职，虽不交合，亦暗流而潜耗矣，是故当息怒。人身之血各归其舍，则常凝，酒能动血，人饮酒则面赤手足俱红，是扰其血而奔驰之也。血气既衰之人，数月无房事，精始厚而可用，然使一夜大醉，精随薄矣，是故宜戒酒。《内经》云：精不足者，补之以味。然浓郁之味不能生精，惟恬淡之味乃能补精耳。盖万物皆有真味，调和胜而真味衰矣，不论腥素淡，煮之得法，自有一段冲和恬淡之气，益人肠胃。《洪范》论味而曰：稼穑作甘。世间之物，惟五谷得味之正，但能淡食谷味，最能养精。又凡煮粥饭而中有厚汁滚作一团者，此米之精液所聚也，食之聚能生精，试之有效。炼精有诀，全在肾家下手。内肾一窍，名玄关，外肾一窍，名牝户（玄、牝内外之说，固是旧话，然犹未确）。真精未泄，乾体未破，则外肾阳气至子时而兴。人身之气与天地之气两相吻合（至论），精泄体破而吾身阳生之候渐晚，有丑而生者，次则寅而生者，又次则卯而生者，有终不生者，始与天地不相应矣。炼之之诀，须半夜子时，即披衣起坐，两手搓极热，以一手将外肾兜住，以一手掩脐而凝神于内肾（内肾二字，还差一线，须得口诀），久久习之，而精旺矣。

论孕子必知细缊之时

袁了凡先生云：天地生物，必有细缊之时，万物化生，必有乐育之时。猫犬至微，将受娠也，其雌必狂呼而奔跳，以细缊乐育之气触之而不能自止耳，此天然之节候，生化之真机也。世人种子，有云：三十时辰两日半，二十八九君须算。此特言其大概耳，非的论也。《丹经》云：一月只有一日，一日只有一时。凡妇人一月经行一度，必有一日细缊之候，于一时辰间，气蒸而热，昏而闷，有欲交接不可忍之状，此的候也。于此时逆而取之则成丹（须得逆取之道，得之便是筑基，此先天气生时也），顺而施之则成胎矣。其曰三日月出庚，又曰温温铅鼎，光透帘帏，皆言其景象也。当其欲情浓动之时，子宫内有如莲花蕊者，不拘经净几日，自然挺出阴中，如莲蕊初开，内人洗下体，以手探之自知也，但含羞不肯言耳，男子预密告之，令其自言，一举即中矣。

论合男女必当其年

褚尚书《求男论》云：建平孝王妃姬皆丽，无子，择民家未笄女子入御，又无子。问曰：求男有道乎？澄对曰：合男女必当其年。男虽十六而精通，必三十而娶；女虽十四而天癸至，必二十而嫁（今有年十二而乳子者，亦事之变也），皆欲阴阳完实，然后交而孕，孕而育，育而子坚壮强寿。今未笄之女，天癸始至，已近男色，阴气早泄，未完而伤，未实而动，是以交而不孕，孕而不育，育而子脆不寿，此王之所以无子也。然妇人有所产皆女者，有所产皆男者，大王诚能访求多男妇人至宫府，有男之道也（亦是求子一法）。王曰：善。未再期，生六男。夫老阳遇少阴，老阴遇少阳，亦有子之道也。

论男女精血盛衰

褚尚书曰：饮食五味，养髓、骨、肉、血、肌肤、毛发。男子为阳，阳中必有阴，阴中之数八，故一八而阳精升，二八而阳精溢；女子为阴，阴中必有阳，阳中之数七，故一七而阴血升，二七而阴血溢。阳精阴血皆饮食五味之秀实也（盛衰之道，在七损八益中）。方其升也，智虑开明，齿牙更始，发黄者黑，筋弱者强；暨其溢也，凡充身肢体手足耳目之余，虽针芥之沥，无有不下。凡子形肖父母者，以其精血尝于父母之身，无所不历也。是以父一肢废，则子一肢不肖其父；母一目亏，则子一目不肖其母。精未通而御女以通其精，则五体有不满之处，异日有难状之疾；阴已痿而思色，以降其精，则精不出内，故小便道涩而为淋。精已耗而复竭之，则大小便道牵疼，愈疼则愈欲大小便，愈便则愈疼。女人天癸既至，逾十年无男子合，则不调，未逾十年，思男子合，亦不调。不调则旧血不出，新血误行，或渍而入骨，或变而之肿，或虽合而难子。合男子多则沥枯虚人，产乳众则血枯杀人，观其精血思过半矣（血竭者，淫白液；精竭者，必血来。一以气不及化血，一以血不及化精，二者病则一般，其为害又不止于此）。

论成胎分男女之异

褚尚书曰：男女之合，二精皆畅，阴血先至，阳精后冲，血开裹精，精入为骨，而男形成矣；阳精先入，阴血后参，精开裹血，血入为本，而女形成矣。阳气聚面，故男子面重，溺死者必伏；阴气聚背，故女子背重，溺死者必仰。走兽溺死，仰伏皆然。阴阳均至，非男非女之身，精血散分，骈胎品胎之兆：父少母老，产女必羸，母壮父衰，生男必弱。古之良工，首察乎此。气受偏瘁，与之补之。补羸女则养血壮脾，补弱男则壮脾节色。羸女宜及时而嫁，弱男宜待壮而婚，此疾外所务之本，不可不察也。

丹溪曰：成胎以精血之后先分男女者，褚澄之论也，愚窃惑焉！后阅东垣方有曰，经水断后一二日，血海始净，精胜其血，感者成男；四五日后，血脉已旺，精不胜血，感者成女。此论亦为未莹，何以言之？易曰：乾道成男，坤道成女。夫乾坤，阴阳之性情也；左右，阴阳之道路也；男女，阴阳之仪象也。父精母血，因感而会。精之泄，阳之施也。血能摄之，阴之化也。精成其骨，此万物资始于乾元也。血成其胞，此万物资生于坤元也。阴阳交媾，胎孕乃凝。胎之所居，名曰子宫，一系在下，上有两歧，一达于左，一达于右。精胜其血及刚日阳时感者，则阳为之主，受气于左子宫，而男形成；精不胜血及柔日阴时感者，则阴为之主，受气于右子宫，而女形成。或曰：分男分女吾知之矣，其有双胎者，将何如？曰：精气有余，歧而分之，血因分而摄之故也。故夫男女同孕者，刚日阴时感，柔日阳时感，则阴阳混杂，不属左，不属右，受气于两歧之间者也。亦有三胎四胎五胎六胎者，犹是而已。或曰：其有男不可为父，女不可为母，与男女之兼形者，又若何而分之耶？予曰：男不可为父，得阳气之亏者也。女不可为母，得阴气之塞者也。兼形者，由阴为驳气所乘，而为状不一。以女兼男形者有二：一则遇男为妻，遇女为夫；一则可妻而不可夫。又有下为女体，上具男之全形，此又驳之者也。或曰：驳气所乘，独见于阴，而所乘之形，又若是之不同耶？予曰：阴体虚，驳气易于乘也。驳气所乘，阴阳相混，无所为主，不可属左，不可属右，受气于两岐之间，随所得驳气之轻重而成形，故所兼之形有不可得而同也。

论男女各由百脉齐到

程鸣谦云：褚澄氏言男女交合，阴血先至，阳精后冲，而男形成；阳精先入，阴血后参，而女形成，信斯言也。人有精先泄而生男，精后泄而生女者，独何欤？东垣曰：经水才断一二日，血海始净，感者成男；四五日血脉已旺，感者成女；至于六七日后，则虽交感，亦不成胎，信斯言也。人有经始断交合生女，经久断交合生男者，亦有四五日以前交合无孕，八九日以后交合有孕者，独何欤？俞子木撰《广嗣要略》，著方立图，谓实阳能入虚阴，实阴不能受阳，即东垣之故见也。又谓微阳不能射阴，弱阴不能摄阳，信斯言也。世有尪羸之夫，怯弱之妇，屡屡受胎，虽欲止之而不能止者，亦有血气方刚，精力过人，顾乃艰于育嗣，而莫之救者，独何欤？朱丹溪论治，专以妇人经水为主，然富贵之家，侍妾已多，其中宁无月水当期者乎？有已经前夫频频生育，而娶此以图其易者，顾亦不能得胎，更遗与他人，转盼生男矣，岂不能受孕于此，而能受孕于彼乎？愚以为父母之生子，如天地之生物。易曰：坤道其顺乎，承天而时行（承天之行，乃是至理，然有不毛之地，岂坤道不顺乎）。夫知地之生物，不过顺承乎天，则知母之生子，亦不过顺承乎父而已。知母之须承乎父，则种子者果以妇人为主乎？以男子为主乎？然所谓主于男子者，不拘老少强弱，康宁病患，精易泄难泄，只以交感之时，百脉齐到为善耳。交感而百脉齐到，虽老弱病患易泄，亦可以成胎；交感而百脉参差，虽少强、虽康宁、虽难泄，亦难以成胎矣。妇人所构之血，固由于百脉合聚，较之男子之精，不能无轻重之分也。孔子赞乾元，资始曰大，赞坤元，资生曰至，得无意乎。若男女之辨，又不以精血先后为拘，不以经尽几日为拘，不以夜半前后交感为拘，不以父强母弱、母强父弱为拘，只以精血各由百脉齐到者别胜负耳。是故精之百脉齐到，有以胜乎血则成男矣；血之百脉齐到，有以胜乎精则成女矣。至有既孕而小产者，有产而不育，有育而不寿者，有寿而黄耇无疆者，则亦精血之坚脆，分为修短耳。世人不察其精血之坚脆，已定于禀受之初，乃以小产专责之母，以不育专付之儿，以寿夭专诿之数，不亦谬乎？

赶经法

《求嗣全书》载赶经调和诀云：有一女人，月经来时，专在下弦之期，必用养血之法以逐之。视其色紫，则知血热，服凉血药以缓其气，则气血和而来迟，渐渐赶之，定到初头；视其色淡短少者，则服养血和血药，养其命门，亦赶到初头。察女人肥瘦强弱而用药，一月便不能合，赶之之久，定到上弦，此赶经之法也（经有不可赶者，谓女人之经，有一年一度行者，有四季行者）。以女人上弦交，多生男耳。又有一等女人身体肥胖，子宫脂膜长满，经水虽调，亦令无子，须服开子宫之药，以消其脂膜。

逐月养胎法

袁先生云：巢氏论妇人妊娠，一月名胎胚，足厥阴脉养之；二月名始膏，足少阳脉养之；三月名始胎，手少阴脉养之；四月始受水精以行血脉，手少阳脉养之；五月始受火精以成其气，足太阴脉养之；六月始受金精以成其筋，足阳明脉养之；七月始受木精以成其骨，手太阴脉养之；八月始受土精以成肤革，手阳明脉养之；九月始受石精以成毛发，足少阴脉养之；十月脏腑关节人神俱备，足太阳脉养之，此其大略也（胚胎兆于一气，胚者气之形，膏者气之凝，胎者形之著。先天以制生化，故以水火金木土石制而化焉。后天顺序而成，故以木火土金水相生，而养以逆，而化以顺，而成自然之妙也）。若求其细，则受胎在腹，七日一变，辗转相成，各有相生，大集经备矣。今妇人堕胎，在三月五月七月者多，在二四六月者少，脏阴而腑阳，三月属心，五月属脾，七月属肺，皆在五脏之脉，阴常易亏，故多堕耳。如昔曾三月堕胎，则心脉受伤，先须调心，不然至三月复堕。昔曾五月堕胎，则脾脉受伤，先宜治脾，不然至五月复堕。惟有一月之内堕胎，则人皆不知有胎，但知不受妊，不知其受而堕也。一月属肝，怒则堕，多洗下体则窍开，亦堕。一次既堕，则肝脉受伤，他次亦堕。今之无子者，大半是一月堕胎，非尽不受妊也。故凡初交之后，最宜将息，勿复交接，以扰其子宫，勿令怒，勿令劳，勿令举重，勿令洗浴，而又多服养肝平气之药，胎可固矣。

论痰饮不孕

张子和云：戴人过谯都营中饮，会有一卒说出妻事。戴人问其故，答曰：吾妇为室女时，心下有冷积如覆盆，按之如水声，以热手熨之如冰。娶来已十五年矣，恐断吾嗣，是以去之。戴人曰：公勿黜也，如用吾药，病可除，孕可得。卒从之。戴人诊其脉，寸脉沉而迟，尺脉洪大有力，非无子之候也，可不逾年而孕。其良人叹曰：试之。先以三圣散，吐涎一斗，心下平软；次服白术调中汤、五苓散，后以四物汤和之，不再月，气血合度，数月而娠一子。戴人常曰：用吾此法，无不子之妇。此言不诬。

一妇人年三十四岁，梦与鬼神交，惊怕异常，及见神堂阴司，舟楫桥梁。如此一十五年，竟无妊娠。巫祈觋祷，无所不至，钻肌炙肉，孔穴万千，黄瘦发热，引饮中满，足肿，委命于天。一日苦请戴人，戴人曰：阳火盛于上，阴水盛于下。见鬼神者，阴之灵；神堂者，阴之所；舟楫桥梁，水之用。两手寸脉皆沉而伏，知胸中有实痰也。凡三涌三泄三汗，不旬日而无梦，一月而有娠（此二案，非子和先生不能）。

论求子禁用热剂

丹溪《秦桂丸论》曰：无子之因，多起于妇人，医者不求其因起于何处。遍阅古方，惟秦桂丸，其辞确，其意专，用温热药近乎人情，欣然受之，锐然服之，甘受燔灼之祸，犹懵然不悔。何者？阳精之施，阴血能摄之，精成其子，血成其胞，胎孕乃成。今妇人之无子者，率由血少不足以摄精也。血之少也，固非一端，然欲得子者，必须调补阴血，使无亏欠，乃可推其有余，以成胎孕。何乃轻用热剂，煎熬脏腑，血气沸腾，祸不旋踵矣。或曰：春气温和（妙在温和二字，盖大寒大热，皆不能生物故也），则万物发生，冬气寒凛，则万物消陨，非秦桂丸之温热，何以得子脏温暖而成胎耶？予曰：诗曰，妇人和平，则乐有子。和则血气均，平则阴阳不争，今得此药，经血必转紫黑，渐成衰少，或先或后，始则饮食骤进，久则口苦而干，阴阳不平，血气不和，疾病蜂起，焉能成胎。纵然成胎，生子亦多病而不寿，以秦桂丸耗损天真之阴也。戒之慎之（按：秦桂丸施于肥人而少其丸数，兼服调理补药亦无妨，但忌施于瘦人火多者也）（此注最当）。

论孕子杂法

丹溪曰：妇人无子者，多由血少不能摄精，俗医悉谓子宫虚冷，投以辛热之药，煎熬脏腑，血气沸腾，祸不旋踵。或有服艾者，不知艾性至热（艾性虽热实暖，下焦寒者宜之），入火炙则下行，入药服则上行，多服则致毒，咎将谁挽？若是肥盛妇人，禀受甚厚，恣于酒食之人，经水不调，不能成胎，谓之躯脂满溢，闭塞子宫，宜行湿燥痰，用星、半、苍术、台、芎、防风、羌活、滑石，或导痰汤之类。若是瘦怯性急之人，经水不调，不能成胎，谓之子宫干涩，无血不能摄受精气，宜凉血降火，或四物汤加香附、黄芩、柴胡，养血养阴等药。东垣有六味地黄丸，以补妇人之阴血不足（六味丸果验），无子服之者，能使胎孕。

薛氏曰：妇人之不孕，亦有因六淫七情之邪，有伤冲任；或宿疾淹留，传遗脏腑；或子宫虚冷；或气旺血衰；或血中伏热；又有脾胃虚损，不能营养冲任（求责极当，诚哉言也）。审此更当察其男子之形质虚实何如，有肾虚精弱不能融育成胎者，有禀赋元弱、气血虚损者，有嗜欲无度，阴精衰惫者，各当求其源而治之。至于大要，则当审男女之尺脉。若左尺微细，或虚大无力者，用八味丸；左尺洪大，按之无力者，用六味丸；两尺俱微细，或浮大者，用十补丸（岂此三方所能尽，宜扩充之）。若误用辛热燥血，不惟无益，反受其害。

脉法

《素问》曰：督脉生病，女子不孕。

《脉经》曰：妇人少腹冷，恶寒久，年少者得之，此为无子，年大者得之，绝产；脉微弱而涩，年少得此为无子，中年得此为绝产；肥人脉细胞有寒，故令少子，其色黄者，胸中有寒。

治血虚不孕

加味四物汤

治妇人不孕，久服有子，甚好。

当归　川芎（各二钱）　白术（微炒）　熟地黄（酒洗，各一钱半）　白茯苓　芍药（微炒）　续断　阿胶（各二钱）　香附（醋煮，八分）　橘红（七分）　甘草（炙，三分）

上锉。水二盅，煎八分，食远服（极稳当！但气旺血热者，须去芎、术，而当归味辛，有热证者，亦须裁酌）。

加味四物汤

治血气两虚不孕。

当归（酒洗）　白芍药（炒）　肉苁蓉（各二钱）（肉苁蓉治绝阴不产）　川芎　熟地黄（酒洗）　白术　白茯苓（各一钱）　人参（五分）

上锉，水煎服。每月经前三服，经正行三服，经行后三服。

调经种玉汤

凡妇人无子，多因七情所伤，致使血衰气盛，经水不调。或前或后，或多或少，或色淡如水，或紫如血块，或崩漏带下，或肚腹疼痛，或子宫虚冷，不能受孕，宜此药，百发百中，效可通神。

当归（酒洗）　川芎　吴茱萸（炒，各四钱）（妙在吴茱）　熟地黄（酒洗）　香附（炒，各六钱）　白芍药　白茯苓（去皮）　陈皮　牡丹皮　延胡索（各三钱）

上锉，作四剂，每一剂，加生姜三片，水一碗半，煎一碗，空心温服。渣再煎，临卧服。待经至之日服起，一日一剂，药尽经止，则当交媾，即成孕矣。纵不成孕，经当对期，俟经来再服四剂，必孕无疑。若过期而经水色淡者，加官桂、炒干姜、熟艾各二钱。若先期三五日，色紫者，加条芩三钱。

经验育胎丸

治妇人久无子嗣，服此经调血盛，子宫温暖成孕。孕后服之，可保胎气坚固（妙在调气）。

当归（酒浸）　熟地黄（酒蒸）　白术　香附（各四两）　砂仁（三两）　芍药（酒炒）　川芎　川续断（酒洗）　陈皮　黄芩（酒炒，各二两）

上为细末，糯米糊丸，如桐子大。每服七八十丸，空心淡醋汤下，酒亦可，以干物压之。

妇人归附丸

不但种子，且无小产、产后诸证。

香附子（大者，砂罐内醋煮极熟，水洗，焙干为末，一斤）　当归（大者，去芦梢用身，酒洗，切片，焙干为末十两）　鹿角（大者，刮去粗皮，镑末二三两，绵纸垫铁锅内文火炒，为细末，用二两）（二味简切，尤妙在鹿角屑）

上三味和匀，醋糊丸，如桐子大。每服三钱，早起、临睡各一服，白滚汤下。一月，经后入房即孕。

神仙附益丸

不惟治妇人百病，而生育之功效如神（不杂血药而能调血，不类辛香而能调气。凡胎前产后俱可服，谓之仙方亦宜）。

香附米（一斤，用童便浸透取出，水洗净，露一宿，晒干，再浸再露再晒，如此三次用）　益母草（十二两，东流水洗净，烘干为末）

上再用香附四两，北艾一两，煮汁用三分，醋七分，和前药为丸，如桐子大。每服五七十丸，空心临卧淡醋汤下。

加味地黄丸

治妇人久无孕育者，效如影响。

熟地黄（四两）　山茱萸肉　山药（各二两）　白茯苓　牡丹皮（各一两五

钱）　泽泻　香附子（童便炒，各一两）　蕲艾（醋煮，五钱）　（血热者不宜艾、附，加艾、附亦似画蛇添足）

上为末，炼蜜丸如桐子大。每服七八十丸，滚汤下。

金莲种子仙方（一名梦熊丸，有小茴香二两，无熟地黄）

女人服之有孕。

熟地黄（酒洗）　川芎（酒洗）　当归（酒洗）　白芍药（酒炒黄）　益母草　苍术（米泔水浸一宿，各三两）　蛇床子（酒洗，炒）　条芩（酒洗）　覆盆子（炒）　延胡索（微炒）　陈皮（水洗去白）　丹参（水洗，各二两）　砂仁（去壳，一两五钱）　山茱萸（酒浸去核）　香附（四制，各五两）

上为极细末，先用白毛乌骨雄鸡一只，预先喂养一月，勿令与雌鸡同处，临时将鸡缢死，不出血，干去毛，剖开去肠内污物，并嗉内宿食，肫内黄皮，用酒洗净一应事件，仍装入鸡肚内，不令见水，置坛内，入酒二斤封固，重汤煮烂，取出割下净肉，捣如泥。仍将鸡骨用酥油和原汁，或酒炙酥为末，入前药末内拌匀。再用醋煮米糊，同鸡肉木臼内捣极细为丸，如桐子大，每服四五十丸，渐至八九十丸，空心清米饮下（此亦乌骨鸡丸之变方，他方多用参、芪、白术以补气，而此兼苍术、砂仁、益母以行气；他方又佐以艾、桂、椒、姜等热药以温经，此则以蛇床、山茱萸暖其下，而又以条芩佐之，则寒热均停，可无偏弊之害矣。服之当自有验）。如月信先期而至者，加黄芩、地骨皮、黄连各一两半，清米饮下。如月信后期而至者，加黄芪一两，人参、白术各一两半，温酒或淡盐汤下。如白带者，加苍术、白术、升麻、白芷各一两半，淡姜汤下（此方加法服法，尤为精当，可冠诸方，而变通之理，又头头是道矣，玩之玩之）。

百子建中汤

女人服此药，调经养血，安胎顺气。不问胎前产后，月事参差，有余不足，诸症悉皆治之。

当归（酒洗）　南川芎　白芍药（酒炒）　熟地黄（姜汁浸，焙）　真阿胶（蛤粉炒成珠）　蕲艾叶（醋煮，各二两）（以姜汁浸地黄，以醋煮艾，皆有窍妙，等份亦是一法）。

上为细末，炼蜜丸如桐子大。每服八十丸，空心白沸汤点醋少许下；内寒者，温酒下（服法须知）。

加味养荣丸

此方服之有孕，且无小产之患。

当归（酒浸）　熟地黄（酒浸）　白术（各二两）　芍药　川芎　黄芩　香附（各一两半）　陈皮　贝母（去心）　茯苓　麦门冬（去心，各一两）　阿胶　甘草（炙，各五钱）　黑豆（炒去皮，四十九粒）

上为细末，炼蜜丸，如桐子大。每服七八十丸，食前空心白汤、酒任下。忌食诸血（此平顺之剂，而麦门、黑豆，亦心肾药也，而贝母与熟地同用，能无功过相掩乎）。

加味香附丸

男服聚精丸，女服此。

香附（一斤，分四分，一分酒浸二宿捣碎炒，一分米醋浸同上，一分童便浸同上，一分用山栀四两煎浓汁浸同上）　泽兰（净叶，六两，酒洗）　海螵蛸（六两，捣稍碎炒）　当归（四两，酒洗）　川芎（三两）　白芍药（四两，酒炒）　熟地黄（八两，捣膏焙干）

上为末，用浮小麦面、酒、醋、水打糊为丸，如绿豆大。每日早、晚两服，白汤、酒任下。忌食莱菔，及牛肉生冷（此妙在泽兰、螵蛸，而学者尤须审症的确，熟察本草，便能得方中三昧，灵素一言矣）。

大五补丸

瘦人无孕，乃无血摄精，宜润。

天门冬（去心） 麦门冬（去心） 菖蒲 茯苓 人参 益智 枸杞子 地骨皮 远志肉 熟地黄（各等份）

上为细末，炼蜜丸，如桐子大。每服三十丸，空心酒下。服本方数服后，以七宣丸泄之。

增损三才丸

天门冬（酒浸，去心） 熟地黄（酒蒸） 人参 远志（去心） 五味子 茯苓（酒洗） 鹿角（酥炙）

上为细末，炼蜜杵千下为丸，如桐子大。每服五十丸，空心好酒下。年老欲补，加混元衣，即头生儿胎衣全个，酒浸晒干，为末入药。

一方加白马茎，酥炙。一方加附子，补相火不足。一方加麦门冬，令人有力。一方加续断，以续筋骨。一方加沉香，暖下焦虚冷（此二方系男人药也，借以治妇人之无嗣者，正所谓因病以变方，勿拘方以治病）。

神效墨附丸

治妇人久无子，而经事不调，及数堕胎者，服之可立致效。

香附（一斤，分四分，用米醋、童便、盐水、酒各浸一日夜） 绵艾（四两，用米醋二碗，同香附煮干，捣烂成饼，新瓦焙干） 白茯苓 人参 当归 川芎 熟地黄（酒浸一宿） 上等徽墨（火煅醋淬，各一两） 木香（五钱）

上九味，各另为末，醋糊丸，如桐子大。每服五十丸，空心好酒下（细阅此方，不用芍药而用木香，其意欲行肝而不欲敛肝也。殊不知胎之堕又苦于血之行，故凡艾、附之类俱用醋制，以醋入肝，有微阳之气，又可以调血也。其加松烟，亦为固血而设耳，其如阿胶乎）。

青蒿乌鸡丸

妇人服，能令多子。

青蒿（即野蒿，五月采，一斤） 香附子（童便、盐水、酒、醋各浸四两，炒，共一斤） 蕲艾（醋煮） 秦当归（酒浸一宿，炒） 牡丹皮 地骨皮 白芍药（酒浸，炒） 黄芪（蜜炙） 茯苓 人参 白术 川芎（各二两） 鳖甲（醋煮，一两五钱）

上为细末，取白毛乌骨雄鸡一只，初发声者，绞杀，干去毛，不用水汤，亦不用水洗，惟用水去脚上粗皮，用好酒入瓷器内，同熟地黄二两，煮鸡熟去骨，合前药捣烂作饼，复晒干为末；仍用煮鸡酒，调糯米粉为糊，丸如桐子大。每服七八十丸，酒下，日二三服，不拘时，一月见效。造药忌铁器。

大乌鸡丸

治女人羸瘦，血虚有热，经水不调，崩漏带下，不能成胎及骨蒸等症。

香附（一斤，四制） 熟地黄（四两） 生地黄 当归 白芍药 人参（各三两） 川芎 鳖甲（各三两半） 白术 黄芪 牛膝 柴胡 牡丹皮 知母 贝母（各二两） 黄连 地骨皮 延胡索 干姜（各一两） 白茯苓（二两半） 秦艽（一两半） 艾叶 青蒿（各四两）

上香附等二十一味，俱为细末，用白毛乌骨雄鸡一只，缉死，去毛与肠，将艾、蒿各一半，装入腹内，将鸡并余艾、蒿同入坛内，以童便和水浸过鸡二寸许，隔汤煮烂，取出去骨，焙肉干为末，如有筋骨疼痛者，去肉焙骨焦为末，与前末和匀，鸡汁打糊为丸，如桐子大。每服五六十丸，渐加至七八十丸，温酒或米饮下。忌煎炒苋菜（此较前方多牛膝、秦艽、知、贝、柴、连、干姜、生地、延胡，杂乱欠妥，盖欲凉补则用前青蒿丸，欲温行则用后小乌鸡丸，殊为径捷，又何必若是之不一也）。

小乌鸡丸

治妇人百病。

吴茱萸　良姜　白姜　当归　白芍药　延胡索　破故纸　川椒　陈皮　刘寄奴　生地黄　莪术　川芎（各一两）荷叶灰（四两）（巧只在荷叶灰一味）　北艾（二两）

上为末，用白毛乌骨鸡，缉死，煮烂，去骨取肉，捣如泥，拌药末，晒干磨细，以鸡汁作糊为丸，如桐子大。每服五十丸，空心随引下。如从来未曾生育者，乃油膜包裹子宫，以致不能生气成孕，宜加凤凰衣烧存性七个（用凤凰衣，更巧中之巧），朱砂为衣。如腹痛血黑色者，加炒黄连。有湿痰者，加南星、苍术、香附同丸。月水不通，红花苏木酒下。子宫久冷，茯苓煎汤下。赤带，清茶下。白带，牡蛎粉调酒下。血崩，豆淋酒调绵灰下。胎不安，蜜酒下（此方太热，非胎不安者所宜）。肠风，陈米饮调百草霜下（肠风、血漏又安用）。心痛，菖蒲酒下。腹痛，芍药酒下。胎漏下血，乌梅酒下。胎死不动，斑蝥三个调酒下（斑蝥太毒，不可妄试）。胎衣不下，芸薹菜研水下。胎前产后白痢，干姜煎汤下。赤痢，甘草煎汤下（赤痢之用，亦在荷叶乎）。耳聋，腊茶清下。头风，薄荷煎汤下。血风眼黑，甘草汤下（头风眼黑俱宗青震之义）。身体疼痛，黄芪末调酒下。腰脚痛，当归酒下。生疮，地黄煎汤下（生疮岂可用热药?）。气块血块作痛，与葱白汤间服；四肢浮肿，麝香汤下；咳嗽喘满，杏仁、桑白皮煎汤下；常服，温酒、醋任下。

十全济阴丸

《方论》曰：胎嗣主于济阴者何也?盖人之所禀，阳常有余，阴常不足；气常有余，血常不足，在女人癸水易亏而难盈，以至不育。旧方多以辛香热燥之剂，为温暖子宫，偏助阳气，反耗阴血，岂能成胎。况女性多气多郁，气多则为火，郁多则血滞，故经脉不行，诸病交作，生育之道遂阻矣。又如脾胃虚弱者，偏用四物凉血等药，则脾胃益虚，饮食顿减，使气血无资生之地，何以得成胎孕?为子嗣之计者，莫如养血、顺气、调经为本，而兼以甘温养脾，辛温开郁，斯为至当。其调经之法，又当因人而加减之，初无一定之法也。此方则以当归身养血和气为君，入手少阴经，以心主血也，入足太阴经，以脾裹血也，入足厥阴经，以肝藏血也；熟地黄补肾中元气，生心血，与芍药同用，又生肝血；川芎乃血中之气药，下行血海，通经导气为臣；人参通经活血，助熟地黄以补下元；白术利腰脐间血，与人参同用补益脾气；香附疏气散郁；佐泽兰能生新血而和平气体；牡丹皮养新血去坏血，固真气行结气；山药能强阴补虚；枸杞子补肾水而止下血腰疼为佐；紫石英补心气，散心中结气，填补下焦；艾叶助香附和百脉，温子宫，兼行血药而平其寒；炙甘草通经脉血气而和诸药，且缓肝经之急为使。十年不孕者，此药主之。

当归身（酒洗）　熟地黄　香附子（童便煮，各四两）　干山药　白术（各二两五钱）　枸杞子　人参（各二两）　蕲艾叶（去梗筋，二两，同香附用陈醋老酒煮一时，捣烂焙干）　川芎　白芍药　牡丹皮　紫石英（火煅淬，各一两五钱）　泽兰（一两）　紫河车（一具，在净水内洗去秽血，用银针挑去紫筋）

上各药，俱咀片，同河车入砂锅内，用陈老酒三碗，陈米醋一碗，清白童便一碗，米泔水数碗和匀，倾入锅内，浮于药寸许，如尚少，再加米泔，以锅盖盖密，勿令透气，桑柴火慢煮，以河车融化，汁干为度，同药俱取出，在石臼内捣极烂，捻作饼子，日晒夜露三昼夜，宜在月满之时，以受日精月华，仍焙干为末，炼蜜捣千余杵，丸如桐子大。每服五十丸，渐加至八九十丸，空心淡盐汤下，随用早饭，使药下行。忌食生萝卜（窃谓此方妙在气血两虚之人，而先期者，将行腹痛者，经水紫黑者，肥人湿者，婢妾多郁者，如此之类，皆非所宜，虽有加减亦须斟酌）。凡月经过期而行，或少或不行，皆血寒血少也，尺脉必微弱，加桂心五钱（夏月三钱），黄芪一两（炙）。先期而来者，血热也，脉来必数，加条实黄芩二两炒，酒制生地黄一两五钱，腹痛加白芍药一两。凡经将行而腹中先作痛者，血实而气滞也，去血成块者，气凝也，脉来弦数滑大，加延胡索一两（酒炒），陈皮八钱，广木香、柴胡梢各五钱。凡经水行后作痛者，气血俱虚也，尺脉必虚涩而兼紧，加炒干姜三钱，白茯苓一两，桂心夏月二钱，余月五钱。凡经行三五日后，腹中绵绵作痛，或淋沥不止，血因气滞未尽也，尺脉见沉涩或沉弦，加广木香五钱，柴胡六钱。凡经水紫色及黑色，血热之甚也，尺脉见洪数，加条实黄芩一两，黄柏一两（炒），生地黄一两五钱，酒浸。凡过期行经而色淡者，肥人则有湿痰，加白茯苓（水淘）、陈皮、苍术（米泔浸一宿，盐水炒）各一两，白术五钱，减去熟地黄一两。瘦人则血虚少，而水混之，加桂心五钱。经行或来或断，或发寒热者（或来或断，或寒热者，此肝经及心包络气血不调），加柴胡八钱，白茯苓一两。凡经脉不调，多白带者，肥人主胃中湿痰流注，加制过苍术、白茯苓各一两五钱，减熟地黄一两。凡瘦人气多血少脾虚，加木香五钱，牡蛎（火煅）、赤石脂（火煅）、白茯苓各一两。凡多崩漏者，减香附、艾叶各一两，加荆芥穗（炒黑）一两，黄芩一两五钱。血崩或多，加阿胶珠一两，干姜五钱（炒黑），黄芪一两（炙）（以多崩漏，而减香附、艾叶，加荆穗、黄芩，则治崩漏者可想矣，而阿胶、干姜、黄芪之治崩，又可想其意也）。元气虚弱，经水闭者，加牛膝二两（酒洗）。属寒，加桂心五钱。属热，加黄芩一两（酒炒）。凡婢妾素见忌于嫡室者，必多抑郁（事属揣摩，至此亦着苦心），以致经水不调，加法制香附二两。或血弱心虚，交感时惊恐不宁，则精气不聚，加琥珀（另研）、酸枣仁（隔纸略炒）、茯神各一两，辰砂（水飞）、紫石英各五钱。

治宫冷不孕

调生丸（一名诜诜丸）

治妇人冲任虚寒，胎孕不成，成多损坠。

泽兰叶　当归（洗，焙）　熟地黄（洗，焙）　川芎　白芍药　牡丹皮　延胡索　石斛（酒浸，炒，各一两）　白术（一两半）　干姜（炮）　肉桂（去皮，各五钱）

上为末，醋糊丸，如桐子大。每服五十丸，空心酒下（冲为血海，任主胞胎，此方以四物养荣，以白术、石斛养气，泽兰、丹皮、延胡荡胞中之秽，干姜、肉桂暖子宫之寒，去旧生新，温中益胃，亦温和之正方也）。

调气暖宫丸

当归（酒洗）　川芎　肉桂（各二钱）　白芍药（煨）　香附　艾叶（醋炒）　阿胶（蛤粉炒成珠，各四两）（不用地黄恐凝滞也，再查分两果否）

上为末，醋糊丸如桐子大。每服五十丸，食前米汤下。

艾附暖宫丸

治妇人子宫虚冷，带下白淫，面色萎黄，四肢疼痛，倦怠无力，饮食减少，经脉不调，血无颜色，肚腹时痛，久无子息，服药更能戒恼怒、生冷，累用经验。

香附子（六两，用醋五升，以砂石罐煮一昼夜，捣烂成饼，慢火焙干） 艾叶（大者去枝梗） 川芎❶（酒洗，各三两） 吴茱萸（去梗） 黄芪 白芍药（淡酒炒，各二两） 续断（去芦，一两五钱） 生地黄（酒洗，一两） 官桂（五钱）

上共为细末，用上好醋打糊丸，如桐子大。每服五七十丸，淡醋汤食远下。择壬子日或天德、月德日修合（此方制附最妙，分两极当）。

胜金丸（一名女金丹）

治妇人久虚，或产后失调，触犯禁忌，断产少子，及经事迟来，赤白带下，腰脚重痛，寒热不一，身体瘦削，眩晕呕逆。此药善调经候，每日一丸。若胎前三日一丸，产后二日一丸，去一切杂证，效难具述，珍之宝之。

香附子（十五两，醋浸三日） 当归 川芎 白芍药 人参 白术 茯苓 甘草（炙） 桂心 白薇 延胡索 牡丹皮 藁本 香白芷 没药（另研） 赤石脂（另研，各一两）

上除香附、没药、赤石脂，其余十三味，用好酒浸三日（此方妙在配合及酒浸三日之间），去酒晒干，同前香附一处为末，方入没药、石脂，炼蜜为丸，如弹子大。每服一丸，五更初嚼服，温酒送下，白汤亦可。此药多在四十九丸后以癸水调平受孕为度，倘有孕，依前三日一服，无所忌戒。

一方去没药，加沉香；一方去桂心，加熟地黄，丸如桐子大，每服五十丸，空心温酒或白汤下，以干物压之。

白薇丸

治妇人月水不利，四肢羸瘦，渐觉虚乏（以温行则可，以治羸则不可）。

当归 白薇 柏子仁 白芍药 川芎 白术 桂心 附子 萆薢 木香 槟榔 细辛 吴茱萸（各五钱） 人参 白茯苓 石斛 川牛膝 泽兰叶（各七钱半） 牡丹皮 紫石英（各一两） 熟地黄（二两）

上为末，炼蜜丸，如桐子大。每服五十丸，空心温酒下。

白薇丸

治妇人无子或断经，上热下冷，百病皆主之（以之补气行血则是，以治上热恐非）。

白薇 熟地黄 川椒（去目及闭口者，微炒出汗） 白龙骨（各一两） 麦门冬（去心，一两半） 藁本 卷柏 白芷 覆盆子 桃仁（汤浸去皮尖、双仁，麸微炒黄） 人参 白茯苓 桂心 菖蒲 远志（去心，各七钱半） 车前子 当归（微炒） 川芎 蛇床子 细辛 干姜（炮，各半两）

上为细末，炼蜜丸如桐子大。每服三十丸，空心日午温酒下。昔有数人无嗣，俱用此方，逾年而皆有子，故述之。

秦桂丸

治妇人血海久冷，不能孕育（有燥湿温经之治，而无清顺平和之性，非真阴寒者，不可服。内有沙参，未知其解）。

附子（一方用香附） 白薇 半夏 茯苓 杜仲 厚朴 当归 秦艽（各三两） 防风 肉桂 干姜 牛膝 沙参（各二两二钱） 细辛 人参（各四钱）

上为末，炼蜜丸如桐子大。每服五十丸，空心酒下。无效更加丸数。经调受补者，服七日即交合。孕后忌服。

艾附丸

此药能暖子宫，胎前产后，各随饮

---

❶川芎：此后原衍“大川芎”一味，据1916年上海鸿文书局石印本删。

用（温平之方）。

当归　芍药　熟地黄　生地黄　香附子　蕲艾（各一两）　陈皮　藿香　白芷　牡丹皮　藁本（各五钱）　丁皮　木香（各三钱）

上为细末，酒糊丸，每服三丸。子宫冷，热酒下。白浊，盐汤下。产后积血，艾醋煎汤下。

壬子丸

此药服之，不过一月有孕，试之有效。

吴茱萸　白及　白茯苓　白蔹（各一两）　人参　桂心　没药（各四两）　乳香（三两）　川牛膝　厚朴（各五钱）　当归　石菖蒲　白附子（炮，去皮，各一钱）

上为细末，炼蜜丸，如桐子大。每服三四十丸，温酒或盐汤下，日进三服。用壬子日，鸡犬不闻之处修合。有孕毋服，无夫妇人不可服（以水旺之日，而和温热之药，其意欲求既济之法也。而白及、白蔹之用何居？）。

南岳魏夫人济阴丹

治妇人血海虚冷，久无孕育，及数堕胎，一切经候不调，崩中漏下，积聚诸证。

秦艽　人参　藁本　石斛　甘草　蚕布（烧灰）　桔梗（各二两）　京墨（煅，醋淬）　木香　桃仁（去皮尖，炒，各一两）　糯米（炒，一升）　川芎　当归　肉桂　干姜（炮）　细辛　牡丹皮（各一两半）　茯苓（三两）　熟地黄（酒蒸）　香附子（炒）　泽兰叶（各四两）　川椒（炒去目）　山药（各三两）　苍术（米泔浸，八两）　大豆黄卷（炒，半斤）

一方川椒、山药各七钱半。

上为末，炼蜜为剂，每两作六丸，每服一丸，细嚼，空心，温酒、醋汤任下。或以醋调和丸，如桐子大，每服五十丸亦可（此方药品虽多，自成一局，补气而不用芪、术，补血而不用白芍，行血而用丹皮、泽兰、黄卷，行气而有木香、香附、苍术、川椒，止血有蚕布、京墨，破血有桃仁、丹皮，温暖则肉桂、干姜、细辛，引经则藁本、石斛，糯米和胃而养阴，秦艽行经而散湿，补而不滞，温而不燥。若再以热易凉，以燥易平，即凉行之法也）。

紫石英丸

治妇人子宫久冷，不成孕育，及数经堕胎，月候不匀，崩中漏下，七癥八瘕，白淫白带，并宜服之。

紫石英　天门冬　桂心　川芎　卷柏　乌头（炮）　熟地黄　辛夷仁　禹余粮（煅，醋淬）　当归　石斛（各三两）　紫葳　牡蒙（各二两）　粉草　乌贼骨（烧灰）　薯蓣（各一两半）　牛膝　柏子仁（炒）　食茱萸[1]　桑寄生　牡丹皮　人参　细辛　厚朴　续断　干姜（炮，各一两）

上为末，炼蜜丸，如桐子大。每服五十丸，空心米饮、温酒任下（此与前方相表里，而余粮、乌贼又有燥湿治带之功，天冬、柏子又有清凉润燥之用，惟用古者能斟酌之）。

荡胞汤

治妇人全不产育，及断绝久不产二三十年者（女子胞则血室也，胞有宿血则新血浊而不清，不清则阳光无以收受，故不能有子。经谓三日月出庚者，阳生也，即收受之谓也。此方用之以导胞中之秽去，则新血生，新血生则能收受而有子矣。子和以吐法而生子，千金以下法而荡胞，岂欺我哉。此方为禀厚断产者设）。

朴硝　牡丹皮　当归　大黄（蒸一饭

---

[1]食茱萸：芸香科植物樗叶花椒的果实。功能温中燥湿，杀虫止痛。

久）　桃仁（各三两）　细辛　厚朴（姜汁炙）　苦梗　赤芍药　人参　茯苓　桂心　甘草　牛膝　陈皮（各二两）　附子（炮，一两半）　虻虫（炒焦去翅足）　水蛭（炒，各十枚）

上为末，每服六钱，水酒各半盏，煎至六分，温服，日二服，夜一服。温覆得少汗，必下积血与冷赤脓，如小豆汁，斟酌不尽。若力弱大困不堪者，只一二服止。如恶物不尽，用坐导药。

坐导药

治妇人全不产及断续，服前荡胞汤，恶物不尽，用此方。

皂角（去皮子，一两）　吴茱萸　当归（各二两）　大黄　细辛　五味子　干姜（炮，各一两）　白矾（枯）　戎盐　蜀椒（各半两）

一方无大黄，有黄葵花半两。

上为细末，以绢袋盛如指状，入妇人阴户中，坐卧任意，勿行走，小便时去之，一日一度易新者。必下清黄冷汁，汁尽止。若未见病出，可十日安之。本为子宫有冷恶物，故令无子，值天阴冷则发疼痛，须俟病出尽方已，不可中辍。每日早晚，用苦菜煎汤熏洗之。

内药续生丸

母丁香　附子　肉豆蔻　枯矾　乌鱼骨（乌鱼骨原根《素问》藘茹乌贼来）。

上为末，糊为软丸，绵裹纳阴中。

治痰塞不孕

丹溪植芝汤

治妇人肥盛无子，以身中有脂膜，闭塞子宫也，宜先服此调理（痰在上须用子和法）。

当归（酒洗，一两）　川芎（七钱半）　白芍药　白术　半夏（汤泡）　香附　陈皮（各一两）　茯苓（二两）　甘草（半两）（不用地黄）

上锉，作十帖，每帖加生姜三片，水煎，吞后丸子。

丹溪茂芝丸

白术（二两）　半夏曲　川芎　香附子（各一两）　茯苓　神曲（炒，各半两）　橘红（四钱）　甘草　（不用四物）

上为末，粥丸如桐子大。每服八十丸，煎汤下。如热多，加黄连、枳实各一两（用枳实、黄连）。服此药后，却服螽斯丸。

螽斯丸

（即前秦桂丸无当归、防风二味。）

上每服五丸，空心酒下，加至十丸不妨。觉有娠三月后，不可更服。按此方即秦桂丸也，丹溪忌服之者，盖忌于瘦人无血者，若肥人湿多者，又兼前调理药，而所服丸数，十减其九，只服五分，无妨也。累试有效（丹溪深辟秦桂丸之非，而螽斯丸又为取用，岂自相左耶？抑各因其病而为去取耳）。

消脂膜导痰汤

半夏（姜制）　南星（火炮）　橘红　枳壳（去穰，麸炒）　茯苓　滑石（研细，各一钱）　川芎　防风　羌活（各五分）　车前子（七分）

上细切作一服，加生姜五片，水煎，空心服，以干物压之（要知南星、滑石、防风、羌活之意）。

一方

治肥盛妇人，禀受甚厚，恣于酒食，经水不调，不能成胎，谓之躯脂满溢，闭塞子宫。

南星　半夏　羌活　苍术（又加苍术）　台芎　防风　滑石

上锉，水煎服。或导痰汤亦可。

治婢妾不孕

煮附丸

治婢妾多郁，情不宣畅，经多不调，故难孕。此方最妙，不须更服他药（可与神仙附益丸并驾）。

香附子不拘多少，去毛与粗皮，米泔水浸一宿晒干，用上好米醋，砂锅内煮之，旋添醋旋煮（妙在多醋意），以极烂为度，取出焙干为末，仍用醋糊为丸，如桐子大，每服五七十丸，经不调即调，久不孕者亦孕。

一方

治妇人妒妾，误夫无子，常服不妒（姑存之试之）。

天门冬（去心）　赤黍米（去壳，微炒）　薏苡仁（去壳，炒，各四两）

上为末，炼蜜丸，桐子大。每服八九十丸，白汤下。

附断子方

用白面曲一升，无灰酒五升，打作糊，煮二升半，用绢帛滤去渣，作三服。候月经将来日晚下吃一服，天明吃一服。月经即行，终身绝子。

一方用故蚕纸方圆一尺，烧为末，酒饮调服，终身不复怀孕（一云产后酒服之）。

又方用油煎水银一日方息，空心服枣核大一丸，永断孕不损人。

一方四物汤五钱，加芸薹子二钱，于经行后，空心温服。

《良方》论曰：易曰天地之大德曰生。然妇人有临产艰难，或生育不已，而欲断之，故录验方以备用。若服水银、虻虫、水蛭之类，不惟孕不复怀，且祸在反掌。薛氏曰：大抵断产之法，多用峻厉，往往有不起者，是则产之害，未若断产之害也（一妇欲断产服赤芹❶汁腹痛而死。一妇服铝粉四两，面青身冷而死，或谓以莱菔汁热服可解。又有服水银而死者，可慎哉）。吾闻阁老张罗峰太常李恒斋之夫人，俱因服断产之剂，自谓形体俱怯，遇劳必病。有曰然矣。按《夷坚志》载东京女子白牡丹以售堕胎药，生得恶报。今虽列如上方，以备万一之用，用者尚其慎之。

❶赤芹：紫堇异名。为罂粟科植物紫堇的全草及根。

卷之七

浮　肿

论浮肿由血分水分证治不同❶

《良方》论曰：妇人经水不通，则化为血，血不通，复化为水。故先因经水断绝，后至四肢浮肿，致小便不通，名曰血分，宜用椒仁丸（夫气者水之母，血者气所化，非气无以生血，非血无以养气。若经水不通则血病，血病气亦病，岂有水不通而能化血乎？血不通而化水者，乃是气壅不能化血而成水也。观椒仁丸可想矣）。若先因小便不通，后身面浮肿，致经水不通，名曰水分，宜葶苈丸。经水不通而化为水，流走四肢，悉皆肿满，亦名血分，其证与水证相类，实非水也，用人参丸。

薛氏曰：按前证或因饮食起居失养，或因六淫七情失宜，以致脾胃亏损，不能生发统摄，气血乖违，行失常道。若先断经，后浮肿，此血化为水，名曰血分，宜椒仁丸治之。若先浮肿后经水不通，此水化为血，名曰水分，宜用葶苈丸治之。此属形气不足，邪淫隧道，必用此药以宣导其邪，而佐以补辅元气之剂，庶使药力有所仗而行，则邪自不能容，而真气亦不至于复伤矣。大凡月水不通，凝结于内，久而变为血瘕，血水相并，亦为水肿（血凝成瘕因而致肿，当知此症）。

李氏曰：经水断而后肿，名曰血分，乃瘀血化水，闭塞胞门，比水肿更难治，但能调其经，则水自消，小调经散、葶归丸；先浮肿，而后经水不通，名曰水分，乃脾不能制血与水，并浮肌肉，为之虚肿，红矾丸，通用肾气丸（肾虚则水不利而散溢妄行，故用肾气丸加减）。水分，君泽泻，加防己、葶苈、木通；血分，君牡丹皮，加牛膝、红花；有经闭脚肿者，桑白皮散。

治方

椒仁丸

治先因经水断绝，后至四肢浮肿，小便不通，血化为水，名曰血分（血既化而为水，则以利水为先，而行血温血，开结破气又不可少者，然非峻利气悍之物不可，故又佐之以大毒之药）。

椒仁　随续子（去皮研）　甘遂　附子（炮）　郁李仁　黑牵牛　五灵脂（研碎）　当归　吴茱萸　延胡索（各五钱）　芫花（醋浸）　石膏（各一钱）　胆矾　信砒（各一钱）　芫青（糯米炒黄，去头翅足）　斑蝥（糯米炒黄，各十个）

上为末，面糊丸，如豌豆大，每服一丸，橘皮汤下。此方药虽峻利，所用不多，若畏而不服，有养病害身之患。常治虚弱之人，亦未见其有误也（此必已试有成验者，读之令人胆壮）。

葶苈丸

治先因小便不利，后至身面浮肿，经水不通，水化为血，名曰水分。

---

❶论浮肿由血分水分证治不同：原脱，据目录补。

甜葶苈（炒，另研）　随续子（去壳另研，各五钱）　干笋末（一两）

上为末，枣肉丸，如桐子大，每服七丸，煎扁竹汤下。如大便利者，减随续子、葶苈各一钱，加白术五钱（先水病，故先利水，而又佐以白术者，助土以防水也）。

人参丸（一名葶归丸❶）

治经脉不利，血化为水，流走四肢，悉皆肿满，名曰血分。其候与水相类，若作水治之，非也，宜用此方。

人参　当归　大黄（湿纸裹饭上蒸熟，切炒）　桂心　瞿麦穗　赤芍药　白茯苓（各半两）　葶苈（炒，另研，一钱）

上为末，炼蜜丸如桐子大，每服十五丸，至二三十丸，空心米饮下（此亦血分之剂也，前椒仁丸多大热大毒之类。此则又有人参、大黄，或补或凉，自有权制，非执也）。

小调经散

治败血停积五脏日久，腐烂成水，变为浮肿，忌用利水之药（此重在败血，故曰忌用利水，所谓调经水自消也），产后浮肿亦宜。

当归　赤芍药　桂心（各一两）　没药　琥珀　甘草（各一钱）　细辛　麝香（各五分）

上为末，每服五分，温酒入姜汁调服。

桑白皮散

治脚气感发两脚浮肿，小便赤涩，腹胁胀满，气急坐卧不得（此系脚气方，借用也）。

桑白皮（炒）　郁李仁（各一钱）　赤茯苓（二钱）　木香　防己（酒洗）　大腹皮（各五钱）　苏子（炒）　木通　槟榔　青皮（各七分半）

上锉一服，加生姜三片，水煎服。

正脘散

治中焦虚痞，两胁气痛，面目手足浮肿，大便秘涩，兼治脚气（脾虚不能制水，而气不降者宜之）。

白术　川芎　木香　槟榔　甘草（各七钱半）　大腹皮　紫苏　木瓜　陈皮　沉香　独活（各一两）

上㕮咀，每服三钱，水煎，食后服。

大调经散

治荣卫不调，阴阳相乘，憎寒发热，自汗肿满（此开鬼门、洁净府法，皆在气分，而不在血不调，憎寒自汗，乃邪在表也）。

大豆（炒去皮，一两半）　茯苓（一两）　真琥珀（一钱）

上为末，每服一钱，浓煎乌豆、紫苏汤下。

大腹皮饮

治妇人血婴，单单腹肿。

大腹皮　防己　木通　厚朴　瓜蒌　黄芪　枳壳　桑白皮　大黄　陈皮　五味子（各等份）

上锉，每服一两，水煎去滓，入酒少许服（血婴之名甚新，谓单腹胀如抱婴瘤之状也，然皆用行气药也，黄芪、五味、大黄，又可以补气而行血）。

大黄甘遂汤

治妇人小腹满如敦敦状，（敦敦何状？）小便微微而不竭。产后者，惟水与血并结血室也。

大黄（半两）　甘遂（炮）（甘遂峻药也，恐太多）　阿胶（炒，各一两）

上锉，每服二钱，水一盏，煎七分服，其血当下。

前阴诸疾论

论阴户肿痛

《良方》论曰：妇人横痃，一名便

❶葶归丸：目录作“葶苈丸”。

痈，一名便毒，俗名喑子，或肝经湿热下注，或郁怒伤损脾肝。其外证，或两拗小腹肿痛，或玉门焮肿作痛，或寒热往来、憎寒壮热。其内证，或小便涩滞，或腹内急痛，或小腹痞闷，或上攻两胁，或晡热重坠。若两拗小腹肿痛，肝经湿热壅滞也，用龙胆泻肝汤；玉门肿胀，肝火血虚也，用加味逍遥散及龙胆泻肝汤加木香（肝经之脉环阴器，故见证如是，而治法亦如是也）。若概投散血攻毒之剂，则误甚矣！

又曰：妇人阴肿，因胞络素虚，风邪客之，乘于阴部，血气相搏故也。

薛氏曰：妇人阴肿，若气血虚弱，用补中益气汤，举而补之；肝经湿热，用龙胆泻肝汤，渗而清之。

李氏曰：阴户两旁肿痛，手足不能舒伸者，用四物汤，入乳香末同捣成饼，安阴中立效。阴肿痛极，便秘欲死者，枳橘熨。但肿痛者，四物汤加柴胡、山栀、牡丹皮、龙胆草。如时常阴肿者，四物汤加藁本、防风。阴户肿痛不闭者，逍遥散、十全大补汤；肿消不闭者，补中益气汤。肿痛者，加山栀、牡丹皮（以不闭属虚，故宜补；以肿痛属实，故宜凉）。湿痒出水又痛者，忧思过也，归脾汤加柴胡、山栀、牡丹皮、芍药、生甘草。溃烂者，逍遥散。阴户肿痛不闭，寒热溺涩，体倦少食者，补中益气汤加升麻、柴胡至一钱量，入茯苓、山栀。阴户不闭，小便淋沥，腹中一物攻动胀痛者，逍遥散加柴胡、山栀、车前子。

论阴痒生虫

《大全》云：妇人阴痒者，是虫蚀所为。三虫在于肠胃之间，因脏虚，三虫动作，蚀于阴内，其虫作热，微则为痒，重者乃痛也（阴痒生虫，当与肠胃求食之虫不同。仲景曰风三虫，此当从风木所化，故治法悉以清肝为主）。

薛氏曰：前证属肝经所化，当用龙胆泻肝汤、逍遥散以主其内，外以桃仁研膏，和雄黄末或鸡肝纳阴中，以制其虫。一妇人胸膈不利，内热作渴，饮食不甘，肢体倦怠，阴中闷痒，小便赤涩，此郁怒伤肝脾所致，用归脾汤加山栀而愈。复因怒，患处并小腹胀痛，用小柴胡加山栀、芎、归、芍药，痛止，用逍遥散加山栀而愈。又因劳役，患处肿胀，小便仍涩，用补中益气加山栀、茯苓、丹皮而痊。一妇人阴内痛痒，不时出水，食少体倦，此肝脾气虚，湿热下注，用归脾加丹皮、山栀、芍药、甘草主之而安。一妇人阴内痒痛，内热倦怠，饮食少思，此肝脾郁怒，元气亏损，湿热所致，用参、芪、归、术、陈皮、柴胡、炒栀、车前、升麻、芍药、丹皮、茯苓而瘥。若阴中有虫痒痛亦属肝木，以桃仁、雄黄研，纳阴中以杀之，仍用清肝解郁之药，有以鸡肝纳之者，乃取虫之法也。一方捣新桃叶绵裹纳阴中，日三两易。

李氏曰：阴中生虫䘌如小蛆者，乃湿热甚而心气又郁，气血凝滞而生（此又谓脾胃湿热下流而生虫者），宜藿香养胃汤、补心汤、硫鲤丸，外用生艾汁调雄黄末，烧烟熏之，更用雄黄锐散纳阴中。阴中生细虫，痒不可忍，食入脏腑即死，令人发寒热，与劳证相似，先以蛇床子煎汤净拭干，后用梓树皮焙干为末，入枯矾四分之一，麝香少许敷之，立效。如下疳生虫，所下如柿汁臭秽，及心中疞痛，闷绝虚烦，甚者不治。

论阴户生疮

《大全》云：妇人少阴脉数而滑者，阴中有疮，名曰䘌，或痛或痒，如虫行状，脓水淋沥，亦有阴蚀几尽者，皆由心神烦郁，脾胃虚弱，致血气流滞耳。故经云：诸痛痒疮，皆属于心（若论诸痛痒疮，当从手少阴，若以疮在下部，当从足少阴）。又云：阳明主肌肉，治之当补心养胃，外以熏洗坐导药治之乃可。

薛氏曰：妇人阴中生疮，乃七情郁火，伤损肝脾，湿热下注。其外证，有阴中舒出如蛇，俗呼阴挺，有翻突如饼，俗呼阴菌，亦有如鸡冠花，亦有生诸虫，亦有肿痛湿痒，溃烂出水，胀闷脱坠者。其内证，口干内热，体倦，经候不调，或饮食无味，晡热发热，胸膈不利，胁肋不调，小腹痞胀，赤白带下，小水淋涩（俱属肝胆之火，少分虚实求治）。其治法，肿痛者，宜用四物汤加柴胡、山栀、牡丹皮、龙胆草；湿痒者，宜用归脾汤加山栀、牡丹皮、柴胡；淋涩者，宜用龙胆泻肝汤加白术、牡丹皮；溃腐者，宜用加味逍遥散；肿闷脱坠者，宜用补中益气汤加山栀、牡丹皮，佐以外治之法（以肿痛属血虚肝热，湿痒为脾虚肝热，淋涩属肝肾有热，腐溃属肝脾，肿脱为不足有火，故其立方如此）。

论阴挺下脱

《大全》云：妇人阴挺下脱，或因胞络伤损，或因子脏虚冷，或因分娩用力所致（此即阴㿗，有谓藁本一味，能治妇人㿗疝，以其升举太阳之气也。但与虚而下坠者非宜）。

薛氏曰：阴挺下脱，当升补元气为主，若肝脾郁结，气虚下陷，用补中益气汤；若肝火湿热，小便涩滞，用龙胆泻肝汤。

一妇人阴中突出如菌，四围肿痛，小便频数，内热晡热，似痒似痛，小便重坠，此肝脾郁结。盖肝火湿热而肿痛，脾虚下陷而重坠也。先以补中益气加山栀、茯苓、车前子、青皮以清肝火，升脾气，更以加味归脾汤调理脾郁，外以生猪脂和藜芦末涂之而收。

一妇人阴中挺出五寸许，闷痛重坠，水出淋沥，小便涩滞，夕与龙胆泻肝汤分利湿热，朝与补中益气汤升补脾气，诸症渐愈。再与归脾汤加山栀、川芎、茯苓、黄柏间服，调理而愈。后因劳役，或怒气，下部湿痒，小水不利，仍用前药即愈。

论阴冷

《良方》云：妇人阴冷，因劳伤子脏，风冷客之也。

薛氏曰：阴冷属肝经有湿热，外乘风冷所致。若小便涩滞，或小腹痞痛，用龙胆泻肝汤；若内热寒热或经候不调，用加味逍遥散；若寒热体倦，饮食少思，用加味四君子汤；若郁怒发热，少寐懒食，用加味归脾汤。

一妇人阴中寒冷，小便黄涩，内热寒热，口苦胁胀，此因肝经湿热，用龙胆汤祛利湿热，用加味逍遥散，调补气血而安。

一妇人所患同前，更寒热呕吐，两股肿痛，先用小柴胡加山栀一剂，寒热呕吐顿止，次用龙胆泻肝汤，一剂顿消。

一妇人阴中寒冷，小便澄清，腹中亦冷。饮食少思，大便不实，下元虚冷，治以八味丸，月余，饮食渐加，大便渐实，又月余，诸症悉愈。

论交接出血作痛

薛氏曰：女人交接，辄出血作痛，此肝火动脾而不能摄血也。用补中益气汤、济生归脾汤，若出血过多而见他证，但用前药调补肝脾（有一妇患此，每交感后辄面黄如蜡，亦终身不育）。

论伤丈夫头痛

薛氏曰：女人交接伤丈夫头痛，当用补中益气汤、六味地黄丸，以滋化源为主。

补遗《局方》来复丹，治妇人与男子交接相伤，因而四肢沉重，头痛昏晕，米饮吞下五十丸。

脉法

《脉经》曰：少阴脉滑而数者，阴中生疮。少阴脉弦者，白肠必挺核。

治阴户肿痛

龙胆泻肝汤

治肝经湿热，下部两拗肿焮作痛，小便涩滞，阴挺如菌，或出物如虫等症。

龙胆草（酒炒）　泽泻（各一钱）　车前子（炒）　木通　当归（酒拌）　生地黄（酒炒）　山栀子（炒）　黄芩（炒）　生甘草（各五分）

上锉，水煎服（泻肝而兼导赤，泻其子也，泻肝而用利水，肝主疏泄也，龙胆、山栀，假以降火；当归、生地，以滋肝阴；生甘草缓肝之急，炒黄芩助肝之气）。玉门肿胀，加木香。

加味四物汤

治阴户肿痛。

当归　川芎　芍药　生地黄　柴胡　山栀子　牡丹皮　龙胆草

上锉，水煎服。

九味柴胡汤

治肝经湿热下注，便毒肿痛，或小腹胁肋结核。凡肝胆经部分一切疮疡，或风热结核瘰疬，并皆治之。

柴胡　黄芩（炒，各一钱）　人参　山栀（炒）　半夏　龙胆草（炒焦）　当归　芍药（炒）　甘草（各五分）

上锉，水煎服。

加味小柴胡汤

治肝经下部肿胀，小便不利，或寒热往来，或晡热，或胸胁作痛。

柴胡（二钱）　黄芩（炒，一钱）　人参　半夏　山栀子　牡丹皮（各七分）　甘草

上锉，加生姜水煎服。

加味逍遥散

治妇人肝脾血虚，湿热流注下部，阴内溃烂痒痛，发热晡热寒热等症。

当归　芍药　白术（炒）　茯苓　甘草（炙，各一钱）　柴胡　牡丹皮　山栀（炒，各五分）

上锉，水煎服，外以鹤虱草煎汤洗。

菖蒲散

治妇人阴户肿痛，月水涩滞。

菖蒲　当归（炒，各一两）　秦艽（一两）　吴茱萸（制，五钱）

上为末，每服五钱，空心葱汤调下，或水煎服（阴户属厥阴，肿痛则气壅血聚，故用此四味以行心肝之气血耳，尤妙在葱汤）。

麻黄汤洗方

治妇人阴肿，或疮烂。

麻黄　黄连　蛇床子（各一两）　北艾叶（一两半）　乌梅（十个）

上锉细，以水一斗，煮取五升，去滓热洗，避风冷（其妙又在麻黄，以麻黄气悍，能开窍而通气也，艾叶暖其下，以其疮烂，故又佐以连、床、乌梅云）。

《经心录》方

治妇人阴中肿痛不可忍。

艾叶（五两） 防风（三两） 大戟（二两）

上锉细，以水一斗，煮取五升，热洗，日三次，宜避风冷（阴肿者，肝木之风也，以防风泻肝木之风邪，以艾叶温厥阴之结气，大戟泻肿消毒，故加之）。

白矾散

治妇人阴肿坚痛（治热肿）。

白矾（半两） 甘草（生，半分） 大黄（一分）

上为末，水和丸如枣大，绵裹纳阴中，日两换，以愈为度。

黑白散

治妇人阴中肿痛。

小麦 朴硝 白矾 五倍子 葱白

上件煎汤频洗。

枳橘熨

治妇人阴肿如石，痛不可忍，二便不利。（如石者，气凝血滞也，厥阴之经环阴器，用此熨之，是行其气耳）。

枳实 陈皮（各四两）

上二味，炒令香热，以绢袋盛之，遍身从上至下，及阴肿处，频频熨之，冷则又换，直至喉中觉枳实气，则痛止肿消便利矣。

杂方

治妇人阴中肿痛。

用枳实半斤切碎，炒热，布裹包熨之，冷即易。

一方用枳壳。

一方用铁精粉敷上（铁精平肝热）。

一方以甘菊苗研烂，百沸汤淋洗熏浸（甘菊清肝热而散）。

一方用马鞭草捣烂涂之（马鞭草散肝血）。

治阴痒生虫

大黄散

治妇人阴痒(阴痒总是心肝二火游行)。

大黄（微炒） 黄芩 黄芪（炙，各一两） 赤芍药 玄参 丹参 山茱萸 蛇床子（各半两）

上为细末，每服二钱，食前温酒调服。

硫鲤丸

治阴中生虫，亦治茄子疾（生虫系秽恶不洁，外治无非杀虫，内治无非清火养阴）。

大鲤鱼一个，去头皮，入硫黄一两，黄泥固，用火煅烟尽，为末，米糊丸，如桐子大，每服二十丸，温酒下。

《广济》方

疗妇人阴痒不止。

蚺蛇胆 雄黄 硫黄 朱砂 硝石 芜荑（各半两） 藜芦（二钱半）

上为细末，以腊月猪脂和如膏，用故布作缠子，如指长一寸半，以药涂上，纳阴中，日一易之，易时宜用猪椒根三五两，水煮稍热洗，干拭纳之（先师云，一妇患此，日用热水洗涤数次，百方不效，后随夫任至山东，食小米饭数月而愈，岂亦补土而制湿欤？观此则治法又须补脾燥湿矣，姑试之）。

一方

治阴中生细虫，痒不可忍，若食入脏腑，即死。

梓树皮（焙干为末，二钱） 枯矾（五分） 麝香（少许）

上和一处，研匀敷之，立效。

又方

桃仁、雄黄研匀纳阴中，仍服清肝解郁之药。

又方

蛇床子、白矾煎水，淋洗即止。

又方

狼牙（二两，细锉），蛇床子（三两），以米三升，煮汁沸热洗。

又方

取牛肝或猪肝截五寸绳紧，纳阴中半日，虫入肝取出，立效。

又方

取鸡肝乘热纳阴中，如有虫，当尽下。

又方

新桃叶捣烂，绵裹纳阴中，日三两易。

又方

生艾汁调雄黄末，烧烟熏之，更用雄黄末纳阴中。

《圣惠》方

疗阴中有虫，痒且痛，目肿身黄，欲得男子，漏血下白，少气思美食。

用鲤鱼长一尺，去头肉，取骨捣末，熬黄黑，以猪脂和，以绢袋盛，如常法纳阴中，至痛处即止，虫当自出。

崔氏疗阴痒不可忍方

杏仁烧作灰，乘热绵裹纳阴中，日二易之。

又方

蒜煮汤洗之。

一方用枸杞根。

又方

小蓟不拘多少，水煎作汤热洗，日三次。

治阴户生疮

补心汤

治妇人阴户生疮，名曰䘌疮，或痛或痒，如虫行状，脓水淋漓，阴蚀已尽，治之当补心养胃（汤名补心，我不知其所以补？能治阴疮，我不知其所以治？当问之知者）。

人参　茯苓　前胡　半夏（汤泡七次）　川芎（各七钱半）　陈皮　枳壳（去瓤，麸炒）　紫苏　桔梗　干姜　甘草（各五钱）　当归　白芍药（各一两）　熟地黄（一两半）

上锉，每服四钱，加姜枣煎服。如湿热有虫者，去姜、苏、参、梗四味，加苦参、北艾、桃仁、吴茱萸、水炒黄连。

藿香养胃汤

治阳明经虚不荣肌肉，阴中生疮不愈（此名养胃固宜，第以阴中生疮，而归之阳明经虚，岂以土失生气而自腐欤？以此而推，则食小米而阴䘌乃愈者，亦此意也）。

藿香　薏苡仁　神曲（炒）　乌药（去木）　砂仁　半夏曲　茯苓　白术　人参（各五分）　荜澄茄　甘草（各三分半）

上锉，姜枣煎服。

一方

治阴内生疮，脓水淋漓，或痒痛（此方清热导湿，活血排脓生肌，乃太阴阳明少阴厥阴正法也）。

升麻　白芷　黄连　木通　当归　川芎　白术　茯苓

上锉，水煎服，更用塌肿汤浴洗。

塌肿汤

治妇人阴户生疮或痒痛，或脓水淋漓。

甘草　干漆（各三钱）　生地黄　黄芩　当归　川芎（各二钱）　鳖甲（炙，五分）

上锉作一剂，用水数碗煎数沸，去渣，常洗患处。

治阴疮方

芜荑　川芎　黄芩　甘草　黄连　白芷　附子　矾石　雄黄（各六铢）

上㕮咀，取猪脂四两，合煎敷之。

治妇人阴疮与男子妒精疮大同小异方

黄丹　枯白矾　萹蓄　藁本（各一

两） 荆芥 蛇床子（研极细） 白蛇皮（一条，烧灰） 硫黄（各半两）

上为细末，另以荆芥、蛇床子煎汤温洗，软帛渗干，清油调涂。如疮湿，干末掺之。

治㿗疮方

因月后便行房，致成湛浊（湛浊为经事断续不了了也）。伏流阴道，㿗疮遂生，瘙痒无时，先用胡椒、葱白作汤，一日两三度淋洗，却服后药。

黄芪（盐水炙） 菟丝子（酒浸蒸） 沙苑蒺藜（炒） 黑牵牛（以补药配牵牛，以燥湿合通利，何也？） 赤石脂 龙骨

上为末，炼蜜丸，桐子大，每服二十丸，燕窝蒸酒澄上清者吞下（燕窝酒奇）。

黄芩汤洗方

疗妇人阴中生疮（活血清热，燥湿杀虫）。

当归 大黄 黄芩 川芎 雄黄 矾石（各二分） 黄连（一分，凡方中有云分者，音作忿，每一分，二钱半也）。

上切，以水五升，取四升，洗疮，日三度。

雄黄散

（活血开结杀虫）

雄黄 川芎 当归 北细辛 川椒 藜芦 辰砂

上为末，绵裹纳阴中，又敷外疮上，忌如常法。

当归汤

治阴蚀[1]（活血生疮）。

当归 川芎 芍药 甘草（各二两） 地榆（三两）

一方有蛇床子，不用川芎。

上细切，以水五升，煮取三升，去滓熏洗，日三夜二。

又方

（燥湿生肌）

五倍子 甘草 滑石 黄丹（各等份）

上为末，先以甘草汤洗，然后敷之。

《肘后》方

治妇人阴户生疮，作痒或痛（燥湿杀虫）。

杏仁（炒） 雄黄 白矾（各五钱） 麝香（二分）

上为细末，敷入阴中。

一方单用硫黄研细，敷之亦效。

铜绿散

治男妇阴部湿淹疮（燥湿去腐生肌）。

五倍子（五钱） 白矾（一钱） 乳香（五分） 轻粉（一字） 铜绿（少许）

上为末，洗净掺之。

麝香杏仁散

治妇人阴疮（入肝开窍杀虫）。

麝香（少许） 杏仁（不以多少，烧存性）

上为细末，如疮口深，用小绢袋子二个，盛药满，系口，临上床炙热，安在阴中，立愈。

柏蛤散

治下㿗湿疮。

黄柏（以磁锋刮末） 蛤粉（各等份）

上掺上即愈。盖黄柏去热，蛤粉燥湿故也。

又方

平胃散加贯众末（贯众杀虫除热），每服二钱，煮熟猪肝拌药，纳阴户，数日可安。

治阴痔

治妇人阴中生痔，九窍有肉突出者皆名为痔。

用乌头七个烧存性，用小瓦罐盛酽

[1]治阴蚀：原脱，据目录补。

醋淬之，乘热熏，候通手沃之良（肉突为痔，人尝未谙，乌头醋洗，亦所未知）。

洗方

治茄子疾。

茄皮　白矾　马椿头根　朴硝　泽兰　石灰（炒，少许）

上煮水熏洗。

敷药

治茄子疾。

朴硝为末，黄荆柴烧沥调敷，或浓铁浆水调敷。

又方

治茄子疾，心躁连绵，黄水易治，白水难愈。

用生枳壳为散，煎汤熏洗。却用绵帛包枳壳滓，纳入阴中，即日渐消。

治阴挺下脱

当归散

治妇人阴中突出一物，长五六寸，名阴挺，又名㿉疝。

当归　黄芩（各二两）　牡蛎（一两五钱）　猬皮（炙一两）　赤芍药（五钱）

上为末，每服二钱，食前温酒调下，滚汤亦可。如不应，更以补中益气汤，倍加升麻、柴胡兼服之（治肿痛用枳实）。

又方

治阴挺（治在肝）。

当归　穿山甲　蒲黄（炒，各半两）　辰砂（一钱）　麝香（少许）

上为末，每服二钱，酒调下尤效。

三茱丸

治阴中生一物，所大牵引，腰腹膨胀，痛至甚，不思饮食，皆因多服热药及煎煿，或犯非理房事，兼意淫不遂，名阴挺。

食茱萸　吴茱萸（汤浸，微炒）　山茱萸肉　舶上茴香　白蒺藜　桔梗（慢火炒）　青皮（去白，各一两）　五味子　海藻（洗焙）　大腹皮（酒洗，晒干）　川楝子（去核）　延胡索（各一两二钱半）

上为末，酒糊丸，如梧子大，每服三十五丸，木通汤下。下虚加川乌炮去皮，肉桂去粗皮，各一两；腰腹痛甚，加桃仁去皮尖、麸炒别研，青皮去白，枳实去穰，各一两，真南木香七钱半，服之。

一方每服二钱，生地黄汤调，仍用金毛狗脊、五倍子、白矾、水杨根、鱼腥草、山黄连各一两为散，分作四服，以有嘴瓦罐煎熟，预以银锡作一长小筒，下透罐嘴，嘴上贯挺上，先熏后洗，立效。更服白薇散、凌霄花少许煎。

一捻金丸

服前药未效，却用此（此是肝家药）。

延胡索　舶上茴香　吴茱萸（炒）　川楝子（去核）　青木香（各二两）

上为末，粳米饭糊丸，如桐子大，每服三十五丸，空心木通汤服。又用梅花脑子半钱，铁孕粉一钱，水调刷上。如阴畔生疱，以凉血余每服三钱，加凌霄花少许煎，空心服，立效。

治妇人阴挺出下脱方

（此从治法也，亦不得桂而枯之意。）

桂心（一方作川椒）　吴茱萸（一两，生用）　戎盐（二两）

上药并炒令色变，捣罗为末，以绵裹如指大，纳阴中，日再易之，甚妙。

又方

川椒　川乌头（并生用）　白及（各半两）

上捣罗为末，绵裹一钱纳阴中，深三寸，腹中热即止，来日再用之。

又方

蛇床子（五两）　乌梅（二七枚）

以水五升，煮取三升，去滓，稍热

洗之，每日夜三五度用。

又方

硫黄　乌贼骨（各半两）

捣罗为末敷之。

又方

铁精细研，以羊脂调，布裹炙热熨之，以瘥为度。

又方

用羊脂煎令适冷暖，取涂上，以铁精敷之，多少令调，以火炙布暖熨肛上，渐涂纳之，然后末磁石酒服方寸匕，日三。

熏洗法

用荆芥穗、臭椿树皮、藿香叶煎汤，熏洗即入。

托药

用蓖麻子叶有九角者好，飞过白矾为末，以纸片摊药托入。

掺药

先以淡竹根煎汤洗，仍用五倍子、白矾为末，干掺立效。

敷药

用温盐水洗软，却用五灵脂烧烟熏，次用蓖麻子研烂，涂上吸入，如入即洗去。

治阴冷

五加皮浸酒方

治妇人癖瘦阴冷（总是寒者温之，而地骨、天门又所以清上而实下也）。

五加皮　干姜　丹参　蛇床子　熟地黄　杜仲（各三两）　地骨皮　天门冬（各一两）　钟乳粉（四两）

上锉碎，以生绢袋盛，用酒十五斤，渍二宿，每服一盏，空心食前饮之。

一方用枸杞子，无地骨皮（枸杞尤佳）。

八味丸

治血弱不能荣养脏腑，津液枯涩，风寒客于子脏，以致阴冷。

熟地黄（半斤，杵膏）　山茱萸肉　干山药（各四两）　牡丹皮　白茯苓　泽泻（各三两）　肉桂　附子（各一两）

上为末，和地黄膏，加炼蜜为丸，如桐子大，每服七八十丸，空心食前白滚汤下。

治妇人阴冷方

远志　干姜　莲花（各半两）　蛇床子　五味子（各一两）

上捣罗为末，每用兼以兔粪涂阴门，用绵裹一钱，纳阴中，热即为效。

又方

蛇床子　吴茱萸　甜葶苈（各半两）　没石子（一枚）

上为末，绵裹枣许大，纳阴中，令腹内热为度。

又方

蛇床子（一两）　吴茱萸（一两半，生用）一方用麝香。

上为末，炼蜜丸，如酸枣大，以绵裹纳阴中，下恶物为度。

温中坐药

用蛇床子为末，白粉少许，和匀，如枣大，绵裹纳之，自然温热为效。

又方

吴茱萸入牛胆中令满，阴干百日，每取二十粒，研碎，帛裹纳阴中，良久如火热（有巧思）。

治交接出血作痛

《千金》方

治女人交接出血（温养其阴，则阳舒而受矣，盖寒则气闭，故致伤）。

桂心　伏龙肝（各五钱）

上为末，酒服方寸匕，瘥止。

又方

黄连（六分） 牛膝 甘草（各四分，每一分二钱半也）

上细切，以水四升，煮取二升洗，日三四度瘥。

又方

乱发、青皮二味烧灰敷之。

又方

用熟艾紧裹一团，然后以绵裹纳阴中。

《集验》方

疗女人交接，阳道违理，及他物所伤犯。血流沥不止，方取釜底墨断葫芦涂药纳之（以何物调涂之?）。

又方

疗童女交接，阳道违理，血出不止，用烧发并青布末，为粉涂之。

一方割鸡冠血涂之。

一方以赤石脂末掺之。

一方五倍子末掺亦良。

治小户嫁痛方

（按：此方嫁痛之故，乃肝阳不足，宜养肝之阳，以阴主阖，阳主开也。）

甘草 生姜（各五分） 白芍药（四分） 桂心（二分）

上锉，以水二升，煎三四沸服。

又方

海螵蛸烧为末，酒调服方寸匕，日三服。

又方

小麦、甘草二味，各等份，煎汤洗甚效。

治伤丈夫头痛

《集验》方

疗女人伤丈夫四肢沉重，嘘吸头痛（伤丈夫则淫欲过也，或肝阴不足欤？此方既补肝阴，复壮肝气，服之自效）。

生地黄（八两） 芍药（五两） 甘草（三两） 香豉（一升） 葱白（一斤） 生姜（四两）

上以水七升，煮取二升半，分三服，不得重作，忌房事。

桑白皮汤

治妇人伤丈夫，苦头痛，欲呕闷（此温中药也，于治呕闷固宜，至头痛而用桑皮，则莫为之解）。

桑白皮（半两） 干姜（一絫） 桂心（五寸） 大枣（二十枚）

上切，以酒一斗，煮三四沸，去滓，分温服，衣适厚薄，毋令汗出。

附治脚癣

金莲稳步膏

治妇人脚趾缝坏痛。

黄连 黄柏 黄丹 荆芥（微炒，各等份）

上为细末，掺脚趾缝内，布扎缚，自然平稳不痛。

卷之八

胎前门·上

论胎属十二经所养

虞氏曰：《脉经》云：诊其脉，手少阴之脉动甚者（手少阴动脉，诊在神门，于左右手掌后内侧横纹下，与关相对者是），妊子也。盖手少阴，心脉也，心主血脉故也。又肾为胞门子户，尺中肾脉（尺脉更真），按之不绝，当妊子也。又曰：妇人妊娠一月之时，足厥阴脉养之，二月足少阳脉养之，三月手少阴脉养之，四月手少阳脉养之，五月足太阴脉养之，六月足阳明脉养之，七月手太阴脉养之，八月手阳明脉养之，九月足少阴脉养之，十月足太阳脉养之，是以诸经脉各养三十日也。若夫至期当养之经，虚实不调，则胎孕为之不安，甚则下血而堕矣。夫手足十二经，气血盈亏不同，如手足厥阴、太阳少气多血，手足太阴、少阴少血多气，手足少阳气多血少，手足阳明气盛血多，安胎之法，宜各按月依经，视其气血虚实而调之，庶无胎堕之患。其或感冒风寒，别生异证，又宜各按法而调治之（如此治皆得法）。

论治胎产三禁

洁古云：治胎产之病，从厥阴经论之，是祖气生化之源也（厥阴肝木乃风化之始，故曰化之源，而祖气乃天真之气，非谷气也。东方生风，风生虫，人亦倮虫也，故从厥阴风木论之）。厥阴与少阳相为表里，故治法，无犯胃气及上二焦。有三禁，不可汗，不可下，不可利小便。发汗则伤上焦之阳，利大便则脉数而动脾，利小便则内亡津液，胃中枯燥。制药之法，能不犯此三禁，则荣卫自和而寒热止矣。如发渴则白虎，气弱则黄芪，血刺痛而和以当归，腹中疼而加之芍药。大抵产病天行，从增损柴胡；杂证，从增损四物，宜详察脉证而用之。

论胎前调理法

《集略》云：母之肾脏系于胎，是母之真气，子之所赖也。受妊之后，宜令镇静，则血气安和，须内远七情，外薄五味，大冷大热之物，皆在所禁，使雾露风邪，不得投间而入，亦不得交合阴阳，触动欲火。务谨节饮食，若食兔缺唇，食犬无声，食杂鱼而致疮癣。心气大惊而癫疾，肾气不足而解颅，脾气不和而羸瘦，心气虚乏而神不足，儿从母气，不可不慎也（心藏神，肾主骨，脾主肉，故云然）。苟无胎痛、胎动、泻痢及风寒外邪，不可轻易服药。不得已，在审度疾势轻重，药性高下，不必多品（胎前药，最忌群队，故不必多）。然父少母老，产女必羸；母壮父衰，生男必弱（出《遗书》，乃至言也）。气受偏瘁，与之补之，补羸女则养血壮脾，补弱男则壮脾节色。羸女宜及时而嫁，弱男及待壮而婚。昔人论年老有子者，男不过八八，女不过七七，则知血气在人，固自有量，夫岂逃阴阳之至数哉（知七损八益之理者，能道此）。

论胎前用药法

丹溪曰：胎前当清热养血（气实者，宜清热养血；气滞者，宜理气安胎；气虚者宜补）。　产妇因火逼动胎，逆上作喘急者，急用条芩、香附之类，为末调下。条芩水中取沉者为佳。黄芩安胎，乃上中二焦药，能降火下行。天行不息，所以生生而无穷。茺蔚子治血行气，有补阴之妙，命名益母，以其行中有补也。故曰胎前无滞，产后无虚。难产可煎作膏。条芩、白术乃安胎之圣药，俗以黄芩为寒而不用，反谓温热药能养胎。殊不知胎孕宜清热养血，使血循经而不妄行，乃能养胎。怀娠嗜物，乃一脏之虚，如爱酸物，乃肝脏不能养胎而虚也。有孕八九个月，必用顺气，须用枳壳、紫苏梗。

孕妇食忌

鸡肉合糯米食，令子生寸白虫。食犬肉，令子无声。鲤鱼同鸡子食，令子生疳，多疮。食兔肉，令子缺唇。食羊肝，令子多厄。食鳖肉，令子项短缩头。鸡子与桑椹同食，令子倒生，心寒。鲜鱼同田鸡食，令子喑哑。雀肉同豆酱食。令子面生皯黯黑子。食螃蟹，令子横生。食生姜，令子多指。食水浆，令绝产。食雀肉饮酒，令子多淫无耻。食慈菇，消胎气。食驴马肉，过月难产。豆酱合藿香食之，堕胎。食山羊肉，令子多病。食鳅鳝无鳞鱼，难产。食诸般菌，生子惊风而夭。食雀脑，令子患雀目。

孕妇药忌

歌曰：蚖斑水蛭及虻虫，乌头附子配天雄。野葛水银并巴豆，牛膝薏苡与蜈蚣。三棱代赭芫花麝，大戟蛇脱黄雌雄。牙硝芒硝丹皮桂，槐花牵牛皂角同。半夏南星与通草，瞿麦干姜桃仁通。硇砂干漆蟹脚爪，地胆茅根莫用好（此药外，或有未尽者，可以类推）。

孕妇起居忌

《便产须知》云：勿乱服药，勿过饮酒，勿妄针灸，弗向非常地便；勿举重登高涉险，心有大惊，犯之产难，子必癫痫；勿多睡卧，时时行步；勿劳力过伤，使肾气不足，生子解颅，脑破不合；衣毋太温，食毋太饱，若脾胃不和，荣卫虚怯，子必羸瘦多病。自家及邻家修造动土，犯其胎气，令子破形殒命。刀犯者，形必伤；泥犯者，窍必塞；打击者，色青黯；紧缚者，相拘挛。有此等，验如影响，切宜避之（宜知）。

候胎法

《脉经》曰：妇人怀躯七月而不可知，时时衄血而转筋者，此为躯也。衄时嚏而动者，非躯也。《素问》云：妇人足少阴脉动甚者，妊子也。阴搏阳别，谓之有子（王注云：阴，谓尺中也；搏，谓搏触于手也。此脉搏击，与寸脉殊别，则谓有孕之兆）（《素问》以足少阴脉动甚为有妊，《脉经》以手少阴脉动甚为有妊，岂心肾同一诊耶？此只言《素问》，盖亦有见）。

《脉经》曰：妊脉初时，寸微小，呼吸五至。三月而尺数也，脉滑疾，重以手按之散者，胎已三月也。脉重手按之不散，但疾不滑者，五月也。尺脉左偏大为男，右偏大为女，左右俱大，产二子，大者如实状（实字妙）。妇人妊娠四月，欲知男女法，左疾为男，右疾为女，俱疾为二子（王子亨云：妊娠三部俱滑而疾；在左为男，在右为女）（诊在尺脉，的是至论。然于王子亨之说，亦为禀厚者言）。遣妊娠人面南行，还复呼之，左回首者是男，右回首者是女。看上圊时，夫从后急呼之，左回首者是男，右回首者是女也。

娄全善云：按丹溪云，男受胎在左子宫，女受胎在右子宫。斯言大契是说也。盖男受胎在左，则左重，故回首时，慎护重处而就左也；女胎在右则右重，故回首慎护重处而就右也。推之于脉，其义亦然。胎在左则血气护胎而盛于左，故脉亦从之，而左疾为男，左大为男也；胎在右则血气护胎而盛于右，故脉亦从之，而右疾为女，右大为女也。亦犹经云：阴搏阳别，谓之有子。言受胎处在脐腹之下，则血气护胎而盛于下，故阴之尺脉鼓搏有力，而与阳之寸脉殊别也。又如痈节发上，则血气从上而寸脉盛，发下则血气从下而尺脉盛，发左则血气从左而左脉盛，发右则血气从右脉盛也。丹溪以左大顺男，右大顺女，为医人之左右手，盖智者之一失也（丹溪以此诊男女之病，原不诊产妇，须知之）。

诊妇人有妊歌

肝藏血兮肺主气，血为荣兮气为卫。阴阳配偶不参差，两脏通和皆类例。血衰气旺定无娠，血旺气衰应有体。寸微关滑尺带数，流利往来并雀啄。小儿之脉已见形，数月怀耽犹未觉。左疾为男右为女，流利相通速来去。两手关脉大相应。已形亦在前通语。左手带纵两个男，右手带横一双女。左手脉逆生三男，右手脉顺生三女。寸关尺部皆相应，一男一女分形证。有时子死母身存，或即母亡存子命。往来三部通流利，滑数相参皆替替。阳实阴虚脉得明，遍满胸膛皆逆气。左手太阳浮大男，右手太阴沉细女。诸阳为男诸阴女，指下分明长取记。三部沉正等无疑，尺内不止真胎妇。夫乘妻兮纵气雾，妻乘夫兮横气助。子乘母兮逆气参，母乘子兮顺气护。小儿日足胎成聚，身热脉乱无所苦。汗出不食吐逆时，精神结备其中住。滑疾不散胎三月，但疾不散五月母。弦紧牢强滑者安，沉细而微归泉路。

验胎方❶

神方验胎散

妇人两三个月，月经不行，疑是两身，却疑血滞，心烦寒热恍惚，此药可验。

真雀脑芎（一两）　当归（全用，重一两者只用七钱）

上二味，为细末，分作二服，浓煎好艾汤一盏调下。或好酒调服亦得。可待三两个时辰间，觉脐腹微动仍频，即有胎也，动罢即愈，安稳无虞。如不是胎，即不动。所滞恶物自行，母亦安也。如服药不觉效，再煎红花汤调下，必有神效。

验胎方

经脉不行，已经三月者。

用川芎为细末，浓煎艾叶汤，空心调下二钱。觉腹内微动，则有胎也，否

❶验胎方：原脱，据目录补。

则是经滞。

艾醋汤

如过月难明有无，或月数未足难明。

用好醋炆艾服半盏。后腹中番大痛是有孕，不为痛定无。

探胎散

妇人胎气有无，疑似之间，以此探之，有胎则吐，无则不吐。

皂角（去皮）（皂角探胎，未有不吐，但恐胃弱之妇，即无胎亦不免于吐耳） 甘草（炙，各一钱） 黄连（五分）

上为细末，作一服，温酒调服。

逐月养胎法

北齐名医徐之才云：妊娠一月名胎胚，饮食精熟，酸羹受御，宜食大麦，毋食腥辛，是谓才正。妊娠一月，足厥阴脉养，不可针灸其经（如大敦、行间、太冲、中封、五里、中郄等穴是也）。足厥阴内属于肝，肝主筋及血，一月之时，血行痞涩，不为力事，寝必安静，无令恐畏。

妊娠二月名始膏，无食辛臊，居必静处，男子勿劳，百节皆痛，是为胎始结。妊娠二月，足少阳脉养，不可针灸其经（如胆窍、血墟、蹻阳、绝骨、外立、阳陵泉等穴是也）。足少阳内属于胆，胆主精，二月之时，儿精成于胞里，当慎护勿惊动也。

妊娠三月名始胎，当此之时，未有定仪，见物而化，欲生男者，操弓矢，欲生女者，弄珠玑，欲子美好，数视璧玉，欲子贤良，端坐清虚，是谓外象而内感者也。妊娠三月，手心主脉养，不可针灸其经（如中冲、劳宫、大陵、内关、间使、郄门、曲泽等穴是也）。手心主内属于心。毋悲哀思虑惊动。

妊娠四月，始受水精，以成血脉，食宜稻粳，羹宜鱼雁，是谓盛血气，以通耳目，而行经络。妊娠四月，手少阳脉养，不可针灸其经（如关冲、阳池、内关、三阳、天井、曲垣等穴是也）。手少阳内输三焦，四月之时，儿六腑顺成，当静形体，和心志，节饮食。

妊娠五月，始受火精，以成其气，卧必晏起，沐浴浣衣，深其居处，厚其衣服，朝吸天光，以避寒殃，其食稻麦，其羹牛羊，和以茱萸，调以五味，是谓养气，以定五脏。妊娠五月，足太阴脉养，不可针灸其经（隐白、大都、公孙、商丘、三阴交、漏谷、阴陵泉等穴是也）。足太阴内输于脾，五月之时，儿四肢皆成，毋太饥，毋甚饱，毋食干燥，毋自炙热，毋太劳倦。

妊娠六月，始受金精，以成其筋，身欲微劳，无得静处，出游于野，数观走犬，及视走马，食宜鸷鸟猛兽之肉，是谓变腠理，纫筋以养其力，以坚背膂。妊娠六月，足阳明脉养，不可针灸其经（如厉兑、丰隆、阴市、上下廉、三里等穴是也）。足阳明内属于胃，主其口目，六月之时，儿口目皆成，调五味，食甘美，毋太饱。

妊娠七月，始受木精，以成其骨，劳身摇肢，无使定止，动作屈伸，以运血气，居处必燥，饮食避寒，常食稻粳，以密腠理，是谓养骨而坚齿。妊娠七月，手太阴脉养，不可针灸其经（如少商、鱼际、列缺、尺泽、天府等穴是也）。手太阴内属于肺，主皮毛，七月之时，儿皮毛已成，无大言，无号哭，无薄衣，无洗浴，无寒饮。

妊娠八月，始生土精，以成肤革，和心静息，无使气极，是谓密腠理，而光泽颜色。妊娠八月，手阳明脉养，不可针灸其经（如商阳、二间、合谷、上下廉、三里、曲池、肩井、肩髃等穴是也）。手阳明内属于大肠，主九窍，八月之时，儿九窍皆成，无食燥物，无辄失食，无忍大起。

妊娠九月，始受石精，以成皮毛，六腑百节，莫不毕备，饮醴食甘，缓带自持而待之，是谓养毛发，致才力。妊娠九月，足少阴脉养，不可针灸其经（如涌泉、然谷、太溪、交信、筑宾、伏溜等穴是也）。足少阴内属于肾，肾主续缕，九月之时，儿脉续缕皆成，无处湿冷，无着炙衣。

妊娠十月，五脏俱备，六腑齐通，纳天地气于丹田，故使关节人神皆备，但俟时而生。

妊娠一月始胚，二月始膏，三月始胞，四月形体成，五月能动，六月筋骨立，七月毛发生，八月脏腑具，九月谷气入胃，十月诸神备，即产矣，宜服滑胎药，八月即服。

乌雌鸡汤

妊娠一月，阴阳新合为胎，寒多为痛，热多卒惊，举重腰痛，腹满胞急，卒有所下，当预安之，宜服此。

乌雌鸡（一只，治如食法）　茯苓　阿胶（各二两）　吴茱萸（一升）　人参　麦门冬（五合，去心）　白术　芍药（各二两）　甘草　生姜（各一两）

上㕮咀，以水一斗二升煮鸡汁，取六升，去鸡下药，煎取三升，纳酒三升，并胶烊尽，取三升，每服一升，日三。

补胎汤

若曾伤一月胎者，当预服此（胎始一月，生气方浓，伤之则薄矣，故用温升之药以助之，然于丹溪清热养血之语须活看）。

细辛（一两）　防风（一两）　干地黄　白术　生姜（四两）　吴茱萸　大麦（各五合）　乌梅（一升）

上㕮咀，以水七升，煮取二升半，分三服，先食服。寒多者，倍细辛、茱萸；热多渴者，去之，加栝楼根二两。若有所思，加柏子、人参。

一方有人参一两。

艾叶汤

妊娠二月，阴阳踞经，有寒多坏不成，有热即萎悴，中风寒有所动摇，心满脐下悬急，腰背强痛，卒有所下，乍寒乍热，宜服此。

艾叶　丹参　当归　麻黄（各二两）（麻黄之用作，非果有风寒者不可，即果有风寒，体虚者亦不可，宜酌之）　人参　阿胶（各三两）　甘草（一两）　生姜（六两）　大枣（十二枚）

上㕮咀，以酒三升，水一斗煮减半，去滓，纳胶煎取三升，分三服。

一方用乌雌鸡一只煮汁，并头血煎药。

黄连汤

若曾伤二月胎者，当预服此。

黄连　人参（各一两）　吴茱萸（五合）　生姜（三两）　生地黄（五两）

一方用阿胶。一方用当归（半两）。

上㕮咀，以酢浆七升煮取三升，分四服，日三夜一，十日一修合。若颇觉不安，加乌梅一升，水煎不用浆（生地为君，黄连为臣，似大寒矣。而又佐以姜、茱，岂非中和之剂乎？至于酢浆煮法，并昼夜服法，俱佳）。

雄鸡汤

妊娠三月为定形，有寒大便青，有热小便难，不赤即黄，卒惊恐忧愁嗔怒，喜顿仆，动于经脉，腹满，绕脐苦痛，或腰背卒有所下，宜服此。

雄鸡（一只，治如食法）　黄芩　白术　生姜（各一两）　麦门冬（五合）

芍药　人参　茯苓　甘草　阿胶（各二两）　大枣（十二枚，劈）

上㕮咀，以水一斗三升煮鸡减半，出鸡纳药，煮取半，纳清酒三升并胶，煎取三升，分三服，一日令尽。

一方用当归、川芎各二两，不用黄芩、生姜。

茯神汤

若曾伤三月胎者，当预服此。

茯神　丹参　龙骨（各一两）　人参　当归　阿胶　甘草（各一两）　大枣（二十一枚，劈）　赤小豆（二十粒）

上㕮咀，以酢浆一斗煮取三升，分四服，先日服，七日后服一剂。腰痛者，加桑寄生二两。（《深师》有薤白二两，麻子一升。）

菊花汤

妊娠四月，有寒，心下愠愠欲呕，胸膈满，不欲食，有热，小便难，数数如淋，脐下苦急。卒风寒，颈项强痛，寒热，或惊动身躯，腰背腹痛，往来有时，胎上迫胸，心烦不得安，卒有所下，宜服此。

菊花（鸡子大一枚）　麦门冬（一升）　人参（一两半）　甘草　当归（各二两）　麻黄　阿胶（各二两）　半夏（四两）　生姜（五两）　大枣（十二枚）

上㕮咀，以水八升，煮减半，纳清酒三升并阿胶煎取三升，分三服，温卧当汗，以粉粉之。护风寒四五日（有寒，有热，卒风寒，或惊动，是四症矣，而以一方治之，何耶？总之有人参、麦门、归、甘等药，以植其本，则虽有杂症之来，余药自能制之）。

一方用乌雌鸡一只，煮汁煎药。

调中汤

若曾伤四月胎者，当预服此。

白术　枳实　李根白皮　厚朴　柴胡（各三两）　白芍药　生姜（各四两）　当归（一两半）　川芎　续断　甘草（各一两）　乌梅（一升）

上㕮咀，以水一斗煮取三升，分四服，日三夜一，八日后复服一剂。

阿胶汤

妊娠五月，有热，苦头眩心乱呕吐，有寒，苦腹满痛，小便数，卒有恐怖，四肢疼痛，寒热，胎动无常处，腹痛闷顿欲仆，卒有所下，宜服此。

阿胶（四两）　人参（一两）　当归　芍药　甘草　黄芩（各二两）　麦门冬（一升）　吴茱萸（七合）　旋覆花（二合）　生姜（六两）

上㕮咀，以水九升煮药减半，纳清酒三升并胶，微火煎取三升半，分四服，日三夜一，先食服，便愈，不瘥再服。

一方用乌雌鸡一只，割取咽血，纳酒中，以水煮鸡汁煎减半，纳酒并胶，煎取三升半，分四服。

安中汤

若曾伤五月胎者，当预服此。

黄芩（一两）　当归　川芎　干地黄　人参（各二两）　甘草　芍药（各三两）　麦门冬　五味子　大麻仁（各五合）　生姜（六两）　大枣（三十五枚）

上㕮咀，以水七升，清酒五升，煮取三升半，分四服，日三夜一，七日复服一剂。

麦门冬汤

妊娠六月，卒有所动不安，寒热往来，腹内胀满，身体肿，惊怖，忽有所下，腹痛如欲产，手足烦疼，宜服此（此方似与惊怖，卒有所下以下诸症相宜，若腹满体肿，自有正方）。

麦门冬（一升）　人参　甘草　黄芩（各二两）　干地黄（三两）　阿胶（四两）　生姜（六两）　大枣（十五枚）

上以水七升煮减半，纳清酒二升并

胶，煎取三升，分三服，中间进糜粥。

一方用乌雌鸡一只，煮汁煎药。

柴胡汤

若曾伤六月胎者，当预服此。

柴胡（四两） 干地黄（五两） 白术 芍药（一作紫葳） 川芎 麦门冬 甘草（各二两） 苁蓉（一两） 生姜（六两） 大枣（三十枚）

一方有黄芩二两。

上以水一斗煮取三升，分四服，日三夜一，中间进糜粥，勿食生冷，及坚硬之物，七日更服一剂。

葱白汤

妊娠七月，忽惊恐摇动，腹痛，卒有所下，手足厥冷，脉若伤寒烦热，腹满气短，常苦颈项及腰背强。

葱白（三四寸长，十四茎） 黄芪 当归 甘草（各三两） 人参（一两半） 黄芩（一两） 阿胶（四两） 麦门冬 半夏（各一升） 生姜（八两）（此方妙在生姜八两，然非真若伤寒烦热，气血两虚者，不可轻用） 旋覆花（二合）

上㕮咀，以水二升煮减半，纳清酒三升及胶，煎取四升，每服一升，日三夜一，温卧当汗出，若不出者，加麻黄二两，煮服如前法。若秋后，勿强责汗。

一方以黄雌鸡一只，割咽取血纳酒中，煮鸡取汁以煎药。

杏仁汤

若曾伤七月胎者，当预服此（病在肺，肺之用主布散，以下诸药，皆补肺而温散酸收者也，甘草、粳米又补土生金之药）。

杏仁 甘草（各二两） 紫菀（一两） 钟乳 干姜（各二两） 麦门冬 吴茱萸（各一升） 五味子（三合） 粳米（五合）

上㕮咀，以水八升，煮取三升半，分四服，日三夜一，中间进食，七日服一剂。

一方用白鸡一只，煮汁煎药。

芍药汤

妊娠八月，中风寒，有所犯触，身体尽痛，乍寒乍热，胎动不安，常苦头眩，痛绕脐下寒，时时小便白如米汁，或青或黄，或时寒栗，腰背苦冷而痛，目䀮䀮（补土生金，散寒除痛）。

芍药 生姜（各四两） 人参 白术 当归 甘草（各三两） 厚朴（二两） 薤白（切，一升）

上㕮咀，以水五升，清酒四升，合煮取三升，分三服，日三夜一。

一方用乌雌鸡煮汁，以煎前药。

葵子汤

若曾伤八月胎者，当预服此（八月用葵子当思之）。

葵子（二升） 芍药（四两） 白术 柴胡（各三两） 厚朴 甘草（各二两） 生姜（六两） 大枣（二十枚）

上㕮咀，以水九升煮取三升，分三服，日三，凡十日一剂。

一方用乌雌鸡一只，煮汁煎药。

半夏汤

妊娠九月，若卒得下痢，腹满悬急，胎上冲心，腰背痛，不可转侧，短气，宜服此。

半夏 麦门冬 吴茱萸 当归 阿胶（各三两） 干姜（一两） 大枣（十二枚）

上㕮咀，以水九升煮取三升，去滓，纳白蜜八合，微火上温服，四服，痢即止（九月独言痢，且曰四服即止，必有所见，然药品燥热，用宜斟酌）。

一方雌乌鸡一只，煮汁煎药。

猪肾汤

若曾伤九月胎者，当预服此。

猪肾（一具） 白术（四两） 茯苓

桑寄生　干姜　干地黄　川芎（各三两）附子（中者一枚）（附子安胎，亦是奇局，苟非气弱胎寒者，不可轻试）　大豆（三合）麦门冬（一升）

上㕮咀，以水一斗煮肾令熟，去肾纳诸药，煎取三升半，分四服，日三夜一，十日更一剂。

恶阻

恶阻，谓呕吐、恶心、头眩、恶食、择食是也。

《千金方》云：凡妇人虚羸，血气不足，肾气又弱，或当风饮冷太过，心下有痰水者，欲有胎而喜病阻。所谓欲有胎者，其人月水尚来，颜色肌肤如常，但苦沉重愦闷，不欲饮食，又不知其患所在，脉理顺时平和，则是欲有娠也。如此经二月日后，便觉不通，则结胎也。阻病者，患心中愦愦，头重眼眩，四肢沉重，懈惰不欲执作，恶闻食气，欲啖咸酸果实，多卧少起，世谓恶食（恶阻俗谓病儿，然亦间有不病者，又不拘于强弱，此何以故？即俗所谓胎气好）。其至三四月日以上，皆大剧吐逆，不能自胜举也，此由经血既闭，水溃于脏，脏气不宣通，故心烦愦闷，气逆而呕吐也。血脉不通，经络痞涩，则四肢沉重，挟风则头目眩也，觉如此候者，便宜服半夏茯苓汤数剂，后将茯苓丸，痰水消除，便欲食也，既得食力，体强气壮，力足养胎，母便健矣。

《大全》云：妊娠禀受怯弱，便有阻病，其状颜色如故，脉息和顺，但觉肢体沉重，头目昏眩，择食，恶闻食气，好食咸酸，甚者或作寒热（恶阻亦有寒热，不可不知），心中愦闷，呕吐痰水，恍惚不能支持，巢氏谓之恶阻，但证有轻重耳，轻者不服药亦不妨，重者须以药疗之，《千金方》以半夏茯苓汤、茯苓丸专治阻病，然此二药，比来少有服者，以半夏有动胎之性。盖胎初结，虑其易散，不可不谨也。张仲景《伤寒论》有用黄龙汤者，小柴胡汤中去半夏是也，此盖为妊娠而设焉。王子亨则有白术散，《局方》则有人参丁香散，杨振则有人参橘皮汤，齐士明则有醒脾饮（醒脾二字足以尽之也），皆不用半夏，用之多效。

李茂翁云：若左脉弱而呕，服诸药不止者，当服理血归原药则愈。经云：无阴则呕是也。

薛氏云：前证若中脘停痰，用二陈药加枳壳；若饮食停滞，用六君子加枳壳；若脾胃虚弱，用异功散；若胃气不足，用人参橘皮汤；兼气恼，加枳壳；胸胁痞闷，更加苏梗；胁痛，再加柴胡；若饮食少思，用六君子加紫苏、枳壳；头晕体倦，用六君子汤；若脾胃虚弱，呕吐不食，用半夏茯苓汤。盖半夏乃健脾气、化痰滞之主药也，脾胃虚弱而呕吐，或痰涎壅滞，饮食少思，胎不安，必用茯苓半夏汤倍加白术。然半夏、白术、茯苓、陈皮、砂仁，善能安胎气，健脾胃，予常用之，验。

半夏茯苓汤

治妊娠恶阻，呕吐心烦，头目眩晕，恶闻食气，好食酸咸，多卧少起，百节烦疼，羸瘦有痰，胎孕不牢。

半夏（汤洗七次，姜汁炒黄）　白术　陈皮（各一钱）　熟地黄（胸满者去之）　旋覆花（无痰涎不用）　桔梗　人参　芍药　川芎　甘草（各五分）

上㕮咀，加生姜三片，水煎，空心服，兼服后茯苓丸。

《千金方》无旋覆花，有紫苏叶、细辛。有热加黄芩。有客热烦渴口疮，去橘皮、细辛，加前胡、知母各七分半。若腹冷下利，去地黄，加炒桂心五分（有热是内热，有客热是邪热，桂心炒用，即不堕胎，然非真腹冷下利者，不宜）。若胃中虚热，大便秘，小便赤涩，去地黄，加大黄七分半，黄芩一钱（加大黄又是一案）。

陈皮半夏汤

治怀妊气血不足，胎气始盛，逆动胃气，恶阻呕吐，不进饮食。

陈皮（去白，盐水炒）　茯苓（各一钱）　半夏（制，一钱半）　子芩（淡姜汁炒）　枳壳（麸炒）　紫苏（各八分）　甘草（炙，五分）

上切一剂，生姜三片，水一盅，煎七分，食远温服。

旋覆花汤

疗妊娠六七月间，胎不安常处，亦治阻病（补脾利气，行痰水）。

旋覆花（五分）　白术　厚朴　枳壳　黄芩　茯苓（各一钱五分）　半夏　芍药　生姜（各一钱）

上㕮咀，作一服，水煎，食前温服。

缩砂二陈汤

治妊娠脾胃虚弱，饮食不化，呕吐不止（此方有辛散酸收之妙）。

半夏　陈皮（去白）　砂仁（炒，各一钱）　白茯苓（二钱）　甘草（炙，五分）

上加生姜三片，枣一枚，乌梅肉少许，水煎服一二剂，后服茯苓丸。

参橘散

治妊娠恶阻，吐逆痰水，不食，心虚烦闷。（重在心虚烦闷，故用麦门、竹茹）。

人参　橘皮（去白）　茯苓　麦门冬（去心）　白术　厚朴（姜汁炒，各一钱）　甘草（炙，五分）

上作一服，加生姜七片，竹茹如弹子大，水煎服。

青竹茹汤

妊娠恶阻，呕吐不食（此方清而不寒，自是一法）。

竹茹（弹子大一团）　橘皮　白茯苓（各一钱半）　半夏（汤泡七次）　生姜（各二钱）

上锉，水煎温服，忌羊肉饧鲊等物。

芦根汤

治妊娠呕吐不食，兼吐痰水（清肺胃，降逆气，散滞气，而不用半夏，又是一法）。

生芦根（七分）　橘红（四分）　生姜（六分）　槟榔（二分）　枇杷叶（三分）

上切，以水二盏煎七分，空心热服。

一方

治妊娠恶食，心中烦愦，热闷呕吐。

青竹茹　麦门冬（各三两）　前胡（二两）　橘皮（一两）　芦根（一两）

如体热，四肢烦热，加地骨皮一两。

上切细，以水一大升煮半升，去渣，分两服，食前。

人参半夏丸

治妊娠恶阻酸心，胸腹冷痛，吐逆不食。

人参　半夏（汤泡七次）　干生姜（各半两）

上为末，以生地黄汁浸蒸饼为丸（生地汁浸蒸饼法，不特制半夏之燥，而又不伤血分，妙妙），如桐子大，每服四十丸，米饮下。

娄氏曰：《大全》方论半夏动胎而不用，今仲景岂独不知此，而用于此方乎？予治妊娠阻病，累用半夏，未尝动胎也。经云有故无殒是也。

茯苓丸

治妊娠恶阻，心中烦闷，吐痰眩晕。先服半夏茯苓汤两剂，后服此药。

赤茯苓　人参　桂心　干姜（炮）（前方用干生姜，此用炮姜，又用桂心，亦大热矣。而炮而生，又复有别，不可不知）　半夏（洗七次，焙）　陈皮（各一两）　干葛根　白术　甘草（炙）　枳壳（去白麸炒黄，各二两）

上为细末，炼蜜丸，如桐子大，每服五十丸，空心米饮下，日三服。

一方加麦门冬。《肘后方》加五味子。

归原散

治妊娠恶阻，呕吐不止，头痛全不入食，服诸药无效者。

人参　甘草　川芎　当归　芍药　丁香（各半两）　白茯苓　白术　陈皮（各一两半）　桔梗（炒）　枳壳（炒，各二钱半）　半夏（洗炒黄，一两）

上㕮咀，每服三钱，加生姜五片，枣一枚，水煎服。

橘皮汤

治妊娠呕吐，不下食。

橘皮　竹茹　人参　白术（各二钱）　生姜（一钱）　厚朴（一钱半）

上锉，水煎服。

恶阻恶食，责之脾虚，呕吐，责之有火。所谓诸逆冲上，皆属于火也。此方竹茹能平少火，厚朴能下逆气，橘皮、生姜所以开胃，人参、白术所以益脾。开胃益脾，欲其安谷云尔。

白术汤

治胃虚恶阻吐水，甚至十余日，水浆不入者。

白术（炒，一两）　人参（五钱）　丁香（二钱半）　甘草（一钱）

上为细末，每服二钱，加生姜五片，水煎，食前温服。

人参丁香散

治妊娠恶阻，胃寒吐逆，翻胃吐食及心腹刺痛。

人参（五钱）　丁香　藿香（各二钱半）

上㕮咀，每服五钱，水煎服。

二香散

治妊娠胎动不安，气不升降，呕吐酸水，起坐觉重。

香附子（一两）　藿香叶　甘草（各二钱）

上为细末，每服二钱，沸汤调下，不拘时食。

白术散

治妊娠胎气不和，不进饮食。

白术（炒）　人参　紫苏（各一钱）　青皮（去白）　川芎　诃子（各八分）　甘草（炙，五分）

上㕮咀，作一服，加生姜三片，水煎服。

（以上数条，方法俱备。）

保生汤

治妊娠恶阻，少食呕吐，或兼吐泻作渴。

人参（一钱）　白术（炒）　甘草（炒）　香附　乌梅（一方作乌药）（吐泻作渴，则效在乌梅矣，作乌药者非）　橘红（各五分）

上锉，加生姜，水煎服。觉恶心呕吐加丁香。

缩砂散

治妊娠胃虚气逆，呕吐不食。

缩砂仁为末，每服二钱，生姜或米饮调服。

胎动不安

《大全》云：妊娠胎动不安者，由冲任经虚，受胎不实也。亦有饮酒、房室过度，损动不安者；有喜怒气宇不舒，伤于心肝，触动血脉者；有信医宜服暖补，反为药所害者。有因母病而胎动者，但治母病，其胎自安。有胎不坚固动及母疾，但当安胎，其母自愈。当以母形色察之，若面赤舌青，儿死母活。面青舌赤，口中沫出，母死子活。若唇青，两边沫出者，子母俱死。

安胎散

妊娠常服安胎（健脾养血清火，则冲任自足，胎孕自安）。

白术　当归（各一钱）　黄芩（一钱五分）　甘草（炙，三分）

上锉，水煎服。如腹胀，加神曲、麦芽各二分半。气虚泄泻，加人参三分，陈皮二分。潮热，加柴胡一钱。气上逆，加枳壳三分。

芩术汤

常服健脾清热，致胎不动。

子芩（一两）　白术（五钱）

上锉，水煎服。

一方芩、术各半两，加当归二钱。

一方用芩、术等份，为末，粥丸，桐子大，每服五十丸，白汤下，名安胎丸。

《金匮》当归散

此方养血清热，孕妇宜常服之。如瘦人血少有热，胎动不安，素曾半产者，皆宜服之，以清其源而无后患也。

当归　川芎　白芍药　黄芩（各一两）　白术（二两）

上为末，每服二钱，酒饮调服，日再服。或用酒糊为丸，如桐子大，每服五十丸，茶汤任下，日三服。

钩藤汤

治妊娠八九月，胎动腹痛，面青冷汗，气欲绝者。此由劳动用力，以伤胎宫，宜急治之。

钩藤钩　当归　茯神（去木）　人参（各一钱）　苦梗（一钱五分）　桑寄生（五分）　（钩藤、寄生，清肝兼补气血）

上锉，水煎服。烦热，加石膏二钱半。

十圣散

治因母疾病，气衰血少，不能护养其胎，以致不安者，宜此主之（即十全大补汤加减）。

人参　黄芪　白术　地黄　砂仁（各五分）　甘草（炙）　当归　川芎　芍药（炒，各一钱）　川续断（八分）

上锉，水煎服。

黄芪汤

治胎动不安，腹痛下黄汁。

黄芪　川芎（各一两）　糯米（一合）（糯米者，谷味之阴，所以补地气之不足，乘天行之健也）

上细锉，水二大盏，煎至一盏，三分，温服。

佛手散

治妊娠因事筑磕，胎动不安，或子死腹中，恶露不下，疼痛不已，用此药探之。若不损则疼止，子母俱安，若胎损，立便逐下。

当归（去芦，酒浸，三钱）　川芎（二钱）

上锉，先用酒一盅煎干，再入水一盅，煎二三沸，温服。

小胶艾汤

治伤损动胎，下血腹痛。

阿胶（炒成珠，一两）　艾叶（二两）

上锉，水煎服。《指迷方》加秦艽一两。

胶艾芎归汤

治妊娠二三月，上至八九月，顿仆跌，胎动不安，腰腹疼痛欲死，已有所下。

阿胶　川芎（各三两）　当归　干地

黄　艾叶（各二两）

一方有甘草，无地黄。

上细切，以水七升，煮取二升半，分三服。

阿胶散

治妊娠或因倾仆，或因毒药，胎动不安，腰腹痛疼，或有所下。

阿胶（蛤粉炒成珠）　艾叶（炒）　当归（酒浸）　川芎　白芍药（炒）　熟地黄（洗）　黄芪　甘草（炙，各一钱）

上㕮咀，加生姜五片，枣三枚，水煎，空心服。

（阿胶益金固血，艾叶助阳上升，升则不坠，固则不流，故三方皆用之。）

当归汤

治妊娠胎动荡，心烦燥，闷绝口干，横生逆产，上冲下筑，迷闷，唇口青黑，手足冷厥。

当归　人参（各一两半）　阿胶（炒，一两）　甘草（二两）

上㕮咀，每服八钱，加连须葱白一茎，水煎温服。

一方有川芎。一方有川芎、厚朴，无甘草（二方平中之奇，且奏效最捷）。

一方

治妊娠从高坠下，腹中下血烦闷。

生地黄　益母草（各一两）　当归　黄芪（各半两）

上㕮咀，每服四钱，水一盏，姜四片，煎至六分，去渣服，无时。

三物解毒汤

治误服毒药动胎（解毒良方）。

甘草　黑豆　淡竹叶（各等份）

上用水煎浓服。

白扁豆散

治妊娠误服诸般毒药毒物。

白扁豆，生去皮，为细末，米饮调服方寸匕，神效，或浓煎亦可。

胎漏下血（妊娠经来）

《脉经》云：妇人经月下，但为微少，师脉之，反言有躯。其后审然，其脉何类，何以别之？师曰：寸口脉阴阳俱平，荣卫调和，按之则滑，浮之则轻，阳明少阴，各如经法，身反洒淅，不欲饮食，头痛心乱，呕哕欲吐，呼则微数，吸则不惊。阳多气溢，阴滑气盛，当作血盛，滑则多实，六经养成，所以月见，阴见阳精，汁凝胞散，散者损堕。设复阳盛，双妊二胎，今阳不足，故令激经也（滑脉主血有余，今经又少，故知孕）。大抵妊娠经来不多，而饮食精神如故，六脉和缓，滑大无病者，血盛有余也，儿大能饮，自不来矣。

《大全》云：夫妊娠漏胎者，谓妊娠数月而经水时下也。此由冲任脉虚，不能约制手太阳、少阴之经血故也。冲任之脉为经络之海，起于胞内。手太阳，小肠脉也；手少阴，心脉也，是二经为表里，上为乳汁，下为月水。有娠之人，经水所以断者，壅之养胎，蓄之以为乳汁也。冲任气虚则胞内泄，不能制其经血，故月水时下，亦名胞漏血，血尽则人毙矣。又有因劳役喜怒哀乐不节，饮食生冷，触冒风寒，遂致胎动。若母有宿疾，子脏为风冷所乘，气血失度，使胎不安，故令下血也（此言漏胎有三，冲任虚者，血海自虚也；七情、饮食、胃寒者，因有所感也；宿疾者，气血失于荣养也）。

曾有一娠妇，月信不绝而胎不损，问产科熊宗古。答曰：妇人血盛气衰，其人必肥，既娠之后，月信常来而胎不动。若晚进观之，便以为漏胎，若作漏胎治之则胎必堕，若不作漏胎治则其胎未必堕。今推宗古之言，诚有旨也。巢氏云：妇人经闭不利，别无所苦者，是谓有子，以其经血蓄之以养胎，壅之为乳汁也。有子之后，蓄以养胎矣，岂可复能散动耶？所以然者，有妊而月信每至，是亦未必因血盛也。若谓妇人荣经有风，则经血喜动，以其风胜则可也（漏胎用风药，亦是升举肝气，使血不漏则胎自固，不但疏风已也）。既荣经为风所胜，则所来者，非养胎之血，以此辨之。若作漏胎治之，必服保养补胎之药，且胎不损，强以药滋之，乃所谓实实虚虚也，其胎终堕宜矣。若医者，知荣经有风之理，专以一药治风，经信可止，或不服药，胎亦无恙。然而有胎本不固，而因房室不节，先漏而后堕者，须作漏胎治之，此又不可不审也。

方氏曰：胎动胎漏皆下血，而胎动有腹痛，胎漏无腹痛为异尔，故胎动宜行气，胎漏宜清热（精悉）。

李氏曰：尿血自尿门下血，漏胎自人门下血，妊娠尿血属胞热者多，四物汤加山栀、发灰，单苦荬菜饮亦妙；因暑者，益元散加升麻煎汤下；稍虚者，胶艾四物汤；久者，用龙骨一钱，蒲黄五钱为末，酒调服。

《脉经》曰：妇人怀躯六月七月，暴下斗余水，其胞必倚而堕，此非时孤浆[1]预下故也（孤浆预下，必倚而堕，此气血两虚也）。

薛氏曰：胎漏黄汁下，或如豆汁。若因肝脾湿热，用升阳除湿汤。血崩，肝脾风热，用加味逍遥散；肝脾郁怒，用加味归脾汤；脾胃气虚，用钱氏白术散；若脾气下陷，用补中益气汤；肝经风热，用防风黄芩丸；风入肠胃，用胃气汤。

加减胶艾汤

治胎动漏血有效。

阿胶（炒成珠） 当归 川芎 白芍药（炒） 地榆（各一钱） 艾叶（炒） 甘草（各五分）

上锉一服，水煎饥服。胎漏血多起于气恼血逆火动之故，可加炒黄芩、炒香附、炒砂仁研细同煎。或有受胎至四五个月即堕，或至六七个月漏血要堕者，宜前方去艾叶、地榆，加白术、黄芩、茯苓、熟地黄、续断。有气盛，亦加香附、砂仁。气虚，加人参、黄芪之类。如伤堕多次，受孕后便宜服《千金》紫苏饮，及前加减法。汤丸相间，庶免再堕。

安胎饮

治妊娠卒然腰痛，下血不已。

当归 川芎 白芍药（炒） 熟地黄 阿胶（炒） 艾叶 黄芪（各一钱） 甘草（炙） 地榆（各五分）

上锉一剂，加姜、枣，水煎服。

《大全》方

治妊娠三四月腹痛，时时下血。

当归 熟地黄 艾叶（各六两） 续断（二两） 阿胶 鸡苏 竹茹（各一两）

上用水一升煎取七合，空心再服。

如圣汤

治胎动腹痛，或为胎漏。

鲤鱼皮（鲤鱼皮之用，奇） 当归（酒浸） 白芍药 熟地黄（酒蒸） 川芎 川续断（酒浸） 阿胶（蛤粉炒成珠） 甘草（炙，各等分）

上㕮咀，每服四钱，加苎根少许，生姜五片，水煎温服。

安胎当归汤

治妊娠举动，惊悸，胎不安，小腹痛引腰络，下血。

当归 川芎 阿胶（炒） 人参（各

[1]孤浆：亦名胞浆、胎浆。即羊水。

一两）　大枣（十二枚）　艾叶（一把）

一方有甘草，无参、枣。

上以水酒各三升，煮至三升，纳胶令烊，分三服。

枳壳汤

治胎漏下血，及因事下血。

枳壳（去穰，麸炒）　黄芩（各半两）　白术（一两）（白术为君，不用血药，又是一法）

上锉，水煎，食前温服。

一方加生地，入少酒煎。

当归寄生汤

治妊娠胎漏，非时下血。

当归　川芎　艾叶　白术（各一钱）　人参　桑寄生　续断　熟地黄（各二钱）

上水煎，空心温服。

二黄散

治妇人胎漏下血。

生地黄　熟地黄（各等份）

上为细末，每服二钱，煎白术枳壳汤调，食前服，或㕮咀，水煎服（白术、枳壳煎汤，调地黄末，意见超卓）。

阿胶散

治妊娠无故卒然下血。

阿胶（蛤粉炒成珠，二两，为末）　生地黄（半斤，捣取汁）

上以清酒三升（用清酒妙），搅匀，温热，分三服。

一方

治胎漏下血不止，胞干即死，宜急治之。

生地黄汁（一升）　陈酒（五合）

上同煎三五沸，温三服，以止为度。

榆白皮散

治妊孕胎漏去血，恐其难产，常宜服之。

榆白皮　葵根　大麻仁　瞿麦（各二钱）　木通（一钱）　牛膝（酒浸焙，一钱半）

上㕮咀，水煎温服。

一方

治妊娠忽暴下血数升，胎燥不安（此方治胎燥则可，若脾虚滑泄者禁用）。

榆白皮（三两）　熟地黄（四两）　当归　生姜（各二两）　葵子（一升，《肘后方》不用）

上锉，以水五升煮取二升半，分三服，不瘥，更作服之。

子芩散

治肝经有热，妄行下血。

细条黄芩炒为末，每服一钱，以秤锤烧赤淬酒热调服。若脾胃虚，不宜用。

防风丸

治肝经有风，以致血得风而流散不归经。

防风为末，每服一钱，白汤调服。

防风黄芩丸

治肝经有风热，致血崩、便血、尿血。

条芩（炒焦）　防风（各等份）

上为末，酒糊丸，如桐子大，每服三五十丸，食远或食前，米饮或温酒送下。

上三方治肝经风热之剂。

桂枝茯苓丸

仲景云：妇人宿有癥病，经断未及三月，而得漏下不止，胎动在脐上者，为癥痼害。妊娠六月动者，前三月经水利时，胎下血者，后断三月，衃也，所以血不止者，其癥不去故也，当下其癥，桂枝茯苓丸止之（娄氏曰：凡胎动多当脐，今动在脐上，故知是癥也）（凡遇此症，最宜斟酌）。

桂枝　茯苓　牡丹皮　桃仁（去皮尖，炒）　芍药（各等份）

上五味末之，炼蜜丸如兔屎大，每

日食前服一丸，不知，加至三丸。

《本事》方

治胎漏下血不止。

取桃树上干不落桃子烧灰，和水服瘥。《本草》云：桃奴破血，又治伏梁气积。

上二方，治癥病破血之剂。

《大全》方

治妊娠忽然下黄汁如胶，或如豆汁等物，或胎动腹痛。

黄芪（炒，六两）　糯米（五合）

上以水七升煎取二升，分为四服。

银苎酒

治妊娠下黄汁，或如赤豆。

苎根（去黑皮切，二两）　银（五两，或金银首饰）（黄赤为热，故用苎根以凉之；下黄赤为肝气之疏泄，故重用银以镇之）

上用水酒各一大盏，煎服。

上二方治漏下黄豆汁之症。

烦躁（即子烦，附口干）

《大全》云：妊娠苦烦闷者，以四月受少阴君火气以养精，六月受少阳相火气以养气，若母心惊胆寒，多有烦闷，名曰子烦也。《产宝》云：夫妊娠而子烦者，是肺脏虚而热乘于心（肺虚乘热于心，于理似背，当在虚字上看），则令心烦也。停痰积饮在心胸之间，或冲于心，亦令烦也。若热而烦者，但热而已，若有痰饮而烦者，呕吐涎沫，恶闻食气，烦躁不安也。大凡妊娠之人，既停痰积饮，又寒热相搏，气郁不舒，或烦躁，或呕吐涎沫，剧则胎动不安，均为子烦也。

薛氏曰：前证若因内热，用竹叶汤；气滞，用紫苏饮；痰滞，用二陈、白术、黄芩、枳壳；气郁，用分气饮加川芎；脾胃虚弱，用六君、紫苏、山栀。

《大全》云：妊娠烦躁口干者（烦躁口干，属心脾与子烦大同小异），足太阴脾经，其气通于口，手少阴心经，其气通于舌，若脏腑气虚，荣卫不理，致阴阳隔绝，热乘于心脾，津液枯少，故令心烦而口干也。与子烦大同小异，宜用知母丸。

薛氏曰：前证若胃经实火，用竹叶石膏汤；若胃经虚热，用人参黄芪散；若胃经气虚，用补中益气汤；若肺经虚热，用紫苏饮；若肝经火动，用加味逍遥散；若脾气郁结，用加味归脾汤；若肾经火动，加味地黄丸。

竹叶汤

治妊娠心惊胆怯，终日烦闷，名曰子烦。

白茯苓（三钱）　麦门冬（去心）　防风　黄芩（各二钱）

上作一服，加竹叶十片，水煎服，无时。

一方有知母，无黄芩。

一方有人参，无黄芩。

知母饮

治妊娠心脾壅热，咽膈渴苦，烦闷多惊。

知母　麦门冬（去心）　赤茯苓（各一钱半）　黄芩　黄芪（各二钱）（壅热用黄芪，要知是虚非实）　甘草（一钱）

上作一服，水二盅，入桑白皮半钱，煎至一盅，再入竹沥些少，同煎一二沸服，无时。

犀角散

治子烦。

犀角散（磨水时入）　地骨皮　条芩　麦门冬（去心）　甘草（五分）　赤茯苓（各二钱）

上切，作一服，水二盅，煎八分，入竹沥一合，温服。

当归饮

治子烦。

当归（二钱，酒洗）　川芎　阿胶珠　豆豉　桑寄生（各一钱）　葱白（七茎）

上锉，水煎温服（用葱、豉、川芎散热，又是一法）。

人参散

治妊娠热乘心脾，津液枯少，烦躁干渴。

人参　麦门冬（去心）　赤茯苓　地骨皮　干葛　黄芩（炒）　犀角（镑，各七钱五分）　甘草（半两）

上锉，每服三钱，水煎服。

竹茹汤

疗妊娠烦躁，或胎不安（清心凉肝妙剂）。

用淡青竹刮茹一两，以水一大升煮取四合，徐徐服尽为度。

治妊娠心烦热不止

葱白（一握）　豉（二合）

上以水二大盏，煎至一盏半，去滓，温分三服。

一母丸

治妊娠因服药致胎气不安，有似虚烦不得眠，巢氏谓之子烦也。医者不知，作虚烦治之，损动胎气，宜矣。

知母（洗焙，二两）

为细末，枣肉丸，如弹子大，每服一丸，煎人参汤下。

心腹胀满（即子悬）

《大全》云：妊娠心腹胀满者，由腹内素有寒气，致令停饮，重因触冷饮发动，与气相争，故令心腹胀满也（此虽言寒气停饮所致，然大概阳气壅滞，则令上凑心腹，故以紫苏饮宽气下气为主，余随症加减）。

薛氏曰：前证若外感风寒，内伤饮食，用藿香正气散；若食伤脾胃，用六君子汤；若阳气壅滞，胎上逼心，用紫苏饮。

一妊妇饮食停滞，心腹胀满，或用人参养胃汤加青皮、山楂、枳壳，其胀益甚，其胎上攻，恶心不食，右关脉浮大，按之则弦，此脾土不足，肝木所侮，用六君子加柴胡、升麻而愈。后小腹痞闷，用补中益气升举脾气而瘥。

一妊妇腹胀，小便不利，吐逆，诸医杂进温胃宽气等药，服之反吐，转加胀满凑心，验之胎死已久，服下死胎药不能通，因得鲤鱼汤，其论曰：妊妇通身肿满，或心胸急胀，名曰胎水（须识此症）。遂去妊妇胸前看之，胸肚不分，急以鲤鱼汤三五服，大小便皆下恶水，肿消胀去，方得分娩死胎。此症盖因怀妊腹大，不自知觉，人人皆谓娠孕如此，终不知胎水之为患也。

李氏曰：子悬者，心腹胀满痛也。妊孕四五个月以来，相火养胎，以致胎热，气逆凑心，心腹胀满疼痛，宜紫苏饮。有郁心腹胀满甚者，加莪术及丁香少许。不食者，芩术汤倍白术加芍药。

火盛极，一时心气闷绝而死，紫苏饮连进救之（以火盛极而连进紫苏饮，人恒失之，须知是气作闷）。

此证两尺脉绝者，有误服动胎药，子死腹中，则憎寒，手指唇爪俱青，全以舌为证验，芎归汤救之。

仲景云：妇人怀孕六七月，脉弦发热，其胎愈胀，腹痛恶寒者，少腹如扇，所以然者，子脏寒故也，当以附子汤温其脏（附子胎前禁用，而此以治脏寒，正所谓有故无殒也）。

妇人伤胎，怀身腹满，不得小便，从腰以上重，如有水气状，怀身七月，太阴当养不养，此心气实，当刺泻劳宫及关元，小便微利则愈。

紫苏饮

治胎气不和，凑上心腹，胀满疼痛，谓之子悬。兼治临产惊恐气结，连日不下（一方无川芎名七宝散）。

紫苏叶（二钱） 大腹皮 川芎 白芍药 陈皮（去白） 当归（各一钱） 人参 甘草（各五分）

上锉作一服，加生姜三片，葱白七寸，水煎服。

《本事方》云：曾有一妇，累日产不下，服遍催生药不验。予曰：此必坐草太早，心怀一点惧，气结而不行，然非不顺也。《素问》云：恐则气下。盖恐则精神怯，怯则上焦闭，闭则气还，还则下焦胀，气乃不行矣。得此药，一服便产。及妇人六七月子悬者，予用此数数有验，不十服，胎便近下。

陈方甫治一妇有孕七个月，远归。忽然胎上冲心而痛，坐卧不安，两医治之无效，遂说胎已死矣，用蓖麻子研烂和麝香调贴脐中以下之，命在垂亡。召陈诊视，两尺脉绝，他脉平和。陈问二医作何证治之？答曰：死胎也。陈曰：何以知之？曰：两尺脉沉绝，以此知之。陈曰：此说出何经？二医无答。陈曰：此子悬也。若是胎死，却有辨处，面赤舌青，子死母活；面青舌赤，吐沫，母死子活；唇口俱青，子母俱死。今面不赤，舌不青，其子未死，是胎上逼心，宜以紫苏饮治之。至十服，而胎近下矣。

诃黎勒散

疗妊娠心腹胀满，气冲胸膈烦闷，四肢少力，不思饮食。

诃黎勒 赤茯苓 前胡（各一两） 陈皮 大腹皮 桑白皮（各七钱半） 枳壳 川芎 白术（各半两）

上为粗末，每服四钱，姜三片，枣一枚，水煎服。

保胎和气饮

专治胎前四五个月，身体困倦，气急发热，饮食无味，贪睡头晕等症。

枳壳（四钱） 厚朴 香附子（各三钱） 砂仁 苍术 橘红（各二钱） 苏叶（一钱） 甘草（九分） 小茴香（一钱半）

上锉，分作三服，每服用水一盅半，煎七分服。

瘦胎饮

专治胎前五六个月，胎娠困弱，体重贪睡，食不知味，肚腹胎动。

当归（二钱） 白芍药 益母草 枳壳（各四钱） 砂仁 香附子 益智（各三钱） 甘草（一钱）

上锉，分作三服，每服水一盅半，煎至七分，空心温服。

枳壳汤

治妇人妊胎腹胀。

枳壳（三两） 黄芩（二两，一方只用一两）

上为粗末，每服五钱，水煎服。如腹满，身体沉重，加白术一两。

葱白汤

治胎上逼心烦闷，又治胎动困笃。

用葱白二七茎，浓煮汁饮之，若胎未死即安，已死即出，未效再服（葱白安胎，人所未知）。

娄全善云：此方神效，脉浮滑者宜之。《本草》云：葱白通阳气安胎。

一方

治胎动，上逼心痛。

取艾叶如鸡子大一团，以头醋四升，煎至二升半，温服（妙在醋煎）。

仓公下气汤

治心腹两胁胀闷，饮食少思，四肢无力。

羌活　槟榔　青皮　大腹皮　赤芍药（炒）　甘草（炙）　陈皮　赤茯苓　半夏（姜制）　桑白皮（炒各五分）　桂心（二分）　紫苏茎（二钱）

上锉，加生姜五片，枣一枚，水煎服。

当归汤

治胎动冲心，烦闷欲死，安胎止痛。

当归（酒洗）　川芎　人参　阿胶　甘草（炙，各一两五钱）　连根葱白（一握）

上细锉，以水二升，煎四味至升半，去滓，下葱再煎，减三合，入阿胶温服，一剂分为二三服。

大圣散

治妇人怔悸，睡中多惊，腹胁膨胀，坐卧不宁。

白茯苓　川芎　黄芪（蜜炙）　当归（酒浸）　麦门冬（去心，各一钱）　人参　甘草（炙）　木香（不见火，各五分）

上㕮咀，加生姜五片，水煎服。

治妊娠遍身痛或冲心欲死不能饮食

白术（五两）（此症禁用白术，而此方独用白术为君，非认症之确者，不可）　黄芩（二两）　芍药（四两）

上用水六升煮取二升半，分三服。

一方

治妊娠心下满，气急切痛。

赤茯苓（六分）　桑白皮（五分）　前胡（四分）　郁李仁　槟榔（各三分）

上为细末，以水一升煮取一半，去滓，夜卧服。

安胎和气饮

治胎冷，腹痛引两胁，小便频数，大便虚滑。

诃子（面裹煨，去核）　白术（各二钱）　陈皮（去白）　高良姜（炒）　木香（不见火）　白芍药　陈米（炒）　甘草（炙，各一钱）

上作一服，生姜五片，水煎服，忌生冷之物。

仲景附子汤

妇人怀妊六七月，脉弦发热，其胎愈胀，腹痛恶寒者，少腹如扇。所以然者，子脏寒故也，当以此汤温其脏。

附子（二枚，炮去皮，破八片）　白术（四两）　茯苓　芍药　人参（二两）

上五味，以水八升煮取三升，去渣，温服一升，日三服。

心痛

《大全》云：妊娠心痛，乃风邪痰饮交结。若伤心正经，为真心痛，旦发夕死，夕发旦死；若伤心支络，则乍安乍作；若伤于子脏，则胎动而血下。

薛氏曰：前证若饮食所伤，用平胃散加枳壳、山楂；若因错杂诸邪，当审其因而治之。

一妊妇心痛，烦热作渴，用白术散即愈。后因停食，其痛仍作，胸腹膨满，按之则痛，此因饮食停滞，用人参养胃汤，按之不痛，乃脾胃受伤，以六君子汤补之而愈。

一妊妇心腹作痛，胸胁作胀，吞酸不食，此肝脾气滞，用二陈、山楂、山栀、青皮、木香而愈。又因怒仍痛，胎动不食，面色青黄，肝脉弦紧，脾脉弦长，此肝木乘土，用六君子汤加升麻、柴胡、木香而愈。

火龙散

治妊娠心气疼（此方治平常心痛亦妙）。

川楝子　茴香（炒，各三钱）　艾叶末（盐炒，一钱半）

上作一服，水二盅，煎至一盅，不

拘时服。

产宝丸

治妊娠卒心痛，气欲绝。

川芎　当归　茯苓　厚朴（制，各一钱）

上用水六升煎取二升，分二服。

白术汤

治妊娠卒心痛欲死，不可忍者。

白术（三两）（诸痛无补法，岂以心痛而可用白术者？详之）　赤芍药（二两）　黄芩（一两半）

上切，以水六升煮取二升半，分三服，半日令尽。微下生，忌桃、李、雀肉等。

《千金》方

疗妊娠心痛（按：此可治燥热心痛）。

青竹茹（一升）　羊脂（八两）　白蜜（三两）

上三味合煎，每服枣核大三枚，食前顿服，日三服。

一方

治妊娠忽然心痛，闷绝欲死者，谓之中恶。

生地黄（二钱）　枳壳（一钱）　木香（三分）

上锉，酒煎服。

一方

橘皮（三两）　豆豉（五两）

上为末，炼蜜为丸，如桐子大，温水下二七丸，无时。

杂方

青竹茹一升，酒二升，煮取一升半，去滓，分温顿服。

一方

破鸡子一枚，酒调服之。

一方

大麻子三升研，水八升煮取五升，分五服。

补遗

沉香降气汤、茯苓补心汤、四七汤、紫苏饮皆可用。《炮炙论》云：心痛欲死，急觅延胡（此治瘀血痛）。

心腹痛

《大全》云：妊娠心腹痛者，或由宿有冷疼，或新触风寒，皆由脏虚而致动也。邪正相击，而并于气，随气上下，上冲于心则心痛，下攻于腹则腹痛，故令心腹痛也。妊娠而痛者，邪正二气交攻于内，若不时瘥者，其痛冲击胞络，必致动胎，甚则伤堕也。又云，妊娠心腹疼痛，多是风寒湿冷痰饮，与脏气相击，故令腹痛攻冲不已，则致胎动也。

薛氏曰：前证若风寒痰饮，用金沸草散；杂病咳嗽，胎气郁结，加香附、川芎；若饮食停滞，用六君加紫苏、枳壳；若怒动肝火，前药更加柴胡、山栀；若郁结伤脾，用归脾汤加枳壳、山栀。

一妊妇心腹作痛，吐痰恶心，胎气上攻，饮食少思，此脾虚气滞而为痰，用六君子加柴胡、枳壳，诸症渐退，饮食渐进，又用四君子加枳壳、山栀、桔梗而安。后因怒，两胁气胀，中脘作痛，恶寒呕吐，用六君加柴胡、升麻、木香一剂而愈。

川芎散

治妊娠素有冷气，忽心腹痛如刀刺。

川芎　当归（各一钱）　人参　吴茱萸　厚朴（姜制，各五分）　茯苓　桔梗（各四分）　芍药（七分半）　枳壳　甘草（各二分）

上剂水煎，稍热服。

当归芍药散

治妊娠腹中绞痛，心下急痛，及疗产后崩中，去血过多，眩晕虚乏。

白芍药（炒，四两）（产后忌芍药，而此方兼治，且以为君，愚谓产后惟去血过多者可用，若恶露不行作痛者，不可用也） 当归 茯苓 白术（各二两） 泽泻 川芎（各一两）

上为细末，每服二钱，食前温调服。

阿胶散

治妊娠胎动，腹中㽲痛，不思饮食。

当归（炒） 陈皮（各一两） 白术 白茯苓 阿胶（炒） 川芎（各七钱半） 甘草（二钱半）

上㕮咀，每服三钱，水一盏，姜三片，枣一枚，煎七分服（胎动方中多用艾叶，而此则用白术者，盖不治痛，而治不思饮食也，妙在当归、陈皮为君）。

一方

治妊娠患腹痛，并胎动不安。

当归（三两） 川芎 阿胶 人参 厚朴（各二两） 葱白（切，一升）

上㕮咀，以水七升煎至三升，分三服。

一方有甘草，无厚朴、川芎。

香莪散

治妊娠五个月以后，常胸膈间气刺痛满，或肠鸣，以至呕逆减食，此由喜怒忧虑过度，饮食失节之所致也。蔡元度宠人有子，夫人怒欲逐之，遂病，医官王师复处此方，三服而愈。

广中莪茂（炒，一两） 丁香（半两） 粉草（二钱半）

上为细末，空心盐汤点服一大钱，觉胸中如物按下之状。

《古今录验》方

疗妊娠腹内冷痛，忽胎动。

薤白（一升） 当归（切，四两）

上以水五升煮取四升，作三服。

一方

治妊娠胎动欲落，腹中痛不可忍（镇坠解热护胎，方法俱妙，于体强暴病者可用）。

上等银（一斤） 茅根（二斤，去黑皮）

上以水九升煮银，取五升，入清酒一升同煎茅根取三升，分三服，立安。

一方

治妊娠腹痛（血热血虚腹痛，若此方甚妙）。

用生地黄三斤捣，酒一升合煎减半，顿服愈。

一方

治妊娠四五个月，忽然腹㽲痛。

大枣（十四枚，炒令黑） 盐（一钱，炒令赤）

上为末，取一撮许，酒调服即愈。

一方单用枣十四枚，烧存性为末，童子小便调下。

一方单用盐一斤，烧令赤，以两指取一撮，酒调服。

腹痛（即子痛）

仲景云：妇人怀胎，腹中诸疾痛，当归芍药散主之。《脉经》曰：妇人有胎腹痛，其人不安，若胎病不动，欲知生死，令人摸之，如覆杯者，则男；如肘颈参差起者，女也；冷者，何面（所谓何面者，意在腹之左右也）冷者为死，温者为生。

薛氏曰：若腹中不时作痛，或小腹重坠，名胎痛，用地黄当归汤。未应，加参、术、陈皮（真虚者可用）；或因脾气虚，用四君子加归、地；中气虚，用补中益气汤。

地黄当归汤

治妇人有孕胎痛（血虚痛妙）。

当归（一两） 熟地黄（二两）

上为末，作一服，水三升煎至一升，去滓顿服，未效，加人参、白术、陈皮。

加味四物汤

治血少胎痛。

当归　川芎　白芍药　熟地黄　香附子（各等份）

上为末，每服三钱，紫苏汤调下（妙在紫苏汤）。

小腹痛

《大全》云：妊娠小腹痛者，由胞络虚，风寒相搏，痛甚亦令胎动也。

薛氏曰：前证若风寒所搏，用紫苏饮加生姜；气血虚，用八珍汤；脾气虚，用六君子汤；中气虚，用补中益气汤；若腹胀痛，用安胎饮加升麻、白术，不应，兼补中益气汤。

一妊妇小腹作痛，其胎不安，气攻左右，或时逆上，小便不利，用小柴胡汤加青皮、山栀，清肝火而愈。后因怒，小腹胀满，小便不利，水道重坠，胎仍不安，此亦肝木炽盛所致，用龙胆泻肝汤一剂，诸症顿愈，乃以四君子加柴胡、升麻，以培脾土而安。

疗妊娠被惊恼，胎向下不安，小腹痛连腰，下血

当归　川芎（各八分）　阿胶（炙）　人参　艾叶（各四分）　茯苓（一钱）　大枣（二十个）

上细切，以水四升煮取二升，温分三服。

补遗方

治妊娠小腹痛，胎动不安。

川芎为细末，酒调下。

一方用川芎、当归等份煎服。

腰腹及背痛

《大全》云：肾主腰足，因劳伤损动其经，虚则风冷乘之，故腰痛，冷气乘虚入腹则腹痛，故令腰腹相引而痛，其痛不止，多动胎气，妇人肾以系胞，妊娠而腰痛甚者，则胞堕也。

薛氏曰：前证若外邪所伤，用独活寄生汤；劳伤元气，用八珍汤加杜仲、砂仁、阿胶、艾；脾肾不足，以前药加白术、补骨脂；气血郁滞，用紫苏饮加桔梗、枳壳；肝火所动，用小柴胡汤加白术、枳壳、山栀；肝脾郁结，用归脾汤加柴胡、枳壳。

一妊妇颈项强直，腰背作痛，此膀胱经风邪所致，用《拔萃》羌活汤，一剂而愈，又用独活寄生汤及八珍汤，以祛邪固本而痊。

汪石山治一妇怀妊八月，尝病腰痛，不能转侧，大便燥结，医用人参等补剂，痛益加，用硝、黄通利之药，燥结虽行，而痛如故。汪诊之，脉稍洪近驶。曰：血热、血滞也。宜用四物加木香、乳、没、黄柏、火麻仁煎服，四五帖，痛稍减，燥结润，复加发热面赤，或时恶寒，仍用前方去乳香、没药，加柴胡、黄芩，服二帖，而寒热除，又背心觉寒，腹痛复作，汪曰：血已利矣，可于前方加人参一钱，服之而安。

通气散

治妊娠腰痛，状不可忍，此药神效。

破故纸（瓦上炒香为末）

上先嚼胡桃肉一个，烂后以温酒调下故纸末三钱，空心服。

五加皮散

治妊娠腰痛不可忍，或胯痛，先服此散。

杜仲（四两，炒）　五加皮　阿胶（炙，另入）　防风　狗脊　川芎　白芍药　细辛　萆薢（各三两）　杏仁（八十个，去皮尖，面炒）

上㕮咀，以水九升煮取二升，去滓下胶，作三服。

五加皮丸

治妊娠腰痛不可忍者，次服此丸。

续断（炒）　杜仲（各二两半）　川芎　独活（各三两）　五加皮　狗脊　萆薢　芍药　诃子肉（各四两）（此与前方不甚相远，而以杏仁易诃子，通塞不同者，此宜详之）

上为细末，炼蜜丸，如桐子大，每服四十丸，空心酒下，日三服。

疗触动胎以致腰痛背痛

杜仲　五加皮　当归　芍药　川芎　萆薢（各等份）

上为末，每用三钱，空心酒调下。

疗妊娠气壅攻腰痛不可忍兼治腹痛

当归（三两）　阿胶　甘草（各二两）　葱白（切，二升）

上细锉，以水七升煮取三升，去滓，分温三服。

《小品》苎根汤

疗损动胎，腰腹痛，去血，胎动向下。

生地黄　苎根（各二两）　当归　芍药　阿胶　甘草（各一两）

上细切，以水六升煮取二升，去滓，纳胶煎烊，分温三服，忌海藻、芜荑。

大地黄丸

治产前后腰腹疼，一切血疼。兼治血气虚，四肢不举，骨髓热疼（此方不特产前后妙，即平日血虚内热者，亦宜）。

熟地黄（二两）　乌梅肉　当归（各一两）

上为细末，炼蜜丸，如弹子大，每服一丸，空心白汤嚼下。

紫酒

治妊娠腰痛如折，亦治常人卒腰痛者。

大黑豆二合炒令香熟，酒一大盏煮取七分，去豆，空心顿服。

杂方

治胎动腰痛抢心，或下血，取葱白不拘多少，浓煎汁饮之。

一方用鹿角长六寸，烧令赤，酒中淬，再烧再淬，以角碎为度，取酒饮之，鹿角为末，服方寸匕。

一方用菖蒲汁酒，一升服之。

一方用艾叶一把，如鸡子大，以酒四升煮取二升，分为二服良。

胎水肿满（即子肿、子满、子气）

《产宝》论曰：妊娠肿满，由脏气本弱，因妊重虚，土不克水，血散于四肢，遂致腹胀，手足面目皆浮肿，小便秘涩。

陈无择云：凡妇人宿有风寒冷湿，妊娠喜脚肿，俗呼为皱脚。亦有通身肿满，心腹急胀，名曰胎水。

论曰：凡妊娠之人，无使气极，若心静气和，则胎气安稳，若中风寒邪气，及有所触犯，则随邪而生病也。凡妊娠经血壅闭以养胎，若忽然虚肿，乃胎中挟水，水血相搏，脾胃恶湿，身之肌肉湿渍，气弱则肌肉虚，水气流溢，故令身肿满也。然其由有自，或因泄泻下痢，脏腑虚滑，耗损脾胃，或因寒热疟疾，烦渴引饮太过，湿渍脾胃，皆能使头面或手足浮肿也。然水渍于胞，儿未成形，则胎多损坏，及临产日，脚微肿者，乃胞脏水少血多，水出于外，故现微肿，则易生也，宿有寒气，因寒冷所触，故能令腹胀满肿也。

《产乳集》论曰：妊娠自三月成胎之后，两足自脚面渐肿腿膝以来，行步艰辛，以至喘闷，饮食不美，似水气状，至于脚趾间有黄水出者，谓之子气，直至分娩方消。此由妇人素有风气，或冲任经有血风，未可妄投汤药，亦恐大瘕甚者，虑将产之际费力，有不测之忧，故不可不治于未产之前也，古方论中少有言者。元丰中，淮南陈景初，名医也，独有论治此证，方名初谓之香附散，李伯时名曰天仙藤散也（子气者，因子而肝脾气阻，土遂不能制水，故一香附散足以疗之，然不服药亦无害）。

薛氏曰：前证若胸满腹胀，小便不通，遍身浮肿，用鲤鱼汤；脾胃虚弱，佐以四君子；若面目虚浮，肢体如水气，用《全生》白术散，如未应，用六君子汤；脾虚湿热，下部作肿，用补中益气加茯苓，若饮食失宜，呕吐泄泻，用六君子汤；若腿足发肿，喘闷不安，或趾缝出水，用天仙藤散，脾胃虚弱，兼四君子汤，如未应，用补中益气汤；若脾肺气滞，用加味归脾汤，佐以加味逍遥散。

白术散

治妊娠面目虚浮，四肢肿如水气，名曰子肿（子肿与子气相类，然子气在下体，子肿在头面，须识之）。

白术（二钱半）　茯苓（一钱半，皮）　陈皮　生姜皮　大腹皮　桑白皮（各一钱）

上锉，水煎服，或为细末，每服三钱，米饮调下。本方去白术名五皮散（或加木香）。

木通散

治妊娠身体浮肿，四肢胀急，小便不利。

木通　香薷　紫苏茎叶（各一钱）　枳壳（面炒）　槟榔　条芩（各五分）　木香　诃子皮（各三分）

上锉，加生姜三片，水煎，食前服。

葶苈散

治妊娠遍身洪肿（补胆泻肺，利大肠）。

葶苈子（一两）　白术（五两）　茯苓　桑白皮　郁李仁（各二两）

上为粗末，水六升，煎取二升，分三服，小便利即瘥。

《千金》鲤鱼汤

治妊娠腹胀满，或浑身浮肿，小便赤涩。

当归　白芍药（各一钱）　白茯苓（一钱半）　白术（二钱）　橘红（五分）　鲤鱼（一尾）（鲤鱼治怀妊身肿，及胎气不安，煮食又下水气，利小便）

上作一服，将鲤鱼去鳞肠，白水煮熟，去鱼，用汁一盏半，入生姜三片，煎至一盏，空心服，胎水即下。如未尽，腹闷未除，再合一剂服之。

一方

泽泻　葶苈（各二两）　茯苓　枳壳　白术（各六两）

上锉，以水六升煮取二升半，分温二服。

防己汤

治妊娠脾虚，遍身浮肿，腹胀喘促，小便不利。

防己（一钱半）　桑白皮（炒）　紫苏茎叶　赤茯苓（各二钱）　木香（五分）

上锉一服，加生姜四片，水煎服。如大便不通，加枳壳、槟榔。

泽泻散

治妊娠遍身浮肿，上气喘急，大便不通，小便赤涩，谓之子满（子满，大都在五六月以后，病此气与肿不同，盖胎大则腹满，满则气浮，遍身肿，邪无所挟，但一泻气利水则愈）。

泽泻　桑白皮（炒）　木通　枳壳（面炒）　槟榔　赤茯苓（各一钱半）

上锉一服，加生姜五片，水煎服。

天仙藤散

治妊娠自三月成胎之后，两足自脚面渐肿至腿膝，行步艰难，喘闷妨食，状似水气，甚至足趾间有黄水出者，谓之子气。

天仙藤（洗，略炒，即青木香藤）　香附子（炒）　陈皮　甘草　乌药　木香（各等份，一方作木瓜）

上锉，每服五钱，加生姜三片，紫苏五叶，水煎，日三服，肿消止药。

《产宝》方

疗妊娠身肿有水气，心腹胀满，小便少（以下三方，不甚相远，但郁李与白术补泻不同，黄芩与干姜冷热不同，而旋覆散结痰，杏仁泻肺气，亦略相似，惟在用者审之）。

茯苓（四两）　杏仁　槟榔（各三两）　旋覆花　郁李仁（各一两）

上为粗末，以水六升煮取二升，去滓，分温三服，小便通即瘥。

崔氏方

疗妊娠体肿有水气，心腹急满。

茯苓　白术（各四两）　旋覆花（二两）　杏仁　黄芩（各三两）

上细切，以水七升煮取二升半，分温三服。忌桃、李、雀肉、酢物。

肾着汤

治妊娠腰脚肿。

茯苓　白术（各二钱）　干姜（炮）　甘草（各一钱）　杏仁（一钱半）

上㕮咀，水煎服。

子和方

治妊娠从脚上至腹肿，小便不利，微渴。

猪苓五两为末，以热水调服方寸匕，日三服（即仲景猪苓汤法，而服法更巧）。

腹哭钟鸣

《产宝》方

治小儿在腹中哭，及孕妇腹内钟鸣。

用空房下鼠穴中土一块，令孕妇噙之即止。或为末，入麝香少许，酒调下二钱立愈。然麝香开窍，当酌量用之。

补遗方

治孕妇腹中儿哭。

用黄连浓煎汁，母常呷之，即止。

一法

小儿腹哭者，盖脐带上疙瘩儿含口中，因娠妇登高举臂，脱出儿口，以此作声，令妊妇曲腰就地如拾物，仍入儿口，即止（有令孕妇以箸帚扫地即止者，亦此意）。

积聚

黄帝问曰：妇人重身，毒之何如?岐伯曰：有故无殒。帝曰：愿闻其故。岐伯曰：大积大聚，其可犯也，衰其大半而止，过者死。

丹溪方

治血块如盘，有孕难服峻剂，此方主之。

香附子（醋煮，四两）　桃仁（去皮尖，一两）　海粉（醋煮，二两）　白术（一两）

上为末，面糊丸服。

卷之九

胎前门·下

伤食

《大全》曰：经云：饮食自倍，肠胃乃伤。又云：阴之所生，本在五味，阴之五宫，伤在五味。若妊子饮食不节，生冷毒物，恣性食啖，致伤脾胃，故娠伤食，最难得药，惟木香丸、白术散二方最稳捷。

薛氏曰：东垣先生云脾胃之气壮，则过时而不饥，多食而不伤。盖胃主司纳，脾主消化，五脏之本也。然食倍而伤者，乃脾气虚而不化也，若投以峻剂，则脾胃复伤，而胎亦损矣，当审其所因，而调治之。若饮食停滞，或肚腹作痛，用平胃散；腹满泄泻，用六君子汤；若脾气下陷，用补中益气汤。凡嗳觉药气，且戒药饵，节饮食。经云：损其脾者，调其饮食，适其寒温。大凡脾胃虚弱，饮食难化，以白术、陈皮为末等份，陈曲糊丸，常服最善。枳术丸但可暂用，枳实峻厉，能耗真气，治者慎之。

一妊妇因停食服枳术丸，胸腹不利，饮食益少，更服消导宽胸之剂，其胎下坠。余谓此脾气虚而不能承载也，用补中益气及六君子汤，中气渐健，其胎渐安。又用八珍汤加柴胡、升麻，调理而痊。

平胃散

治妊娠饮食停滞，或肚腹作痛。

苍术（米泔浸，炒）　厚朴（姜制）　陈皮（各一钱）　甘草（炙，五分）

上锉，加生姜三片，枣一枚，水煎服。

呕吐恶心，加枳壳、砂仁。吞酸嗳腐，加黄连三分，吴茱萸二分。

六君子汤

治脾胃虚弱，饮食难化，或腹满泄泻。

人参　白术　茯苓　甘草（炙）　半夏　陈皮（各一钱）

上锉，加生姜三片，枣一枚，水煎服。

停滞肉食，加山楂。停滞面食，倍加麦蘖。停滞糯米食，用白酒曲一味。停滞米饮，倍加谷蘖。鱼腥所伤，倍加陈皮。伤辛热之物，加黄连。伤生冷之物，加砂仁、木香；如不应，更加肉豆蔻、补骨脂；再不应，用四神丸。

木香丸

治妊娠脾胃虚弱，饮食不消，肚腹膨胀，或呕吐泄泻。

木香（二钱）　三棱（三棱犯胎忌，与人参并用或无妨，亦须看人强弱）　人参　白茯苓（各三钱）

上为末，面糊丸，如绿豆大，每服三四十丸，熟水下。

白术散

治妊娠脾胃虚弱，气不调和，饮食易伤。

白术（炒）　紫苏（各一两）　人参　白芷（炒，各七钱半）　川芎　诃子皮

青皮（各半两）　甘草（炒，二钱半）

上每服二钱，加生姜三片，水煎服（佐紫苏、白芷，调和胃气妙）。

中恶❶

《大全》云：夫妊娠忽然心腹刺痛，闷绝欲死者，谓之中恶（俗谓疠肠痧即此）。盖邪恶之气，中于胎而伤人也，所以然者，血气自养，而为精神之主，若血气不和，则精神衰弱，故邪毒之气，得以中之。妊娠病此，亦致损胎也。

薛氏曰：前证当调补正气为善，用金银藤一味，煎汤饮之。

当归散

治妊娠中恶，心腹疞痛（温行恶气）。

当归　丁香　川芎（各三两）　青橘皮　吴茱萸（半两，去梗汤泡三次，炒黑）

上为细末，温酒调下一钱，无时。

又方

生干地黄（一两）　枳壳　木香（各七钱半）

上为细末，每服一钱，酒调下（中恶治宜芳香，此用地黄不无滞膈，然亦有因血病者，须此为法）。

又方

苦梗（一两，细锉略炒）　生姜（半两）

水煎服之。

散滞汤

治触恶冒气伤胎，肚痛，手不可近，不思饮食。

青皮（三钱）　黄芩　芍药（各二钱）　归尾（一钱半）　川芎（一钱）　木香（五分）　甘草（炙，少许）

上分二帖，水三盏，先煮苎根两大片，至二盏，去苎根，入前药同煎至一盏，热服。

补遗方

治妊娠中恶，心腹绞急切痛，如鬼击之状，不可按摩，或吐衄血者。

用熟艾如拳大，煮汁频服（此真中恶也，煮艾方极妙）。

一方

用盐一盏，水二盏，调和服，以冷水噀之，吐出即安。

一方

用灶心土为末，每二钱，井水调服，白汤亦可。

伤寒

吴氏曰：凡妊娠伤寒，六经治例皆同，但要安胎为主，凡药中有犯胎者，则不可用也，如藿香正气散、十味芎苏散、参苏饮、小柴胡汤之类，有半夏能犯胎，如用须去之，若痰多呕逆必用之，以半夏曲则可，如无，沸汤泡七次，去皮脐，生姜自然汁拌晒干，乃可用也。凡川乌、附子、天雄、侧子、肉桂、干姜、大黄、芒硝、芫花、甘遂、大戟、蜀漆、水蛭、虻虫、桃仁、牡丹皮、干漆、代赭石、瞿麦、牛膝等类之物，皆动胎之药，凡用必须斟酌，仔细详之。大抵妊娠伤寒，合用汤剂，必加黄芩、白术二味，能安胎也，或与此二味煎汤与之，或为细末，白汤调下二三钱亦佳。如妊妇素禀弱者，药中四物汤佐之，不可缺也。且如用小柴胡汤，去半夏，加白术，合四物汤用之，可以保胎除热也，其效如神。余皆仿此，用之则妙矣。

万密斋云：妊娠伤寒，专以清热安胎为主，或汗或下，各宜随其五脏表里所见脉证主治，勿犯胎气。故在表发汗，

---

❶中恶：原脱，据目录补。

以香苏散为主；半表半里，则和解之，以黄龙汤为主；在里则下之，以三黄解毒汤为主。此吾家传之秘，活人甚多（汗下和三法，固成法也，而主以香苏、黄龙、三黄解毒三方，则发前人所未发矣，妙甚）。如古方六合汤，虽分治详明，犹不及此切当（古方六合汤，自表虚四物汤至四物大黄汤，共计十五方，详见第一卷调经门四物汤加减条下）。

白术散

治伤寒热病，先以此安胎，但觉头痛发热便可服。二三服即瘥。若四肢厥逆，阴证也，不可用。

白术　黄芩（各等份，新瓦上炒）

上细切，每三钱加生姜三片，大枣一枚，水煎服。

安胎阿胶散

治妊娠伤寒时气，先服此以安胎，却以主药间服（先服安胎，虽是大头脑，然表证重者，须斟酌）。

阿胶（炙）　白术（炒）　桑寄生　人参　白茯苓（各等份）

上为末，每服一钱，用糯米饮调下，日三服。

香苏散

凡妊妇伤寒，勿论日数，但见恶寒头疼此主之。

香附（炒黑）　紫苏（各二钱）　陈皮（一钱）　甘草（五分）

上锉，加生姜三片，葱五根煎服。头痛，加川芎、白芷各一钱，名芎芷香苏散。假令得肝脉，其外证善洁、面青、善怒，其三部脉俱浮而弦，恶寒里和，谓清便自调也，本方加羌活、防风各一钱，谓肝主风，是胆受病也。假令得心脉，其外证面赤、口干、善笑，其三部俱浮而洪，恶寒里和，本方加黄芩、石膏各一钱半，谓心主热，是小肠受病也。假令得脾脉，面黄、善噫、善思，尺寸俱浮而缓，恶寒里和，本方加白术、防己各一钱半，谓脾主湿，是阳明受病也。假令得肺脉，其外证面白、善嚏、善悲不乐欲哭，其尺寸脉俱浮而涩，恶寒里和，本方加黄芪、防风各一钱，谓肺主燥，是大肠受病也。假令得肾脉，其外证面黑、善恐，其尺寸脉俱浮而濡，恶寒里和，本方加附子炮一钱，谓肾主寒，是膀胱经受病也（附子犯胎禁用，吴茱萸温之可也）（附子虽云犯胎，然仲景附子汤亦治胎寒，但须真寒，方可酌用）。

羌活汤

河间云：解利伤寒，不问何经所受。虽不能尽解，亦无坏证，尤益妊妇。

羌活（二钱）　白术（一钱半）　防风　川芎　白芷　黄芩　甘草（炙，各一钱）　细辛（三分）

上锉，水煎服，无时。如无汗，去白术，用苍术，加紫苏亦可。

黄龙汤

妊妇伤寒得之三五日后，有恶寒发热，内有烦渴引饮，小便赤涩之症，此邪在半表半里也，宜此方主之。

柴胡（二钱）　黄芩（一钱半）　人参　甘草（各一钱）

上加姜、枣，水煎服（黄龙汤即小柴胡减半夏，为少阳经药，而此专重在和解，故主之，其加减法更妙）。如寒热往来，无汗口干，加葛根二钱，去枣，入葱白三根。如头疼不止，加川芎、白芷各一钱，去枣，加葱白三根。如发热有汗口渴，加白术、栝楼根各一钱半。如脉浮大有力，大热大渴，本方加人参白虎汤，去姜枣。如心烦不得卧，加白茯苓、麦门冬各一钱。如呕哕，加半夏制、白茯苓各一钱，去枣。如胸膈满痛，加枳壳、炒香附子、炒黑川芎各一钱。如大便秘，初加大黄五分，得利则止，不利，加一钱，以利为度。

三黄解毒汤

妊娠伤寒五六日后，表邪悉罢，并无头疼恶寒之症，止烦躁发热大渴，小便赤，大便秘，或利下赤水，六脉沉实，此病邪在里也，宜此方主之。

黄芩　黄连　黄柏　山栀　大黄（各等份）

上锉，水煎服，更随五脏脉症加减。假令得肝脉，其内证烦满、消渴、溲便难，尺寸脉沉弦有力，是肝经本脏受病也，本方加当归一钱半，甘草五分，倍山栀。假令得心脉，其内证烦躁、心痛、掌中热而哕，尺寸脉沉数有力，是心经本脏受病也，本方加麦门冬一钱，竹茹一团，倍黄连。假令得脾脉，其内证腹胀满、谵妄，其脉沉缓有力，是脾经本脏受病也，本方加枳实、炒厚朴、姜汁炒各一钱半，倍大黄。假令得肺脉，其内证喘咳、胸满，尺寸脉沉涩有力，是肺经本脏受病也，本方加葶苈炒一钱，桔梗五分，倍黄连。假令得肾脉，泄如下重，足胫寒而逆，尺寸脉沉而石，是肾经本脏受病也，加干姜炮五分（既寒逆矣，又主三黄，虽加干姜，恐终未妥，酌之），熟地黄一钱半，倍黄柏。

黄芪解肌汤

治妊娠伤风自汗（伤风自汗，如头疼邪盛者，此方尚当斟酌）。

人参　黄芪　当归　川芎　甘草（炙，各半两）　芍药（六钱）

上㕮咀，每服八钱，水煎服，加苍术、生地黄亦可。

桂枝芍药当归汤

治妇人有孕，伤寒脉浮，头重，腹中切痛，宜此方。

桂枝（桂能堕胎，宜火焙用）　芍药　当归（各一两）

上锉细，每服一两，水煎服。

芍药汤

治妇人妊娠伤寒自利，腹中痛，食饮不下，脉沉者，太阴病也，宜此方（里虚者宜）。

芍药　白术　茯苓　甘草（各一两）

上锉，每服一两，水煎服。

加减当归六黄汤

治妊妇伤寒发汗后，汗漏不止，胎气损者。

当归身　黄芪（炙）　生地黄　黄芩　白芷　阿胶珠　炙甘草（各等份）

上用浮小麦一撮，煎汤去麦，下药五钱，煎七分温服（先煎法妙）。

加味黄芩汤

治妊妇伤寒下后，协热而利不止，胎气损者。

黄芩（二钱）　白芍药　白术　白茯苓　炙甘草　阿胶（各一钱）

上用水一盏半，煎一盏，后入阿胶再煎至八分服。

加味竹叶汤

妊妇汗下后，热不除者，虚也，此方主之。

人参　麦门冬　炙甘草　阿胶　生地黄（各一钱）

上加竹叶十二片，粳米一合，煎服（此竹叶石膏汤变法也，以阿胶、生地易知母、石膏，妙甚）。

黄龙四物汤

治妊妇伤寒瘥后发热者，宜此方。

柴胡（二钱）　黄芩（一钱半）　人参　甘草　当归　川芎　芍药　地黄（各一钱）

上锉，水煎服。若因于食者，本方加枳实。

加减四物汤

治妊妇伤寒热极发斑，状如锦纹者。

当归　白芍药　生地黄　黄芩（各等份）

上锉，每服八钱，水煎服。

栀子大青汤

治妊妇伤寒，发斑变为黑色。

升麻　黄芩　栀子（各二两）　大青　杏仁（各半两）

上㕮咀，每服五钱，水一盏半，细切葱白三寸，煎服。

一方

治妊娠伤寒发斑，忽黑水便如血，胎欲落。

栀子　升麻（各四两）　青黛（二两）　生地黄（二十根）　石膏（八两）　葱白（切，一升）　黄芩（三两）

上用水煎，分三服，忌热物。又以井中泥涂心下，干则易。

护胎法

治伤寒热病护胎。

用白药子不拘多少，为末，以鸡蛋清调，摊于纸上，如碗大，贴脐下胎存处，干则以水润之（护胎法妙）。

护胎法

治孕妇一切有热，内外诸证。

伏龙肝为末，以井底泥调敷心下，令胎不伤。

中风

《大全》论曰：夫四时八方之气为风也，常以冬至之日候之，若从其乡来者，长养万物，若不从其乡来者，名为虚邪，贼害万物，人体虚则中之。若风邪客于皮肤，入于经络，即顽痹不仁；若入于筋脉，挟寒则挛急歪僻，挟湿则弛纵痿软；若入脏腑，则恍惚惊悸，凡五脏俞，皆在背，脏腑虚，寒邪皆从俞而入，随所伤脏腑经络而为诸病（风者，百病之长，中之则随所挟而现病，此语简明详尽，妙妙）。妊娠中风，若不早治，则令堕胎也。

薛氏曰：按《机要》云，风本为热，热胜则风动。宜以静胜其燥，是养血也。治法须少汗，亦宜少下，多汗则虚其卫，多下则损其荣。虽有汗下之戒，而有中脏、中腑之分，中腑者，多著四肢，则脉浮，恶寒，拘急不仁；中脏者，多著九窍，则唇缓失音，耳聋鼻塞，目瞀便秘。中腑者，宜汗之；中脏者，宜下之；表里已和，宜治在经，当以大药养之，此中风之要法。妊娠患之，亦当宜此施治，而佐以安胎之药。

防风散

治妊娠中风卒倒，心神闷乱，口噤不能言，四肢急强。

防风（去芦）　葛根　桑寄生（各一两）　羚羊角屑　细辛（去苗）　当归　甘菊花　汉防己（去皮）　秦艽（去芦）　桂心　茯神（去木）　甘草（炙，各半两）

上㕮咀，每服八钱，水一盏半，生姜五片，煎至一大盏，去滓，入竹沥半合，搅匀，温服无时。

生犀角散

治妊娠卒中风不语，四肢强直，心神昏愦（惟真中风而有表邪无汗者宜之）。

生犀角屑　麻黄（去节，各一两）　防风（去芦）　赤箭　羌活　当归　人参（各去芦）　葛根　赤芍药（各七钱半）　秦艽　甘草（炙，各半两）　石膏（一两半）

上㕮咀，每八钱，煎服法如前。

防己散

治妊娠中风，口眼歪斜，手足顽痹。

防己（去皮）　羌活　防风（各去芦）　麻黄（去节）　黄松木节　羚羊角（屑，各一两）　桂心　荆芥穗　薏苡仁

桑寄生　甘草（炙，各一两）

上㕮咀，每服五钱，生姜五片，水煎温服，不拘时。

白僵蚕散

治妊娠中风口噤，心膈痰涎壅滞，言语不得，四肢强直（急于治痰）。

白僵蚕（炒）　天麻　独活（去芦，各一两）　麻黄（去节，两半）　乌犀角（屑，七钱半）　白附子（炮）　半夏（汤洗七次，姜制）　天南星（炮）　藿香（各半两）　龙脑（二钱半，另研）

上为细末，入研药合匀，每服一钱，生姜薄荷汤调下，不拘时，日三服。

赤箭丸

治妊娠中风，手足不随，筋脉缓急，言语謇涩，皮肤不仁。

赤箭　萆薢（酒浸）　麻黄（去节）　独活（去芦）　鼠粘子　熟干地黄　羚羊角（屑，各一两）　阿胶（炒）　防风（去芦）　川芎　当归（去芦）　薏苡仁　五加皮　秦艽（去芦）　汉防己（去皮）　柏子仁　酸枣仁（炒）　丹参（去芦，各七钱半）

上为细末，炼蜜和捣三五百下，丸如桐子大，每服三十丸，豆淋酒送下，食前。

白术酒

治妊娠中风口噤，语言不得（方妙，不特妊妇可用）。

白术（一两半）　独活（一两）　黑豆（一合，炒）

上细锉，以酒三升，煎取一升半，去滓，温分四服。口噤者，拗口灌之，得汗即愈。

醋艾熨法[1]

治妊娠因感外风，如中风状，不省人事（此方中寒、中风俱妙）。

熟艾三两，陈米醋炒令极热，以绵帛裹熨脐下，良久即省。

风痉（即子痫）

《大全》云：妊娠体虚受风，而伤太阳之经络，后复遇风寒相搏，发则口噤背强，名之曰痉。又云痉，其候冒闷不识人，须臾自醒，良久复作，谓之风痉。一名子痫，一名子冒，甚则反张。

薛氏曰：前证若心肝风热，用钩藤汤；肝脾血虚，加味逍遥散；肝脾郁怒，加味归脾汤；气逆痰滞，紫苏饮；肝火风热，钩藤散；脾郁痰滞，二陈、姜汁、竹沥。若兼证相杂，当参照子烦门。

丹溪治一妇人，怀妊六月发痫，手足扬直，面紫黑色，合眼涎出，昏愦不省人事，半时而醒，医与震灵丹五十余帖，其疾时作时止，无减证，直至临产方自愈，产一女，蓐中子母皆安。次年其夫疑丹毒必作，求治之，诊其脉，浮取弦，重取涩，按至骨，则沉实带数，时正二月，因未见其痫发正状，未敢与药，意其旧年痫发时乃五月，欲待其时，度此疾必作，当审证施治。至五月半，其疾果作，皆是午巳两时，遂教以自制防风通圣散，用甘草，加桃仁多红花少，或服或吐，至四五十剂，疾渐疏而轻，后发为疥而愈（以防风通圣散、桃仁、红花治之者，为浮为风，弦为饮，涩为瘀血，沉实为有余，数为热也，观发疥而愈，知药之妙）。

羚羊角散

治妊娠冒闷，角弓反张，名曰子痫风痉。

羚羊角（镑）　独活　酸枣仁（炒）　五加皮　薏苡仁（炒）　防风　当归（酒

[1] 醋艾熨法：原脱，据目录补。

浸） 川芎 茯神（去木） 杏仁（各五分） 木香 甘草（各二分）

上㕮咀，加生姜五片，水煎服。

葛根汤

疗妊娠临月，因发风痉，忽闷愦不识人，吐逆眩倒，少醒复发，名曰子痫。

葛根 贝母（去心） 牡丹皮 防风 防己 当归 川芎 白茯苓 官桂 泽泻 甘草（各二两） 石膏（碎） 独活 人参（各三两）

上㕮咀，每服八钱，水煎服。贝母令人易产，若未临月者，以升麻代之（升麻代贝母，所未信）。忌海藻、菘菜、酢物。此方犯桂与牡丹，不如羚羊角散之安。

芎活汤

治子痫，兼用产后逐恶血，下胞衣（以风为主）。

川芎 羌活（各等份）

上锉，水煎，入酒少许，温服。

羌活酒

治妊娠中风，痉，口噤，四肢强直，角弓反张（此方甚佳，可通杂症）。

羌活（去芦，一两半） 防风（去芦，一两） 黑豆（一合，去皮）

上前二味㕮咀，好酒五升，浸一宿，每服用黑豆一合，炒令热，投入药酒一大盏，候沸即住，去滓，分两服灌之。

瘈疭

薛氏曰：瘈者，筋脉急而缩也；疭者，筋脉缓而伸也。一缩一伸，手足相引，搐搦不已，与婴儿发搐相似，谓之瘈疭也。此证多属风，盖风主摇动也。骆龙吉云：心主脉，肝主筋，心属火，肝属木，火主热，木主风，风火相炽，则为瘈疭也。治法，若因风热（此风皆本内热，故立方亦皆从内），用钩藤汤加柴胡、山栀、黄芩、白术，以平肝木，降心火，养气血；若风痰上涌，加竹沥、南星、半夏；若风邪急搐，加全蝎、僵蚕，亏损气血，用八珍汤加钩藤、山栀为主。若无力抽搐，戴眼反折，汗出如珠者，肝绝也，皆不治。

一妊妇四肢不能伸，服祛风燥血之剂，遗屎痰甚，四肢抽搐，余谓肝火血燥，用八珍汤加炒黑黄芩为主，佐以钩藤汤而安。后因怒，前证复作，小便下血，寒热少寐，饮食少思，用钩藤散加山栀、柴胡而血止，用加味逍遥散，寒热退而得寐，用六君子汤加芍药、钩藤钩，饮食进而渐安。

钩藤汤

方见胎动不安。

子喑

《大全》论[1]

《大全》云：孕妇不语，非病也。间有如此者，不须服药，临产月，但服保生丸、四物汤之类，产下便语得，亦自然之理，非药之功也。医家不说与人，临月则与寻常之药，产后能语，则以为医之功，岂其功也哉。

黄帝问[2]

黄帝问曰：人有重身，九月而喑，此为何也？岐伯对曰：胞之络脉绝也。帝曰：何以言之？岐伯曰：胞络者，系于肾，少阴之脉，贯肾，系舌本，故不能言（亦肾气之不足）。帝曰：治之奈何？岐伯曰：无治也，当十月复。

[1]《大全》论：原脱，据目录补。

[2]黄帝问：原脱，据目录补。

咳嗽

《大全》云：夫肺内主气，外司皮毛，皮毛不密，寒邪乘之，则咳嗽。秋则肺受之，冬则肾受之，春则肝受之，夏则心受之。其嗽不已，则传于腑。妊娠嗽久不已，则伤胎也（肺属金，为五脏华盖，又为娇脏，脏腑受邪则为火，火盛必烁金，故诸脏腑受邪未有不干肺者也）。

薛氏曰：前证若秋间风邪伤肺，用金沸草散（杂咳嗽）；夏间火邪克金，用人参平肺散（杂喘）；冬间寒邪伤肺，用人参败毒散（杂伤湿）；春间风邪伤肺，用参苏饮（杂发热）。若脾肺气虚，用六君、芎、归、桔梗；若血虚，四物加桑白皮、杏仁、桔梗；肾火上炎，用六味丸加五味子煎服；脾胃气虚，风寒所伤，用补中益气加桑皮、杏仁、桔梗。盖肺属辛金，生于己土，嗽久不愈者，多因脾土虚，而不能生肺气，以致腠理不密，外邪复感，或因肺气虚不能生水，以致阴火上炎所致。治法当壮土金，生肾水为善。

一妊妇嗽则便自出，此肺气不足，肾气亏损，不能司摄，用补中益气汤，以培土金，六味丸加五味，以生肾水而愈。

一妊妇咳嗽，其痰上涌，日五六碗许，诸药不应，予以为此水泛为痰，用六味丸料及四君子汤各一剂，稍愈，数剂而安。

一妊妇因怒咳嗽吐痰，两胁作痛，此肝火伤肺金，以小柴胡汤加山栀、枳壳、白术、茯苓治之而愈。但欲作呕，此肝侮脾也，用六君子加升麻、柴胡而愈。

桔梗散

治妊娠肺壅，咳嗽喘急，不食。

天门冬（去心）　赤茯苓（各一钱）　桑白皮　桔梗　紫苏（各五分）　麻黄（去节，三分）　贝母　人参　甘草（炙，各二分）

一方有杏仁，无贝母。

上锉，加生姜，水煎服。

马兜铃散

治妊娠气壅塞，咳嗽气喘。

马兜铃　苦梗　人参　甘草　贝母（各五分）　桑白皮　陈皮（去白）　大腹（黑豆水浸洗）　紫苏（各一钱）　五味子（三分半）

一方有枳壳，无人参、贝母、桑白皮三味。

上锉一服，加生姜三片，水煎服。

百合散

治妊娠风壅咳嗽，痰多喘满。

百合（蒸）　紫菀茸（洗）　贝母（去心）　白芍　前胡　赤茯苓　桔梗（炒，各一钱）　甘草（炙，五分）

上作一服，水二盅，生姜五片，煎至一盅，温服（风壅咳嗽，而用百合、白芍，恐非所宜，必久嗽者方可）。

紫菀汤

治妊娠咳嗽不止，胎动不安。

紫菀　天门冬（去心，各一两）　桔梗（半两）　杏仁　桑白皮　甘草（各一钱半）

一方有防风五分。

上㕮咀，每服三钱，加竹茹一块，水煎去滓，入蜜半匙，再煎一二沸，温服（加蜜法妙）。

喘急

吕沧洲治经历哈散侍人，病喘不得卧，众作肺气受风邪治之。吕诊之，气口盛于人迎一倍，厥阴弦动而疾，两尺俱短而离经（诊法妙绝），因告之曰：病盖得之毒药动血，以致胎死不下，奔迫而上冲，非风寒作喘也，乃用催生汤加芎、归，煮二三升服之，夜半果下一死胎，喘即止。哈散密嘱曰：病妾诚有怀，以室人见嫉，故药去之，众所不知也。众惭而去。

平安散

治妊娠上气喘急，大便不通，呕吐不食，腹胁胀痛。

川芎　木香（各一钱半）　陈皮　熟地黄（洗）　干姜（炮）　生姜　厚朴（制炒）　甘草（各一钱）

上作一服，水二盅，入烧盐一捻，煎至一盅，不拘时服。

桔梗汤

马兜铃散

（并见前咳嗽条）。

吐血衄血咳唾血

《大全》云：妊娠吐血者，皆由脏腑有伤。凡忧思惊怒，皆伤脏腑，气逆于上，血随而溢，心闷胸满，久而不已，心闷甚者死。妊娠病此，多堕胎也。

薛氏曰：前证若肝经怒火，先用小柴胡加山栀、生地，次用前药合四物，后用加味逍遥散；肝经风热，防风子芩丸；心经有热，朱砂安神丸；心气不足，补心汤；思虑伤心，妙香散；胃经有火，犀角地黄汤；膏粱积热，加味清胃散；郁结伤脾，加味归脾汤；肺经有火，黄芩清肺饮。

河间生地黄散

治吐血、衄血、咯血、溺血、下血诸见血，无寒皆属于热，但血家证，皆宜服此药。

生地黄　熟地黄　枸杞子　地骨皮　天门冬　黄芪　白芍药　黄芩　甘草（各等份）

上㕮咀，每服一两，水煎服（黄芪益气，枸杞助阳，似于血证当斟酌，然与诸药同用，则又助气益血耳）。如脉微、身凉、恶风，每两加桂半钱。如下血加地榆。

《局方》必胜散

治男子妇人血妄流溢，吐血、衄血、呕血、咯血。

熟干地黄　小蓟（并根用）　人参　蒲黄（微炒）　当归（去芦）　川芎　乌梅肉（各一两）

上件捣罗为粗末，每服五钱，水煎温服（此方有人参、芎、归、乌梅，血证新起不可轻试）。

疟疾

《大全》云：妊娠病疟（疟病虐人，症候大都相似，但妊妇患此，恐伤其胎，故立方），乃夏伤于暑，客于皮肤，至秋而发，阳盛则热，阴盛则寒，阴阳相胜，寒热俱作。其发晏者，由风邪客于风府，循膂而下，卫气至一日一夜，常大会于风府，故发日晏；其发早者，卫气之行风府，日下一节，二十一日，下至尾骶，二十二日，入脊内，上注于伏冲之脉，其行九日出缺盆，其气既上，故发更早；其间日发者，风邪内搏五脏，横连募原，其道远，其气深，其行迟，不能日作也。妊娠而发，多伤于肺。

薛氏曰：前证因脾胃虚弱，饮食停滞，或外邪所感，或郁怒伤脾，或暑邪所伏，审系饮食停滞，用六君子加桔梗、苍术、藿香；外邪多而饮食少，用藿香正气散；外邪少而饮食多，用人参养胃汤；劳伤元气，用补中益气汤；若郁怒所伤，用小柴胡汤兼归脾汤；若木侮土，久而不愈，用六君子为主，佐以安胎药，仍参三阴三阳经而治之。

七宝散

治男妇一切疟疾，或先寒后热，或先热后寒，或寒多热少，或热多寒少，或一日一发，或一日两三发，或连日发，或间日发，或三四日一发，不问鬼疟食疟，不伏水土，山岚瘴气，似疟者并皆治之。

常山　厚朴（姜制）　青皮　陈皮（并不去白，一云去白）　甘草（炒）　槟榔　草果（去壳，各等份）

上㕮咀，每服半两，于未发隔夜，用水酒各一盏煎至一大盏，去滓，露一宿，再用水酒煎滓，亦露一宿，来日当发之早，荡温，面东先服头药，少顷再服药滓，大有神效。

《准绳》云：尝治一妊妇，六七个月患疟，先寒后热，六脉浮紧，医用柴胡、桂枝无效。予曰：此非常山不愈。众医难之。越数日疾甚，乃从予治，以七宝散一服瘥。黄帝问曰：妇人重身，毒之奈何？岐伯曰：有故无殒。帝曰：何谓也？岐伯曰：大积大聚，其可犯也，衰其大半而止。诚审药物之性，明治疗之方，何疑攻治哉。

人参养胃汤

治妊娠疟疾，寒多热少，或但寒不热，头痛恶心，身痛面色青白，脉弦迟者，驱邪散治证亦同。

半夏　厚朴（制）　橘红（各八分）　苍术（一钱）　藿香叶　草果　茯苓　人参（各五分）　甘草（炙，三分）

上加生姜七片，乌梅一个，水煎服。

清脾饮

治妊娠疟疾，寒少热多，或但热不寒，口苦舌干，大便秘涩，不进饮食，脉弦数者。

青皮　厚朴（姜制）　白术（炒）　草果　茯苓　半夏　黄芩　柴胡　甘草（炙，各五分）

上加生姜，水煎服。

驱邪散

治妊娠停食，感冷发为疟疾。

高良姜（炒）　白术　草果仁　橘红　藿香叶　缩砂仁　白茯苓（各一钱半）　甘草（炙，五分）

上㕮咀，作一服，加生姜五片，枣一枚，水煎服。

柴胡散

治妊娠疟疾（此大柴胡汤法也，惟外邪未解，而内热实甚者，宜之。然须酌用）。

柴胡（二钱）　生大黄（二钱）　生黄芩（一钱半）　甘草（一钱）

上作一服，水煎，临发日，五更温服，取利为度。

又方

（此外伤暑而内有痰热、多烦渴者宜之。）

常山　石膏（各一两）　黄芩　甘草（炙，各半两）　乌梅（七个）

上细切，以水酒各一碗浸一宿，平旦，煎至一碗，去滓，分二服，临发时服。

上二方，犯常山、大黄吐下之剂，若六脉浮紧有力，中有顽痰积热者用之，所谓有故无殒也。其他疗治方法，已备杂证疟门。若热甚恐致动胎者（若果内热之极，必须用药以清之），亦如伤寒热病治方，以白药子、伏龙肝等，涂脐上下可也。

霍乱

《大全》云：饮食过度，触冒风冷，阴阳不和，清浊相干，谓之霍乱（论霍乱详明，杂症亦不外此）。其间或先吐，或腹痛吐利，是因于热也；若头痛体疼发热，是挟风邪也。若风折皮肤，则气不宣通，而风热上冲为头痛；若风入肠胃，则泄利呕吐，甚则手足逆冷，此阳气暴竭，谓之四逆。妊娠患之，多致伤胎也。

薛氏曰：前证若因内伤饮食，外感风寒，用藿香正气散；若因饮食停滞，用平胃散；若果脾胃顿伤，阳气虚寒，手足逆冷者，须用温补之剂。治当详审，毋使动胎也。

万密斋曰：霍乱者，阳明胃经之病名也。盖因平日五味肥醲，腐积成痰，七情郁结，气盛为火，停蓄胃中，乍因寒热之感，邪正交争，阴阳相混，故令心腹绞痛，吐利并作，挥霍变乱，故名霍乱。如邪在上胃脘，则当心而痛，其吐多；邪在下胃脘，则当脐而痛，其利多；邪在中脘，其腹中痛，吐利俱多。吐多则伤气，利多则伤血，血气受伤，不能护养其胎，况邪气鼓击胎元，母寿未有不殒者矣。此危恶之证，不可不亟治也，宜香苏散加藿香叶主之。

香苏散加藿香方

治妊娠霍乱❶（此方平正可法）。

香附（炒）　紫苏（各二钱）　陈皮（一钱）　甘草（炙）　藿香叶　缩砂（各五分）

上锉，水煎服。如转筋，加木瓜一钱。胎动不安，加白术一钱半。如夏月得之，加黄芩一钱半，黄连一钱，香薷二钱。如冬月得之，加人参、白术各一钱，干姜炮五分。

回生散

治中气不和，霍乱吐泻，但一点胃气存者，服之回生（此方甚良）。

陈皮（去白）　藿香（各五分）

上为末，水煎，温服。

七味白术散

治脾胃虚弱，吐泻作渴不食。

白术　人参　茯苓　甘草（炙）　木香　藿香（各半两）　干葛（一两）

上为末，沸汤调服二钱。吐甚者，加生姜汁频频服之。

理中汤

治妊娠霍乱腹痛，四肢逆冷，汗出脉虚弱者。

白术　人参　干姜（炮）　甘草（炙，各一钱）

上锉，水煎服。甚者，加熟附子五分。

人参散

治妊娠霍乱吐泻，心烦腹痛，饮食不入（心烦腹痛而用人参、炮姜，岂烦非热，而痛属虚乎，虚实寒热，用者须斟酌之）。

人参　厚朴（姜制）　橘红（各二钱）　当归（炒）　干姜（炮）　甘草（炙，各一钱）

上作一服，加生姜三片，枣一枚，水煎服。

白术散

治妊娠霍乱腹痛，吐利不止（此真虚寒腹痛吐利方也，勿妄用）。

白术（炒）　益智仁　枳壳（麸炒）　橘红（各七钱半）　草豆蔻（煨，去皮）　良姜（炒，各半两）

上为散，每服五钱，入生姜半分，水煎，去滓，温服。

木瓜煎

治妊娠霍乱吐泻，转筋闷绝（此方可常用）。

吴茱萸（汤洗七次）　生姜（切，各七钱半）　木瓜（竹刀切，一两半）

上细锉，水二盏煎一盏二分，去滓，

❶治妊娠霍乱：原脱，据目录补。

分三服，热服。

一方有茴香（七钱半），甘草（一钱），茱萸（半两）加紫苏煎。

上四方，用干姜、豆蔻、茱萸，俱大温之剂（霍乱切忌温药，犯者必死，即不发热烦渴者，亦不可轻用，慎之慎之）。若发热烦渴，脉数阳证者，服之即死，宜用后方。

竹茹汤（呕吐）

益元散

桂苓甘露饮

冬葵子汤（并治霍乱）

泄泻

《大全》云：妊娠泄泻，或青或白，水谷不化，腹痛肠鸣，谓之洞泄；水谷不化，喜饮呕逆，谓之协热下利，并以五苓散利小便，次以黄连阿胶丸，或三黄熟艾汤以安之。若泻黄有沫，肠鸣腹痛，脉沉紧数，用戊己丸和之；嗳腐不食，胃脉沉紧，用感应丸下之，后调和脾胃；若风冷，水谷不化如豆汁，用胃风汤；寒冷脐下阴冷，洞泄，用理中汤、治中汤；伏暑烦渴泻水，用四苓散；伤湿泄泻，小便自利，用不换金正气散、胃苓汤。此四证之大略也。

薛氏曰：泄泻若米食所伤，用六君加谷蘖；面食所伤，用六君加麦蘖；肉食所伤，用六君加山楂；若兼寒热作呕，乃肝木侮脾土，用六君加柴胡、生姜，兼呕吐腹痛，手足逆冷，乃寒水侮土，六君加姜、桂，不应，用钱氏益黄散；若元气下陷，发热作渴，肢体倦怠，用补中益气汤；若泄泻色黄，乃脾土之真色，用六君加木香、肉果；若作呕不食，腹痛恶寒，乃脾土虚寒，用六君加木香、姜、桂；若泻在五更侵晨，饮食少思，乃脾胃虚弱，五更服四神丸，日间服白术散，如不应，或愈而复作，或饮食少思，急用八味丸，补命门火，以生脾土为善。

进士王征之内，怀妊泄泻，恶食作呕。余曰：脾气伤也。其夫忧之，强进米饮，余谓饮亦能伤胃，且不必强，俟脾胃醒，宿滞自化，饮食自进。不信，别用人参养胃汤饮之，吐水酸苦，又欲投降火寒药。余曰：若然则胃气益伤也。经云：损其脾者，调其饮食，适其寒温。后不药果愈。

胃苓汤

治脾湿太过，胃气不和，腹痛泄泻，水谷不化，阴阳不分，此平胃散与五苓散合方也。

苍术　厚朴　陈皮　白术　茯苓　猪苓　泽泻（各一钱）　官桂　甘草（炙，各五分）

上加生姜三片，枣二枚，水煎，食远服。

不换金正气散

治妊妇伤湿泄泻。

苍术　厚朴　陈皮　藿香　半夏（各一钱）　甘草（五分）

上加姜、枣，煎服。

胃风汤

治风冷乘虚，入客肠胃，米谷不化，泄泻注下，及肠胃湿毒，下如豆汁，或下瘀血，或下鱼脑，日夜无度。

人参　白术　茯苓　当归　川芎　芍药　肉桂（各等份）

上锉，每服八钱，入粟米一撮，水煎服（此方治泻久气血两虚诚妙。然肉桂非久虚脏冷者，断不可用。其曰胃风，取其益胃而升举也）。如腹痛加木香。

加味理中汤

治妊娠泄泻。

人参　白术　白芍药　白茯苓　干

姜　黄连　木香　藿香叶　诃子肉　肉豆蔻　甘草（各一钱）

上锉，水二盅，生姜三片，大枣二枚，煎一盅，饥时服。

加味治中汤

治饮食过多，脾胃之气，不足以运化而泻。

人参　白术　干姜（炮）　甘草（炙，各一钱）　陈皮（去白）　青皮（各七分）　砂仁（五分）

钱氏益黄散

治妊娠泄泻，呕吐腹痛，手足厥逆。

陈皮　青皮　诃子肉（各五钱）　丁香（二钱）　甘草（炙，三钱）

上为末，每服三钱，水煎服。

草果散

治脏腑虚寒腹痛，泄泻无度。

厚朴（姜汁拌炒，三两）　肉豆蔻（十个，面煨）　草豆蔻（十个，煨）

上每服三钱，加生姜煎服。

痢疾

《大全》云：妊娠饮食生冷，脾胃不能克化，致令心腹疼痛。若血分病，则色赤；气分病，则色白；血气俱病，则赤白相杂。若热乘大肠，血虚受患，则成血痢也。

薛氏曰：治痢之法，当参前篇，其下黄水，乃脾土亏损，真气下陷也，当升补中气；若黄而兼青，乃肝木克脾土，宜平肝补脾；若黄而兼白，乃子令母虚，须补脾胃；若黄而兼黑，是水反侮土矣，必温补脾胃，若黄而兼赤，乃心母益子，但用补中益气；若肠胃虚弱，风邪客之，用胃风汤，或胎气不安，急补脾胃而自安矣。凡安胎之药，当临病制宜，不必拘用阿胶、艾叶之类。

地官胡成甫之内，妊娠久痢，自用消导理气之剂，腹内重坠，胎气不安，又用阿胶、艾叶之类不应。余曰：腹重坠，下元气虚也，胎动不安，内热盛也，遂用补中益气汤而安，又用六君子汤痊愈（重坠起于久病，故为下元气虚，而以补中、六君治之。若非久病者，犹当以安胎为主也）。

壶仙翁治汤总兵夫人妊娠，病痢不止，翁诊其脉虚而滑，两关若涩，此由胎气不和，相火炎上而有热，似痢实非痢也，乃用黄芩、白术以安胎，四物、生地黄以调血，数剂而安。

白术汤（一名三物汤）

治孕妇下痢脓血。

白术　黄芩　当归（各等份）

上㕮咀，每服三钱至四钱，水二盏，煎至一盏，去渣温服，日夜三次。嗽者，加桑白皮，食后服之。

当归芍药汤

治妊娠腹中㽲痛，下痢赤白。

白芍药　白茯苓　当归　川芎　泽泻（各五钱）　白术（七分半）

上为细末，温酒或米饮，任意调服。

一方无川芎，有条芩、甘草、黄连、木香、槟榔，㕮咀煎服。

黄连汤

治妊娠下痢赤白，脓血不止。

黄连（八分）　厚朴（制）　阿胶（炙）　当归　干姜（各六分）　黄柏　艾叶（各四分）

上为细末，空心米饮调下方寸匕，日三服（寒热互用，所以治赤白知腹痛）。

蒙姜黄连丸

治妊娠下痢赤白，谷道肿痛，冷热皆可服。

干姜（炮）　黄连　缩砂仁（炮）　川芎　阿胶（蛤粉炒）　白术（各一两）

乳香（二钱，另研） 枳壳（去白，麸炒，半两）

上为末，用乌梅三个取肉，入少醋糊同杵丸，如桐子大，每服四十丸。白痢，干姜汤下，赤痢，甘草汤下，赤白痢，干姜、甘草汤下。

一方有木香二钱。

三黄熟艾汤

治妊娠挟热下痢。

黄连 黄芩 黄柏 熟艾（各等份）

上锉，每服五钱，水煎服。呕加橘皮、生姜（以三黄汤加熟艾治热痢，加橘皮、生姜治呕，俱妙）。

归芪汤

治妊娠下痢腹痛，小便涩滞（须审腹痛是有余否）。

黄芪 当归（炮，各一两） 糯米（一合）

上细切，分四服，水煎服。

大宁散

治妊娠下痢赤白，灰色，泄泻疼痛垂死者。

黑豆（二十粒） 甘草（二寸半，生炙各半） 粟壳（二个去顶，半生半炒）

上为粗末，作一服，加生姜三片，水煎，食前服，神效。

厚朴散

治妊娠下痢，黄水不绝。

厚朴（姜炙） 黄连（各三两） 肉豆蔻（五个，连皮用）

上锉，水煎，徐徐服。

一方肉豆蔻只用一枚。

鸭蛋汤

治妇人胎前产后赤白痢。

生姜（年少者百钱，老者二百钱，重取自然汁） 鸭子❶（一个打碎，入姜汁内搅匀）

上二味，煎至八分，入蒲黄三钱，煎五七沸，空心温服，立效。

二黄散

治妊娠下赤白，绞刺疼痛。

鸡子（一枚，乌鸡者佳，倾出清留黄用） 黄丹（一钱，入鸡子壳内，同黄搅匀，以厚纸糊牢，盐泥固济，火上煨干）

上研为细末，每服二钱，米饮调下。一服愈者是男，二服愈者是女。

大小便不通

《大全》云：妊娠大小便不通，由脏腑之热所致。若大肠热，则大便不通；小肠热，则小便不利；大小肠俱热，则大小便俱不通，更推其因而药之。

薛氏曰：前证若大肠血燥，用四物汤加条芩、桃仁；大肠气滞，用紫苏饮加杏仁、条芩；肠胃气虚，用六君子加紫苏、杏仁；肝脾蕴热，用龙胆泻肝汤；心肝虚热，用加味逍遥散加车前子。

亚卿李蒲汀侧室妊娠，大小便不利，或用降火理气之剂，元气反虚，肝脉弦急，脾脉迟滞，视其面色，青黄不泽。余曰：此郁怒所致也。用加味归脾汤为主，佐以加味逍遥散而安。

主政王天成之内妊娠，痢疾愈后，二便不通，其家世医，自用清热之剂，未效。余诊其脉，浮大而涩，此气血虚也，朝用八珍汤加桃仁、杏仁，夕用加味逍遥加车前子而痊。

大腹皮散

治妊娠大小便不通。

大腹皮 赤茯苓 枳壳（麸炒，各一两） 甘草（炙，二钱）

上为细末，每服二钱，浓煎葱白汤调下。

---

❶鸭子：鸭蛋。

一方锉作散，入郁李仁去皮尖一钱半，水煎，空心连服，以通为度，如不通，必大腑热秘，用枳壳炒一钱半，大黄炮二钱，甘草炙一钱，研为细末，作三服，浓煎葱白汤调下。

当归散

治妊娠因怒，肚腹胀痛，四肢浮肿，气急作喘，大便难，小便涩，产门肿。

当归（五分） 赤茯苓 枳壳（麸炒） 白芍药 川芎（各一钱） 白姜（炮） 木香（煨） 粉草（各三分）（便难溺涩阴肿而用炮姜，人所不敢，俟知者辨之）。

上用姜，水煎服。气弱，枳壳减半。大便秘，加蜜同煎。

一方

治妊娠小便不通，腹胁痞闷，不思饮食。

大黄 木通 槟榔（各一两） 枳壳（麸炒，七钱半） 诃黎勒（四个，去核，半生半煨） 大腹子（三枚）

上为末，用童便一盏，葱白二寸，煎六分，调服二钱。

一方

治妊娠风气，大便秘涩。

枳壳（麸炒，三两） 防风（二两） 甘草（炙，一两）

上为末，每一二钱，空心用白滚汤调服，日三次。

又方

车前子（一两） 大黄（半两，炒）

上为末，每服三钱，蜜汤调服。

又方

治虚羸大便秘。

枳壳（制） 阿胶（炒，各等份）

上为细末，炼蜜和剂，杵二三千下，丸如桐子大，别研滑石末为衣（滑石末妙），温汤下二十丸，中日来。未通，再服三十丸，止于五十丸。

葵子汤

治妊娠得病六七日以上，身热入脏，大小便不利，安胎除热（此利窍除热药也）。

葵子（二升） 滑石（四两，碎）

上以水五升煮取一升，去渣尽服，须臾当下便愈。

又方

葵子（一合） 川朴硝（二两）（朴硝非妊娠所宜，用者须慎）。

上每服三钱，水煎温服。

猪苓散

疗妊娠小便涩痛，兼治胎水。

猪苓（五两，去皮）为末，白汤调方寸匕，加至二匕，日三夜二。不瘥，宜转下之，服后药。

甘遂散

治妊娠子淋，大小便并不利，气急，已服猪苓散不瘥，宜服此下之。

用泰山赤皮甘遂二两为末，以白蜜二合和服，如豆大一粒。觉心下烦，得微下者，日一服，下之后，还服猪苓散，不得下，日两服，渐加至半钱，以微利为度（此药太峻，不可轻用）。

上陈良甫氏所录诸方，今并存之，纳甘遂、朴硝，非至实至危，不得已而为之，不可轻用。其他亦宜审订用之，仍味薛氏之说，而参之以杂病诸方，庶无误也。

小便不通（转胞，遗尿）

《大全》云：妊娠小便不通，为小肠有热，传于胞而不通耳。若兼心肺气滞，则致喘急。陈无择云：妊娠胎满逼胞，多致小便不利。若心肾气虚，清浊相干，则为诸淋；若胞系了戾，小便不通，名曰转胞；若胎满尿出，名曰遗尿。

丹溪云：转胞病，胎妇禀受弱者，忧闷多者，性急躁者，食味厚者，大率有之。古方皆用滑利疏导药，鲜有应效，因思胞为胎所压，转在一边，胞系了戾不通耳。胎若举起，悬在中央，胞系得疏，水道自行。然胎之坠下，必有其由。一日吴宅宠人患此，脉之两手似涩，重取则弦，左手稍和。予曰：此得之忧患，涩为血少气多，弦为有饮。血少则胞弱而不能自举，气多有饮，中焦不清而隘，则胞知所避而就下，故喜坠。遂以四物汤加参、术、半夏、陈皮、生甘草、生姜空心饮，随以指探喉中，吐出药汁，候少顷，气定，又与一帖，次日亦然，如是八帖而安。此法果为的确，恐偶中耳，后有数人，历历有效，未知果何如耶？仲景云：妇人本肌盛，头举身满，今反羸瘦，头举中空减，胞系了戾，亦致胞转，其义未详，必有能知之者。

一妇人四十一岁，妊孕九个月，转胞，小便不出三日矣，下急脚肿，不堪存活。来告急，予往视之，见其形瘁，脉之右涩，而左稍和，此饱食而气伤，胎系弱不能自举而下坠，压着膀胱，偏在一边，气急为其所闭，所以水窍不能出也，转胞之病，大率如此。予遂制一方，补血养气，血气既正，胎系自举，则不下坠，方有安之理，遂作人参、当归身尾、白芍药、白术、陈皮、炙甘草、半夏、生姜煎浓汤，与四帖，任其叫啖。至次早，又与四帖，药渣作一帖，煎令顿饮之，探喉，令吐出次药汤，小便立通，皆黑水，后就此方加大腹皮、枳壳、青葱叶、缩砂仁，二十帖与之，以防产前后之虚，果得就蓐平安，产后亦健。

一妇人妊娠七八个月，患小便不通，百医不能利，转加急胀，诊其脉细弱。予意其血气虚弱，不能承载其胎，故胎重坠下，压住膀胱下口，因此溺不得出，若服补药升扶，胎起则自下，药力未至，愈加急满，遂令一老妇，用香油涂手，自产门入，托起其胎，溺出如注，胀急顿解。一面却以人参、黄芪、升麻大剂煮服，或少有急满，仍用手托放取溺，如此三日后，胎渐起，小便如故（又一法，以健人同病妇皆仰卧，将两足直伸相对，其健人以双足抵病人足，频频细耸，令病人身亦细细频耸，则胎自随耸而上，胞不了戾，而小便自通矣。其无妊妇人亦有胞系了戾，溺不出者，可令伶俐收生妇人，以手法转其胞，溺亦随出矣。又有将病妇两足倒提向上，如是数次，溺亦随通。并附之）。

薛氏曰：前证亦有脾肺气虚，不能下输膀胱者；亦有气热郁结膀胱，津液不利者；亦有金为火烁，脾土湿热甚而不利者。更当详审施治。

司徒李杏冈仲子室孕五月，小便不利，诸药不应。余曰：非八味丸不能救。不信，别用分利之药，肚腹肿胀，以致不起。

儒者王文远室患此，小腹肿胀，几至于殆，用八味丸一服，小便滴沥，再以前丸料加车前子一剂即利，肚腹顿空而安。

仲景云：问曰妇人病，饮食如故，烦热不卧而反得倚息者，何也？师曰：此名转胞不得溺也，以胞系了戾，故致此病，但利小便则愈，宜肾气丸主之（即八味丸，方见虚劳，每以酒下十五丸至二十丸，日再服）。

冬葵子散

治孕妇转胞，小便不通，及男子小便不通，皆效。

冬葵子　山栀子（炒）　滑石（各半两）　木通（三钱）

上锉，一剂，水煎，空心温服。外

以冬葵子、滑石、栀子为末，田螺肉捣膏，或葱汁调膏贴脐中立通。

《全生》茯苓散

治妊娠小便不通。

赤茯苓　冬葵子（各等份）

上㕮咀，每服五钱，水煎，空心服。《济生方》加发灰少许，极效。

葵榆汤

治妊娠小便不通，脐下妨闷，心神烦乱。

葵子（研）　榆白皮（切，各一两）

上水煎，分三服。

独圣散

治妊娠小便不通。

蔓荆子为末，每服二钱，食前，浓煎葱白汤调下（蔓荆子凉诸经之血，其性轻扬，有升一之义）。

归母苦参丸

治妊娠小便难，饮食如故。

当归　贝母　苦参（各四两）

上为末，炼蜜为丸，如小豆大，饮服三丸，加至十丸。男子加滑石半两。

杂方

治妊娠卒不得小便。

杏仁去皮尖，炒黄，捣丸如绿豆大，灯心汤吞七粒。

一方捣杏仁入滑石末，饭丸小豆大，每服二十丸，白汤下。

一方滑石为末，水和涂脐下。

一方车前子捣汁，调滑石末涂脐周围四寸，热易之。

一方紫菀为丸，井华水调下二钱。

一方桑螵蛸捣末，米饭服方寸匕，日三。

子淋

《大全》云：妊娠小便淋者，乃肾与膀胱虚热，不能制水。然妊娠胞系于肾，肾间虚热，而成斯证，甚者心烦闷乱，名曰子淋也。

薛氏曰：前证若小便涩少淋沥，用安荣散；若腿足转筋，而小便不利，急用八味丸，缓则不救；若服燥剂而小便频数，或不利，用生地黄、茯苓、牛膝、黄柏、知母、芎、归、甘草；若频数而色黄，用四物加黄柏、知母、五味、麦门、玄参；若肺气虚而短少，用补中益气加山药、麦门；若阴挺痿痹而频数，用地黄丸；若热结膀胱而不利，用五淋散；若脾肺燥不能化生，宜黄芩清肺饮；若膀胱阴虚，阳无所主，用滋肾丸；若膀胱阳虚，阴无所化，用肾气丸。

万密斋曰：子淋之病，须分二证，一则妊母自病，一则子为母病。然妊母自病，又分二证，或服食辛热，因生内热者；或自汗自利，津液燥者。其子为母病，亦分二证，或胎气热壅者；或胎形迫塞者。证既不同，治亦有别也，大抵热则清之，燥则润之，壅则通之，塞则行之，此治之之法也。

五淋散

治孕妇热结膀胱，小便淋沥。

赤芍药　山栀子（各二钱）　赤茯苓（一钱二分）　当归（一钱）　子芩（六分）　甘草（五分）

上水煎服。

一方加生地黄、泽泻、木通、滑石、车前子各等份。

子淋散

治妊娠小便涩痛频数。

麦门冬（去心）　赤茯苓　大腹皮　木通　甘草　淡竹叶（各等份）

上锉，水煎，空心服。

一方无甘草、大腹皮二味。

安荣散

治妊娠小便涩少，遂成淋沥，名曰子淋。

麦门冬（去心） 通草 滑石 人参 细辛（各二钱） 当归（酒浸） 灯草 甘草（各半两）

上为细末，每服二钱，煎麦门冬汤调下（此用细辛自有深意，盖肾苦燥，故用辛以润之，欲使天降之阴，沛然于阴分也）。

一方无滑石、灯心，有车前、萹蓄。

此方恐滑石太重而滑胎，若临月可用，若六七个月以前，宜斟酌之。

加味木通汤

治妊妇奉养太厚，喜食炙、煿、酒、面辛热之物，以致内热，小便赤涩作痛者。

木通 生地黄 赤芍药 条芩 甘草梢（各等份）

上锉，加淡竹叶十二片，水煎服。

生津汤

治妊妇尝病自汗，或因下痢后，小便短少不痛者，此津液不足也。

当归 甘草（炙，各五钱） 麦门冬（去心） 通草 滑石（各三钱） 人参 细辛（各一钱）

上为细末，每服六七钱，灯心煎汤，空心调服。

冬葵子汤

治妊妇素淡滋味，不嗜辛酸，病小便赤涩而痛者，此胎热也，此方主之。

冬葵子（一两） 赤芍药 条芩（各半两） 赤茯苓 车前子（各三钱）

上为末，每服二钱，米饮调服，不拘时。如小便不通，恐是转胞，加发灰少许极效（发灰能使气血上行，故转胞加之妙）。

大腹皮散

治妊妇八九月，胎形肥硕，小便短少，小腹胀，身重恶寒，起则晕眩欲倒，此胎气逼塞，膀胱之气不行也，宜此方主之。

赤茯苓（三钱） 大腹皮 枳壳（麸炒） 甘草（炙，各一钱）

上为末，每服一钱，浓煎葱白汤下。

地肤子汤

治孕妇小便涩数，名曰子淋（此方寓升于降，妙）。

地肤子 车前子 知母 黄芩 赤茯苓 白芍药 枳壳（麸炒） 升麻 通草 甘草（炙，各三分）

上切一剂，水煎服。

地肤大黄汤

治妊娠子淋，宜下（此治实热而淋者，大便通则小便自利矣）。

大黄（炒） 地肤草（各三两） 知母 黄芩（炒） 猪苓 赤芍药 通草 升麻 枳实（炒） 甘草（各二两）

上锉，每服四五钱，水煎服。

一方❶

疗妊娠数月，小便淋沥疼痛，心烦闷乱，不思饮食。

瞿麦穗 赤茯苓 桑白皮 木通 葵子（各一两） 黄芩 芍药 枳壳 车前子（各半两）

上锉，每服四钱，水煎服。

忘忧散

治妊娠心经蕴热，小便赤涩，淋沥作痛。

琥珀（不拘多少） 萱草根（一握）

上琥珀为细末，每服五分，浓煎萱草根调服。

补遗方

治胎前诸般淋沥，小便不通（此可治气淋，恐与热淋无与）。

---

❶一方：原脱，据目录补。

槟榔　赤芍药（各等份）

上锉，每服五钱，水煎温服，甚效。

一方

治子淋，小便数出，或热疼痛，及子烦。

地肤草四两，以水四升煮取二升半，分三服，或新取地肤草捣取自然汁服亦可。不独治子淋，凡小便淋闭，服之无不效。

杂方

治妊娠子淋。

葵子一升，以水三升煮取二升，分再服。

一方葵根一把，以水三升煮取二升，分再服。

一方芜菁子七合为末，水和服方寸匕，日三。

一方猪苓为末，白汤调方寸匕，加至二匕。

遗尿

薛氏曰：若脬中有热，宜用加味逍遥散；若脾肺气虚，宜用补中益气汤加益智；若肝肾阴虚，宜用六味丸。

一妊妇遗尿内热，肝脉洪数，按之微弱，或两太阳作痛，胁肋作胀。余以为肝火血虚，用加味逍遥散、六味地黄丸，寻愈。后又寒热，或发热或恚怒，前证仍作，用八珍散、逍遥散，兼以清肝火、养肝血而痊（求得标只取本是为正治）。

白薇散

治妊娠尿出不知。

白薇　白芍药（各等份）

上为末，每服三钱，食前温酒调服（《本草》谓芍药白补赤泻，盖金收而火散也，故子淋方中多用赤，而遗尿方中则用白也）。

桑螵蛸散

治妊娠小便不禁。

桑螵蛸（炙黄，二十枚）

上为末，每服二钱，空心米饮调下。

一方

白矾　牡蛎

上为末，每服二钱，酒调下。

一方

益智为末，米饮下，亦效。

尿血

《大全》云：妊妇劳伤经络，有热在内，热乘于血，血得热则流溢，渗入子脬，故令尿血也（按：尿血之人，皆从劳心斫丧中来）。

薛氏曰：前证因怒动火者，宜小柴胡汤加山栀；因劳动火者，宜补中益气汤；因厚味积热，宜清胃散（杂病齿门）加犀角、连翘、甘草；因肝经血热，宜加味逍遥散。

一妊妇因怒尿血，内热作渴，寒热往来，胸乳间作胀，饮食少用，肝脉弦弱，此肝经血虚而热也，用加味逍遥散、六味地黄丸，兼服渐愈。又用八珍汤加柴胡、丹皮、山栀而痊。

续断汤

治妊娠下血及尿血。

当归　生地黄（各一两）　续断（半两）　赤芍药（二钱半）（分两差等可法）

上为末，每服二钱，空心葱白汤调下。

一方

治妊娠尿血。

阿胶（炒）　熟地黄（各等份）

上为细末，空心粥饮调下二钱。

姜蜜汤

治妊娠小便尿血。

生姜（七片） 蜜（半盏） 白茅根（一握）

上入水浓煎服。

加减五苓散

本方去桂加阿胶炒，同为粗末，每服四钱，用车前子、白茅根浓煎温服。

杂方

（温凉滑利不同，在人自择）

用葵子一升，研细，水五升煮二升，分温三服。

一方用生艾一斤，酒五升，煮二升，分三服。

一方用生地黄一斤，酒四斤煮二升，分三服。

一方猪苓为末，白汤调下一匙，日三。

一方白茅根浓煮汤，吞酒蒸黄连丸。

一方 治无故尿血（止血之剂）。

龙骨（一两） 蒲黄（半两）

上为末，每服二钱，酒调，日三服。

眼目

一妇将临月，忽然两目失明，不见灯火，头痛眩晕，项腮肿满，不能转颈，诸治不瘥，反加危困，偶得消风散服之，病减七分，获安分娩，其眼吊起，人物不辨，乃以四物汤加荆芥、防风，更服眼科天门冬饮子，二方间服，目渐稍明（目病大都因火，而怀妊则胎热居多，故以凉散之剂取效）。大忌酒面、煎炙、鸡羊鹅鸭、豆腐、辛辣热物，并房劳。此证因怀妊多居火间，衣着太暖，伏热在内，或酒、面、炙、煿太过，以致胎热也。

天门冬饮子

治妊娠肝经风热上攻，眼目带吊失明。

天门冬（去心） 知母 茺蔚子 五味子 防风（去芦） 茯苓（去皮） 川羌活（去芦） 人参（各一钱）

上作一服，水二盅，生姜三片，煎至一盅，食后服。

脏躁悲伤

仲景云：妇人脏躁，悲伤欲哭，象如神灵所作，数欠伸，甘麦大枣汤主之（脏躁者，肺金燥也，肺之志为悲，胎热则火炎，肺不能自持，故无故悲哭，兹治以甘缓，佐以凉泻，无不愈矣）。

许学士云：乡里有一妇人，数次无故悲泣不止，或谓之有祟，祈禳请祷备至，终不应。予忽忆《金匮》有一证云：妇人脏躁，悲伤欲哭，象如神灵，数欠伸者，宜甘麦大枣汤。予急令治药，尽剂而愈。古人识病制方，种种绝妙如此。

薛氏曰：前证或因寒水攻心，或肺有风邪者，治当审察。

一妊妇无故自悲，用大枣汤二剂而愈。后复患，又用前汤，佐以四君子加山栀而安。

一妊妇悲哀烦躁，其夫询之，云我无故，但自欲悲耳，用淡竹茹汤为主，佐以八珍汤而安。

甘麦大枣汤

治妇人脏躁，悲伤不止（悲伤肺病，此方补脾，所谓补母也，且甘能生湿，湿生则又何燥焉）。

甘草（三两） 小麦（一升） 大枣（十枚）

上以水六升煮取三升，温分三服，亦补脾气。

淡竹茹汤

治妊妇心虚惊悸，脏躁，悲伤不止。又治虚烦甚效。

麦门冬（去心） 小麦 半夏（汤

泡，各一钱半）　人参　白茯苓（各一钱）　甘草（五分）

上作一服，加生姜五片，枣一枚，淡竹茹一团如指大，水煎服。

一方

治胎脏躁，悲哭，及自笑自哭。

用红枣烧存性，米饮调下。

妊病下胎

《大全》云：妊娠羸瘦，或挟疾病，脏腑虚损，气血枯竭，不能养胎，致胎动而不坚固，若终不能安者，则可下之，免害妊妇也。

薛氏曰：前证宜用腰腹背痛门方论主治。其胎果不能安者，方可议下，慎之慎之！

大中丞许少微公向令金坛时，夫人胎漏，疗治不止，时迫于上计，公欲因其势遂下之，谋于余。余第令服佛手散，以为可安即安，不可安即下，顺其自然而已。既数服，公忧疑不决，女科医者检方以进，乃用牛膝一两，酒煎服。谓牛膝固补下部药耳，用之何害？公遂信而服之，而胎果下。余时有从母之戚，未及知此，知而驰至，则闻盈庭皆桂麝气，盖因胞衣未下，女医又进香桂散矣，血遂暴下，如大河决，不可复止，亟煎独参汤未成而卒。公哀伤甫定，而过余谢，且谂余曰，牛膝补药而能堕胎，何也？余对曰：生则宣而熟则补（生宣熟补之说，似是而实非，宜思之），故破血之与填精，如箭锋相拄，岂独牛膝哉？鹿角亦堕胎破血，而煎为白胶，则安胎止血，因其熟而信其生，此之谓粗工。公叹恨无已，余故特著之，以为世戒。

桂心散

治妊娠因病，胎不能安者，可下之。

桂心　瓜蒌　牛膝　瞿麦（各五分）　当归（一钱）

上锉，水煎服。

一方

单用牛膝一两，酒一盅，煎七分，作二服。

《千金》神造汤

妇人脉阴阳俱盛，名曰双躯。若少阴微紧者，血即凝浊，经养不周，胎即偏夭，其一独生，其一独死，不去其死，害母失胎，此方主之。

蟹爪（一升）　阿胶（三两）　甘草（二两）

上锉，取东流水一斗，先煮蟹爪、甘草至三升，去渣，下胶令烊，顿服之，不能分再服（阿胶固胎，蟹爪破血，甘草和中，并行不悖，奇哉）。

下胎方

治妊母因疾病，胎不能安，可下之。

取七月七日法面（《大全》作曲）四两，水二大盏，煎取一盏三分，绵沥去滓，分温三服，立下（法面用碱故破胎）。

又方

大曲五升，清酒一斗，煮二沸，去渣，分五服，隔宿勿食。但再服，其子如糜，母无疾苦，千金不传妙方。

又方　麦蘖（麦蘖能破血）一升为末，和水煮二升，服之即下，神效。

又方　附子二枚为末，以淳苦酒和涂右足，去之大良。

又方　取鸡子一枚，以三指撮盐放鸡子中，服之立出。

按：陈良甫所列有牛膝汤、桂心散诸方，娄全善皆不之取，而独取此数方，其见卓矣。

防胎自堕

丹溪云：阳施阴化，胎孕乃成，血

气虚损，不足营养，其胎自堕。或劳怒伤情，内火便动，亦能堕胎，推原其本，皆因热火消物，造化自然。《病源》乃谓风冷伤于子脏而堕，此未得病情者也。予见贾氏妇，但有孕，至三月左右必堕，诊其脉，左手大而无力，重取则涩，知其血少也，以其妙年，只补中气，使血自荣。时正初夏，教以浓煎白术汤（单用白术补中，以营出中焦，土生万物也），下黄芩末一钱，服三四十帖，遂得保全其生。因而思之，堕因内热而虚者，于理为多，曰热曰虚，当分轻重，盖孕至三月，正属相火，所以易堕，不然何以黄芩、熟艾（熟艾性温，亦助相火，若果有热，或恐不宜）、阿胶等为安胎妙药耶！好生之工，幸无轻视。

一妇年三十余，或经住，或成形未具，其胎必堕。察其性急多怒，色黑气实，此相火太盛，不能生气化胎，反食气伤精故也。因令住经第二月，用黄芩、白术、当归、甘草，服至三月尽，止药，后生一子。

一妇住经三月后，尺脉或涩或微弱，其妇却无病，知是子宫真气不全，故阳不施阴不化，精血虽凝，终不成形，至产血块，或产血胞。

一妇腹渐大如怀子，至十月求易产药。察其神色甚困，难与之药，不数日，生白虫半桶。盖由妇之元气太虚，精血虽凝，不能成胎而为秽腐，蕴积之久，湿化为热，湿热生虫，理之所有，亦须周十月之气，发动而产，终非佳兆，其妇不及一月而死，湿热生虫，譬之沟渠污浊，积久不流，则诸虫生于其间矣。

汪石山治一妇长瘦，色黄白，性躁急，年三十余，常患堕胎，已七八见矣。诊其脉，皆柔软无力，两尺虽浮而弱，不任寻按，曰此因胎堕太多，气血耗甚，胎无滋养，故频堕。譬之水涸而禾枯，土削而木倒也，况三月五月，正属少阳火动之时，加以性躁而急发之，故堕多在三、五、七月也。宜大补阴汤去桂加黄柏、黄芩煎服，仍用研末，蜜丸服之，庶可保生。服半年，胎固，而生二子。

钱仲阳治一孕妇病，医言胎且堕。钱曰：妊者五脏传养，率六旬，乃更候其月，偏补之，何必堕，已而母子皆全。

陈斗岩治一妇有胎，四月堕下，逾旬腹肿发热，气喘脉洪盛，面赤，口鼻舌青黑。陈诊之曰：脉洪盛者，胎未堕也，面赤，心火盛而血干也；舌青，口鼻黑，肝既绝而胎死矣。内外皆曰，胎堕久矣。复诊，色脉如前，以蛇蜕煎汤，下平胃散加芒硝、归尾一倍，服之，须臾腹鸣如雷，腰腹阵痛，复一死胎随下，病亦愈。

程仁甫治一妇，年近四十，禀气素弱，自去其胎，五日内，渐渐腹胀如鼓，至心前，上吐不能食，用补药不效。诊六脉微弱，但只叫胀死，此乃损伤脾气而作胀，然急则治标，若泥丹溪法，恐缓不及事，用桃仁承气加枳实、厚朴，倍硝、黄，煎服四分，吐去其一，次早仍不通，事急，又服琥珀丸三钱，至申时大通，胀减，但体倦，四肢无力，口不知味，发热，再用参、芪、归、芍、楂、术、陈皮，八剂而安。

江应宿治汪镐妻三十五岁，厌产，误服打胎药，下血如崩，旬余，腹痛一阵即行，或时鼻衄，诸药不效，诊得六脉数而微弦，乃厥阴之火泛逆，投四物换生地黄，加阿胶、炒黑山栀、蒲黄一剂愈。

薛氏云：大抵治法，须审某月属某经育养而药之。

川芎补中汤

治怀妊血气虚弱，不能卫养，以致

数月而堕，名曰半产（每见妇人孕不满十月而损堕，得服此遂安全）。

川芎　五味子　阿胶（蛤粉炒）　干姜（炮，各一钱）　黄芪（去芦，蜜炙）　当归（酒浸）　白芍药　白术（各一钱半）　人参　杜仲（去皮）　木香（不见火）　甘草（炙，各五分）

上作一服，水二盅煎至一盅，不拘时服。

阿胶汤

治妊娠数堕胎，小腹疠痛不可忍。

阿胶（炙燥）　熟干地黄（焙）　艾叶（微炒）　川芎　当归（切，焙）　杜仲（去粗皮炙，锉）　白术（各一两）

上㕮咀，每服四钱，枣三枚，水煎，食前温服。

《千金》保胎丸

凡女人受孕，经三月而胎堕者，虽气血不足，乃中冲脉有伤，中冲脉即阳明胃经，供应胎孕，至此时必须节饮食，绝欲戒怒，庶免小产之患，服此可以保全（三月虽手心主养胎，而实十二经皆受气于阳明，阳明属中冲，故中冲伤，胎亦堕也）。

白术（土炒）　熟地黄（姜汁炒）　杜仲（姜汁炒，各四两）　当归（酒洗）　续断（酒洗）　阿胶（蛤粉炒）　香附米（四制）　益母草　条芩（炒，各二两）　陈皮　川芎　艾叶（醋炙，各一两）　砂仁（炒，五钱）（此方极稳当）

上为细末，煮枣肉为丸，如桐子大，每服百丸，空心米汤下。

杜仲丸

治妊娠三两个月，胎动不安，防其欲堕，宜预服之。

杜仲（去粗皮，姜汁炒，去丝）

上为末，枣肉杵丸，桐子大，每服七十丸，米饮下（胎系于肾，故用杜仲补肾。若云胎动不安，则有脾虚、气虚、血虚、有寒、有热之不同，又当因病而药之，不可执也）。

《删繁》方

治妊娠怀胎，数落而不结实，或冷或热，百病之源。

黄芪　人参　白术　甘草　川芎　地黄　吴茱萸（各等份）

一方有当归、干姜。

上为末，空心温酒调下二钱。忌菘菜、桃李、雀肉、醋物。

娄氏曰：按丹溪论，俱是虚热而无寒者，今姑存此一方，以俟施之于千百而一者也（此言宜玩）。

胎堕后为半产

夫妊娠日月未足，胎气未全而产者，谓之半产。盖由妊妇冲任气虚，不能滋养于胎，胎气不固，或颠仆闪坠，致气血损动，或因热病温疟之类，皆令半产。仲景谓寒虚相搏，此名为革，妇人则半产漏下是也。

又云：半产俗呼小产，或三四月，或五六月，皆为半产，以男女成形故也。或因忧恐悲哀暴怒，或因劳力打仆损动，或触冒暑热，忌黑神散，恐犯热药，转生他疾，宜玉烛散、和经汤之类。《便产须知》云：小产不可轻视，将养十倍于正产可也。又云：半产即肌肉腐烂，补其虚损，生其肌肉，益其气血，去其风邪，养其脏气，将养过于正产十倍，无不平复，宜审之。

薛氏曰：小产重于大产，盖大产如栗熟自脱，小产有如生采，破其皮壳，伤其根蒂也。但人轻忽致死者多，治法宜补形气，生新血，去瘀血。若未足月，痛而欲产，芎归补中汤倍加知母止之；若产而血不止，人参黄芪汤补之；若产而心腹痛，当归川芎汤主之；胎气弱而小产者，八珍汤固之；若血出过多而发热者，圣愈汤；汗不止，急用独参汤；发热烦躁，肉瞤筋惕，八珍汤；大渴面赤，脉洪而虚，当归补血汤；身热面赤，脉沉而微，四君加姜、附。

东垣云：昼发热而夜安静，是阳气自旺于阳分也；昼安静而夜发热，是阳气下陷于阴中也；如昼夜俱发热者，是重阳无阴也，当峻补其阴。

王太仆云：如大寒而甚，热之不热，是无火也；热来复去，昼见夜伏，夜发昼止，时节而动，是无火也。如大热而甚，寒之不寒，是无水也；热动复止，倏忽往来，时动时止，是无水也。若阳气自旺者，四物二连汤；阳气陷于阴者，补中益气汤；重阳无阴者，四物汤；无火者，八味丸；无水者，六味丸。

一妊妇五月服剪红丸堕胎，腹中胀痛，服破血药益甚，手按之愈痛。余曰：此峻药重伤，脾胃受患，用八珍倍参、芪，加半夏、乳、没，二剂痛止，数剂痊愈（倍法加法，俱有独见）。

史仲子室年甫二十，困疫胎堕，时咳，服清肺解表，喘急不寐，请视。余曰：脾土虚，不能生肺金，药重损之，与补中益气加茯苓、半夏、五味、炮姜四剂渐愈，再往视，又与八珍加五味及十全大补汤而痊愈。

东垣云：妇人分娩及半产漏下，昏冒不省，瞑目无所知觉，盖因血暴亡，有形血去，则心神无所养。心与包络者，君火相火也，得血则安，亡血则危，火上炽，故令人昏冒；火胜其肺，瞑目不省人事，是阴血暴去，不能镇抚也。血已亏损，往往用滑石、甘草、石膏之类，乃甘辛大寒之药，能泻气中之热，是血亏泻气，乃阴亏泻阳，使二者俱伤（所谓有两死，而无两生也），反为不足。虚劳之病，昏迷不省者，上焦心肺之热也，此无形之热，用寒凉之药，驱令下行，岂不知上焦之病，悉属于表，乃阴证也，汗之则愈，今反下之，幸而不死，暴亏气血，必夭天年。又不知《内经》有说，病气不足，宜补不宜泻。但瞑目之病，悉属于阴，宜汗不宜下，又不知伤寒郁冒，得汗则愈，是禁用寒凉药也，分娩半产，本气不病，是暴去其血，亡血补血，又何疑焉？补其血则神昌，常时血下降亡，今当补而升举之（妙在升阳），心得血养而神不昏矣。血若暴下，是秋冬之令太旺，令举而升之，助其阳，则目张神不昏矣。今立一方，补血养血，生血益阳，以补手足厥阴之不足也，名全生活血汤（半产后诸证，更于产后方论中参用之）。

人参汤

治半产后，血下过多，心惊体颤，头目运转，或寒或热，脐腹虚胀疼痛。

人参（《别录》谓人参能治心腹鼓痛，故此用之，盖虚痛也，若实痛则不宜矣）　麦门冬（去心）　生干地黄　当归（洗）　芍药（炒）　黄芪　白茯苓　甘草（炙，各一两）

上㕮咀，每服三钱，水一盏煎七分，食前温服。

人参黄芪汤

治小产气虚，血下不止（脾统血，气载血，此方最佳）。

人参　黄芪（炒）　白术（炒）　当归　白芍药　艾叶（各一钱）　阿胶（炒，二钱）

上作一剂，水煎服。

龙骨散

疗因损娠下，恶血不止（此重在恶血不止，故姜艾之用）。

龙骨　当归　地黄（各二两）　芍药　地榆　干姜　阿胶（各一两半）　艾叶（一两，炒）　蒲黄（一两二钱半）　牛角䚡（炙焦，二两半）

上为细末，食前用米饮调下二钱。

《全生》活血汤

治妇人分娩，及半产漏下，昏冒不省，瞑目无所知觉，此因血暴亡，心神无所养也，用此补血升阳（阴从阳升，故用药如此）。

升麻（三阴三阳之气俱升）　白芍药（各三钱）　当归（酒洗）　葛根　柴胡（去苗）　羌活　独活　防风　甘草（炙，各二钱）　川芎　藁本（各一钱五分）　生地黄（夏月加）　熟地黄（各一钱）　蔓荆子　细辛（各五分）　红花（三分）

上㕮咀，每服五钱，水二盏煎至一盏，去滓，食前稍热服。

以上治血下过多之剂。

生地黄汤

治妊娠胎气损动，气血不调，或攧仆闪坠，以致胎堕，堕后恶滞不尽，腹中疞痛。

生干地黄（一两）　大黄（暴煨）　芍药　白茯苓　当归　细辛　黄芩　甘草（炙）　桂（去粗皮，各半两）（妙在桂与大黄同用，然须认病真切方可）

上㕮咀，每服五钱，水一盏半，入生姜、大枣拍碎同煎，至一盏，去滓，不拘时温服。

当归酒

治妊娠堕胎后，血不出。

当归（炙令香）　芍药（炒，各二两）

上㕮咀，每服三钱，无灰酒一盏，入生地黄汁一合，银器内慢火煎至七分，去滓温服，以恶血下为度（产后忌芍药，而此以血不出者用之，要知与当归同用，以无灰酒、生地汁同煮，则不收敛，而入肝行血矣）。

乌金散

治妊娠堕胎后，血不下，兼治诸疾血病。

好墨（二两，折二寸挺子，烧通赤，用好醋一升，蘸七遍，又再烧通赤放冷，别研为末）　没药（研）　麒麟竭（各二钱半）　麝香（一钱）

上为细末，每服温酒调下一钱匕。如血迷心，用童便加酒调下二钱匕（奇，有言外之意）。

红蓝花散

治堕胎后血不出，奔心闷绝，不识人。

红蓝花（微炒）　男子发（烧存性）　京墨（烧红）　血竭（研）　蒲黄（隔纸炒，各等份）

上为细末，以童便小半盏调二钱，服之立效（奇，二方俱宜合之，以备缓急）。

白蜜酒

治堕胎后，恶血不出（妙在缓肝行血）。

白蜜（二两）　生地黄（取汁一盏）　酒（半盏）

上汁与酒，共入铜器中煎五七沸，入蜜搅匀，分两服，服三剂，百病可愈。

以上治恶血不出之剂（以上诸方，攻补不同，所谓寒热温凉，各从其事也，用者审之）。

当归汤

治妊娠堕胎，胞衣不出（此方活血滑利，催生下胞俱可）。

当归（切炒）　牛膝（酒浸，各一两半）　木通　滑石（研，各二两）　冬葵子（炒，三合）　瞿麦穗（一两）

上㕮咀，每服三钱，水煎服，未下再服，以下为度。

地黄汤

治胞衣不出（方法俱妙，宜详之）。

蒲黄（炒）　生姜（切炒，各二钱半）　生地黄（半两，以铜竹刀切炒）

上以无灰酒三盏，于银器内同煎至二盏，去滓，分三服，未下，再作服。

泽兰汤

治胞衣不出。

泽兰叶（切研）　滑石末（各半两）　生麻油（少许）

上以水三盏先煎泽兰至一盏半，去滓，入滑石末并油更煎三沸，顿服之，未下更服。

蒲黄酒

治胞衣不下。（七方一变，巧似花工）。

蒲黄（炒，一合）　槐子（十四枚，为末）

上以酒三盏煎至二盏，去滓，分温二服，未下更作服。

以上治胎衣不下之剂。

当归川芎汤

治小产后瘀血，心腹痛，或发热恶寒（平正之方，可法可法，尤妙）。

当归　川芎　熟地黄　白芍药　延胡索（炒）　红花　香附　青皮　泽兰　牡丹皮　桃仁（各等份）

上水煎，入童便、酒各小半盏服。

若以手按腹愈痛，此瘀血为患，宜此药，或失笑散消之；若按之不痛，此是血虚，宜四物、参、苓、白术。

川芎汤

治堕胎，心腹冷痛。

川芎　芍药　白术　阿胶（炒令燥）　甘草（炙，各一两）（既曰冷痛，则不宜芍药；又曰腹痛，则不宜白术，用者详之）

一方无白术，有人参。

上㕮咀，每服三钱，入艾叶、糯米、生姜同煎，食前服。

当归散

治产后气血虚弱，恶露内停，憎寒发热。

当归　白芍药（炒）　川芎　黄芩（炒，各一两）　白术（五钱）

上为细末，温童便调下二钱（此方以气血虚弱而用则可，以恶露内停而用芩、芍、白术，恐不宜）。

当归补血汤

治肌热躁热，目赤面红，烦渴引饮，昼夜不息，脉洪大而虚，重按全无，此脉虚血虚也，若误服白虎汤必死（病似阳明，症像白虎，故云然）。

当归（三钱）　黄芪（一两）

上作一服，水煎服（此东垣补方也，病真药当，一服如神）。

四物二连汤

治血虚发热，或口舌生疮，或昼安夜热（此河间方，后二味，非实热心火不用）。

当归　川芎　芍药　熟地黄　胡黄连　宣黄连（各一钱）

上作一服，水煎服。

胎不长

《大全》云：妊娠不长者，因而宿疾，或因失调，以致脏腑衰损，气血虚弱，而胎不长也。当治其疾疢，益其气血，则胎自长矣。

薛氏曰：前证更当察其经络，审其所因而治之。

一妊妇胎六月，体倦懒食，面黄晡热，而胎不长，因劳欲坠，此脾气不足也，用八珍汤，倍加参、术、茯苓三十余剂，脾胃渐健，胎安而长矣。

一妊妇因怒，寒热往来，内热晡热，胁痛呕吐，胎至八月而不长，此因肝脾郁怒所致，用六君加柴胡、山栀、枳壳、紫苏、桔梗病愈，而胎亦长矣。

安胎白术散

治妊娠宿有冷，胎痿不长，或失于将理，伤胎多堕，此药补荣卫，养胎气。

白术　川芎（各一两）　吴茱萸（汤泡，半两）　甘草（炙，一两半）

上为细末，每服二钱，食前温酒调下，忌生冷果实（天地以大气春生夏长，人身以心肝应之，若有宿冷者，春气不温也，以吴茱萸温之；胎痿不长者，夏气不大也，以川芎大之；白术、甘草，又培土以补其母也。以此为法，思过半矣）。

黄芪汤

治妊娠胎不长，安胎和气，思食，利四肢。

黄芪（炒）　白术（炒）　白茯苓　前胡　人参（各七分半）　川芎　甘草（炒，各五分）

上㕮咀，加生姜三片，枣二枚，水煎，食前服（此方悉以补气为主，而前胡散结气，川芎行结血，皆所助其生长也。观其主治，乃得其妙）。

长胎白术丸

治孕妇宿有风冷，胎痿不长，或将理失宜，伤动胎气，多致损堕，常服益血保胎，调补冲任。

白术　川芎　阿胶　生地黄（各六分）　当归（一两）　牡蛎（二分）　川椒（三分）

上为末，炼蜜丸，如桐子大，每服三十丸，米饮下（此方以风冷而用川椒、川芎，以伤动而用白术、牡蛎、阿胶、生地。凉血固胎，不多用者，畏其凉也。当归一两，其血中之主药欤，故以为活。分两奇）。

人参丸

治妊娠胎不长，宜服养胎（此方助生气，宽中育婴，是一法）。

人参　白茯苓　当归　柴胡　刺蓟　厚朴　桑寄生（各一两）　枳壳（七钱半）　甘草（半两）

上为细末，炼蜜丸，桐子大，每服二十丸，食前温水下。

先期欲产过期不产

《大全》云：妇人怀胎，有七月八月而产者，有至九月十月而产者，有经一年二年，乃至四年而后产者，各依后治法。

娄氏曰：先期欲产者，凉血安胎；过期不产者，补血行滞。

薛氏曰：一妊妇八个月，胎欲坠，似产，卧久少安，日晡益甚，此气血虚弱也，朝用补中益气汤加茯苓、半夏随愈，更以八珍汤调理而安。

知母丸

治妊娠日月未足而痛，如欲产者，兼治产难及子烦（治子烦、胎热妙剂）。

知母不以多少，为细末，炼蜜丸，如鸡头实大，温酒嚼下，日三服。

一方丸如桐子大，粥饮下二十丸。

槐子丸

治妊娠月数不足，而似欲产腹痛者。

槐子　蒲黄（各等份）

上为细末，蜜丸，如桐子大，温酒下二十丸，以痛止为度（此方与治胞衣不下，蒲黄酒同，而一以酒煎作汤，一以蜜丸酒下。煎丸分两虽殊，而其药则一也，宜致思之）。

又方

取蒲黄筛过，如枣核大，以井华水调服。

又方

捣菖蒲根汁一二升，灌喉中。

又方

梁上尘、灶突墨，同为末，空心温酒服方寸匕。

加味四物汤

治过月不产者，用此补血行滞。

四物汤　香附　桃仁　枳壳　缩砂　紫苏

上用水煎服，即生。

鬼胎

《大全》云：夫人脏腑调和，则血气充实，风邪鬼魅，不能干之。若荣卫虚损，则精神衰弱，妖魅鬼精，得入于脏，状如怀娠，故曰鬼胎也。

薛氏曰：前证因七情相干，脾肺亏损，气血虚弱，行失常道，冲任乖违而致之者，乃元气不足，病气有余也。若见经候不调，就行调补，庶免此证，治法以补元气为主，而佐以雄黄丸之类行散之。若脾经郁结气逆者，用加味归脾汤调补之；若脾虚血不足者，用六君、芎、归培养之；肝火血耗者，用加味逍遥散滋抑之；肝脾郁怒者，用加味归脾、逍遥二药兼服；肾肝虚弱者，用六味地黄丸。

一妇人经闭八月，肚腹渐大，面色或青或黄，用胎证之药不应。余诊视之曰：面青脉涩，寒热往来，肝经血病也；面黄腹大，少食体倦，脾经血病也，此郁怒伤脾肝之证，非胎也。不信，仍用治胎散之类不验。余用加味归脾、逍遥二药，各二十余剂，诸症稍愈。彼欲速效，遂服通经丸一服，下血昏愦，自汗恶寒，手足俱冷，呕吐不食，余用人参、炮姜二剂渐愈。

斩鬼丹

治鬼胎，如抱一瓮（以下三方，与耆婆紫菀、温白等丸同法，皆治诸虫怪疾之假气血而成形者，又何独论鬼胎之有?）。

吴茱萸　川乌（一方作川芎）　秦艽　柴胡　白僵蚕　巴戟　巴豆（不去油）　芫花（醋煮，各二两）

上为末，炼蜜丸，如桐子大，每服七丸，蜜酒送下，即出恶物而愈。轻者，去芫花、巴豆、巴戟。

斑玄丸

治鬼胎惑于妖魅，状如癥瘕，一切气血痛亦效。

斑蝥（去头足翅，炒）（斑蝥宜慎用）　延胡索（炒，各三钱）

上为末，糊丸，酒下，或为末，以温酒调下半钱，以胎下为度。

雄黄丸

治鬼胎瘀血腹痛（虽曰有故无殒，然大毒之药，亦须慎也）。

雄黄（细研）　鬼臼（去毛）　莽草　丹砂（细研）　巴豆（去油）　獭肝（炙黄，各半两）　蜥蜴（一枚，炙黄）　蜈蚣（一条，炙黄）

上为细末，炼蜜丸，如桐子大，每服二丸，空心温酒下，日两服，后当利。如不利，加至三丸，初下清水，次下虫如马尾状无数；病极者，下蛇虫或如虾蟆卵、鸡子，或如白膏，或如豆汁，其病即除。

枳实槟榔丸

治妊娠癥瘕癖块，及二者疑似之间，久服安养胎气，消散癥瘕，兼宽膈进食（此方甚平，何以能治癥瘕痞块，惟疑似者，庶乎可）。

枳实　槟榔　黄连　黄柏　黄芩　当归　阿胶（炒成珠）　木香（各半两）

上为末，水和丸，如小豆大，每服三十丸，温米饮下，不计时，日三服。

卷之十

临　产

论临产调理法

《大全》云：凡妊娠至临月，当安神定虑，时常步履，不可多睡饱食，过饮酒醴杂药，宜先贴产图（原有产图此不载录，亦祝由法也），依位密铺床帐，预请老练稳婆，备办汤药器物。欲产时，不可多人喧哄怆惶，但用老妇二人扶行，及凭物站立，若见浆水，腰腹痛甚，是胎离其经，令产母仰卧，令儿转身，若儿头向产门，方可用药催生坐草（催生药切不可早，若儿未转身，宜以补血为主，而宽气佐之）。若心烦，用水调服白蜜一匙，觉饥，吃糜粥少许，勿令饥渴，恐乏其力，不可强服催药，早于坐草，慎之。

薛氏曰：欲产之时，觉腹内转动，即当正身仰卧。待儿转身向下时，作痛，试捏产母手中指中节（中指属心胞络也），或本节跳动，方与临盆，即产矣。若初觉不仰卧，以待转胞，或未产而水频下，此胞衣已破，血水先干，必有逆生难产之患。若胎衣破而不得分娩者，《保生》无忧散以固其血（固血之说宜玩），自然生息。如血已耗损，用八珍汤料一斤，益母草半斤，水数十碗煎熟，不时饮之，亦有得生者(八珍、益母，配法服法俱佳)。凡孕妇只腹痛，未产也；若连腰痛甚者，将产也。盖肾候于腰，胞系于肾故也。凡孕家宜预请有仁心知事稳婆，当以恩结其心，先与说知，倘有生息不顺，只说未产，或遇双胎，只说胎衣未下，恐惊则气散，愈难生息。余家亲验之。大抵难产多患于郁闷安逸富贵之家，治法虽云胎前清气，产后补血，不可专执，若脾胃不实，气血不充，宜预调补，不然临产必有患难。

论临产催生法

《大全》云：大凡生产，自有时候，未见时候，切不可强服催生滑胎等药，或势不得已则服之。又云：切不可坐早，及令稳婆乱动手（凡催生药必候腰痛甚，胎转向下，浆水破，方可服）。大法滑以流通涩滞，苦以驱逐闭塞，香以开窍逐血，气滞者行气，胞浆先破，疾困者固血（固血如闸水放舟，最稳当）。

丹溪云：催生只用佛手散，最稳当，又效捷。

论难产由于安逸气滞

《大全》云：妇人以血为主，惟气顺则血和，胎安则产顺。今富贵之家，过于安逸，以致气滞而胎不转，或为交合使精血聚于胞中，皆致产难。若腹或痛或止，名曰弄胎。稳婆不悟，入手试水，致胞破浆干，儿难转身，亦难生矣。凡产，直候痛极，儿逼产门，方可坐草，时当盛暑，倘或血晕血溢，当饮清水解之（血晕血溢，以水解之，在暑月尤宜，余月亦无害，惟少与之）。冬末春初，产室用火和暖，下部衣服，尤当温厚，方免胎寒血结。若临月洗头濯足，亦致产难。

论难产由于气虚不运

丹溪曰：世之难产者，往往见于郁闷安逸之人，富贵豢养之家，若贫贱辛苦者，无有也。古方书只有瘦胎饮一论，而其方为湖阳公主作也，实非极至之言。何也？见有用此方者，其难自若。予表妹苦于难产，后遇胎孕则触而去之，予甚悯焉，视其形肥，勤于针指，构思旬日，忽自悟曰：此正与湖阳公主相反，彼奉养之人，其气必实，耗其气，使平和，故易产。今形肥，知其气虚，久坐知其不运，必气愈弱，儿在胞胎，用母气不能自运耳，当补其母之气，则儿健易产矣。令其有孕至六七个月来告，遂以《大全》方紫苏饮加补气药（主紫苏饮，最稳当，可法），与数十帖，因得儿而甚快。后遂以此方随母形色性禀，参时令加减与之，无不应者，因名其方曰达生散。

论难产由于血滞血干

郭稽中曰：产难者，因儿转身，将儿枕血块破碎，与胞中败血壅滞儿身，不能便利，是以难产，急服胜金散消其血，使儿自易生。

陈无择云：多因儿未转顺，坐草太早，或努力太过，以致胞衣破而血水干，产路涩而儿难下，宜先服催生如神散，以固其血，设或逆生横产，当用前法，针刺之。

《大全》云：治胞浆先破，恶水来多，胎干不得下，须先与四物汤补养血气，次煎浓葱汤，放冷，令稳婆洗产户，须是款曲洗，令气上下通畅，更用酥油滑石末涂产口里，次服神妙乳朱丹，或葵子如圣散。

杨子建十产论

一曰正产者。妇人怀胎十月满足，忽腰腹作阵疼痛相似，胎气顿陷，至于脐腹痛极，乃至腰间重痛，谷道挺迸，继之浆破血出，儿乃遂生。

二曰伤产者。盖一人之生，阴注阳定，各有时日，不可改易。今有未产一月以前，忽然脐腹疼痛，有如欲产，仍却无事，是名试月，非正产也。但一切产母，未有正产之候，即不可令人抱腰（紧抱则儿不能转身，故不可），产母亦不可妄乱用力。盖欲产之妇，脐腹疼痛，儿身未顺，收生之妇却教产母虚乱用力，儿身才方转动，却被产母用力一逼，使儿错路，忽横忽倒，不能正生，皆缘产母用力未当之所致也。凡产母用力，须待儿子顺身，临逼门户，方始用力一送，令儿下生，此方是产母之用力当也（此学养子法，可于平日令儿女子熟闻之）。若未有正产之候而用力伤早，并妄服药饵，令儿下生，譬如揠苗助长，无益而有害矣。

三曰催产者。言妇人欲产，浆破血下，脐腹作阵疼痛，极甚，腰重，谷道挺迸，已见是正产之候，但儿却未生，即可服药以催之。或有经及数日，产母困苦，已分明见得是正产之候，但儿子难生，亦可服药以助产母之正气，令儿速得下生（补正气确是良工，有用人参五钱催生最妙）。

四曰冻产者。冬月天冷，产母经血得冷则凝，以致儿子不能生下，此害最深。若冬月产者，下部不可脱去绵衣，并不可坐卧寒处，当满房着火，常有暖气，令产母背身向火，令脐下腿膝间常暖，血得热则流散，使儿易生。

五曰热产者。盛夏之月，产妇要温凉得所，不可恣意取凉，伤损胎气。亦不可人多，热气逼袭产母，使产母血沸，而有发热、头疼、面赤，昏昏如醉，乃至不知人事（如见此症可用凉水益元催之）。

六曰横产者。儿先露手，或先露臂，此由产母未当用力而用之过也，儿身未顺，用力一逼，遂至身横，不能生下。当令产母安然仰卧，后令看生之人先推其手令入，直上渐渐逼身，以中指摩其肩，推上而正之，或以指攀其耳而正之。须是产母仰卧，然后推儿直上，徐徐正之，候其身正，煎催生药一盏吃了，方可用力，令儿下生。

七曰倒产者。产母胎气不足，关键不牢，用力太早，致令儿子不能回转，便直下先露其足（母气弱而倒产者，当服补剂，若用力早者，又当别论）。当令产母仰卧，令看生之人，推其足入去，不可令产母用分毫力，亦不得惊恐，使儿自顺。

八曰偏产者。儿身未正，产母用力一逼，至令儿头偏在左腿，或偏在右腿，故头虽露，偏在一畔，不能生下。当令产母仰卧，次令看生之人轻轻推儿近上，以手正其头，令儿头顶端正，然后令产母用力一送，即便生下。若是小儿头后骨偏在谷道，只露其额，当令看生之人，以绵衣炙温裹手，于谷道外方轻轻推儿头正，便令产母用力，送儿生也（立顶三法）。

九曰碍产者。儿身已顺而露正顶，不能生下。盖因儿身回转，肚带攀其肩，以此露正顶而不能生，当令产母仰卧，令看生之人轻推儿近上，徐徐引手，以中指按儿肩下，拨其肚带，仍须候儿身正顺，方令产母用力一送，使儿生下。

十曰坐产者。儿将欲生，其母疲倦，久坐椅褥，抵其生路，急于高处系一手巾，令产母以手攀之，轻轻屈足坐身，令儿生下，非坐在物上也。

十一曰盘肠产者。临产母肠先出，然后儿生。赵都运恭人，每产则大肠先出，然后产子，产后其肠不收，甚以为苦，医不能疗。偶在建昌，得坐婆一法而收之，其法以醋半盏，新汲水七分调停，噀产母面，每噀一缩，三噀尽收，此良法也（收肠法妙绝）。

产难治验

淳于意治淄州王美人怀子而不乳，召于意往，饮以莨菪药一撮，以酒饮之，旋乳，意复诊其脉，而脉躁，躁者，有余病，即饮以硝石一剂，出血，血如豆，比五六枚（不乳不产也，莨菪是迷药，其根恶毒，考之本草，并无催生语，然是毒药，亦或感其毒气而胎下也）。

滑伯仁治一妇难产，七日而不乳，且食甚少。伯仁视之，以凉粥一盂（粥用凉者，以其烦也，又凉则性降），捣枫叶煎汤调啖之，旋乳。或诘其理？滑曰：此妇食甚少，未有无谷气而生者，夫枫叶先生先落，后生后落，故以作汤饮也（《本草》枫叶亦能催生，今村妇亦每用之临月洗浴，第不知胃气不足者，亦可用否耳）。

庞安常治一妇，产七日而子不下，百治不效，庞视之，令其家人以汤温其腰腹，自为上下拊摩，孕者觉肠胃微痛，呻吟间，生一男，其家惊喜，而不知所以。庞曰：儿已出胞，但一手误执母肠不能脱，非符药所能为，吾隔腹扪儿手所在，针其虎口，痛即缩手，所以遽生

（法术神奇，广闻见耳），无他术也。取儿视之，右手虎口，针痕存焉。

一妇累日产不下，服催生药不效，庞曰：此必坐草太早，心下怀惧，气结而不行，非不顺也。《素问》曰：恐则气下。盖恐则精神怯，怯则上焦闭，闭则气逆，逆则下焦胀，气乃不行矣。以紫苏饮一服，便产，及治妇人子悬证（紫苏饮见胎前胀满）。

吴茭山治一妇产难，三日不下，服破血行经之药俱罔效。吴因制一方，以车前子为君（芣苡即车前，或用草亦可，性最温利，故君之），冬葵子为臣，白芷、枳壳为佐使，巳服午产，众医异之。吴曰：《本草》谓催生以此为君，《毛诗》采芣苡以防产难是也。

刘复真遇府判女产不利，已敛。刘取红花浓煎，扶女于凳上，以绵帛蘸汤罨之，连以浇帛上，以器盛水，又暖又淋，久而苏醒，遂生男子。盖遇严冬血冷，凝滞不行，温即产，见亦神矣（冻产治验，法奇而正，妙妙）。

一医宿客店，值店妇产数日不下，下体已冷，无药甚窘，以椒、橙、茱萸等煎汤，可下手，则和脐腹产门处，皆淋洗之，气温血行遂产。

论交骨不开

薛氏曰：交骨不开，产门不闭，皆由元气素弱，胎前失于调摄，以致血气不能运达而然也。交骨不开，阴气虚也，用加味芎归汤、补中益气汤；产门不闭，气血虚也，用十全大补汤。

地官李孟卿，娶三十五岁女为继室，妊娠，虑其产难，索加味芎归汤四帖备用，至期果产门不开，只服一帖，顿然分娩。

上舍费怀德之室，产门不开，两日未生，服前药一剂，即时而产，上舍传此方，用之者无有不验。

一妇人分娩最易，至四十妊娠，下血甚多，产门不开，与前汤一剂，又以无忧散斤许煎熟，时时饮之，以助其血而产。

论胎死腹中

《准绳》云：产难子死腹中者，多因惊动太早，或触犯禁忌，致令产难，胞浆已破，无血养胎，枯涸而死故也。须验产母舌，若青黑，其胎死矣，当下之。

大法寒者，热以行之；热者，凉以行之；燥者，滑以润之；危急者，毒药下之。

一稳婆之女，勤苦负重，妊娠腹中阴冷重坠，口中甚秽，余意其胎必死，令视其舌，果青黑，与朴硝半两许服之，随下秽水而愈（其有用攻击之药而无益者，以产母之本气竭而神不使也，宜补之）。

一妇胎死，服朴硝而下秽水，肢体倦怠，气息奄奄，用四君为主，佐以四物、姜、桂调补而愈（愚意虚剧者，朴硝同补剂下之，何如?）。

临产脉法（附验看生死法）

《脉经》云：怀妊六七月，脉实大牢强弦紧者生，沉细者死。脉匀细易产，大浮缓气散难产。

《脉诀》云：欲产之妇脉离经（离经有以六七至言者，有以一二至言者，总之，言离其常经为当），沉细而滑也同名，夜半觉痛应分诞，来朝日午定知生。身重体热寒又频，舌下之脉黑复青，反舌上冷子当死，腹中须遣母归冥。面赤舌青细寻看，母活子死定应难，唇口俱青沫又出，母子俱死总教弃；面青舌赤沫出频，母死子活定知真。不信若能看应验，寻之贤哲不虚陈。

临月束胎方

束胎丸

胎瘦易生，服至产则已。

白术　枳壳（去穰麸炒，各等份）

上为末，烧饭丸如桐子大，入月，一日食前服三五十丸，温水下（烧饭用荷叶煎汤更妙）。

达生散

孕至八九个月内，服十数帖，甚好，易产。

大腹皮（三钱）　人参　陈皮　紫苏茎叶（各五分）　归身尾　白术　白芍药（各一钱）　甘草（炙，二钱）

上切作一服，入青葱五叶，黄杨脑七个（即黄杨树叶梢儿，食少胎瘦者，不须用）。水煎服。或加枳壳、砂仁。春加川芎。夏加黄芩。秋加泽泻。冬加砂仁。气虚倍参、术。气实加香附、陈皮。血虚加当归、地黄。形实倍紫苏。性急多怒，加黄连、柴胡。热甚加黄芩。湿痰加滑石、半夏。食积加山楂。食后易饥，倍黄杨脑。腹痛加木香、官桂（加法俱妙甚）。

又方

第九个月服（即束胎丸变法也，若气血不足者，当再酌之）。

酒芩（酒炒，一两，怯弱人，不宜凉药者，减半）　白术（一两）　枳壳（麸炒）　滑石（各七钱半，临月十日前用，小便多者，减此一味）

上为末，粥丸，桐子大，每服五十丸，空心热汤下。气实人宜服，多则恐损元气。

滑胎枳壳散

妊孕七八个月，常宜服，滑胎易产。湖阳公主每产累日不下，南山道人进此方（此方为安逸气旺者设）。

商州枳壳（麸炒，二两）　粉甘草（炙，一两）

上为细末，每服三钱，百沸汤点服，日三服。温隐居加当归、广木香各等份。许学士云：枳壳性苦寒，若单服之，恐有胎寒、胎痛之疾，以地黄、当归蜜丸，佐之可也，名内补丸。盖枳壳散破气有余，而内补丸补血不足也（两方兼服固妙，然与气虚者非宜）。

内补丸

治妊娠冲任脉虚，补血安胎，与枳壳散间服。

熟地黄（二两）　当归（一两，微炒）

上为末，炼蜜丸，如桐子大，每服三四十丸，温酒或滚汤下。

张氏方

治妊娠胎肥壅隘，动止艰辛，临月服之，缩胎易产。兼治肠中诸疾，下气宽膈（气实者宜之）。

枳壳（五两）　甘草（一两半）　香附子（三两，炒去毛）

上为末，姜汤点服。如丈夫妇人，冷气攻刺胁肋疼痛者，用葱白三寸同煎服。妇人脾寒，血气成块作痛，热酒调服。大小便不通，白牵牛汤调服（牵牛太峻，恐非胎产所宜）。

保生无忧散

治妊娠身居安逸，口厌甘肥，忧乐不常，食物不节，致胞胎肥厚，根蒂坚牢，或瘦人血少胎弱，临蓐难产，入月服之，则易生也。

当归　川芎　白芍药　枳壳（麸炒）

木香　甘草（炙，各一钱半）　乳香（另研）　血余（烧存性，另研，各五分）

上作一服，水煎，入乳香、血余和匀，不拘时服。

神寝丸

瘦胎滑利易产，临入月服之神效（惟宜气盛者，故临月可服）。

通明乳香（半两，另研）　枳壳（麸炒，一两）

上为末，炼蜜丸，如桐子大，每服三十丸，空心酒下。

难产催生方

三合济生汤

以枳壳、芎归、达生三方，抽其精粹而成合此汤，治临产艰难，虽一二日不下者，服此自然转动下生。

当归（三钱）　川芎　枳壳（麸炒，各二钱）　香附子（炒）　大腹皮（姜汁洗，各一钱半）　苏叶（八分）　粉草（七分）

上用水煎，待腰腹痛甚，服之即产。

一方加白芷一钱（加白芷行血海之气也）。

佛手散（即芎归汤）

治妊娠因事仆跌，子死腹中，恶露妄行，疼痛不已，口噤欲绝，用此药探之，若子死腹中，立便逐下；若腹痛随止，子母俱安，又治临产艰难，胞衣不下，及产后血晕，不省人事，状如中风，血崩恶露不止，腹中血刺疞痛，血滞浮肿，血入心经，语言颠倒，如见鬼神，血风相搏，身热头痛，或似疟非疟，一切胎前产后，危急狼狈垂死等症，并皆治之。丹溪云：催生只用佛手散，最稳当，又效捷。

当归（酒洗去芦，一两）　川芎（七钱，一方各等份）

上细锉，分作四服，每服先用水一盏，煎将干，投酒一盏半，煎五七沸，温服（投酒之法，更妙，然看缓急用）。如口噤，斡开灌之，如人行五里许，再灌一服，尽此四服，便立产，神验。如产难倒横，子死腹中，先用黑豆炒熟，入白水、童便各一盏，用药四钱煎服。如胞产五七日不下，垂死，及矮石女子，交骨不开者，加龟板（立斋以交骨不开为阴气虚，龟为至阴，板则交错相解，故用之），并生育过妇人头发烧灰为末，每三钱，酒调服。

来苏散

治临产用力太过，气脉衰微，精神困倦，头眩目晕，口噤面青发直，不省人事。

木香　神曲　陈皮（去白）　麦蘖（炒）　黄芪　阿胶珠　白芍药　苎根　甘草（各三钱）　糯米（一合半）　生姜（切碎炒黑，一钱）

上锉细，水煎，挖口灌之，连进为妙（症亦危矣，而不用人参、当归等药，且以神曲、麦芽、陈皮、苎根者何？盖用力太过，则胃气乏矣，故亟佐之救其胃气，又一活法也）。

黑神散（一名催生如神散）

治横生逆产，其功甚大。并治胎前产后虚损，月水不止，崩漏等证。

百草霜　白芷（不见火，各等份）

上为末，每服二钱，以童便、米醋和如膏，加沸汤调下，或童便、酒煎进二服。然血得黑则止，此药大能固血，又免血涸，甚妙。

一方加白滑石煎芎归汤调下。

催生立应散

治难产及横生逆产。

车前子　当归（各一两）　冬葵子

白芷（各三钱） 牛膝 大腹皮 枳壳 川芎（各二钱） 白芍药（一钱）

上锉，水煎热，入酒少许服，立产。

榆白皮散

治妊娠滑胎易生。

榆白皮 甘草（各二两） 葵子（一两）

上为末，每服五钱，水煎服。

一方单用榆白皮焙干为末，临月，日三服，方寸匕，令产极易。

如圣散

专治孕妇难产。

紫苏叶 当归（各等份）

上㕮咀，每服三五钱，用长流水煎服，无长流水，以水顺搅动煎。

催生散

治难产，并胞衣不下。

白芷 滑石 伏龙肝 百草霜（各一钱） 甘草（五分）

上为细末，用芎归汤入酒、童便各少许，调服二次，立效。

催生饮

治临产生育艰难。

当归 川芎 大腹皮（洗） 枳壳（麸炒） 白芷（各等份）

上锉，水煎温服。

一方无大腹皮，有益母草、火麻仁。

催生汤

候产母腹痛腰痛，见胞浆水下方服（此以破血为主，血实气盛者宜之。若今人不辨气血虚实，一概混用，可笑）。

桃仁（炒去皮） 赤芍药 牡丹皮 官桂 白茯苓（去皮，各一钱）

上锉一剂，水煎，热服。

活水无忧散

专治十月已满，多因恣情，及多吃热毒之物，瘀血相搏，临产横逆之厄，怆忙不谨，触死胎儿在腹，服此一二帖，加乌金丸二颗，效如神（乌金丸失载，查附）。

益母草（二两） 急性子 当归（各四两） 陈枳壳（一两） 生地黄 苏叶 赤芍药（各二钱） 肉桂 川芎 陈艾（各一钱） 甘草（八分） 活鲤鱼（一个）

上分作二服，每服用水三碗，先将鱼入水，坐火上略温急取鱼出，鱼死则难取效矣。后下药煎至二碗，临服之时，加入好醋一茶匙，每一碗，和调乌金丸一颗。如死胎不下，急取无根水再煎药渣，连服二次。

七圣散（一名七宝散）

临产腰痛，方可服。

当归 延胡索 香白芷（焙） 白矾（白矾同用亦固血之意耶） 姜黄 没药 桂心（各等份）

上为细末，每服三钱，烧犁头令红，淬酒调下，临阵疼时，一二服立产。

一方

治难产累日，气力乏尽，不得生，此是宿有病者，宜此方（不益气力治宿痛，而单用大剂肉桂催生，此急因急用法也，妙妙）。

阿胶（二两） 赤小豆（二升）

上以水九升煮豆令熟，去滓，纳胶令烊，每服五合，不觉更服，不过三服，即出。

胜金散

产难盖因儿枕破，与破血裹其子，故难产。但服此药，逐其败血，即自生，逆生横生并治之。

麝香末（一钱，研） 盐豉（一两，以青布裹了烧红，急研细）

上每服一钱，用秤锤烧赤淬酒下。

一方

治横生先露手足（即非横生亦可服）。

阿胶（炒） 滑石（各一两） 冬葵

子（一合）

上每服四钱，水煎，连进二三服。

一方有酥油一两。

油蜜煎

治难产沥浆胞干，胎不得下。

用香油、蜂蜜、小便各一碗，和匀，铜锅内慢火煎一二滚，掠去沫，调白滑石末一两，或益母草末，搅匀，顿服，外以油、蜂蜜于母腹脐上下摩之（此方简当。小便取其破血，又有油阴下降之理，而摩法更妙）。或油煎一盏服之，亦可。

一方只用油、蜜、小便，能下难产。

兔脑丸（一名催生丹）

治难产及横生逆产。

兔脑（腊月者，去皮膜，研如膏） 明乳香（二钱半，细研） 母丁香（为末，一钱） 麝香（一字，另研细）

上研匀，用兔脑髓和为丸，如鸡头大，阴干，油纸封裹，每一丸，破水后，温水下即产。随男左女右，手中握药出（兔脑丸其来旧矣，然男左女右手握药出，实未曾验。岂胞破后药至耶，不然胞未破时，药入肠胃何以能此，再询之高明者）。

柞木饮子

治产难，或横或倒，胎烂，腹中胀闷，服之。

生柞木（一大握，长一尺，洗净寸锉，生用） 甘草（大者五寸，锉五段）

上用新汲水三升半，入新瓷瓶内，以纸三重封紧，文武火煎至一升半，候产妇腰重痛，欲坐草时，温饮一小盏，便觉心下开豁，如觉渴，再饮一盏，至三四盏，觉下重便生，此方最验。

催生如圣散

黄蜀葵子不拘多少，焙干为末，热酒调下二钱，神效，如无子，花亦可。若胎漏血干，难产痛极者，并进三服，良久，腹中气宽，胎滑即产，须见正产候，方可服之。如打扑死胎，红花酒下。歌曰：黄葵子炒七十粒，细研酒调济君急。若还临危产难时，免得全家俱哭泣。

催生如意散

治横生倒产。

人参 乳香（各一钱） 辰砂（二钱，一方只用五分）

上为末，临产时，急用鸡子清一个，调药末，再用姜汁调开冷服，即时顺产，子母无恙。

催生铅丹

治横逆难产（此坠药也，未敢轻试）。

用黑铅一钱，将小铫子火上熔化，投入水银一钱，急搅，结成砂子，倾出，以熟绢衣角纽成丸子，如绿豆大，临产时，麝香水吞下二丸，立下。

三蜕散

治横逆难产，子死腹中。

蛇蜕（一条） 蝉蜕（十四枚） 人蜕（即男子头发，加鸡蛋大一团）

上俱烧灰为末，分三服，酒调下。

滑胎散

催生神效。

益元散（一两） 蛇蜕（一条，烧灰存性） 蝉蜕（全者五个，烧灰） 穿山甲（一片，烧灰存性） 男子乱发（一团，香油熬化）

上为细末，用齑水一碗和药，煎二沸，入发灰拌匀，冷定服之，立下。

一方

治产不顺。

蛇蜕（一条全者） 蚕蜕（一张）

上入新瓦瓶内，盐泥固济，火烧存性为末，煎榆白皮汤，调下一钱，三服，觉痛便生。

一方

用蛇蜕一条，全者烧灰，入麝香一字，酒调二钱，面东服，如横生逆产，以余渣涂所出手足即顺也。

神效乳砂丹

治难产。

明乳香为末，以猪心血为丸，如桐子大，朱砂为衣，日干，每服一丸，嚼碎冷酒下，良久未生，再服。或以莲叶蒂七个，水煎，化服二丸，良久未生，再服。

如胞浆先干，胎不得下，急服大料四物汤，滋其血气，并浓煎葱汤熏洗产户，更用油烛涂产户内，却服前药。

如胎死不下，用朴硝五钱，滚汤调下（此急用方，不得已也）。或平胃散一服送下。如胞衣未下，酒水服一丸，即下。

产门不开，用加味芎归汤，仍服二丸。

此药灵验如神，合时须五月五日午时极妙，或七月七日，三月三日，及月初上辰日亦可。

一方

乳香、朱砂等份为末，麝香酒调下。

又方

通明乳香一块，如皂子大，为末。腰痛时，用冷水醋少许调服，扶立，令两手拿石燕子二个，念医灵药圣，遍行数步，坐草便生，更无痛楚。此法似迂，用者云甚验。

一方

乳香研细，五月五日，滴水丸如鸡头大，每服一粒，无灰酒下，名开骨膏。

一方

用大朱砂于端午晒起，以百日为度，研为细末，取腊月兔脑髓（即兔脑丸意），丸如绿豆大，欲产时，粥饮下一丸，良久便生，其药男左女右手中握出，晒朱砂不得着雨。

如神散

催生累效灵验，于理固难通，于事实殊效。

用路上草鞋一双，取鼻梁上绳，洗净烧灰，童便和酒调下三钱。一名千里马，此药委是神奇（妙方）。

《小品》方

疗横生倒产，手足先出。

用粗针刺儿手足入二分许，儿得痛，惊转即缩，自当回顺而生。

一方

用盐涂儿足底，又可急搔抓之，并以盐摩产妇腹上，即产。

黄金散

治生产一二日难分娩者，服之如神（奇方，盖以镇坠为主，能产能安，信非虚也）。

真金箔大者五片，小者七片，以小瓷盅，将水少许，去纸入金在内，用指研匀，后再添水至半盅，一面先令一人扶产妇虚坐，又令一妇人用两手大指，按定产母两肩上肩井穴，前药温服，其胎即下。此催生圣药，如产月未足，又能安之。

胜金丹

治难产神效。

败兔毫笔头一枝，烧为灰，研细，捣生藕汁一盏下之，立产。若产母虚弱，及素有冷疾者，恐藕冷动气，即于银器内，重汤暖过后服。

催生万金不传遇仙丹

蓖麻子（十四粒，去壳）　朱砂　雄黄（各一钱半）　蛇蜕（一尺，烧存性）

上为末，浆水饭和丸，如弹子大，临产时，先用椒汤淋渫脐下，次安药一丸于脐中，用蜡纸数重覆上，以阔帛束之，须臾生下，急取去药，一丸可用三次（尤妙在椒汤法）。

如圣膏

治产难，并治胞衣不下，兼治死胎。

蓖麻子七粒去壳，细研成膏，涂脚

心，胞即下。速洗去，不洗肠出。却用此膏涂顶上，肠自缩入（此法用之不验，何欤?）。

一方

蓖麻子百粒，雄黄一钱细研，如上法涂之。

一方

蓖麻子三粒，巴豆四粒（巴豆恐伤脐）。各去壳，入麝香研细，贴在脐中。歌曰：三麻四粒脱衣裳，研碎将来入麝香，若有妇人遭产难，贴在脐中两分张。

立圣丹

治产难横逆恶候，死胎不下，并治神验。

寒石（四两，内二两生，二两煅赤研细）（以寒激之，亦是一法，然须因人而施，毋妄试也） 朱砂

上同研如深桃花色，每用三分，井华水调如薄糊，以纸花剪如杏叶大，摊上，贴脐心，候干再易，不过三上，便产。

治产难杂方

益母草捣取汁七合，煎半，顿服，立下（益母不惟催生，抑且心痛有验）。无新者，以干者一大把，水七合煎服。

一方 令产妇两手各握石燕一枚，须臾即下。

一方 云母粉半两，温酒调服，入口即产，万不失一。

一方 桂心为末，童便酒调服一钱，神效，名救苦散。

一方 用伏龙肝研末，每服一钱，酒调下。儿头带土而下。

一方 腊月兔头煅为末，葱白煎汤调服二钱，立生。

一方 烧铜钱通红，放酒中饮之。

一方 皂子二枚。

一方 用鱼胶一尺，新瓦上煅灰，陈醋调服，立下（鱼胶方，尝试果验）。

一方 好墨新汲水浓磨服之。墨水裹儿出。

一方 取弓弩弦以缚腰，及烧弩牙令赤，纳酒中饮之。皆取法于快速之义也。

一方 神曲末，水服方寸匕。

一方 赤小豆为末，东流水服方寸匕。

一方 当归末酒调一钱服，良久再服。

一方 车轴脂，吞大豆许两丸。

一方 红苋菜与马齿苋同煮熟，临产食之，即下。

一方 车前子为末，酒服二钱。

一方 取本夫裩带五寸，烧存性，酒调服下。

一方 取槐树东枝，令产妇把之，易产。

一方 用紫苏煎汤，调益元散服之，即产。

一方 吞槐子十四粒即下。

一方 取槐子十四枚，蒲黄一合，纳酒中温服，须臾不生，再服之，水服亦得。

一方 生姜汁、生地黄汁各半升，合煎熟，顿服之（凡产妇药性不同，胎气各异，诸方种种，俱云神效，然用者必详症体选之方验，不然恐漫尝无益）。

治交骨不开

龟壳散

治交骨不开，不能生产。

当归 川芎（各一两） 败龟板（一个，酥炙） 妇人头发（生长过者一握，烧

存性）

上为散，每服五钱，水煎服，约人行五里即生，如胎死亦下，灼过龟板亦可。

治胎死腹中

乌金散

治难产或热病，胎死腹中，或因颠仆，或从高坠下，或房室惊搐，或临产惊动太早，触犯禁忌，或产时未到，经行先下，恶露已尽，致胎干子死，身冷不能自出。但视产母面赤舌青，是其候也；面青舌赤，母死子活；唇青吐沫，子母俱毙。又有双胎，或一死一活，其候难知，临时观变可也。

熟地黄（洗，切，焙干，酒焙） 真蒲黄 大当归 交趾桂 杨芍药 军姜（去皮） 粉草（各一两） 小黑豆（四两） 百草霜（五钱）

上为末，每用二钱，米醋半合许，沸汤六七分，浸起温服。疑贰之际，且进佛手散，酒水合煎二三服探之，若未死，子母俱安，若胎已死，立便逐下。的知其胎死，进此药后，更进香桂散，须臾如手推下。常用催生，更加好滑石末半两，葵子五十粒，捶碎黄柞叶七八皮，葱白二寸，顺流水煎汤调下，盖滑石能利小便，柞叶行气逐血，葱白内通阳气，气盛血行即产矣。

香桂散

下死胎。

麝香（五分，另研。一方用当门子一个） 官桂（三钱，为末。一方用桂枝二钱）

上和匀，作一服，温童便、酒，或葱汤调服（服法妙），须臾如手推下。此方比之用水银等，不损血气。

一方加白芷三钱。

一方单用桂末一钱，童便调下，名救苦散。

平胃散

治死胎不下，指甲青，舌青胀闷，口中作屎臭。

苍术（米泔浸） 陈皮 厚朴（姜汁炒，各一钱） 甘草（炙，五分）

上锉一剂，酒、水各一盏，煎至一盏，投朴硝半两，再煎三五沸，温服，其胎化血水下。或只用朴硝半两，研细，以童便调，温服，亦妙。或用二钱，以顺流水调下（一平胃散也，而用以下死胎，可见用法之不穷。如此盖胃行则死胎自行，更投朴、硝，则无不下矣，妙妙）。

一方

治妊娠三五个月，胎死在腹中不出。

大腹子 赤芍药 榆白皮（各三两） 当归（炒一两） 滑石（七钱半） 瞿麦 葵子（炒） 茯苓 粉草 黄芩（各半两）

上为粗末，每服四钱，水煎服。

《千金》神造汤

治动胎及产难，子死腹中，并妊娠两儿，一死一生，服之令死者出，生者安，神验。

蟹爪（一升） 甘草（二尺） 阿胶（三两）（药妙，分两尤奇）。

上三味，以东流水一斗先煮蟹爪、甘草（东流取其顺下，先煮取其力全），得三升，去滓，次纳胶，令烊，顿服之，不能分再服。若人困，拗口纳药，药入即活，煎药作东向灶，用苇薪煮之（煮苇薪取轻虚之意）。

一方

治胎死腹中，干燥着背。

葵子（一升） （要知葵子多用方妙） 阿胶（二两）

上以水五升煮取二升，顿服之。未

出再煮服。

一方

治子死腹中，或半生不下，或半着脊骨，在草不产，血气上荡母心，面无颜色，气欲绝，及治胞水早干，胎涩不下。

猪脂（一斤） 白蜜（一升） 淳酒（二升）

上三味，共煎至二升服，分温二服，不能服者，随多少缓缓服之。

一方

治胎死腹中，或半产不下。

官桂（五钱） 牡丹皮 川芎 葵子（各一钱二分）

上为细末，每服三钱，葱白汤下。

半夏汤

治胎衣不下，或子死腹中，或血冲上昏闷，或血暴下，及胞干而不能产者。

半夏曲（一两半） 桂（去皮，七钱半） 大黄（五钱） 桃仁（三十个，去皮尖，炒）

上为粗末，先服四物汤一二服（妙在先服四物），次用此药三钱，生姜三片，水煎服。如未效，次服下胎丸。

下胎丸

治产难，胞衣不出，横倒者，及儿死腹中，母气欲绝者。

半夏（生） 白蔹（各半两）

上为细末，滴水丸，如桐子大，食后用半夏汤下三二丸，续续加至五七丸（一方下三十丸。渐加至五十丸）（治肥胖痰多难产者妙）。

一方

治生产不顺，胎死腹中，胎衣不下，临产危急妙。

蛇蜕（一条全者，香油灯上烧研） 麝香（少许）

上为末，童便、酒各半盏，调下一服即生效。

霹雳夺命丹

治临产蓦然气痿，目翻口噤，面黑唇青，沫出口中，子母俱损，两脸微红，子死母活。

蛇蜕（一条，瓦罐内煅） 蚕蜕（烧，二钱） 男子发（烧灰，一钱） 乳香（五分） 黑铅（二钱半） 水银（七分半，依前法作） 千里马（即路上左脚旧草鞋一只，取鞋鼻洗净烧灰，一钱）

上为末，以豮猪心血丸，如桐子大，金银箔七片为衣，每服二丸，用倒流水灌下，或入伏龙肝调下，土着儿头，戴出为妙（危症极矣，必黑铅、水银方妙。然症少缓者，切不可用之）。

《宣明》硇砂散

治胎死腹中不下。

硇砂（研细） 当归（各一两）

上研极细，只分作二服，温酒调下，如重车行五里，不下再服。

牛膝丸

下死胎。

杜牛膝（三两） 紫金藤（紫金藤即紫木香） 蜀葵根（各七钱） 当归（四钱） 肉桂（二钱） 麝香（五分）

上为末，米糊为丸，如桐子大，朱砂为衣，每服五十丸，乳香汤送下。

一方

治产难数日，子死腹中不出，母气欲绝。

瞿麦（六两） 通草 桂心（各三两） 牛膝 榆白皮（各四两）

上细切，用水九升，煮取三升，去粗，分三服，顿饮即下。

一方无榆皮，有天花粉四两，大能堕胎（天花粉亦能坠胎）。

一字神散

治子死腹中，胞衣不下，胞破不生，累有神验。

鬼臼不拘多少，黄色者，去毛，研为末，以手指捻之如粉，极细为度。此药不用罗，每服三钱，用无灰酒一盏，煎至八分，通口服，立生如神（亦可治鬼胎）。

治死胎杂方

（以下二十余方，随人取便用之。）

一方 用辰砂一两，以水煮数沸为末，取酒服之，立出。

一方 真珠二两为末，酒调，服尽立出。

一方 葵子为末，酒服方寸匕。若口噤不开，格口灌之，药下即活。

一方 鹿角屑一两，葱五茎，豆豉半合，水煎服。

一方 鹿角烧灰存性为末，每服三钱，温酒调下。

一方 水银半两，桂末三钱，温酒调下，粥饮亦得。

一方 锡粉、水银各一钱，枣肉丸，如大豆大，水吞下立出。

一方 用鸡子黄一个，生姜自然汁一合，调匀顿服，分娩后，用芸薹子粥补之。

一方 瞿麦二两，锉碎，水八盏，煎一盏服，未出再服。

一方 灶心黄土为末，酒调服二钱。

一方 锅底墨，酒调服。

一方 米、麦、赤小豆，同煮浓汁服，立出。

一方 红花酒煮汁服二三盏。

一方 以利斧煅赤置酒中，待温饮之，其子自下。

一方 用雌鸡粪二十一枚，水二升五合，下米作粥食，即下。

一方 用三家鸡卵各一枚，三家盐各一撮，三家水合一升，合煮，令产妇东向饮之立出。

一方 取夫尿二升，煮令沸饮之。

一方 以黄牯干粪，涂母腹上，立出。

一方 以牛粪炒令大热，入醋半盏，以青布包裹，于母脐上下熨之，立下。

一方 用乌鸡一只，去毛细切，水煎三二升，候汤通手，用衣帛蘸摩腹中，胎自出。

一方 榆白皮煮汁服二升。

一方 治有孕，月数未足，子死腹中，母欲闷绝，取大豆三升，醋煮浓汁三升，顿服。

一方 用栝楼根一味，焙为末，每服二钱，取顺流水下。

卷之十一

产后·上

论产后调理法

（藏经以施药为第一功德，愚谓有能刊布此论施之大众，使妇女读之令家传户晓，以致产后不生种种疾苦，当与施药功德并称其隆矣。）

《大全》云：凡生产毕，饮热童便一盏，不得便卧，宜闭目少坐，须臾上床，宜仰卧，不宜侧卧，宜竖膝，未可伸足，高倚床头，厚铺裀褥，遮围四壁，使无孔隙，免致贼风。及以醋涂鼻，或用醋炭，及烧漆器，更以手从心擀至脐下，使恶露不滞，如此三日，以防血晕、血逆。不问腹痛不痛，有病无病，以童便和酒半盏，温服五七服。酒虽行血，亦不可多，恐引血入四肢，且能昏晕。宜频食白粥少许。一月之后，宜食羊肉、猪蹄少许。仍慎言语，七情寒暑，梳头洗足，以百日为度，若气血素弱者，不计日月，否则患手足腰腿酸痛等症，名曰蓐劳，最难治疗。初产时，不可问是男是女，恐因言语而泄气，或以爱憎而动气，皆能致病（吃紧语）。不可独宿，恐致虚惊；不可刮舌，恐伤心气；不可刷齿，恐致血逆。须血气平复，方可治事，犯时微若秋毫，成病重如山岳，可不戒哉（陈藏器云，渍苎汁与产妇服之，将苎麻与产妇枕之，止血晕；产妇腹痛，以苎安腹上则止）。产妇将息如法，脏腑调和，庶无诸疾苦，须先服黑神散、四物汤、四顺理中丸、七宝散；若壮热头痛，此乳脉将行，用玉露散；头目不清，是血晕，用清魂散；粥食不美，是胃气虚，用四顺理中丸（皆新产切实治法，须熟之）。

论产后大补血气为主

丹溪曰：产后当大补血气为主，虽有杂证，以末治之（产后虽当大补，亦须审恶露有无，内伤外感虚实何如，庶为合理）。产后补虚，用参、术、黄芪、陈皮、归身尾、川芎、炙甘草；如发热，轻则加茯苓淡渗之（热轻用淡渗，人所易忽，却最妙），其热自除，重则加干姜。凡产后有病，先固气血。产后一切病，多是血虚，皆不可发表。新产后不可用芍药，以其酸寒能伐生发之气故也。大抵胎前毋滞，产后毋虚（法言）。

论产后服热药之误

丹溪曰：或问新产之妇，好血已亏，污血或留，彼黑神散非要药乎？答曰：至哉坤元，万物资生，理之常也。初产之妇，好血未必亏，污血未必积，脏腑未必寒，何以药为？饮食起居，勤加调护，何病之有？诚有污血，体怯而寒，与之数帖，亦自简便。或有他病，当求病起何因，病在何经，气病治气，血病治血（此论出《局方发挥》，其血病治血，以下尚有寒者温之，热者清之，凝者行之，虚者补之，血多者止之五句，似不可少，姑识之，以便采择），何用拘执此方例令服饵？设有性急者，形瘦者，本有怒火者，夏月坐蓐者，时在火令，姜桂皆为禁药。至于将护之法，尤为悖理，肉汁发阴经之火，易成内伤之病，先哲具在训诫，胡为以羊鸡浓汁作糜，而又常服当归建中汤、四顺理中丸？虽是补剂，并是偏热，脏腑无寒，何处消受？若夫儿之初生，母腹顿宽，便啖鸡子，且吃火盐，不思鸡子难化，火盐发热，展转生证，不知所因，率尔用药，宁不误人。予每见产妇之无疾者，必教之以却去黑神散，与夫鸡子、火盐、诸品肉食，且与白粥将理，间以些少石首鲞（无石首处不必向），煮令甘澹食之，半月后方与少肉。若鸡子亦须豁开澹煮，大能养胃却疾。彼富贵之家，骄恣之妇，卒有白带头风，气痛膈满，痰逆口干，经事不调，发秃体热等证，皆是阳盛阴虚之病。天生血气，本自和平，曰盛曰虚，又乌知非此等谬妄，有以兆之耶！

论新产三病

仲景云：问新产妇人有三病，一者病痉，二者病郁冒，三者大便难，何谓也？师曰：新产血虚，多汗出，喜中风，故令病痉（读此则知痉证亦有外来，不可专主气血不足而骤用补剂，反致不救也）。亡血复汗寒多，故令郁冒。亡津液胃燥，故大便难（产妇郁冒，即今世所谓血晕也）。

产后诸忌

《千金》云：凡产后满百日，乃可会合，不尔，至死虚羸，百疾滋长，慎之（至言）！凡妇人患风气，脐下虚冷，莫不由此早行房故也。产后七日内，恶血未尽，不可服汤，候脐下块散，乃进羊肉汤（不可服汤，谓不可服补气之剂，故羊肉汤亦俟块散后服）。有痛甚切者，不在此例。候两三日消息，可服泽兰丸，此至满月，丸药尽为佳。不尔，虚损不可平复也，至极消瘦，不可救者，服五石泽兰丸补之，服法必七日之外，不得早服也。凡妇人因暑月产乳，取凉太多，得风冷，腹中积聚，百疾竞起，迄至于死，百方疗不能瘥，桃仁煎主之，出蓐后服之。妇人总令无病，每至秋冬，须服一二剂，以至年内，常将服之佳。

脉法

《脉经》云：诊妇人生产之后，寸口脉洪疾不调者死，沉微附骨不绝者生（不调字并附骨不绝字，重看）。妇人新生乳子，脉沉小滑者生，实大坚弦急者死。

丹溪曰：产前脉细小，产后脉洪大者，多死。又曰：产前脉当洪数，既产而洪数如故者，多主死（此亦大概言之，今见产后，岂无脉洪数而生者）（洪数中得胃气者亦生，坚强者死，亦须审原禀脉何如？乃当知）。

胞衣不下

《大全》云：夫有产儿出，胞衣不落者，世谓之息胞。由产初时用力，比产儿出，而体已疲惫，不复能用力，产胞经停之间，而外冷乘之，则血道涩，故胞之不出，须急以方药救治，不妨害于儿。所奈者，胞系连儿脐，胞不出，即不得以时断脐浴洗，冷气伤儿，则成病也。旧法胞衣不出，恐损儿者，依法截脐而已，产处须顺四时方向，并避五行禁忌，若有触犯，多令产妇难产。

郭稽中论曰：胎衣不下者何？答曰：母生子讫，流血入衣中，衣为血所胀，故不得下。治之稍缓，胀满腹中，以次上冲心胸，疼痛喘急者难治。但服夺命丹，以逐去衣中之血，血散胀消，胎衣自下，牛膝汤亦效。

薛氏曰：有因恶露入衣，胀而不能出；有因元气亏损，而不能送出。其恶露流衣中者，腹中胀痛，用夺命丹，或失笑散以消瘀血，缓则不救；其元气不能送者，腹中不胀痛，用保生无忧散，以补固元气（分别有余、不足），或用蓖麻子肉一两（蓖麻法少验），细研成膏，涂母右足心，衣下即洗去，缓则肠亦出，如肠不上，仍用此膏涂脑顶，则肠自入，益母丸亦效。

家人妇胎衣不落，胸腹胀痛，手不敢近，此瘀血为患，用热酒下失笑散一剂，恶露胎衣并下。

一产妇胎衣不出，腹不胀痛，手按之痛稍缓，此是气虚而不能送出，用无忧散而下。前证，余询诸稳婆。云：宜服益母草丸，或就以产妇头发入口作呕，胎衣自出（作呕者，为借力出也，设不能出，徒伤气血）。其不出者，必死。授与前法甚效。

一产妇产后面赤，五心烦热，败血入胞，胞衣不下，有冷汗，思但去其败血，其衣自下，遂用黑豆二合炒透，然后烧红铁秤锤同豆淬酒，将豆淋酒，化下益母丹二丸，胞衣从血而出，余证尽平（此方最佳）。

夺命丹

治胞衣不下，盖儿之初生，恶血流入衣中，为血所胀塞，故不得下，须臾冲上逼心即死，急服此药（此郭稽中方，配制有神）。

黑附子（炮，五钱）　牡丹皮（一两）　干漆（炒烟尽，二钱五分）

上为细末，用米醋一升，大黄末一两，同煮成膏，和前药为丸，如桐子大，每服五七丸，温酒下。

夺命丸

治胞衣不下，并治胎死。

牡丹皮　桃仁　茯苓　赤芍　桂心（各等份）

上为末，蜜丸弹子大，每一丸，醋汤化下，或葱白煎浓汤下尤妙。连进两丸，死胎腐烂立出。

牛膝汤

治胞衣不出，脐腹坚胀，急痛即杀人。服此药胞即烂下，死胎亦下。

牛膝　瞿麦（各四两）　当归尾　通草（各六两）　滑石（八两）　葵子（五两）

一方有桂心二两。

上细切，以水九升煮取三升，分三服。

牛膝散

治胎衣不出，腹中胀痛。急服此药，腐化而下，缓则不救。

牛膝　川芎　朴硝　蒲黄（各七钱半）　当归（一两五钱）　桂心（五钱）

上锉，每服五钱，加生姜三片，生地黄一钱，水煎服。

加桂芎归汤

有胎衣不下，因产母元气虚薄者，以此温之自下。

川芎　当归（各二钱）　官桂（四钱）（至当之极，妙在官桂四钱）

上锉一服，水煎服。

黑龙丹

治难产及胞衣不下，血迷血晕，不省人事，一切危急恶证垂死者，但灌药得下，无不全活。

当归　五灵脂　川芎　良姜　熟地黄（各二两，锉碎，入砂锅内，纸筋盐泥固济，火煅过）　百草霜（一两）　硫黄　乳香（各二钱）　琥珀　花蕊石（各一钱）

上为细末，醋糊丸，如弹子大，每用一二丸，炭火煅红，投入生姜自然汁浸碎，以童便合酒调灌下（煅法、丸法、服法俱奇妙）。

花蕊石散

治产后败血不尽，血迷血晕，胎死腹中，胎衣不下，至死心头暖者，急用一钱，化下即出，其效如神。

花蕊石（一斤）　上色硫黄（四两，各研细）

上和匀，先用纸泥封固瓦罐一个，入二药，仍封固阴干。如急用，以火笼内炙干，用炭火煅赤去火，次日取出细研。每服一钱，童便热酒下。

一方

胞衣不出。

牛膝（一两）　葵子（一合）

上锉，以水一升煮半升，去渣，分二服。

《千金》备急丸

治产后恶血冲心，胎衣不下，腹中血块。

锦纹大黄一两为细末，用酽醋半升，同煎如膏，丸如桐子大，温醋汤下，五丸或七丸，须臾恶下，即愈。

胡氏法

治产后胞衣不下，惟有花蕊石散一件，最为要紧。若乡居药局远者，仓卒无之，今有一妙法，产讫胞衣不下，稍久则血流胞中，为血所胀，上冲心胸，喘急疼痛，必致危笃，若有此证，宜急断脐带，以少物系带，必用力牢固系之，然后截断，使其子血脉不潮入胞中，胞衣自当痿缩而下，纵淹延数日，亦不害人，屡验。

杂方

五灵脂为细末，温酒调下二钱。

一方　取小麦合小豆煮浓汁，饮之立出。

一方　皂角刺烧为末，温酒调下一钱。

一方　蛇蜕烧为细末，酒下二钱。

一方　黑豆一合炒熟，入醋一盏，煎三五沸去豆，分三服，酒煮亦可。

一方　取灶内黄土一寸，研细，醋调匀，纳于脐中，续煎甘草汤三四合服之出。

一方　墨三寸，为末，酒服。

一方　生地黄汁一升，苦酒三合，暖服之。

一方　灶突墨三指撮许，以水苦酒调服，立出。

一方　鸡子一枚，苦酒一合，和饮之。

一方　生男吞小豆七枚，生女吞十四枚即出。

一方　浸苎水浓煮，饮三碗，立下。

一方　取产母鞋底炙热，熨大小腹上下二七次。

一方　取初洗儿汤，服下一盏，勿令产母知。

一方　瓜蒌实一个，取子研细，用酒、童便各半盏相和，煎至七分，去滓温服（如无实，根亦得）。

一方　红花一两，酒煮浓汁服。

一方　以鹿角镑为屑，研细三分，煮葱白汤调下。

一方　凡欲产时，必先脱常所着衣以笼灶，胞衣自下，仍易产。

一方　取夫单衣盖井上，立出。

清魂散即省。

薛氏曰：产后元气亏损，恶露乘虚上攻，眼花头晕，或心下满闷，神昏口噤，或痰壅盛者，急用失笑散主之。若血下多而晕，或神昏烦乱者，大剂芎归汤补之，或芸薹子散，或童子小便，有痰加二陈汤；若因劳心力而致者，宜补中益气汤加香附；若因气血虚极，不省人事，用清魂散，惟以芎归汤及大补气血之剂。凡产可用醋、漆器熏，或用半夏末冷水和丸，入鼻孔中，并无前患。

丹溪先生云：血晕，因气血俱虚，痰火泛上。宜以二陈导痰，或加减朱砂安神丸，以麦门冬汤下亦可。大凡产后口眼歪斜等症，当大补气血为主，而兼以治痰。若脾胃虚而不能固者，用六君子汤。至五个月，当服安胎饮。至八九个月，再加大腹皮、黄杨脑。如临产时，更宜服保生无忧散（保生无忧散，见前临月束胎方上），自无前患。

家人妇产后，小腹作痛，忽牙关紧，急灌以失笑散，良久而苏。又用四物加炮姜、白术、陈皮而愈。

一产妇因产饮酒，（产妇不宜饮酒）恶露甚多，患血晕，口出酒气，此血得酒热而妄行，虚而作晕也。以佛手散加干葛二钱，一剂而痊。酒性剽悍，入月及产后不宜饮，恐致前证。产室人众喧嚷气热，亦致此证。

奉化陆严治新昌徐氏妇病，产后暴死，但胸膈微热。陆诊之曰：此血闷也。用红花数十斤，以大锅煮之，候汤沸，以木桶盛之。将病者寝其上熏之，汤气微，复加之，有顷，妇人指动，半日遂苏。此与许胤宗治王太后之意同。

仲景云：产妇郁冒，其脉微弱，呕不能食，大便反坚，但头汗出。所以然者，血虚而厥。厥而必冒，冒家欲解，

血晕（附厥逆）

《大全》云：产后血晕者，由败血流入肝经，以致眼黑头旋，不能起坐，甚至昏闷，不省人事，谓之血晕，以细酒调黑神散最佳。若作暗风中风治之，误矣。血热乘虚逆上凑心，以致昏迷不省，气闭欲绝者，服童便最好。然其由有三，有用心使力过多而晕者；有下血过多而晕者；有下血少而晕者，其晕虽同，治之则异，当审详之。下血多而晕者，昏而烦乱而已，当以补血清心药；下血少而晕者，乃恶露不下，上抢于心，心下满急，神昏口噤，绝不知人，当以破血行血药（一条缺用心使力过多作晕治法，大都以清心、凉血、补益为主，如后《保命集》方。用童便或麦门、乌梅之类皆可。而薛氏用补中益气者，为劳力也，若用心则朱砂安神丸亦妙，或疑内有黄连于产后不宜，则存乎用者）。古法云：产妇分娩讫，预将秤锤或黄石子，硬炭烧令通赤，置器中，急于床前以醋沃之，得醋气可除血晕，产后一月内时作为妙。

崔氏云：凡晕者，皆是虚热，血气奔迸，腹中空虚所致。欲分娩者，第一须先取酽醋，以涂口鼻，仍置醋于旁，使闻其气，兼细细饮之，此为上法。如觉晕，即以醋噀面，苏来即饮醋，仍少与解之（一云仍少与水解之）。一法烧干漆，令烟浓熏产母面，即醒（如无干漆，取旧漆器火烧烟熏，亦妙）（醋解法收其神，水解法清其热，烧干漆者散其血迷于上也，俱妙）。

郭稽中曰：产后血晕者何？答曰：产后气血暴虚，未得安静，血随气上，迷乱心神，故眼前生花，极甚者，令人闷绝不知人，口噤神昏气冷。医者不识呼为暗风，若作此治，证必难愈，但服

必大汗出。以血虚下厥，孤阳上出，故头汗出。所以产妇喜汗出者，亡阴血虚，阳气独盛，故当汗出，阴阳乃复。所以大便坚，呕不能食也，小柴胡汤主之，病解能食。七八日更发热者，此为胃实，大承气汤主之。

今按郁冒，即晕也。观此，则产后血晕，有汗、下、和解三法，当分表里虚实，精而别之。

清魂散

产后血晕者，气血暴虚，未得安静，血随气上，迷乱心神，故眼前生花，极甚者，令人闷绝不知人，口噤神昏气冷，宜先取干漆，或漆器烧烟，鼻中熏之，频置醋炭房内，次进此药即醒。

泽兰叶　人参（各二钱半）　川芎（半两）　荆芥穗（一两）　甘草（二钱）

上为细末，每服二钱，用温酒、热汤各半盏，或入童便调，急灌之，下咽眼即开，气定即醒。

芎归汤

治产后去血过多，昏晕不醒。

川芎　当归（去芦，酒洗，焙，各等份）

上㕮咀，每服四钱，水煎热服，不拘时。如腹中刺痛，加酒炒白芍药，甚者加桂心。口干烦渴，加乌梅、麦门冬。发寒热，加干姜、白芍药。水停心下，微有呕逆，加茯苓、生姜。虚烦不得眠，加人参、竹叶。

《保命集》方

治产后血晕危困，此下多血虚也，补之。

当归（炒）　赤芍药（炒，各钱半）　生地黄汁（一大盏）

上锉，水煎三五沸，温服。如觉烦热，去当归（当归辛温，烦热者恐不投，故去之），入童便半盏，服之。

以上治去血过多，昏晕之疾。

醋墨

才产便服，免致昏晕。

松烟墨或京墨，不拘多少，用炭火煅红，以米醋淬之，再煅再淬，如此七次，研极细，才产毕即用一二钱，以童子小便调下，淡醋汤、温酒亦可（酒不如醋，醋不如童便）。

独行散

治产后血晕，昏迷不省，冲心闷绝。

五灵脂半生半炒为末，每服二钱，温酒调灌，入喉即愈。不愈更加蒲黄炒等份，名失笑散。

一方加荆芥等份，童便调下。

夺命散

治产后血晕，血入心经，言语颠倒，健忘失志，及产后百病。

血竭　没药（各等份）

上为末，才产下便用童便与细酒各半盏，煎一二沸，调下二钱，良久再服。其恶血自下行，更不冲上，或只用白汤调下。

四味散

治产后一切诸疾，才方分娩，一服尤妙。

当归　延胡索　血竭　没药（各等份）

上为细末，每服二钱，用童子小便一盏，煎六分，通口服。如心膈寒，倍当归。气闷喘急，倍延胡索。恶露不快，倍血竭。心腹撮痛，倍没药。

黑神散

治产后恶露不尽，或胎衣不下，血气攻冲，心腹痞满，或脐腹坚胀撮痛，及血晕神昏，眼黑口噤，产后瘀血诸疾。

当归　芍药　熟地黄　干姜（炮）　桂心　蒲黄　甘草（炙，各四两）　黑豆（炒去皮，半升）

上为细末，每服二钱，酒、童便各半盏，同煎调服。娄氏曰：黑神散，寒多及秋冬者宜之，若性急形瘦及夏月宜审之。

红花散

治产后血昏、血晕、血崩，及月事不匀，远年干血气。

干荷叶（干荷叶善破血）　牡丹皮　川归　红花　蒲黄（炒，各等份）

上为细末，每服半两，酒煎和渣温服。如胎衣不下，榆白皮汤调半两，立效。

鹿角散

治产后血晕，此乃虚火载血，渐渐晕将上来。

用鹿角烧灰出火毒，研极细，用好酒、童便调灌下，一呷即醒，此物行血（神方也，尤妙在服法）。

郁金散

治产后血上冲心已死，并下胎。

郁金烧存性为末，每二钱，酽醋一合，调灌之，立活。

治血郁杂方

产后血晕，全不省人事，极危殆者，用韭菜切，入有嘴瓶内，煎热醋沃之，以瓶口对产妇鼻孔熏之，即醒。

一方　如觉晕，即以醋噀面，醒来，仍与醋细细呷之。又以醋涂口鼻，并置醋于旁，使常闻其气。

一方　麒麟竭一两，细研为末，非时温酒调下（二钱匕）。

一方　红花一两，捣为末，分作二服，酒二盅，煎取一盅，并服。如口噤，斡开灌之，速效。

一方　用红花三两新者，无灰酒、童便各半升煮取一盏，服之。

一方　用苏木三两细锉，水五升煮取二升，分再服瘥。无苏木，取绯衣煮汁服之，亦得（以上俱破血轻剂）。

牡丹散

治产后血晕，闷绝口噤，则斡开口灌之。

牡丹皮　大黄（煨）　芒硝（各一两）　冬瓜子（半合）　桃仁（三十个，去皮尖）

上锉，每服五钱，水三盅煎至一盅半，去滓，入硝又煎，分二服（用到硝黄，法亦极矣，宜慎之）。

《产书》一方

治产后心烦，手脚烦热，气力欲尽，血晕，连心头硬，及寒热不禁。

接骨木破之，如算子大一握，以水一升煎至半升，分温二服，或小便数，恶血不止，服之即瘥。此木煎三遍，其力一般，此是起死之方（以上二方俱重剂，点滴不出者宜用）。

以上治恶血攻冲昏晕之剂。

荆芥散

治产后风虚血晕，精神昏昧。

荆芥（一两三钱）　桃仁（炒，五钱）（二味并炒）

上为细末，温水调下三钱。微喘，加杏仁炒、甘草各三钱。

一方

治产后血晕，用荆芥穗为末，童便调下二三钱，极妙。

一方

用多年陈荆芥穗灯烟上燎焦黑存性，每服三钱，童便少酒调下，极妙。

一方

治产后血晕，身痉直，戴眼，口角与目外眦向上牵急，不知人，取鸡子一枚，去壳取清，以荆芥末二钱调服，仍依次调治（荆芥气虚人不可服）（按：此乃肝热生风之候，由血虚而肝急也，然痉与戴眼俱属太阳，要知之）。

以上治风虚血晕之剂。

仓公散

治产后血厥而冒。

瓜蒂　藜芦　白矾（各一分）　雄黄（半分）

上为末，每用少许吹鼻取嚏，内服白薇汤（取嚏治痰，先通其壅，后补其血也，妙妙）。

白薇汤

治产后胃弱不食，脉微多汗，亡血发厥郁冒等症。

白薇　当归（各六钱）　人参（三钱）　甘草（一钱半）

上切，分作二帖，水煎服。

以上治血厥之剂。

恶露不下

《大全》云：夫恶露不下者，由产后脏腑劳伤，气血虚损，或胞络挟于宿冷，或产后当风取凉，风冷乘虚而搏于血，则壅滞不宣，积蓄在内，故令恶露不下也。

薛氏曰：前证若恶露不下，用失笑散，若气滞血凝，用花蕊石散。

一产妇患前证，服峻厉之药，恶露随下，久而昏愦，以手护其腹。余曰：此脾气复伤作痛，故用手护也。以人参理中汤加肉桂二剂，补之而愈。

起枕散

治产后恶血不行，心腹及儿枕作痛，甚危。

当归　白芍药（酒炒，各三钱）（此产后温行正药，白芍酒炒亦无妨）　川芎（二钱）　官桂　延胡索　牡丹皮　蒲黄（炒）　五灵脂（炒）　没药（各一钱）　白芷

上锉，水煎，入童便，空心服。

荷叶散

治产后恶露不下，腹中疼痛，心神烦闷。

干荷叶（二两）　鬼箭羽　桃仁　刘寄奴　蒲黄（各一两）

上为粗末，每服三钱，以童便一大盏（此以心神烦闷，故不用热药，而加童便以引下），姜二片，生地黄一分，捶碎同煎至六分，热服。

通瘀饮

治产后恶露不通，心慌昏沉，寒热交攻。

归尾　大黄（各三钱）　白术　木通（各一钱）　红花（五分）　桃仁（三十个，捣烂另入）

上用水一碗、酒一小盏煎三沸，入桃仁，再煎一沸，温服（既用大黄，复用白术，岂得已之心，加酒同煎，桃仁后入，又治法之妙）。

《广济》方

疗产后恶露不下。

川牛膝　大黄（各二两）　牡丹皮　当归（各两半）　芍药　蒲黄　桂心（各一两）

上为末，以生地黄汁调，酒服方寸匕，日二服，血下愈（此方寒热并用，逐瘀而不峻，妙在为末，调生地汁酒服）。

《保命集》方

治妇人恶血不下。

当归　芫花（炒等份）（芫花大毒，用须斟酌）。

上为细末，每服三钱，酒调下。

又用好墨醋淬末，童便、酒下。

没药丸

治产后恶露方行，而忽然断绝，骤作寒热，脐腹百脉皆痛，如锥刺非常。此由冷热不调，或思虑动作，气所壅遏，血蓄经络。

当归（一两） 芍药 桂心（各半两） 桃仁（去皮尖，炒研） 没药（研，各二钱半） 虻虫（去翅足，炒） 水蛭（炒焦，各三十枚）（虻虫、水蛭，非万不得已不敢用）

上为末，醋糊丸，如豌豆大，醋汤下三丸。

黑龙丹

见前胞衣不下。

治恶血不下杂方

一方 用蒲黄三两炒，水三升煮取一升，顿服。

一方 用益母草捣绞汁，每服一小盅，入酒一合，温服。

一方 用麻子五升，酒一升浸一宿，明旦去滓，温服一升，不瘥，再服一升。

血露不绝

论血露不绝❶

《大全》云：夫产后恶露不绝者，由产后伤于经血，虚损不足，或分解之时，恶血不尽，在于腹中，而脏腑挟于宿冷，致气血不调，故令恶露淋沥不绝也。

薛氏曰：前证若肝气热而不能主血，用六味地黄丸；若肝气虚而不能藏血，用逍遥散；若脾气虚而不能摄血，用六君子汤；若胃气下陷而不能统血，用补中益气汤；若脾经郁热而血不归源（以下诸方失载，当考立斋《良方》），用加味归脾汤；若肝经怒火而血妄行，用加味四物汤；若气血俱虚，用十全大补汤；若肝经风邪而血沸腾，用一味防风丸。

芎归加芍药汤

治产后血崩眩晕，不知人事。

川芎 当归 芍药（各等份）（产后忌芍药，而此方用之，亦血崩者无忌耳）

上㕮咀，每服四钱，水煎热服。一方加黄芩、白术。

加味四物汤

治产后血崩如豆汁，紫黑过多者（有谓如豆汁者湿，紫黑者热，又曰寒过多者虚，此方不寒不热不燥，故可通用）。

川芎 当归 芍药 生地黄 蒲黄 阿胶 蓟根 白芷

水煎服。

一方

疗产后七八日，恶露不止。

败酱草（败酱治多年凝血，产后诸病腹痛，则此亦去故生新药也） 当归 芍药 续断（各六分） 川芎 竹茹（各四分） 生地黄（炒干，十二分）

上细锉，以水二升煮取八合，空心顿服。

以上补虚之剂。

加味四物汤

治产后月余，经血淋沥不止，此陷下者举之也。

当归 川芎 白芍 熟地 白芷 升麻（各一钱） 血余灰（另入）

上锉，水煎服。

（族弟妇产后半月，离蓐过劳，下血倾盆，急以求救，余用此药一服立止，其效如神。）

《千金》方

治产后恶血不尽，或经月或半岁者。

升麻三两，清酒五升，煮取二升半，分温再服。

以上升提之剂。

乌金散

治产后血迷血晕，败血不止，淋沥不断，脐腹疞痛，头目昏眩，多汗无力，及崩中下血不止（诸症皆从败血不止来，此方之妙，不在止而在行，行则归经而止矣。治

❶论血露不绝：原脱，据目录补。

崩者，要得此旨）。

麒麟竭　男子乱发灰　松墨（煅，醋淬）　百草霜　当归　肉桂　赤芍　延胡索　鲤鱼鳞（烧存性，各等份）

上为末，每服二钱，空心温酒调下。

一方

治产后恶血不绝，崩血不可禁，腹中绞痛，气息急。

乱发（烧，一两）　阿胶（二两）　代赭石　干姜（各三两）　干地黄（四两）（妙在地黄为君）　马蹄壳（烧，一个）　牛角腮（五两，酥炙）

上为细末，炼蜜丸，如桐子大，每服三四十丸，空心米饮下，日二服。

豆淋酒

治产后犹有余血水气者（余血瘀血也，故用行法）。

黑豆五升，熬令烟尽，投磁器内，以酒一斗淬之，饮。盖豆淋酒治污血，又能发表也。

蒲醋饮子

治新产压血，逐败滋新。此药治血神效，又非黑神散之可比也。月内每日一二服尤良，及疗一切恶露与血积。

真蒲黄不拘多少，熬米醋令稠，和药成膏，每服一弹子大，食前醋汤化开服（二味有且战且守之能）。

一方

用蒲黄二两，水煎顿服。

一方

疗产后泄血不止，无禁度，及治腹痛胸膈闷。

姜黄为末，酒服方寸匕，日三四服。

胡氏曰：姜黄治恶露不止。

以上行污血之剂。

牡蛎散

治产后恶露淋沥不断，心闷短气，四肢乏弱，头目昏重，五心烦热，面黄体瘦。

牡蛎粉（煅）　川芎　熟地　茯苓　龙骨（各二钱）　当归（炒）　续断　艾叶　人参　五味子　地榆（各一钱）　甘草（五分）

上锉，分二帖，加生姜三片，枣一枚，水煎，食前服。

此收涩之剂，虚脱者宜用。

血崩不止

论血崩不止[1]

陈氏曰：产后血崩者何？答曰：产卧伤耗经脉，未得平复，劳役损动，致血暴崩，淋沥不止；或因酸咸不节伤蠹，荣卫衰弱，亦变崩中。若小腹满痛，肝经已坏，为难治。急服固经丸止之。

陈无择评曰：血崩不是轻病。产后有此，是谓重伤，恐不止酸咸不节而能致之。多因惊忧恚怒，脏气不平，或产后服断血药早，致恶血不消，郁满作坚，亦成崩中。固经丸自难责效，不若大料煮川芎汤加芍药，候定，续次随证，诸药治之为得。

薛氏曰：前证若血滞小腹胀满，用失笑散；血少小腹虚痞，川芎汤；肝火血妄行，加味逍遥散；脾郁不统血，加味归脾汤；脾气虚不摄血，补中益气汤；厚味积热伤血，清胃散加槐花；风热相搏伤血，四君子加防风、枳壳。

一产妇血崩，小腹胀痛，用破气行血之剂，其崩如涌，四肢不收，恶寒呕吐，大便频泻，余用六君加炮黑干姜，四剂稍愈（见症在脾胃，故用六君加炮姜），又以十全大补三十余剂而痊。

一产妇血崩因怒，其血如涌，仆地，

[1] 论血崩不止：原脱，据目录补。

口噤目斜，手足抽搐。此肝经血耗生风。余用六味丸料一剂，诸症悉退。但食少晡热，佐以四君、柴胡、牡丹皮而愈。

芎归加芍药汤

治产后血崩，眩晕不知人事。

方见前恶露不绝。

加味四物汤

治产后血崩如豆汁，紫黑过多者。

方见前恶露不绝。

奇效四物汤

治产后血崩，素有热者。

方见血崩门。

干熟地黄散

治产后崩中，头目旋晕，神思昏迷，四肢烦乱，不知人事（崩久虚脱者宜之）。

干熟地黄　黄芪　伏龙肝　赤石脂（各一两）　当归（七钱半）　川芎　阿胶　艾叶　白术　人参　甘草（各半两）

上㕮咀，每服四钱，生姜三片，水煎温服。

阿胶丸

治产后崩中，下血不止，虚羸无力。

阿胶　赤石脂（各一两半）　续断　川芎　当归　丹参　甘草（各一两）　龙骨　鹿茸（酥炙）　乌贼鱼骨　鳖甲（炙，各一两）

上为细末，炼蜜丸，如桐子大，空心温酒下二三十丸（一派固血，不用补气，尤妙在鹿茸，谓其能引血上升也）。

瑞莲散

治产后恶血崩漏，状如涌泉。

瑞莲（一百枚，烧灰存性）　棕榈（烧存性）　当归（各一两）　官桂（半两）　槟榔（二枚）　川芎　鲤鱼鳞（各七钱半，亦烧灰用）

上为细末，每服三钱，煨生姜酒调服。如未止，更进一服。或非时血崩，无药可治，但进三服即止。

固经丸

治产后血气未复，而有房事，及劳役伤损，致血暴崩，或淋沥不止（温涩之剂，固脱以暖下元）。

艾叶　赤石脂（煅）　补骨脂（炒）　木贼（各半两）　附子（一枚，炮，去皮脐）

上为细末，糊丸，桐子大，每服二十丸，温酒或米饮下。

《千金》方

治产后崩中，下血不止（此方惟心气郁者宜之）。

菖蒲一两半，锉，酒二盅煎一盅，去渣，分三服，食前下。

心痛

《大全》云：产后心痛（心痛曰产后，则与寻常之病不同矣，当于血分求之），为阴血亏损，随火上冲心络，名曰心胞络痛。宜大岩蜜汤治之。若寒伤心经，名曰真心痛。朝发夕死，夕发朝死，无药可救。

薛氏曰：前证若阳气虚寒，用岩蜜汤温之；瘀血上冲，用失笑散散之；血既散而痛仍作，用八珍汤补之。大凡心腹作痛，以手按之却不痛，此血虚也，须用补养之剂。

一产妇患前证，昏愦口噤，冷汗不止，手足厥逆，用六君子加附子一钱，以回其阳，二剂顿苏，又以十全大补汤，养其血气而安。

一产妇患前证，手不敢近腹，用失笑散一服，下瘀血而愈。次日复痛，亦用前药而安。

一产妇患前证，用大黄等药，其血虽下，复患头痛，发热恶寒，次日昏愦，自以两手坚护其腹，不得诊脉，视其面色青白。余谓，脾气虚寒而痛也。用六君子汤加姜、桂而痛止，又用八珍汤加姜、桂而安。

大岩蜜汤（一名桂心汤）

治素有宿寒，因产大虚，寒搏于血，血凝不散，上冲心之络脉，故作心痛（书病缘明甚）。

熟地黄　当归（酒浸）　独活　吴茱萸（炒）　白芍（炒）　干姜　桂心（不见火）　小草[1]（各一钱）　细辛　甘草（各五分）

上锉，水煎服。或云熟地泥膈，安能去痛，合用生干地黄。

失笑散

治产后恶血上攻，心腹疠痛欲死，及儿枕痛，或牙关紧急，一服可愈（果验）。

蒲黄（炒）　五灵脂（各一钱）

上为细末，作一服，用酽醋调膏，入水一盏煎服。

金黄散

治恶血上冲，心腹作痛，或发热作渴。

延胡索　蒲黄（各一钱）　桂心（二分）

上为末，酒调服。

火龙散

治产后气滞心痛。

茴香（炒）　川楝子（炒，各一两）　艾叶（盐炒，半两）

上为末，水煎服。

伏龙肝散

治产后恶物不出，上攻心痛。

赤伏龙肝研细，每服三五钱，温酒调下，泻出恶物立止。

一方

治产后恶血冲心痛，气闷欲绝。

用桂心三两，捣为细末，狗胆汁和丸（狗胆能破瘀血，同桂心更治绝闷，妙），如樱桃大，每服二丸，热酒调下，不拘时。

一方

治产后血不尽，心腹痛。

荷叶炒令香，为末，水煎，下方寸匕。

腹痛（并小腹痛）

薛氏曰：产后小腹作痛，俗名儿枕块，用失笑散行散之（按：腹痛原文尚有数症，曰因气滞用延胡索散；因外寒用五积散；因怒气用四物加木香、柴胡；因阳气虚弱用四君、当归、炮姜；因脾虚血弱，用六君、当归、炮姜）。若恶露既去而仍痛，用四神散调之。若不应，用八珍汤。若痛而恶心，或欲作呕，用六君子汤。若痛而泄泻，用六君子汤送四神丸。若泄泻痛而或后重，用补中益气汤送四神丸。若胸膈饱胀，或恶食吞酸，或腹痛手不可按，此是饮食所致，用二陈加山楂、白术以消导；若食既消而仍痛，或按之不痛，或更加头痛，烦热作渴，恶寒欲呕等症，此是中气被伤，宜补脾胃为主。若发热腹痛，按之痛甚，不恶食，不吞酸，此是瘀血停滞，用失笑散消之。若只是发热头痛，或兼腹痛，按之却不痛，此属血虚，用四物加炮姜、参、术以补之。如发渴用白虎（发渴恐属血虚，用白虎宜慎！东垣云：血虚忌白虎）；气弱用黄芪；血刺痛，则用当归；腹中痛，则加芍药。宜详察脉证而用之。

一产妇腹痛发热，气口脉大，余以为饮食停滞，不信，乃破血补虚（因实成虚，因虚投补，当与勿当，医者病者两责之，幸勿误也），反寒热头痛，呕吐涎沫，又

[1]小草：远志。

用降火化痰理气，四肢逆冷，泄泻下坠，始悔。问余曰，何也？余曰：此脾胃虚之变证也。法当温补，遂用六君子加炮姜二钱，肉桂、木香各一钱，四剂，诸症悉退，再用补中益气之剂，元气遂复。

一妇人产后腹痛后重，去痢无度，形体倦怠，饮食不甘，怀抱久郁，患茧唇（茧唇因虚，宜以脉症参之），寐而盗汗如雨，竟夜不敢寐，神思消烁。余曰：气血虚而有热，用当归六黄汤纳黄芩、黄柏炒黑一剂，汗顿止，再剂全止，乃用归脾汤、八珍散兼服，元气渐复而愈。

一产妇小腹作痛，服行气破血之药不效，其脉洪数，此瘀血内溃为脓也，以瓜子仁汤二剂痛止，更以太乙膏下脓而愈。产后多有此病，纵非痈，用之更效。

一产妇小腹痛，小便不利，用薏苡仁汤二剂痛止，更以四物加红花、桃仁下瘀血而愈。大抵此证皆因荣卫不调，或瘀血停滞所致。若脉洪数，已有脓；脉但数，微有脓；脉迟紧，乃瘀血，下之即愈。若腹胀大，转侧作水声，或脓从脐出，或从大便出，宜用蜡矾丸、太乙膏及托里散。

一产妇小腹作痛，有块，脉芤而涩，以四物加延胡、红花、桃仁、牛膝、木香，治之而愈。

一妇产后小腹患痛，服瓜子仁汤下瘀血而痊。凡瘀血停滞，宜急治之，缓则腐化为脓，最难治疗。若流注关节，则患骨疽，失治多为败症。

一妇人寒月中，产后腹大痛，觉有块，百方不治。一人教以羊肉四两，熟地二两，生姜一两，水煎服之，二三次愈（曰觉有块，想是寒气乘虚而聚，非真实症也，不然，何以羊肉、熟地愈哉）。

《大全》云：儿枕者，由母胎中宿有血块，因产时，其血破散，与儿俱下，则无患也。若产妇脏腑风冷，使血凝滞在于小腹不能流通，则令结聚疼痛，名之曰儿枕。

《金匮》云：产后七八日，无太阳证，少腹坚痛，此恶露不尽，不大便，烦躁发热，切脉微实，再倍发热，日晡时烦躁者，不食，食则谵语，至夜即愈，宜大承气汤主之。热则里，结在膀胱也（既曰恶露不尽，不大便而躁热矣，然不用桃仁承气，而用大承气者何？盖热结在膀胱，故宜大承气也）。

《大全》云：产后恶血，虽常通行，或因外感五邪，内伤七气，致令斩然而止，余血壅滞，所下不尽，故令腹痛，当审其因而治之。

一产妇小腹痛甚，牙关紧急，此瘀血内停，灌以失笑散，下血而苏，又用四物加炮姜、白术、陈皮而愈。

一妇人经水来，比常度过多不止，遂用涩药止之，致腹作痛，此乃气血凝滞也，用失笑散二服而愈。

以上数段，言恶露不尽。

余按《金匮》所治，重在伤寒里实，不重在恶露，故其脉症皆指实热言，当以无太阳证句，及热结膀胱句玩之，便得其意。后案专主恶露言，故与前方不同，不可一律看也。

《大全》云：以恶露不尽腹痛，及儿枕心腹刺痛，小腹疼痛，寒疝分为四门（寒疝，《大全》云：产后脐腹痛，乃冷气乘虚，用当归建中汤。无择曰：产当寒月，入门脐下痛，手不可近者，羊肉汤。立斋曰：前症若脾胃虚寒邪侵者，蟠葱散；若肝经湿热，小便不利者，泻肝汤亦所当知，毋胶一也）。由母胎中宿有血块，产后不与儿俱下，而仍在腹作痛，谓之儿枕。其恶露下不快而作痛者，胎中原无积聚，不为儿枕也。若恶露已尽，或由他故腹痛，如仲景枳实芍药散证，或由血虚腹痛，如仲景当归生姜羊肉汤证，自当别论。故复胪列诸名方于后。若服枳实芍药散不愈，仍当求责瘀血也，故下瘀血诸方附焉，而补虚诸方终之，不复立寒疝条。

加味四物汤

治产后恶露不尽腹痛。

当归　川芎　芍药　熟地（各一钱）　香附（炒）　五灵脂（炒，二味另为末，各一钱，临服调入）

上锉一服，水煎服。痛甚者，加桃仁泥四分。

海藏方

四物汤加延胡索、没药、白芷，治产后败血作痛。（此所加几种药，少有差等，在自择之。）

一方

四和汤加苦楝。

一方

四物汤加延胡索。

一方

四物汤加蒲黄。

当归蒲延散

治产后血瘕作痛，脐下胀满，或月经不行，发热体倦。

当归（八分）　桂心　芍药（炒）　血竭　蒲黄（炒，各六分）　延胡索（炒，四分）

上为末，每服二钱，空心酒调下（桂心、血竭治血瘕妙）。

玄胡索散

治产后恶血攻刺腹痛，及一切血气刺痛，不论新旧虚实，皆可服之。

当归（酒浸）　延胡索　赤芍药　蒲黄（隔纸炒）　桂皮　乳香　没药（各等份）

上研为细末，每服三钱，温酒调，空心服。

延胡散

治产后儿枕腹痛。

延胡索　当归（各一两）　赤芍（五钱）　肉桂（七钱半）　蒲黄（炒）　琥珀（各二钱半）　红蓝花（二钱）（更加红蓝、琥珀，治儿枕尤妙）

上为末，每服三钱，童便合酒调，食前服。

乌金散

治恶露败血走刺心腹，儿枕痛，坐卧不得，余血不快。

川芎（七钱半，烧燃盖甑中存性）　黑附子（半枚，炮，去皮脐）（用烧川芎、黑附者，温血海之里也）。

上为细末，每三钱，童便和酒调服，痛止血下，方住服。

地黄散

治产后恶血不尽，腹中疞痛（曰不尽似欲尽矣，用生地凉而止也）。

生地黄（炒）　当归（炒，各一两）　生姜（五钱，切碎，新瓦上炒令焦黑）

上为细末，姜酒调下二钱，空心服。

一方加蒲黄，为丸。

四神散

治产后瘀血不消，积聚不散作块，心腹切痛。

当归　干姜（炮）　川芎　赤芍（炒，各等份）

上为末，每服二钱，温酒调下。

黑神散

治产后血块痛。

熟地黄（一斤）　陈生姜（半斤）

上二味拌匀，同炒干，为末，每服二钱，乌梅汤调下，常服酒调。

丹溪方

治产后血块痛，发热。

五灵脂（四钱，炒）　牡丹皮　没药

滑石

上研细，分五帖，豆淋酒下之，食前服。

卷荷散

治产后血上冲心，血刺血晕，血气腹痛，恶露不快，并皆治之。

初出卷荷　红花　当归（各一两）　蒲黄（纸炒）　牡丹皮（各半两）

上为细末，每服三钱，空心盐酒调下。

荷叶散

治产后恶露不下，腹中疼痛，心神烦闷。

干荷叶（二两）　刘寄奴　蒲黄（各一两）　桃仁（去皮尖，麸炒，半两）

上㕮咀，每服四钱，童子小便一盏，生姜三片，生地黄一分，煎至六分，热服，不拘时（均是破血药，而治烦闷之症，则童便、生地尤佳）。

一方有鬼箭羽。

隐居泽兰汤

治产后恶露腹痛，或胸满少气。

泽兰（炒）（泽兰理血气圣药）　生地黄　当归　芍药（炒）　生姜（各一钱）　甘草（五分）　大枣（四枚）

上锉，水煎服。

又方

治产后下血不尽，腹内坚痛不可忍。

当归　芍药　桂心（各三两）　桃仁（一百二十粒，制）

上水六升煮二升，温分二服。未瘥加大黄（妙在加大黄，然以醋制者佳）。

又方

治产后恶露不尽，结聚小腹疼痛。

当归（七钱半）　香附子（制，一两）　赤芍　青皮　木香　桂心　琥珀　没药（各半两）

上为细末，以乌豆淋酒，调服二钱。

产宝汤

治产后余血作痛兼块者。

桂心　姜黄（各等份）

上为细末，酒调方寸匕，血下尽妙。

延胡索散（一名三圣散，又名如神汤）

治产后脐下痛并腰疼。

延胡索　桂心（各半两）　当归（一两）

上为细末，热酒调下二钱。

香桂散

治产后脐下疼痛不止。

当归　川芎（各二钱半）　桂心（半两）

上为细末，分为三服，每服酒一盏煎三五沸，更入童便少许，煎至七分，温服。甚者不过再服即瘥。

当归血竭丸

治产后恶露不下，结聚成块，心胸痞闷及脐下坚痛（破血为主）。

当归　血竭　芍药　蓬术（炮，各二两）　五灵脂（四两）

上为细末，醋糊和丸，如梧桐子大，每服五十丸，食前温酒送下。

当归养血丸

治产后恶血不散，发渴，心腹疼痛及恶露不快，脐下急痛，连及腰脚疼痛（凡产后脚腰疼痛，属瘀血流注者多，今人不知，往往误治，而以大补为主，遂至日久不治，又或有风寒袭之者，亦不可骤补也。此方行瘀最良，去风未善，别宜简择）。

当归　赤芍　牡丹皮　延胡（各二两）　桂心（一两）

上为末，炼蜜丸，如桐子大，空心酒下三四十丸，痛甚者细嚼下。

紫金丸

治产后恶露不快，腰腹小腹如刺，时作寒热头痛，不思饮食，亦治久有瘀血，月水不调，亦可疗心痛（产后瘀血要药。即失笑散之变）。

五灵脂（水淘去土石，焙干，炒为末）　真蒲黄（各等份）

上以好米醋调五灵脂，慢火熬成膏，次以蒲黄末搜和丸，如樱桃大，每服一丸，水与童便各半盏，煎至七分，令药化，温服之，少顷再一服，恶露即下。久有瘀血成块，月信不利者，并用酒磨下。

玉烛散

治产后恶露不尽，脐腹疼痛，大便燥结，时发寒热。

当归　川芎　赤芍　熟地　大黄　朴硝　甘草（各一钱半）

上作一服，水煎，食前温服（此河间法也，四物合大承气主之。盖咸走血之意）。诸方治败血作痛，皆是温剂，热则流通之理。惟此一方，却是凉剂，盖为败血凝滞发热，大便燥结者设也。非大便燥结者，慎不可用。

枳实芍药散

《金匮》云：产后腹痛，烦满不得卧，此方主之（一贵内产后脉沉小如丝，腹痛不能食，闻药则呕，以此方三服而愈）。

枳实（炒令黑。勿太过）　芍药（各等份）

上杵为散，服方寸匕，日三服，并主痈脓，以麦粥下之。

下瘀血汤

产妇腹痛，法当以枳实芍药散，假令不愈者，此为腹中有干血着脐下，宜此方（此仲景方也，又为经水不利要药）。

大黄（二两）　桃仁（二十枚）　䗪虫（二十枚，炒，去足）

上三味末之，炼蜜和为四丸，以酒一升煎一丸，取八合，顿服之，新血下如豚肝（豚肝者，即干血之下也，新血二字非）。

保命方

治血晕血结，或聚于胸中，或偏于小腹，或连于胁肋，四物汤四两，倍当归、川芎，加鬼箭羽、红花、延胡各一两，同为粗末，加下四味，煎调没药散服。

虻虫（一钱，去翅足，炒）　水蛭（一钱，炒）　麝香（少许）　没药

上为末，入前药调服，血下痛止，则服一服。

《千金》桃仁芍药汤

治产后腹痛。

桃仁　芍药　川芎　当归　桂心　干漆（碎炒）　甘草（各二两）

上细切，水八升煮二升半，分三服。

以上治瘀血腹痛之剂，皆重剂，宜斟酌用之。

增损四物汤

治产后阴阳不和，乍寒乍热，恶露停滞，亦令寒热，但看小腹急痛为异。

当归（酒浸）　白芍　川芎　人参（各一两）　甘草（炙，半两）　干姜（一两）

上㕮咀，每服四钱，姜三片，水煎，无时热服（此方重在阴阳不和而致病，故中血药无地黄，用气药无芪、术。为以其滞气滞血也，看小腹急痛为异者，要知其按之痛与不痛耳，盖痛为实当行血，不痛为虚当补气。此以八珍而为损益者也，极有见）。

独圣散

治产后血虚腹痛。

当归一味为细末，每服二钱，水一盏煎七分，温服（此方简易，自有独见，而当归又能治洒洒寒热不已）。

当归散

治产后阴血虚弱，或气滞血凝，以致发热腹痛，或腹胁胀满。

当归　干姜（各等份）

上锉，每服三钱，水煎服。

定痛散

治产后恶血不止。

当归　芍药（炒，各二钱）　肉桂（一钱）

上切，作一服，水、酒各一盏半，加生姜五片，煎一盏服。

当归建中汤

治妇人产后虚羸不足，腹中刺痛不止，吸吸少气，或苦少腹中急，痛引腰背，不能饮食。

当归（四两）　芍药（炒，六两）　桂枝（三两）　甘草（炙，二两）　生姜（三两）　大枣（十二枚）

上六味，以水一斗，煮取三升，分温三服，一日令尽。若大虚，加饴糖六两，汤成，纳于火上暖令饴消。若去血过多，崩伤内衄不止，加地黄六两、阿胶二两，合八味汤，纳阿胶服之（内衄不止，加地黄、阿胶似矣，但本方有桂枝、生姜，得无太热乎？请酌之）。

羊肉汤

治产妇脾虚，为寒邪所乘，以致腹痛，及寒月生产，寒气入于产门，脐下胀满，手不可犯。

精羯羊肉（四两）　当归　川芎（各半两）　生姜（一两）

上以水十盏、酒三盏，煎至四盏，分四次空心服，加葱、盐亦可。

《衍义》云：一妇人产当寒月，寒气入产门，脐下胀痛，手不得犯，此寒疝也。医当治之以抵当汤，谓其有瘀血耳。予教之曰：非其治也。可服张仲景羊肉汤少减，作二服，愈。

《千金》方

治产后余疾，腹中绞痛，瘦乏，不下食（与前增损四物汤相上下，用者当合观之）。

当归　黄芪　芍药（各六钱）　干地黄　白术（各八分）　桂心　甘草（各四分）　大枣（十四枚）

上㕮咀，水二升，煮八合，空心服。忌生冷。

以上治虚寒腹痛之剂。

生料五积散

治产后内有余血，外感寒邪，相搏而腹痛。

苍术（二钱四分）　麻黄（去根节）　橘红　枳壳（各六钱）　桔梗（一钱二分）　厚朴　干姜（炮，各四钱）　当归　白芍　川芎　白茯苓　半夏　白芷　肉桂　甘草（炙，各三分）

上加姜葱，水煎服。

上方治寒邪腹痛之剂（非真受寒气者不可轻用）。

胁胀痛

《大全》云：产后两胁胀满气痛，由膀胱宿有停水，因产后恶露下不尽，水壅痞与气相搏，积在膀胱，故令胁肋胀满，气与水相激，故令痛也（胁胀痛，由膀胱停水所致，是何见解，用何汤药，宜考之）。

薛氏曰：前症若肝经血瘀，用延胡索散（延胡索散见前腹痛条）。若肝经气滞，用四君、青皮、柴胡。若肝经血虚，用四物、参、术、柴胡（俱属肝经，而有胜克乘制之异，故治不同）。气血俱虚，用八珍、柴胡。若肾水不足，不能生肝，用六味丸。若肺金势盛，克制肝木，用泻白汤，仍参前论主之。

一产妇因怒，两胁胀痛，吐血甚多，发热恶寒，胸腹胀痛，余以为气血俱虚，用八珍加柴胡、丹皮、炮姜，而血顿止，又用十全大补汤，而寒热渐退。此症苟非用姜、桂辛温，助脾肺以行药势，不惟无以施功，而反助其胀矣。

干地黄汤

治产后两胁满痛，兼除百病。

干地黄　芍药（各三两）　当归　蒲黄（各二两）　桂心（六两）（世谓木得桂而枯，故用之以治胁痛，然不可不审寒热虚实也。此方以桂心为君，而以血药为辅，用之以温肝家血寒之痛则可，用之以治肝火作痛则不可。须详辨之，生姜亦然）　甘草（一两）　生姜（五两）　大枣（二十枚）

上㕮咀，以水一斗煮取二升半，分服，日三。

《经效》方

治产后肝经气滞（气滞二字尽之）不平，胁肋腹痛，或寒热往来，内热晡热。

当归（一钱半）　芍药（炒）　苦梗　槟榔　枳壳（麸炒，各八分）　桂心　青木香　柴胡（各六分）

上锉，水煎服。

苏葛汤

疗产后恶露不下，血气壅痞，胁胀痛，不下食。

苏木　柴葛（各十二分）　芍药　当归（各八分）　桂心　蒲黄（各六分）　生地黄汁（三合）

上㕮咀，以水二升，煎七合，下蒲黄，分两服。

《经效》方

理血气烦闷，胁肋胀满及痛（行血为主）。

芍药（八分）　当归（六分）　延胡索　蒲黄（各四分）　荷叶蒂（炙，三枚）

上水二升煎取七合，后入蒲黄，空心分二服。

当归散

治产后腹痛，胁肋胀满。

当归　干姜（各等份）

上为末，酒服三钱，水煎，入盐、醋少许，食前热服（一方酒煎）。

《广济》方

疗产后腹痛气胀，胁下闷，不下食，兼微利（此方治气血虚滞，脾胃不足者尤宜）。

厚朴（八分）　人参　当归　茯苓　甘草（各六分）　陈皮　生姜（各四分）

上㕮咀，以水二升，煎取八合，去滓，分温服。

抵圣汤

治产后腹胁闷满，或呕吐者。

赤芍　半夏　泽兰叶　陈皮　人参　甘草（各等份）

上㕮咀，每服四钱，姜五片，水煎，温服。

（以上七方并无川芎，岂胁痛者不宜欤？要知此窍此理。）

腰痛

《大全》云：肾主腰脚，产后腰痛者，为女人肾位系于胞，产则劳伤肾气，损动胞络，虚未平复而风冷客之，冷气乘腰，故令腰痛也。若寒冷邪气连滞背脊，则痛久未已，后忽有娠，必至损动，盖胞络属肾，肾主腰故也。

薛氏曰：前证真气虚，邪乘之者，用当归黄芪汤，或十全大补汤为主，佐以寄生汤。如不应，用十全大补加附子。

一产妇腰痛腹胀，善噫，诸药皆呕。余以为脾虚血弱，用白术一味炒黄，每剂一两，米泔煎，饮时匙许，四剂后渐安，百余剂而愈（诸药皆呕，独用白术，而分两、煎法、服法皆妙）。

当归黄芪汤

治产后失血过多，腰痛，身热自汗。

当归（三两）　黄芪　白芍（炒，各二两）

上㕮咀，每服六钱，加生姜五片，水一盏半，煎至一盏，温服，不拘时。

延胡四物汤

治血癖腹痛及血刺腰痛。

当归　川芎　白芍药　熟地黄（各七钱半）　延胡索（酒煮，二两）

上为细末，每服三钱，酒调下。

如神汤

治产后瘀血腰疼。

延胡索　当归　桂心（各等份）

上水煎服。

又如神汤（即生料五积散加桃仁）

逐败血，去风湿。

五积散方见前腹痛条。

《广济》方

治产后虚冷，血气流入腰腿，痛不可转。

败酱（血凝者宜之，惜败酱之难觅也）当归（各八分）　川芎　芍药　桂心（各六分）

上㕮咀，水二升，煮取八合，分温二服。忌葱。

寄生防风汤

治产后风邪头眩，腰痛不可转侧，四肢沉重，行步艰难（此方治久痛之因外感者）。

独活　川芎　芍药（炒黄）　桂心　续断　生姜　桑寄生（各六分）　当归　防风（各八分）

上锉，水煎服。

桃仁汤

治产后恶露方行，忽然渐少，断续不来，腰中重痛，或流注两股，痛如锥刺。此由血滞于经络，不即通之，必作痈疽。宜桃仁汤。恐作痈者，预服五香连翘汤。

桃仁（去皮尖）　苏木　生地（各半两）　虻虫（去足翅，炒）　水蛭（炒，各三十个）

上每服三钱，水煎，空心热服，恶露下即住服。

五香连翘汤

治产后瘀血，腰痛作痈。

木香　丁香　沉香　乳香　麝香　升麻　独活　桑寄生　连翘　木通（各二两）

上为粗末，每服五钱，水煎，入竹沥少许服（既为瘀血，何以只用五香行气？盖为病血于气也。麝香分两恐误）。

头痛

《大全》云：夫头者，诸阳之会也。凡产后五脏皆虚，胃气亏弱，饮食不充，谷气尚乏，则令虚热，阳气不守，上凑于头，阳实阴虚，则令头痛也。又有产后败血头痛，不可不知，黑龙丹言之甚详。

薛氏曰：前证若中气虚，用补中益气汤加蔓荆子。若血虚，用四物加参、术。血气俱虚，用八珍汤。若因风寒所伤，用补中益气汤加川芎（以风寒所伤，而用补中益气，尚须斟酌）。

一产妇患头痛，日用补中益气汤不缺，已三年矣。稍劳则恶寒内热，为阳气虚，以前汤加附子一钱，数剂不发。

一妇人产后头痛面青二年矣，日服四物等药。余谓肾水不能生肝木而血虚，用六味丸加五味子，两月而瘥。

郭茂恂嫂金华君，产七日不食，始言头痛，头痛已又心痛作，既而目睛痛，如割如刺，更作更止，相去无瞬息间，每头痛甚，欲取大石压，良久渐定，心痛作则以十指抓壁，血流满掌，痛定目复痛，又以两手自剜取之。如是十日不已，众医无计。进黑龙丹半粒（黑龙丹见胞衣不下条），疾少间，中夜再服，乃瞑目，寝如平时，至清晨下一行，约三升许，如蝗虫子，三疾减半，巳刻又行如前，则顿愈矣（此虫咬痛也，不如用杀虫药，更神效）。

一奇散（即芎归汤）

治产后血虚头痛。

当归　川芎（各二钱半）

上为细末，每服二钱，水一盏，煎七分，温服。

芎乌散

治产后气滞头痛。

天台乌药　大川芎（各等份）

上为细末，每服三钱，烧红秤锤淬酒调服（服法佳）。

芎附散

治产后气虚头痛，及败血作梗头痛，诸药不效者。

川芎（一两）　大附子（一个，去皮脐，切四片，拌酽醋一碗，炙附子，蘸醋尽为度）

上为末，每服二钱，清茶调服。

加减四物汤

治产后头痛，血虚、痰癖、寒厥，皆令头痛（产后头痛，至于血虚，正治也，求之瘀血，变法也。似瘀血而非瘀血，反下如蝗虫子者，怪也。若痰癖寒厥气虚，则又寻之杂症矣。经曰：有者求之，无者求之，岂可执一哉？知常知变，斯为上工矣）。

苍术（一两六钱）　羌活　川芎　防风　香附（炒）　白芷（各一两）　石膏（二两半）　细辛（一两半）　当归　甘草（各五钱）

上锉，每服一两，水煎，服无时。如有汗者，知气虚头痛也，加芍药三两，桂一两半，生姜煎。如热痰头痛，加白芷三两，石膏三两，知母一两。如寒厥头痛，加天麻三两，附子一两半，生姜三片，煎服。

遍身疼痛

《大全》云：产后遍身疼痛者何？答曰：产后百节开张，血脉流散，遇气弱，则经络肉分之间血多流滞，累日不散，则骨节不利。筋脉急引，故腰背不得转侧，手足不能动摇，身热头痛也。若医以为伤寒治之，则汗出而筋脉动惕，手足厥冷，变生他证，但服趁痛散除之（气弱血滞之痛不可作伤寒治，是矣，而血虚风寒之痛乃不论及，何耶？详后五积散方即是）。

薛氏曰：前证若以手按而痛甚（按法甚妙），是血滞也，用四物、炮姜、红花、桃仁、泽兰补而散之。若按而痛稍缓，是血虚也，用四物、炮姜、人参、白术补而养之。

一产妇身腹作痛，发热不食，烦躁不寐，盗汗胁痛，服解散祛血之药，不时昏愦，六脉洪大如无，用补中益气加炮姜、半夏；一剂顿退，二三又剂，寝食甘美，但背强而痛，用八珍散、大补汤调理而安。

一产妇遍身头项作痛，恶寒拘急，脉浮紧，此风寒之证也，用五积散一剂，汗出而愈，但倦怠发热，此邪风去而真气虚也，用八珍汤调补而痊。

一妇六月产后，多汗人倦，不敢袒被，故汗出被里，冷则浸渍，得风湿疼痛，遂以羌活续断汤，数服而愈。

趁痛散

治产后气弱血滞，筋脉拘挛，腰背强直，遍身疼痛。

当归　官桂　白术　黄芪　独活　牛膝　生姜（各五钱）　甘草（炙）　韭白（各三钱半）

上㕮咀，每服五钱，水煎服（此方根气弱来，故用芪术。若外感重者，不可轻用）。加桑寄生半两，尤佳。

五积散

治产后身痛，兼感寒伤食。

方见前腹痛条，与四物汤各半，服之稳当。

加味四物汤

治产后血虚身痛。

当归　川芎　人参　芍药　熟地　白术　干姜（炮，各一钱）

上锉作一服，水煎服。

《大全》方

治产后遍身青肿疼痛及众疾（此专治血流诸经，青肿作痛）。

牛膝　大麦蘖（各等份）

上为细末，以新瓦罐子中填一重麦蘖，一重牛膝，如此填满，用盐泥固济，火煅过赤，放冷，研为散。但是产后诸疾，热酒调下二钱（只此四方类集有法，目之令人心赏）。

脚气

《大全》云：产后热闷气上，转为脚气者何？答曰：产卧血虚生热，复因春夏取凉过多，地之蒸湿，因足履之；所以着为脚气，其状热闷掣疭，惊悸心烦，呕吐气上，皆其候也。可服小续命汤（方见后中风条），两三剂必愈。若医者误以逐败血药攻之，则血去而疾愈增矣。

陈无择评曰：脚气固是常病，未闻产后能转为者。往读《千金》，见产妇多有此疾之语，便出是证，文辞害意，盖可见矣。设是热闷气上，如何便服续命汤？此药本主少阳经中风，非均治诸经脚气。要须依脚气方论阴阳经络调之。此涉专门，未易轻论，既非产后要病，更不繁引。

《准绳》云：陈无择虽有此论，然小续命汤加减与之，用无不效。故《百问》云：寒中三阳，所患必冷，小续命汤主之（加生姜汁更快）。暑中三阴，所患必热。小续命汤（去附子，减桂一半）。大烦躁者，紫雪最良（予取《百问》中加减法，庶使后人均得治疗）。如无紫雪，用真薄荷煎冷水嚼下（娄云：诸方必与四物汤各半服之）。

薛氏曰：前证当补气血为主，佐以小续命汤、寄生汤，如不应，用大防风汤。

一产妇患前证，或用独活寄生汤而痊。后复作，服前汤，其汗如水，更加口噤吐痰。余用十全大补汤，倍养血气渐愈。后饮食日少，肌体日瘦，吐痰如涌，此命门火衰，脾土虚寒。用八味丸及加味归脾汤，诸症渐退，肌肉渐生。

独活寄生汤

治肝肾虚弱，或久履湿冷之地，或洗足当风，湿毒内攻，两胫缓纵，挛痛痹弱，或皮肉紫破，足膝挛重，又专治产后脚气。

川独活（三两）　桑寄生（如无以续断代）　杜仲（炒）　牛膝（去芦，酒浸）　细辛　官桂（不见火）　白茯苓　防风　川芎　当归　人参　熟地黄（酒洗）　芍药　秦艽（各二两）　甘草（炙，一两）

上㕮咀，每服四钱，姜五片，水煎，温服。

大防风汤

治阴虚邪袭，腿膝肿痛等症（按二方俱小续命汤变法，但去麻黄而佐四物，是不舍产后二字）。

防风　附子（炮）　牛膝（酒浸）　白术（炒）　羌活　人参　肉桂　黄芪（炒，各一钱）　川芎　熟地黄（各一钱半）　芍药（炒）　杜仲（姜汁炒）　甘草（炙，各五分）

上锉，水煎服。

卷之十二

外感风寒

李氏曰：产后外感，离床太早，或换衣袭风，冷入下部，令人寒热似疟，头疼不歇（寒热似疟，头疼不歇，是冒下数项，又消息酌用）。血虚者，芎归汤加人参、紫苏、干葛；血气虚者，补虚汤加陈皮、干姜；寒热甚者，熟料五积散；热不止者，黄龙汤主之。如体盛发热恶寒及疟痢者，小柴胡汤合四君子、四物汤，加黄芪，名三分散，切不可以伤寒治法。若误服热药过多，热证大见，久而便闭者，柴胡破瘀汤，或四物汤加大黄、芒硝暂服，即调补之。

《良方》曰：产后外感风寒，发热头痛身疼，虽如伤寒时气，当用麻黄，亦不可轻易（吃紧语）。如早起劳动，为寒所伤，则淅淅恶寒，翕翕发热，头项肩背骨节皆痛，至七八日乃瘥。若大便坚，作呕不能食，用小柴胡汤加生姜、地黄（以呕加地黄，宜酌用）。

吴氏曰：新产后患伤寒，不可轻易发汗。盖有产时伤力发热，去血过多发热，恶露不去发热，三日蒸乳发热，或有早起动劳，饮食停滞，一皆发热，状类伤寒，要在仔细详辨，切不可辄便发汗。大抵产后大血空虚（大虚变症），若汗之则变筋惕肉瞤，或郁冒昏迷而不省，或风搐搦而不定，或大便闭涩而难去，其害非轻，切宜详审。凡有发热，且与四物汤，以川芎、当归为君最多，白芍药须炒过，酒蒸熟地黄佐之。如发热，加软苗柴胡、人参、干姜炮之最效，盖干姜之辛热，能引血药入血分，气药入气分也。且能去恶养新，有阳生阴长之道。以热治热，深合《内经》之旨。予尝用之，取效如神，故录以劝。如有恶露未尽者，益母丸、黑神散必兼用之。若胃虚少食者，必加白术、茯苓。有痰呕逆者，必加陈皮、半夏。其余六经各条治例皆同，但药中必加四物汤为主，乃养血务本之要也。

《大全》云：凡产后发热，头痛身疼，不可便作感冒治之。此等多是血虚，或败血作梗，宜以和平之剂与服，必效。如玉露散，或四物汤加北柴胡等份煎服（等份法，乃善守法），若便以小柴胡汤及竹叶石膏汤之类，竟不救者多矣。

产后中风，数十日不解，头微痛，恶寒，时时有热，心下闷，干呕，汗出虽多，阳旦证耳，可与阳旦汤（即桂枝汤，方见伤寒）（仲景所谓中风，即今人所谓伤风。阳旦汤者，从仲景方也）。

加味芎归汤

治产后血气虚，外感风寒，头痛，憎寒壮热。

当归　川芎（各二钱）　人参　紫苏　干葛（各一钱）

上锉，加生姜三片，水煎服。

竹叶汤

治产后中风，发热面赤，喘而头痛。

竹叶（一把）　葛根（三两）　防风　桔梗　桂枝　人参　甘草（炙，各一两）

上㕮咀，每服五钱，枣一枚，姜五片，水一盏半，煎一盏，去滓服，温覆使汗出（以竹叶、干葛为君，为面赤而喘也，然不用血药而用参、桂，从中风也。此虽大法，用须斟酌）。若头项强，用大附子半钱，煎药扬去沫，呕者加半夏一钱（附子亦须善用）。

中风

《大全》云：夫产后中风者，由产时伤动血气，劳损脏腑，未曾平复，早起劳动，致使气虚，而风邪乘虚入之（邪乘虚入，外因也，若中脏便不可治矣，即治亦须从本气为主），故风邪冷气客于皮肤经络，但疼痹羸乏，不任少气。大凡筋脉挟寒，则挛急歪僻，挟湿则纵缓虚弱。若入诸脏，恍惚惊悸，随其所伤腑脏经络而生病焉。

郭稽中论曰：产后中风者何？答曰：产后五七日内强力下床，或一月之内伤于房室，或怀忧怒，扰荡冲和，或因食生硬，伤动脏腑。得病之初，眼涩口噤，肌肉瞤搐，渐至腰脊，筋急强直者，不可治，此乃人作，非偶尔中风所得也。

薛氏曰：前证果外邪所属，形气不足，病气有余，当补元气为主，稍佐以治病之药。若强力不休，月内入房，属形气俱不足，当纯补元气，多有复苏者。若误投风药，乃促其危也（产后中风，风药不可擅用）。

丹溪云：产后中风，口眼歪斜，必用大补气血，然后治痰。当以左右手脉分其气血多少以治，切不可作中风治，而用小续命汤及发表治风之药。

《大全》云：产后下血过多，虚极生风者何？答曰：妇人以荣血为主，因产血下太多，气无所主，唇青肉冷，汗出，目眩神昏，命在须臾者，此虚极生风也。宜急服济危上丹。若以风药治之则误矣。

薛氏曰：前证若心脾血气俱虚，用大补汤，如不应，加附子钩藤钩。若肝经血虚，用逍遥散加钩藤。经云：脾之荣在唇，心之液在汗。若心脾二脏虚极。急用参附汤救之（钩藤是肝经风热药，附子是脾肾虚寒药，岂并行不悖乎？）。

一妇人患前证。用诸补剂，四肢逆冷，自汗泄泻，肠鸣腹痛。余以阳气虚寒，用六君子加姜、附各五钱。不应，以参、附各一两始应。良久不服，仍肠鸣腹痛，复灸关元穴百余壮，及服十全大补汤方效。

《大全》云：产后中风口噤者，是血气虚而风入于颔颊夹口之筋也，手三阳之筋结入于颔，产则劳损脏腑，伤于筋脉，风若乘之，其三阳之筋脉则偏持之，筋得风冷则急，故令口噤也。

《大全》云：产后角弓反张者，是体虚受风，风入诸阳之经也。人之阴阳经络周环于身，风邪乘虚入于诸阳之经，则腰背反折，挛急如角弓之状也（反张在背，属太阳及督脉二经，设果为风所中，能不用续命等汤乎，四物汤不妨配用）。

薛氏曰：前证因气血耗损，腠理不密，汗出过多而患者，虚象也。宜固气血为主，佐以本方。

丹溪云：产后当大补气血为先。虽有他证，以末治之。如恶寒发热等症，乃气血虚甚之极也。宜大剂参、芪、归、术、肉桂以培养之。如不应，急用炮附子。再不应，用人参一两，炮附子二三钱，名参附汤。倘有未应，乃药力未能及也，宜多用之。

小续命汤

治产后中风，身体缓急，或顽痹不

仁，或口眼歪斜，牙关紧急，角弓反张。

防风（一钱） 麻黄（去节） 黄芩 芍药 人参 川芎 防己 肉桂（各七分） 附子（炮） 杏仁（去皮尖，麸炒，各五分） 甘草（炙，四分）

上锉，加生姜，水煎温服。有热，去附子，减桂一半；有汗，去麻黄，加干葛；骨节烦疼，去附子，加芍药；精神恍惚，加茯神、远志；烦心多惊，加犀角；呕逆腹胀，加人参、半夏；骨间疼痛，加附子、官桂；脏寒下痢，去防风、黄芩，加附子、白术；烦闷，大便涩，去附子，加芍药，入竹沥；盛冬初春，去黄芩。

华佗愈风散

治产后中风口噤，牙关紧急，手足瘈疭，如角弓状，亦治产后血晕，不省人事，四肢强直，或心眼倒筑，吐泻欲死。此药清神气，通血脉，其效如神。

荆芥穗（略焙） 《指迷方》加当归等份。

上为末，每服三钱，黑豆淬酒调服，或童子小便亦可（荆芥气味辛凉，不寒不热，散不伤气，行不害和，且理血分风邪，调以豆酒或童便，祛风降火，妙不可言，诚产后血晕神方也）。口噤者，擀开灌之，或吹鼻中，皆效。

李时珍曰：此方诸书盛称其妙，姚僧垣《集验方》以酒服，名如圣散，药下可立效。陈氏方名举卿古拜散，萧存敬方用古老钱煎汤服，名一捻金。许叔微《本事方》云：此药委有奇效，神圣之功，一妇产后睡久，及醒则昏昏如醉，不省人事，医用此药及交加散，云服后当睡，必以左手搔头，用之果然。昝殷《产宝方》云：此病多因怒气伤肝，或忧气内郁，或坐草受风而成，宜服此药也。戴氏《证治要诀》名独行散。贾似道《悦生随抄》呼为再生丹。

血风汤

治产后诸风挛急，或痿弱无力。

秦艽 羌活 防风 白芷 川芎 芍药 当归 熟地 白术 茯苓（各等份）

上为细末，每服三钱，温酒调服，一半炼蜜丸如桐子大，每服五七十丸，温酒下。

防风汤

治产后中风，背项强急，胸满气短。

防风 独活（各去芦） 葛根（各五两） 当归 人参 白芍 甘草（炙，各二两）

上㕮咀，每服八钱，水一盏半，枣二枚，煎一盏，温服。

云岐方

治产后中风，半身手足不遂，言语謇涩，恍惚多忘，精神不定。

独活 当归 芍药 防风 川芎 玄参 天麻（各五钱） 桂心（三钱）

上㕮咀，以水八升煮取二升半，分为三服，觉效，更作一剂。又作丸，每服二十丸。如有热加葛根五钱；有冷加白术五钱；有气证加生姜一两半；手足不遂加牛膝一钱半，萆薢三钱，黄芪四钱；腹痛加芍药、当归各七钱半；不食加人参五钱，玄参一两。若寒中三阴，所患必冷，小续命汤加姜煎；若暑中三阳，所患必热，小续命汤去附子，减桂一半，加薄荷煎。

防风羊角汤

治产后气血不足，风邪所袭，肢体挛痛，背项强直。

防风（一两） 赤芍（炒） 桂心（各半两） 羚羊角 川芎 羌活 当归 酸枣仁（炒） 牛蒡子（炒，各二钱）

上锉，每服四钱，水煎服（此治心肝

二经风药也，而羚羊、桂心寒热不同，乃古人独擅其长，用之远之，存乎其人）。

川芎散

治产后中风，身背拘急，有如绳束（如绳束者，拘急收引之象）。

川芎　羌活　羚羊角屑　酸枣仁（炒）　芍药（炒黄，各四两）　桑白皮（一两半）　防风（去芦，一两二钱）

上锉，每服一两，水煎，日进三服。

济危上丹

治产后去血过多，气无所主，以致唇青肉冷，汗出，目瞑神昏，命在须臾，此虚极生风也。急服此药，若以风药治之则误矣。

乳香　五灵脂　硫黄　玄精石（以上各另研极细）　阿胶（蛤粉炒）　卷柏（生用）　桑寄生　陈皮（去白，等份）

上将前四味同研匀，入石臼内微火炒，再研极细，后入余药末，用生地黄汁丸如桐子大，每服五十丸，食前温酒或当归汤下（灵脂硫黄须制，用生地汁丸，妙）。

大豆紫汤

治产后风虚，五缓六急，手足顽麻，气血不调等症。

独活（去芦，两半）　大豆（半升）　酒（三升）

上先用酒浸独活，煎一二沸，别炒大豆令极热，焦烟出，以酒沃之，去渣，每服一二合许。得少汗则愈。日夜数服。一以去风，一以消血结。如妊妇折伤，胎死在腹中，服此即瘥（此方以独活一味而治风则妙矣，于治虚则未也。五缓六急者，阴缓而阳急也，皆风寒所为，故服法如此）。

一方无独活，只用大豆炒焦，淋酒服。

独活酒

治产后中风。

独活（一斤）　桂心（三两）　秦艽（五两）

上三味㕮咀，以酒一斗半渍三日，饮五合，稍加至一升，不能多饮，随性服。

鸡矢酒

治产后中风及百病，并男子中一切风，神效。

乌鸡粪（一升，炒黄）（鸡粪入肝，治污浊之血。豆酒去风，通周身之气。盖肝主筋，风主气，气行血流，筋荣风散，故治一切百病）　大豆（一升，炒令声绝，勿焦）

上二味，以清酒三升乘热先淋鸡粪，次淋大豆，取汁，每服一升，温服取汗。病重者，凡四五服，无不愈。

交加散

治产先后百病，兼治妇人荣卫不通，经脉不调，腹中撮痛，气多血少，结聚为瘕，产后中风，并宜服之。

生地黄（一斤，研取自然汁）　生姜（十二两，研取自然汁）

上将地黄汁炒生姜滓，生姜汁炒地黄滓（交加炒法，绝妙绝神），各稍干，焙为细末，每服三钱，温酒调下。寻常腹痛亦宜服，产后尤不可离。

一物独活汤

治产后中风，虚人不可服他药者。此药及一物白鲜汤主之，亦可与独活合煮服。

川独活三两细切，以水三升煮取一升，分服，奈酒者亦可酒水煮。白鲜皮亦依独活法。

羌活散

治产后中风语涩，四肢拘急。

羌活三两为末，每服五钱，水、酒各半盏煎服。

上产后中风，用续命汤及羌活发散之药，必详气血，以四物四君子相与各半，停对分两，服之可也。

发痉（一作痓）

郭稽中曰：产后汗出多而变痉者，因产后血虚，腠理不密，故多汗出，遇风邪搏之，则变痉也。痉者，口噤不开，背强而直，如发痫状，摇头马鸣，身反折，须臾又发，气息如绝，宜速斡口灌小续命汤，稍缓即汗出如雨。手摸空者，不可治也。

薛氏曰：产后发痉，因去血过多，元气亏极，或外邪相搏，以致牙关紧急，四肢痉强，或腰背反张，肢体抽搐。若有汗而不恶寒者，曰柔痉。无汗而恶寒者，曰刚痉。由亡血过多，筋无所养而致，故伤寒汗下过多，溃疡脓血大泄多患之，乃败证也。急以十全大补汤大补血气。如不应，急加附子，或保无虞。若攻风邪，死无疑矣。

《夷坚志》云：杜壬治郝质子妇产四日，瘈疭戴眼，弓背反张，壬以为痉病，与大豆紫汤、独活汤而愈。

政和间，余妻方分娩，犹在蓐中，忽作此证，头足反接，相去几二尺，家人惊骇，以数婢强拗之不直。适记所云，而药草有独活，乃急为之。召医未至，连进三剂，遂能直，医至即愈矣，更不须用大豆紫汤。古人处方，神验屡矣。

陈临川曰：凡产后口噤，腰背强直，角弓反张，皆名曰痉，又名曰痓。古人察有汗无汗，以分刚柔阴阳而治。今《产宝》诸书有中风口噤一门，又有角弓反张一门，其实一也。如憎寒发热，有类伤寒，皆不论及，岂可只以一二药治之。

按：《素问》有痉字而无痓字，仲景太阳经有痉病而无痉方，则今书中痓字乃痉字传写之误也。夫劲痉二字，谐体谐声，而痉之病状，有项背劲急反张之相，则从痉字无疑，若痓字于义莫解，故当以痉字为正。且寒主收引，风寒在太阳经而项背强直者，太阳筋病也。诸方皆主续命，从仲景论矣。郭氏不问产后虚实，邪之有无，而概宗之，似乎一偏。至薛氏又为产后亡血过多，非急用十全大补不可，若攻风邪，死无疑矣，又一见也。及《夷坚志》案，以大豆紫汤、独活汤而愈者，则又主于风矣。是续命亦不为妄，但本方有麻黄、附子，于气血两虚之人不可轻用。而郭氏论又有速灌之说，稍缓即汗出如雨，反不以麻黄为忌，何其语之切也。二说均不可废，临证之际，详之可也。

小续命汤

治产后汗多变痉，口噤首强，或摇头马嘶，不时举发，气息如绝。

方见前中风。

陈临川云：陈无择评曰，产后汗出多变痉，亦令服小续命汤，此又难信。既汗多，如何更服麻黄、官桂、防己、黄芩辈？不若大豆紫汤为佳。《局方》大圣散，亦良药也。愚观朱奉议云：凡刚柔二痓，小续命汤并可加减与之。若柔痓自汗者，去麻黄加葛根之说，朱奉议必有所据。虽大豆紫汤、大圣散良，亦不可偏见曲说，有妨古人之意。

大豆紫汤

治中风头眩，恶风自汗，吐冷水及产后百病，或中风痱痉，背强口噤，直视烦热。脉紧大者不治。

方见前中风。

大豆汤

治产后卒中风发痓，倒闷不知人，及妊娠挟风，兼治在蓐诸疾。

大豆（五升，炒令微焦）　葛根　独活（各一两）　防己（六两）（防己行十二

经，虚者忌用，今分两且独多，宜斟酌）

上㕮咀，每服五钱，酒二盏，煎至一盏半，去渣温服，不拘时，日三服。

一方

治产后中风，诸体疼痛，自汗出者，及余百疾。

独活（八两）　当归（四两）

上㕮咀，以酒八升，煮取四升，去滓，分四服，日三夜一，取微汗。若上气者，加桂心二两，不瘥更作。

羚羊角饮子

治产后气实，腹中坚硬，两胁胀满，心中烦热，渴欲饮水，欲成刚痉中风之疾。

羚羊角（半两，镑）　防风　羌活　桔梗（并去芦）　败酱（各八钱）（败酱近无识者，不知当以何物代之）　桂心　柴胡　大黄（酒浸过煨，各一两二钱）

上㕮咀，每服五钱，水一大盏半，同煎至一盏，去渣温服，不拘时，更服地黄酒（地黄酒妙甚）。用地黄切一升，炒令黑，瓷瓶中下热酒三升，密封口，煮令减半，任意服之。

防风当归散

防风　川芎　当归　地黄（各一钱）

上锉，每服一两，水三盏，煎至二盏，温服。

娄氏曰：续命汤、大豆紫汤、举卿古拜散，太阳厥阴药也。邪实脉浮弦有力者固宜，但产后血气大虚之人，不宜轻发其表，但用防风当归散治之为妙。

瘈疭

薛氏曰：瘈者，筋脉拘急也；疭者，筋脉张纵也（瘈疭者抽搐伸缩也）。经云：肝主筋而藏血。盖肝气为阳为火，肝血为阴为水，前证因产后阴血去多，阳火炽盛，筋无所养而然耳。故痈疽脓水过多，金疮出血过甚，则阳随阴散，亦多致此。治法当用八珍加丹皮、钩藤，以生阴血（丹皮钩藤为肝火而用）。则阳火自退，诸症自愈。如不应，当用四君、芎、归、丹皮、钩藤，以补脾土。盖血生于至阴，至阴者脾土也。故小儿吐泻之后，脾胃虚损，亦多患之，乃虚象也（所谓虚象者，土虚反见风木之化也）。无风可逐，无痰可消。若属阳气脱陷者，用补中益气加姜桂，阳气虚败者，用十全大补加桂、附，亦有复生者。此等证候，若肢体恶寒，脉微细者，此为真状。若脉浮大，发热烦渴，此为假象。惟当固本为善。若无力抽搐，戴眼反折，汗出如珠流者，皆不治（真假虚实之辨）。

一产妇因劳两臂不能屈，服苏合香丸，肢体痿软，汗出如水。余谓前药辛香，耗散真气，腠理虚而津液妄泄也。先用十全大补汤加五味子补实腠理，收敛真气，汗顿止。又佐以四君子调补元气，渐愈，用逍遥散、大补汤调理而痊。

一产妇先胸胁乳内胀痛，后因怒口噤吐痰，臂不能伸，小便自遗，左三部脉弦。余谓此肝经血虚而风火所致，不能养筋。先用加味逍遥散治之，臂能屈伸，又以补肝散、六味丸，诸症悉愈。

一妇人发瘈，遗尿自汗，面赤或时面青，饮食如故，肝脉弦紧。余曰：此肝经血燥风热，名瘈也。肝主小便，其色青，入心则赤。法当滋阴血，清肝火。遂用加味逍遥散，不数剂，诸症悉退而安。

一妇人产后血风患此，以小续命汤数服而安。

产后因虚，伤风瘈疭，同伤寒表证未传入里，宜服防风汤（前只言虚而施补，此又因风而治风，俱见圆通之妙）。

防风汤

治风虚发热，项背拘急，肢体不随，恍惚狂言，来去无时，不自觉悟。亦治脚气缓弱，甚效。此药温和，不虚人。

秦艽　独活　麻黄（去节）　半夏（汤洗七次）　防风（去芦，各二两）　升麻　防己　白术　石膏（煅）　白芍　黄芩　当归（去芦）　远志（去骨）　人参（去芦）　甘草（各一两）

上为粗末，每服四钱，水二中盏，生姜七八分，煎至一盏，去滓，取清汁六分，入麝香末少许，食后临卧带热服。

华佗愈风散

方见前中风。

当归散

治产后中风，牙关紧急，不省人事，口吐涎沫，手足瘈疭（此即愈风汤法）。

当归（去芦）　荆芥穗（各等份）

上为细末，每服二钱，水一盏、酒半盏煎至一盏，灌之。如牙关紧急，擀开微微灌之。但下咽即生，屡用救人，大有神效。

增损柴胡汤

治产后感异证，手足牵搐，涎潮昏闷。

柴胡（三钱）　黄芩（一钱二分）　人参　甘草（炙）　半夏（各一钱半）　黄芪（一钱）　石膏（二钱）　知母（一钱）

上㕮咀，分二服，水二盏，生姜三片，枣二枚，煎八分，不拘时服（此以小柴胡合白虎加黄芪，治虚热痰饮变怪诸证，乃阳明少阳药也，内无血药，亦有见）。

秦艽汤

前证已去，次服此药，去其风邪（此方荣肝去风，是肝胆二经寒热药）。

秦艽　芍药　柴胡（各一钱七分）　防风　黄芩（各一钱二分）　人参　半夏（各一钱）　甘草（炙，一钱三分）

上㕮咀，作二帖，每帖加生姜三片，水煎，食远服。

拘挛

《大全》云：产后中风，筋脉四肢挛急者，是气血不足，脏腑俱虚。月内未满，起早劳役，动伤脏腑，虚损未复为风所乘。风邪冷气初客于皮肤经络，则令人顽痹不仁，羸乏少气。风气入于筋脉，挟寒则挛急也。

薛氏曰：肝属木而主筋。前证若肝经风热血燥，用加味逍遥散。如不应，当用六味地黄丸以补肾水。经云：风客淫气，精乃亡，邪伤肝也。仍参前杂症诸风血方论治之。

一产妇筋挛臂软，肌肉掣动，此气血俱虚而自热也。用十全大补汤而安。

一产妇手麻，服愈风丹遍身皆麻，神思倦怠。余谓气血虚弱，用十全大补加炮姜数剂渐愈。去姜又数剂，及逍遥散而痊。

舒筋汤

治一切筋骨拘挛疼痛，盖因风湿所伤，气血凝滞，经络不行所致，其效如神。

羌活　片子姜黄　甘草（炙，各二钱）　海桐皮（去外皮）　当归　赤芍　白术（各一钱）

上切作一服，加生姜三片，水煎去滓，磨沉香水少许入内，温服。上痛食后，腰以下痛食前。

川芎散

治产后中风，四肢筋脉疼痛挛急，背项强急。

川芎　羌活　当归　酸枣仁（炒）　羚羊角屑（各七钱半）　防风　牛蒡子

（炒，各一两） 桂心 赤芍（各半两）

上㕮咀，每服八钱，水煎温服，不拘时（此即防风羚羊角汤，但分两少异，而牛蒡独多者，以其能去皮虚风，通十二经，利腰脚也）。

薛氏曰：前方如未应，当用八珍汤，更不应，用十全大补汤（观薛氏所言，则亦先治风，后议补，要得此窍）。

防己膏

治产后中风，四肢筋脉挛急，身体麻痹。

汉防己（去皮，半斤） 茵芋（五两）

上㕮咀，用酒五升浸药一宿，取猪肪脂一斤，文武火熬。三上三下成膏，摊在纸花上，贴病人患处，以热手不住摩膏上千遍。

不语

《大全》云：人心有七孔三毛，产后虚弱，多致停积败血，闭于心窍，神志不能明了。又，心气通于舌，心气闭塞则舌亦强矣，故令不语。但服七珍散（本论所重在败血，而七珍散不用破血之味，为其本于虚也）。

薛氏曰：经云，大肠之脉散舌下。又云，脾之脉是动，则病舌本强，不能言。又云，肾之别脉，上入于心，系舌本，虚则不能言。窃谓前证若心肾气虚，用七珍散；肾虚风热，地黄饮；大肠风热，加味逍遥散加防风、白芷；脾经风热，秦艽升麻汤；肝经风热，柴胡清肝散加防风、白芷；脾气郁结，加味归脾汤加升麻；肝木太过，小柴胡加钩藤钩；脾受土侮，六君加升麻、白芷、钩藤钩；肝脾血虚，用佛手散；脾气虚，用四君子；气血俱虚，八珍汤，如不应，用独参汤，更不应，急加附子补其气而生其血。若竟用血药则误矣。

一产妇不语，用七珍散而愈。后复不语，内热晡热，肢体倦怠，饮食不进，用加味归脾汤为主，佐以七珍散而愈。后因怒不语（凡新产怒不可有），口噤，腰背反张，手足发搐，或小便见血，面赤，或青，或黄，或时兼赤。余曰：面青，肝之本色也；黄者，脾气虚也；赤者，心血虚也。用八珍汤加钩藤钩、茯苓、远志渐愈，又用加味归脾汤而痊。

李氏曰：有临产服汤药过多，胃湿使然者，熟料五积散、六君子汤。痰热迷心不语者（不语由于胃湿，谓生痰也，而谓汤药过多何欤？五积散之用又难解），导痰汤。或痰气郁滞，闭目不语者，用孤凤散。

七珍散

治产后虚弱，多致停积败血，闭于心窍，神志不明，又心气通于舌，心气闭塞则舌亦强，故令不语。

人参 石菖蒲 生地黄 川芎（各一两） 细辛（一钱） 防风 辰砂（另研，各五钱）

上为细末，每服一钱，薄荷煎汤调服。

胡氏孤凤散

治产后闭目不语。

生白矾（此物含咽亦能下痰涎，疗不语，多恐损心肺也）为末，每服一钱，热水调下。

一方

治产后不语。

人参 石莲肉（不去心） 石菖蒲（各等份）

上锉，每服五钱，水煎服。

逐血补心汤

产后失音不语者，心肺二窍为血所侵，又感伤风故也。

当归（一钱半）　赤芍药　生地黄　桔梗　苏叶　前胡　茯苓　防风　牛胆南星　黄连　粉葛　红花（各一钱）　人参　薄荷　升麻（各七分）　半夏（一钱二分）　甘草（五分）

上锉，加生姜三片，水煎，空心服。

狂言谵语

《大全》云：产后语言颠倒，或狂言谵语，如见鬼神者，其源不一，须仔细辨证，用药治疗。产后惊风，语言乱道，如见鬼神，精神不定者，研好朱砂调酒下龙虎丹（方见《局方》）三丸，作一服，兼琥珀地黄丸服之（诸条俱不言痰）。

一则因产后心虚，败血停积，上干于心而狂言独语者，当在乍见鬼神条求之。

二则产后脏虚，心神惊悸，志意不安，言语错乱，不自觉知，神思不安者，当在惊悸条求之。

三则宿有风毒，因产心虚气弱，腰背强直，或歌哭嗔笑，言语乱道，当作风痉治疗，当在心惊中风条求之。

四则产后心虚中风，心神恍惚，言语错乱，当在中风恍惚条求之。

五则产后多因败血迷乱心经而癫狂，言语错乱无常，或晕闷者，当于本卷血晕类求之。

六则因产后感冒风寒，恶露斩然不行，憎寒发热如疟，昼日明了，暮则谵语，如见鬼状，当作热入血室治之。宜琥珀地黄丸及四物汤，只用生干地黄加北柴胡等份煎服。如不退者，以小柴胡汤加生干地黄，如黄芩分两，煎服愈（即伤寒治法）。虽然以上诸证，大抵胎前产后，自有专门一定之法，毫发不同。如产后首当逐败生新，然后仔细详辨疾证，不可妄立名色，自生新意，加减方药。大宜对证依古法施治，未有不安者也。

薛氏曰：前证当固胃气为主，而佐以见证之药。若一干攻痰则误矣。

一产妇形体甚倦，时发谵语，用柏子散稍愈。又用加味归脾汤而愈。又因怒，仍狂言胁痛，小便下血，用加味逍遥散以清肝火，养肝血，顿瘥。又佐以加味归脾汤而安。

一灵三圣散

治产后败血冲心，发热，狂言奔走，脉虚大者。

干荷叶　生干地黄　牡丹皮　生蒲黄（另研，各二钱）

上前三味浓煎汤，调入蒲黄末，一服即定。

夺命散[1]

治产后血入心经，语言癫狂，健忘失志。

方见前血晕。

调经散

治血气虚损，阴虚发热，或瘀血停滞，以致心神烦躁，如见鬼神，或言语谵妄。

没药　琥珀（并细研）　桂心（各一钱）　赤芍药（炒）　当归（酒浸，各一两）　细辛（二钱半）　麝香（少许）

上为细末，每服半钱，生姜汁、温酒各少许调服（此方重在瘀血停滞，不治阴虚发热，故用桂心、麝香）。或用苏合香丸一钱，以童便调服即醒（产后用苏合香，恐芳香太过，走散真气，以童便调服，具见妙用）。

[1] 夺命散：原作："夺命汤"，据卷十一血晕"夺命散"改。

柏子仁散

治产后元气虚弱，瘀血停滞，狂言乱语，乍见鬼神。

柏子仁　远志　生地黄（焙）　人参　当归　桑寄生（桑寄生治产后余疾，益血脉）　防风　琥珀（另研）　甘草（炙，各等份）

上为粗末，先用白羊心一个切片，以水三盏，煮取清汁七分，入药末五钱，煎至六分服。

妙香散

治产后心神颠倒，语言错乱，如见鬼神。

干山药　白茯苓　茯神（去木）　黄芪　远志（去心，各一两）　人参　甘草　桔梗（各五钱）　辰砂（三钱）　木香（二钱五分）　麝香（一钱）

上为末，每服二钱，温酒调服。

一方用生干地黄、当归二味，煎汤调服，立效。

乌金散

治产后三五日或半月之间，忽狂言乱语，目见鬼神等症。

当归　川芎　赤芍药　熟地黄　白术　远志肉　酸枣仁　茯神（去木）　辰砂（另研入）　羌活　防风　香附子（各二钱）　半夏（三钱）　白芷　陈皮（各一钱五分）　人参　麦门冬（一名乌桂）　牛膝　天麻　全蝎（各一钱）　甘草（九分）

上锉作二服，姜三片，葱三枝，入金银同煎服（经曰：心者君主之官，神明出焉。故神非心有，而天与之有也。天与之者，清净光明之气也，是故心室清净，则志意治而神明居之，少有邪乘，则神无所归，志无所定，而有妄言妄见之病矣，故心室不可一日不清，而神明不可一日不居也。夫生神者气，养心者血，故气血盛则神明旺而思虑精，气血虚则神明衰而思虑少。如产后三五半月之间，其气血诚虚矣，若或卒有所惊，则神出舍空，邪袭其室，遂使神无所归，心无所主，而狂乱生矣。所谓邪者风痰也，败血也。本方以羌活、芷、蝎、天麻、半夏以去风痰，四君、四物以培气血，血有所瘀，则以牛膝、赤芍行之，气有所滞，则以香附、陈皮理之，神不归则招之以茯神、枣仁，志不定则宁之以辰砂、远志，而麦门冬者为清心要药，金银者为安镇灵丹，引之以葱则上通天气，加之以姜则内通神明。制方者，其神全者与。曰乌金，贵之辞）。

四物补心汤

治产后言语恍惚，颠倒错乱。

当归（五钱）　川芎　白芍药　生地黄　白术　半夏　桔梗　茯神（各四钱）　陈皮（三钱）　甘草（一钱）

上锉为散，分作六服，每用姜三片，水煎，空心服。有热，加酒炒黄连二钱，无热不用。

宁神膏

治失血过多，心神昏闷，言语失常，不得睡卧（血脱益气，故不用血药，尤妙在成膏）。

辰砂　乳香　酸枣仁（炒）　人参　茯苓（各一两）　琥珀（七钱半）

上为末，每服一钱，灯心、枣子煎汤，调服，或蜜丸弹子大，薄荷煎汤化下一丸。

琥珀地黄丸

治心血虚而言语谵妄。

琥珀（另研）　延胡索（糯米炒赤，去米）　当归（各一两）　蒲黄（炒，四两）　生地黄　生姜（各二斤）

上地黄、生姜各另捣汁，留渣，以生姜汁炒地黄渣，地黄汁炒生姜渣，各干，与前四味俱为末，炼蜜丸如弹子大，每服一丸。当归煎汤下。

癫狂

《大全》云：疗产后因惊败血冲心，

昏闷发狂，如有鬼祟，宜用《局方》大圣泽兰散，加好辰砂，研令极细，每服加一字许，煎酸枣仁汤调下，一服可安。

薛氏曰：前证乃血虚神不守舍，非补养元气不可，仍参后各门互用。

一产妇患前证，或用大泽兰汤而愈。后又怔忡妄言，其痰甚多。用茯苓散补其心虚，顿愈。又用八珍散加远志、茯神养其气血而瘥。

一产妇亦患此证，用化痰安神等药，病益甚，神思消铄。余以为心脾血气不足，用大剂参、术、芎、归、茯神、酸枣仁四斤余而安，乃以归脾汤五十余剂而愈。

大圣泽兰散

治妇人血海虚冷，久无子息，及产后败血冲心，中风口噤，子死腹中，擘开口灌药，须臾生下，便得无恙。治堕胎，腹中攻刺疼痛，横生逆产，胎衣不下，血晕血癖，血滞血崩，血入四肢，一应血脏有患及诸证风气，或伤寒吐逆咳嗽，寒热往来，遍身生疮，头痛恶心，经脉不调，赤白带下，乳生恶气，胎脏虚冷，数曾堕胎，崩中不定，因此成痰。室女经脉不通，并宜服之。常服暖子宫，和血气，悦颜色，退风冷，消除万病。兼疗丈夫五劳七伤，虚损等病。

泽兰叶　石膏（研，各二两）　生地黄（一两半）　当归　川芎　芍药　芜荑　甘草（炙，各一两七钱半）　肉桂（一两二钱半）　厚朴（姜汁炒）　白茯苓　防风　细辛　吴茱萸（汤洗七次）　卷柏　柏子仁（微炒）　桔梗（各一两）　黄芪　人参　白术　丹参　五味子　川椒（去目并闭口者，微炒）　川乌头（炮，去皮脐）　干姜（炮）　藁本（去苗）　白芷（各七钱半）　白薇　阿胶（碎，炒燥，各半两）

上为细末，每服二钱，空心临卧热酒调下。若急疾，不拘时，日三服。

抱胆丸

治产后过惊发狂，或遇经行发狂。

水银（二两）　黑铅（一两五钱）　朱砂（一两，细研）　乳香（一两，细研）

上将黑铅入铫内，火熔开，下水银搅结成砂子，下朱砂、乳香，乘热用柳木槌研匀，丸如鸡头实大，每服一丸，空心薄荷汤下，得睡勿惊觉，觉来即安（人之神以心为宅，水银之液以朱砂为宅，朱之色通于心，水银之液通乎神，神以妙应无方，银以圆通不滞，二者皆万劫不衰，故以类从焉。然心火之下，阴精承之则安，水银之流，真铅制之则定。所以者，皆以真水制真火也。本方以乳香通心气，朱砂养心血，铅汞交心肾于顷刻，而引神归舍也，神归则睡安矣）。妙香散亦善。

辰砂远志丸

治产后中风惊狂，起卧不安，或痰涎上涌。

石菖蒲　远志（去心）　人参　茯神（去木）　辰砂（各三钱）　川芎　山药　铁粉　细辛　麦门冬（去心）　天麻　半夏（汤泡）　南星　白附子（各一两）

上为末，姜汁煮，糊丸如绿豆大，别以朱砂为衣，每服三十丸，临卧姜汤下。

加味八珍汤

产后癫狂，乃血虚神不守舍，非补养元气不可。用此或茯苓散、归脾汤（下二方，见后惊悸门）。

人参　白术　茯苓　甘草（炙）　当归　川芎　芍药　熟地黄　远志　茯神（各二钱）

上锉，加姜枣水煎服。

乍见鬼神（与前癫狂谵语门参看）

《大全》云：心主身之血脉，因产伤以耗血脉，致心气虚，其败血停积，上干于心。心不受触，遂致心中烦躁，卧起不安，乍见鬼神，言语颠错。医人不识，呼为风邪。如此为治，必不得愈。但服调经散，每服加龙脑一捻，得睡即安（妙在入龙脑一捻）。

薛氏曰：前证若败血停滞，用调经散。若血虚发热，用八珍加炮姜。若心血虚损，用柏子仁散。大抵此证皆心脾血少所致，但调补胃气，则痰清而神自安矣（前论只言瘀血而不言痰，此言痰而又不治痰，但调胃气。设果有痰，亦须观人勇怯为之）。若果系鬼祟所附，即灸鬼穴可愈。其或不起，多因豁痰降火攻伐之过也。

一产妇患前证，或用调经散，愈而复作，仍服前药，益甚，痰涎上涌，朝寒暮热。余朝用八珍散，夕用加味归脾汤，各五十余剂而愈。

云岐治产后发热，狂言奔走，脉虚大者，四物汤加柴胡（脉虚者岂可加柴胡，但从症则可）。如不愈，加甘草、柴胡、生地黄等份煎服亦可。

调经散

方见前狂言谵语。

琥珀散

治产后瘀血攻心，迷闷，妄言见鬼。

人参　茯神　生地黄　阿胶珠（各七钱半）　朱砂（五钱，另研）　甘草　琥珀　铁粉（另研）　麝香（另研，各一钱）

上为细末，每服一钱，用金银煎汤调下。

茯神散

治产后血邪，心神恍惚，言语失度，睡卧不安。

茯神（去木，一两）　人参　黄芪　赤芍　牛膝　琥珀（研）　龙齿（研，各七钱半）　生地黄（一两半）　桂心（半两）

上为末，每服三钱，水煎服。

一方

治产后血晕，心迷狂乱，恍惚如见鬼（凡逐瘀之药必香热，此方不芳香，不燥热，为清凉降火逐瘀圣药，盖与时宜者也。气虚者忌用）。

生益母草（三合，根亦可）　生地黄汁（二合）　童便（一合）　鸡子清（三枚）

上同煎三四沸，后入鸡子清搅匀，作一服。

惊悸

《大全》云：产后脏虚，心神惊悸者，由体虚心气不足，心之经为风邪所乘也。或恐惧忧迫，令心气受于风邪，邪搏于心，则惊不自安。若惊不已，则悸动不定，其状目睛不转而不能动。诊其脉动而弱者，惊悸也。动则为惊，弱则为悸矣。

薛氏曰：按人之所主者心，心之所主者血。心血一虚，神气不守，此惊悸所由作也。当补气血为主。

一产妇患前证，二度服琥珀地黄丸、《局方》妙香散随效。再患服之，其证益甚，而脉浮大，按之如无，发热恶寒。此血气俱虚，用十全大补、加味归脾二汤各百余剂而愈。后遇惊恐劳怒复作，仍服前药而安。

加味四物汤

治产后血少，怔忡无时。

当归　川芎　白芍药（炒）　熟地黄（酒洗）　茯神（去木，各一钱）　远志（去心）　酸枣仁（炒，各七分）

上㕮咀，水煎，食远服。

白茯苓散

治产后心神惊悸，言语失常。

白茯苓　人参　熟地黄（各一两半）　黄芪　当归　白芍药　远志（去心）　麦门冬（去心）　桂心　甘草（炙，各一两）　石菖蒲　桑寄生（各七钱半）

上㕮咀，每服八钱，水一大盏半，生姜五片，枣三枚，竹叶三七片，煎至一大盏，去滓，温服无时。

熟干地黄散

治产后心神惊悸，神思不安。

熟干地黄（二两）　黄芪　白薇　龙齿（另研，各一两）　茯神（去木）　人参　羌活　远志肉（各七钱）　桂心　防风　甘草（炙，各半两）

上㕮咀，每服五钱，水一大盏半，生姜五片，枣三枚，煎至一大盏，去滓，温服不拘时（以气血药为主，似矣，而以羌活为佐者，岂果有风邪乘之耶?）。

一方无黄芪，有荆芥。

产乳七宝散

初产后服之，调和血气，补虚，安心神，镇惊悸。

当归　川芎　人参　白茯苓　桂心　羚羊角（烧存性）　朱砂（水飞，各二钱）　干姜（一钱）

上为细末，每服一钱，用羌活、豆淋酒调下，不饮酒，用清米饮调下（凡产后方，古人喜用热药，今人仍古方者亦十之九。此方以芎、归、姜、桂为主，似太热矣，为之温血行血则可，若谓其能调和血气，安神镇惊，则未可也。临症者悉再详之）。如觉心烦热闷，以麦门冬去心煎汤调下；若心下烦闷而痛，用童便调下；若觉心胸烦热，即减姜、桂，心寒却加之；腹痛，加当归；心闷，加羚羊角；心虚气怯，加桂心；不思饮食，或恶心，加人参；虚烦，加茯苓。以意斟酌，日二夜一服之。

人参散

治产后脏腑虚，心怔惊悸，言语错乱。

人参　麦门冬（去心，各八钱）　茯神　远志（去心）　独活　防风　生地黄　甘草（炙）　天竺黄（另研）　龙齿（另研）　朱砂（水飞，各四钱）　牛黄（另研）　白薇（各一钱）　龙脑（另研）　麝香（另研，各一钱）

上为细末，每服二钱，薄荷酒调下，不拘时（此方清凉，气血并补，而治瘈不用燥剂，清心不入苦寒，可补辛热之未备，而独活、防风又治风，升举之法，须察之）。

琥珀散

治血虚，惊悸少寐，及产后败血停留，少腹作痛。

辰砂（另研）　没药　琥珀（并研细）　当归（等份）

上为细末，每服二钱，空心日午临卧白汤调下。

茯苓散

治产后狂语，志意不定，精神昏乱，心气虚，风邪所致。

茯苓（一方用茯神）　生地黄（各三两）　远志　白薇　龙齿（各二两五钱）　人参　防风　独活（各二两）

上为末，以银一斤（妙在用银一斤），水一斗五升，煮取七升，下诸药，煮取三升，温分三服。忌菘菜、猪肉、生冷。

一方加荆芥二两，甘草一两二钱半。

一方

治产后多虚羸弱。若大汗利，皆至于死，此重虚故也，若中风语谬，昏闷不知人者，宜服此。

人参　茯苓　羌活　远志　大枣（各二两）　竹沥（一升）

上用水六升，煮取二升，下竹沥，更煎二升半，分三服（既不宜大汗，何以用羌活二两，所未信也。下竹沥一升，妙甚）。

归脾汤

治产后血气大虚，心神惊悸，怔忡不寐，或心脾伤痛，嗜卧少食，或忧思伤脾，血虚发热。

人参　黄芪（炒）　白术（炒）　白茯苓　龙眼肉　当归　远志（去心）　酸枣仁（炒，各一钱）　木香　甘草（各五分）

上加姜、枣，煎服。加柴胡、牡丹皮，名加味归脾汤。

远志丸

治产后脏虚不足，心神惊悸，志意不安，腹中急痛，或时怕怖，夜卧不宁。

远志（去心）　麦门冬（去心）　黄芪　当归（炒）　人参　白术　独活（去芦）　白茯苓　桂心　柏子仁　山茱萸　石菖蒲　熟地黄　钟乳粉　阿胶（碎炒，各一两）

上为细末，炼蜜和，捣五七百下，丸如桐子大，每服三十丸，温酒送下，不拘时，日进三服。

白茯苓丸

治产后心虚惊悸，神志不安。

白茯苓　熟地黄（各一两）　人参　桂心　远志（去心）　石菖蒲　柏子仁　琥珀（另研，各半两）

上为细末，炼蜜和，捣二三百下，丸如桐子大，每服三十丸，不拘时，粥饮送下（此温补法，于虚寒者宜之，然心虚则热收于内，用热药又当斟酌）。

恍惚

《大全》云：产后中风恍惚者，由心主血，血气通于荣卫脏腑，遍寻经络，产则血气俱伤，五脏皆虚，荣卫不足，即为风邪所乘，则令心神恍惚不定也（自不语至恍惚等症，有谓气血虚，有谓败血入心，有谓风邪所乘，一皆名为心风。然此风从何来，当从何治，前人亦未之悉，但言治痰治风。而丹溪、立斋则以大补气血为主，各有所见，在临症酌用可也）。

薛氏曰：前证当大补血气为主，而佐以后方为善，盖风为虚极之假象也，固其本源，诸病自退，若专治风，则速其危矣。

一产妇患前证，盗汗自汗，发热晡热，面色黄白，四肢畏冷，此气血俱虚（以虚中之火，故用如是耳）。用八珍汤不应，更用十全大补、加味归脾二汤始应。后因劳怒，发厥昏愦，左目牵紧，两唇抽动，小便自遗。余谓肝火炽盛，用十全大补加钩藤、山栀而安。再用十全大补汤、辰砂远志丸而愈。

《千金》方

治产后暴苦，心悸不定，言语错乱恍惚。皆因心虚所致。

茯苓（三两）　芍药（二两）　当归　桂心（盖古方恒以桂为补，今之治者又畏其太热反以伤血，遵古法今，所当因病制宜也）　甘草（各一两）　麦门冬（去心，一升）　生姜（一两半）　大枣（三十枚）

上为散，用水三升，煎取一升，去滓，分作两服。

《经效》方

疗产后心虚忪悸，志意不定，烦躁恍惚（此凉心之剂，心热者宜之）。

茯神　当归　芍药　人参　麦门冬（去心）　酸枣仁（炒）　黄芩　甘草　白鲜皮（各二两）　大枣（七枚）

上为粗末，水二升，煮取七合，去滓，温服。

琥珀散

治产后中风，恍惚语涩，心神烦闷，四肢不随。

琥珀（另研）　茯神（去木，各一两）

远志（去心）　石菖蒲　人参　黄芪　麦门冬（去心）　川芎　赤芍　防风　独活　桑寄生　羚羊角屑（各半两）　甘草（炙，二钱半）

上㕮咀，每服五钱，水煎温服，不拘时（真产后中风者，宜之，若曰虚风所为，则不宜用风药矣）。

远志散

治产后中风，心神恍惚，言语错乱，烦闷，睡卧不安（此与前方不甚远，而且加桂心，故非真中风者不敢用。丹溪有云：北方之人，真中风者恒有之，南方之人，皆是痰生热，热生风耳，如恍惚错乱，烦闷不安，皆热也，何敢用焉?）。

远志（去心）　防风（去芦，各一两）　当归　茯神（去木）　酸枣仁（炒）　麦门冬（去心）　桑寄生　独活（去芦）　羚羊角屑　桂心（各七钱半）　甘草（炙，半两）

上㕮咀，每服五钱，水煎服。

天麻丸

治产后中风，恍惚语涩，四肢不随。

天麻　防风（去芦）　羌活（去芦）　朱砂（水飞，各一两）　僵蚕（炒，七钱半）　干蝎（炒）　五灵脂（炒）　白附子（炮，各半两）　雄雀粪（炒）　牛黄（另研，各二钱半）

上为细末，糯米饭为丸，如梧子大，每服二三十丸，薄荷酒送下，日进二服。

辰砂远志丸

主产后中风，消风化痰，安神镇心。

辰砂　远志肉（甘草煮）　石菖蒲　人参　茯神（去木，各五分）　川芎　山药　麦门冬（去心）　细辛　天麻　半夏　南星　白附子　铁粉（各一两）

上为末，姜汁煮糊丸，如绿豆大，别以朱砂为衣，每服三十丸，夜卧生姜汤下。

卷之十三

产后门·下

虚烦

《大全》云：余血奔心，盖是分娩了，不便与童子小便（凡产后血虚，气无所附，则逆而为火，火上逆而瘀血迫之，则心烦矣。童便，浊阴也，其味苦咸寒，其性就下，降火消瘀，故宜服之，所谓浊阴出下窍也），并擀心下，及卧太速，兼食不相宜之物所致。但能依方疗之，无不痊可。

薛氏曰：四物汤加茯神、远志，治产后虚烦。十全大补汤尤效。论见发热条。

陈氏曰：寻常治诸虚烦热者，以竹叶石膏汤、温胆汤。殊不知产后与寻常不同，如石膏等药不宜轻用，用之必死。

金黄散

治产后恶血冲心，时发烦躁。

延胡索　蒲黄（各半两）　桂心（二钱半）

上为细末，乌梅煎汤，调下二钱（蒲黄生用性凉逐瘀，桂心去皮性热行血，乌梅酸收涤污。用此方不可忘此法，前方以热行血，此方以凉行血，集方者泾渭自分，用方者毋得朱紫不辨）。

荷叶散

疗产后七日内宿血不散，时时冲心迷闷。

荷叶（一两七钱半）　延胡索（二两）　地黄汁（二合）

上用水二升，煮二味取六合，下延胡索，分三服，空心服。忌肉食一日。

川芎散

疗产后余血不尽，奔上冲心，烦闷腹痛（此方行气行血，不热不寒，较前方是一天霁色，令人心旷神怡）。

川芎　生干地黄　白芍　枳壳（各等分）

上为末，酒调方寸匕，日二服。

《集验》方

产后血气烦闷（此方清新简切）。

生地黄汁　清酒（各一升）

上二味相和，煎一沸，分为两服。

（以上四方，看一方有一方妙用。细玩之，真如山阴道上行，令人不忍舍去。）

《经效》方

疗产后气虚，冷搏于血，血气结滞，上冲心腹，胀满（读治症语，便知用药宜温。所谓寒者热之，留者行之也）。

当归　川芎　桂心　吴茱萸　陈皮　生姜（各一两）　白芍（二两）

上㕮咀，以水三升，煮取一升，去滓，空心服。

没药丸

治产后心胸烦躁，恶血不快（以烦躁二字，似不宜用热药。问到恶血不快，便是瘀血冲心，而如此温行破血之药必不可少者也，又乌论其烦而不用热药哉）。

没药　蛮姜　延胡索　当归　干漆（炒）　桂心　牛膝　牡丹皮　干姜（各等份）

上为细末，醋煮面糊丸，如桐子大，煎曲汤下十丸至十五丸。

治血气烦闷杂方（连读数方，各呈妙相，如化工天巧，有难描尽）

生藕汁饮二升，效。竹沥亦得。

一方 陈白梅槌碎，煎汤饮（此数方又有淡妆浓抹之致）。

一方 蒲黄隔纸炒，每服一钱，东流水煎汤下。用失笑散亦佳。

一方 疗产后余血攻心，或下血不止，心闷面青，冷气欲绝，用羊血一盏顿服。若不定，更服立效。

（藕汁、竹沥虽俱治烦，然清火则同，而破血消痰则异，宜别之。如陈白梅、蒲黄、失笑散，人皆能之，而羊血之用诚有夺天之力，造方者集方者均种德无涯矣。）

以上治余血奔心之剂。

人参当归汤

治产后去血过多，血虚则阴虚，阴虚生内热，令人心烦短气，自汗头痛。

人参　当归　熟地黄　麦门冬（去心）　肉桂（各二钱）　白芍药（炒，二钱半）

上用水二盅，粳米一合，竹叶十片，煎至一盅，食远服（此方以四物去川芎，恶其散气也，用肉桂助其止汗也，但与众药等份，亦须斟酌，而以粳米、竹叶加之，治心烦短气之良法矣，血热加生地尤佳，如肉桂所当去也）。血热甚者，加生地黄二钱。

竹叶汤

治产后短气欲绝，心口烦闷。

竹叶（切细）　麦门冬（去心）　小麦（各一升）　甘草（一两）　生姜（二两）　大枣（十二枚）

上切，以水一斗煮竹叶、小麦至八升，去渣，纳余药煮取三升，去渣，温服（此方以小麦补心，麦门、竹叶除烦，甘草、大枣益气，安其子并培其母，亦良法也。生姜佐之，更有赞襄之力，而曰虚悸加参，多多益善。糯米用之，为少力之助，又养阴也）。虚悸，加人参二两。少气力，加糯米五合。

甘竹茹汤

治产后内虚，烦热短气。

甘竹茹（一升）　人参　麦门冬（去心）　茯苓　甘草（各一两）　黄芩（三两）

上㕮咀，以水六升，煮取二升，去渣，分三服，日三（此治虚烦短气神方。虽品味数少，而药力精专，可法可法。如黄芩又可去取者也）。

薤白汤

治产后胸中烦热逆气（此治胸痹法之变也，原方出自仲景，薤白、半夏所以治逆气，栝楼根、麦门所以治烦热，人参、甘草补虚，知母、石膏之加，非热甚不用，盖为血虚所忌故也）。

薤白　半夏　人参　甘草（各一两）　栝楼根（二两）　麦门冬（半斤）

热甚，加知母、石膏。

上㕮咀，以水一斗三升，煮取四升，去滓，分五服，日三夜二。

芍药栀豉汤

治产后虚烦不得眠。

白芍　当归　栀子（各五钱）　香豉（半合）

上用水二盅半，先煮前三味，得二盅，纳香豉煮取一盅半，去滓，分二服，温服（此虽云岐法，不若仲景酸枣汤稳当）（仲景治伤寒虚烦不眠，有栀子豉汤，而此加白芍、当归者，乃云岐变伤寒法，以治产后也。人常谓伤寒方可通于杂症，有是哉）。

以上治血气虚烦之剂。

仲景二物黄芩汤

妇人在草蓐，自发露得风，四肢苦烦热，头痛者，与小柴胡汤。头不痛，但烦者，此汤主之（要在风字上看，以头痛不痛为法）。

黄芩（一两）　苦参（二两）（此大苦寒之剂，与产后非宜，意者热病成烦欤，要以

但烦二字上体贴） 干地黄（四两）

上三味，以水八升，煮取二升，温服一升，多吐下虫。

竹皮大丸

治妇人产后中虚，烦乱呕逆，安中益气。

生竹茹 石膏（各二分） 桂枝 白薇（各一分） 甘草（七分）❶

上五味为末，枣肉和丸，如弹子大，以饮服一丸，日三夜二服（中虚证不可用石膏，烦乱证不可用桂枝。而此方以甘草七分配众药六分，又以枣而为丸，仍以一丸饮下，可想见其立方之微，用药之难，审虚实之不易也。仍饮服者，尤虑夫虚虚之祸耳。用是方者亦当深省）。有热倍白薇。烦喘加柏实一分。

以上治中风烦热之剂。

《经验》方

治产后烦躁，此重可去怯之义。

禹余粮一枚，状如酸馅者，入地埋一半，四面紧筑，用炭一秤，发顶火一斤，煅去火三分耗二为度，用湿土罨一宿，方取出，打去外面一层，只用里内细研，水淘澄五七度，将纸衬干，再研数千遍，用甘草汤调二钱匕，只一服，立效。

发渴

熊氏曰：产后心烦发渴，宜清心莲子饮。

薛氏曰：前证若出血过多，虚火上炎，用童子小便，或四物白术、麦门、丹皮。若胃气虚而有热，用竹叶归芪汤。若血虚发热，用八珍加麦门、五味。若血脱发热烦躁，用当归补血汤。若胃气虚弱，用补中益气汤，或七味白术散（若谓去血过多，而用童便以治虚火是矣，而以四物治虚，则川芎之物能不升散乎？以胃气虚而渴，用白术宜矣，而以血虚用白术，亦难信也。必血虚胃气弱者，乃可审证用药，幸毋执一）。

一产妇患前证，朝寒暮热，肚腹作痛，以手按之不痛。余以为血气俱虚，用八珍之类治之，彼反行逐血，更加发热烦躁。余用当归补血汤，热躁渐止，用八珍、麦门、五味，气血渐复。

李氏曰：产后烦渴气虚者，生脉散；血虚者，四物汤加天花粉、麦门冬；气血俱虚作渴，头眩脚弱，饮食无味者，用人参二钱，麦门冬一钱半，熟地黄七分，天花粉三钱，甘草五分，糯米、姜、枣煎服（此方分两有法，读者不可轻放过）。

《千金》竹叶汤

疗产后虚渴，少气力。

竹叶（三升） 人参 茯苓 甘草（各一两） 小麦（五合） 麦门冬（五两） 半夏 生姜（各三两） 大枣（十五枚）

上㕮咀，以水九升，先煮竹叶、小麦、姜、枣，取七升，去滓，入余药再煎取二升，每服五合，日三夜一（真人以天地之心为心，故其方亦以云行雨施之道为教。此方以治渴补虚之药十分为君，而又以淡渗燥血生渴之药十之一分为使佐，此何为也？盖以茯苓能降天之阴气，半夏发地之阳气，脾者土也，天气通于地，地承天气而施生，故佐姜、枣发脾气，以通壅滞而生津。经曰：气和而生，津液相成，神乃自生。此大意也，真人素有一体同仁之教，岂不知半夏、茯苓之过，而反用之欤？后之学者，效之、去之各存乎其人焉）。

竹叶归芪汤

治胃气虚热，口干作渴，恶冷饮食者。

竹叶（一钱半） 黄芪（二钱） 人

❶七分：原脱，据 1916 年上海鸿文书局石印本补。

参　白术　当归（各一钱）　麦门冬（去心，七分）　甘草（炙，五分）

上锉，水煎服。

熟地黄汤

治产后虚渴不止，少气脚弱眼眩，饮食无味。

熟地黄（酒洗，一钱半）　人参　麦门冬（去心，各二钱）　栝楼根（四钱）　甘草（炙，五分）

上㕮咀，作一服，加糯米一撮，生姜三片，枣二枚，水煎服（少用地黄，多用人参，便是妙法。糯米养阴）。

七味白术散

治中气虚弱，津液短少，口干作渴，或因吐泻所致。

人参　白术（炒）　白茯苓　甘草（炙）　藿香　木香　干葛（各一钱）

上锉一服，水煎服（白术治中气虚弱，以致津液短少者宜之，盖为胃气不能致津液于脾也，干葛、木香、藿香皆发脾气，而木香于小儿更宜，于产后须量用）。

清心莲子饮

治产后心烦发渴。

麦门冬（去心）　黄芩　地骨皮　车前子　甘草（炙，各一钱半）　人参　黄芪（蜜炙）　白茯苓　石莲肉（各七分半）（方名清心，理宜保肺以生水，导赤以泻火也。考诸药性，能知其理）。

一方加远志、石菖蒲（各一钱）（用远志、石菖蒲以治烦，恐有未当处）。

上另用麦门冬二十粒，水二盅，煎一盏，水中沉冷，空心温服。发热，加柴胡、薄荷。

《产宝》方

疗产后大渴不止（大渴妙药，亦有补土生金之理）。

芦根（切，一升）　麦门冬（生，四两）　栝楼根　人参　茯苓　甘草（各三两）　大枣（二十枚）

上以水九升，煮取三升，分三服，顿服四剂即瘥。忌菘菜。

栝楼根汤

疗产后血渴（血渴者，血虚而渴也，故加生地。此二方不惟产后宜服，与消渴证亦相宜）。

栝楼根（四两）　麦门冬（去心）　人参（各三两）　生干地黄　甘草（各二两）　土瓜根（五两）　大枣（二十枚）

上㕮咀，以水八升，煮取二升半，分三服。

黄芩散

治产后血渴，饮水不止。

黄芩　麦门冬（各等份）

上㕮咀，每服三钱，水一盏煎八分，温服无时。

当归补血汤

治产后血脱，烦躁引饮，昼夜不息，脉洪大而虚，重按全无者（原东垣治脱血方也，移之以治产后烦渴，非有见者不能）。

当归（二钱）　黄芪（炙，一两）

上锉作一服，水煎服。

（以下三方，一清心，一凉血，一生血，如一山一水，一琴一鹤，各得其趣。）

一方

疗血渴及产后渴。

用莲子心取为细末，米饮调下二钱，效。

一方

治产后出血太多，虚烦发渴。

用真正蒲黄末二钱，白汤调下。如渴燥甚，井花水下。

一方

治产后中风烦渴。

用红花子五合，微炒研碎，以水煎浓，徐徐呷之。

桃花散

治产后不烦而渴。

新石灰（一两）　黄丹（五钱）

上为细末，渴时用井水调下一钱（丹出于铅，内含真水，且以镇坠浮火，故能止渴。而石灰最为燥烈之物，何以用之，而况以产后乎？曰不烦而渴时，用井水调下一钱，须当穷其故也）。

自汗

《大全》云：产后虚汗不止者，由阴气虚而阳气加之，里虚表实，阳气独发于外，故汗出也。血为阴，产则伤血，是为阴气虚也。气为阳，其气实者，阳加于阴，故令汗出。而阴气虚弱不复者，则汗出不止也。凡产后血气皆虚，故多汗。因之遇风则变成痉，纵不成痉，亦虚乏短气，身体柴瘦，唇口干燥，久则经水断绝。由津液竭故也（夫汗者，阳之气。阴气不复，则阳无所归以入于阴，故虚阳上浮于外而为汗耳。当谓汗多成痉，而失言因而遇风变痉之理，又不成痉而短气柴瘦者，此变热也。省之省之）。

薛氏曰：按前证属血气俱虚，急用十全大补汤。如不应，用参附、芪附等汤。若汗多亡阳发痉，尤当用前药。王海藏先生云：头汗出，至颈而还，额上偏多。盖额为六阳之所会也，由虚热熏蒸而出。窃谓前证当以部位分之，额左属肝，额右属肺，鼻属脾，颐属肾，额属心。治者审之（亡阳发痉，用十全大补、参附、芪附之类，必审其所以而用，毋泛泛执以为是也。而额汗当分部位，似近于迂，临症尤宜详悉，盖肾液入心为汗，于理须究）。

一产妇略闻音响，其汗如雨而昏愦，诸药到口即呕。余以为脾气虚败，用参、附末为细丸，时含三五粒，随液咽下，乃渐加至钱许，却服参附汤而痊（其始也，妙在为丸少，其继也，宜大剂汤煎服）。

一产妇盗汗不止，遂致废寝，神思疲甚，口干引饮。余谓血虚有热，用当归补血汤以代茶，又以当归六黄汤纳黄芩、连、柏炒黑（代茶炒黑之理可法），倍加人参、五味子，二剂而愈。

《大全》云：凡产后忽冒闷汗出，不识人，治用鸡子及竹沥二法（见前血晕）。

薛氏曰：前证属大虚，宜固元气为主，其汗不止，必变柔痉（前论汗出因风变痉之说居优，不然即谓之脱阳矣，此大补法所当施也）。

东垣先生云：妇人分娩及半产漏下，昏冒目瞑，盖因血暴亡而火上炽，但补其血则神自昌。若常时血下，当补而升举其气，阳得血而神安，则目明矣。今立一方，以补手足厥阴之血，兼益阳气，名曰全生活血汤。

黄芪汤

治产后虚汗不止。

黄芪（二钱）　白术　防风　熟地黄　牡蛎（煅为粉）　白茯苓　麦门冬（去心）　甘草（炙，各五分）

上切作二服，加大枣一枚，水煎服（黄芪得防风其功愈大，为易于❶固表也，而黄芪二钱，防风五分，大约足矣，牡蛎肾家药也，以肾液入心为汗，故止汗又宜固肾，其他可意解矣）。

麻黄根散

治产后虚汗不止。

当归　黄芪（炒）　麻黄根　牡蛎粉　人参　甘草（炙，各等份）

上锉，每服四钱，水煎服（麻黄气悍而轻，阳药也，用其根，用其阳中之阴耳，非从阳引阴归根之意乎？要知用药自有至理）。

---

❶黄芪得防风其功愈大，为易于：原脱，据清宏道堂刻本补。

止汗散

治产后盗汗不止。一应汗多者皆可服。

牡蛎（煅成粉）　小麦麸（炒令黄色，碾成粉，各等份）

上和匀，煮生猪肉汁调下二钱，无时（小麦生于阳至，成于阴至，内阳而外阴也。今用其麸，亦用其阳中阴耳。且汗为心液，而小麦养心，用其麸敛心液也。又肾之液入心为汗，而猪水畜也，调以肉汁，能不又归之肾乎？服无时者，以此药力缓功迟，宜频服多服耳）。

当归二黄汤

治产后自汗盗汗，胃气虚弱，服别药则呕吐不能入。

当归　黄芪（各一两）　麻黄根（半两）

上㕮咀，每服三钱，水煎服（麻黄根引阳归阴，因其性也，白芍药抑肝敛阴，用其酸也，当归、黄芪原自补血汤之变，据愚见从本方立法，以黄芪为君者，得正也。阳加于阴谓之汗，阴加于阳之药而反治之，则汗自止矣。立方大意如此，所谓逆者正治也）。

一方无麻黄根，用白芍药。

当归六黄汤

治血气虚热，盗汗不止。

当归　黄芪（炒）　熟地黄（各二钱）　生地黄　黄柏（炒黑）　黄芩（炒黑）　黄连（炒黑，各一钱）

上水煎服。不应，加人参、白术。心血不足，加酸枣仁。

人参汤

治产后诸虚不足，发热盗汗。

人参　当归（各等份）

上为末，以猪腰子一只去脂膜，切小片子，以水三升，糯米半合，葱白两条，煮米熟，取清汁一盏，入药二钱，煎至八分，温服不拘时（此方以气血为主，而引经之妙在猪肾，然糯米养阴，葱白发散，何为用之？然汗不以奇，下不以耦，故葱白不单用，而又熟之于米，又非引阴意乎？噫，有深思焉）。

参附汤

治阳气虚寒，自汗恶寒，或手足逆冷，大便自利，或脐腹疼痛，吃逆不食，或汗多发痉等症。

人参（一两）　附子（炮，五钱）

上作一服，加姜枣水煎，徐徐服（此无上救急神方，乃回阳返本之道。惟四肢厥冷，汗出如雨者宜之）。

芪附汤

治阳气虚脱，恶寒自汗，或口噤痰涌，四肢逆冷，或吐泻腹痛，饮食不入，及一切虚寒等症。

黄芪（一两）　附子（炮，五钱）

上作一剂，加姜、枣，水煎服。如不应，倍加附子，方得全济（二方一用参，一用芪，一固表气，一补里气，自是不同。用药者当于此际审其内外有无而求责焉，庶近道矣。所谓有者求之，无者求之也，至哉言乎）。

《千金》方

疗产后风虚汗出，小便短少，四肢拘急，难以屈伸。

甘草（炙，一两）　附子（炮）　桂心　芍药（炒，各一两半）

上锉，每服三钱，加生姜四片，枣一枚，水煎服。忌猪肉、冷水、生葱等物。（用桂枝汤以治风，加附子以治虚，即桂枝加附子汤也，乃仲景法。以四肢拘急，故用此方。不然胡为用此？）

《全生》活血汤

治产后冒闷发热，自汗盗汗，目䀮䀮，四肢无力，口干头晕，行步欹侧。

升麻　芍药（炒，各三钱）　当归　柴胡　防风　羌活　独活　葛根　甘草（炒，各一钱）　川芎　藁本（各一钱五分）　生地黄　熟地黄（各一钱）　细辛　蔓荆子（各五分）　红花（三分）

上锉，每服五钱，水煎，热服（此方以风升之剂而治自汗盗汗，谁其信之？然东垣主此汤者，益阳焉。《素问》曰：阴者从阳而亟起也。阴不从阳则阳外散，故多汗也。而升麻、葛根升阳明之气，柴胡、防风升厥阴之气，羌活、藁本升太阳之气于背，细辛、独活升少阴之气于前，蔓荆子凉诸经之血，甘草和诸阳之气，四物养血于诸阴之经，红花活血于诸阳之络。然则升而不敛，非所以藏阴，故用白芍为君；升而太过，非所以益气，故用甘草为佐。言虽如此，谁敢用也？观其曰冒闷发热，口干头晕，行步敧侧，皆邪客经络也，以邪客经络，两者不和，故为自汗盗汗之症。以此方和之，则外者得入，内者得出，使经络通，邪气散，阴阳和，筋骨用矣，而安有以上诸证也）。

发热

薛氏曰：产后虚烦发热，乃阳随阴散，气血俱虚。若恶寒发热，烦躁作渴，急用十全大补汤。若热愈甚，急加桂、附。若作渴面赤，宜用当归补血汤。若误认为火证，投以凉剂，祸在反掌。

王太仆先生云：如大寒而甚，热之不热，是无火也。热来复去，昼见夜伏，夜发昼止，不时而热，是无火也，当治其心。如大热而甚，寒之不寒，是无水也。热动复止，倏忽往来，时动时止，是无水也，当助其肾。故心盛则生热，肾盛则生寒；肾虚则寒动于中，心虚则热收于内。又，热不胜寒，是无火也；寒不胜热，是无水也。治法：无水者，六味丸。无火者，八味丸。气血俱虚者，八珍汤与十全大补汤。

大尹俞君之内产后发热，晡热，吐血便血，兼盗汗，小便频数，胸胁胀痛，肚腹痞闷。余曰：此诸脏虚损也。治当固本为善。自恃知医，用降火之剂，更加泻痢肠鸣，呕吐不食，腹痛足冷，始信余言。诊其脉，或浮洪，或沉细，或如无。其面或青黄，或赤白，此虚寒假热之状。时值仲夏，当舍时从证。先用六君子汤加炮姜、肉桂数剂，胃气渐复（妙在以胃气为主），诸症渐退。更佐以十全大补汤，半载全愈。

儒者杨敬之内人所患同前，但唾痰涎。或用温补化痰之剂不应。面色黧黑，两尺浮大，按之微细。此因命门火虚，不能生脾土，脾土不能生诸脏而为患也。用八味丸补土之母而痊。

一妇产后三日起早，况气血未定，遂感身热目暗，如风状，即以清魂散二服（清魂散乃散风之补剂），得微汗而愈。

滑伯仁治一产妇恶露不行，脐腹痛，头疼寒热（以此观之，原有外感）。众皆以为感寒，温以姜、附，益大热，手足搐搦，语谵目撺。诊其脉，弦而洪数，面赤目闭，语喃喃不可辨，舌黑如炲，燥无津润，胸腹按之不胜手。盖燥剂搏其血，内热而风生，血蓄而为痛也。曰：此产后热入血室，因而生风。即先为清热降火，治风凉血之剂两服，颇爽；继以琥珀、牛黄等，稍解人事；后以张从正三和散行血破瘀，三四服，恶露大下如初。时产已十日矣。于是诸症悉平（既知内热生风，只宜治热，不必治风，所谓求标取本也，即用三和散，或桃仁承气汤俱妙。三和散有大黄）。

一妇盛暑月中产三日，发热，其脉虚疾而大，恶露不行，败血攻心，狂言叫呼奔走，拿捉不住。以干荷叶、生地黄、牡丹皮浓煎汤，调下生蒲黄二钱（此败血之剂，其不用大黄者，以脉虚大也）。一服即定，恶露旋下而安。

一妇产后时发昏瞀，身热汗多，眩晕口渴，或时头痛恶心。医用四物凉血之剂，病不减。又用小柴胡，病益甚。

石山至，诊得脉浮洪搏指。汪曰：产后而得是脉，又且汗多，而脉不为汗衰，法在不治。所幸者不喘不泄耳。其脉如是，盖凉药所激也。用人参三钱，黄芪二钱，甘草、当归各七分，白术、门冬各一钱，干姜、陈皮、黄芩各五分，煎服五剂，脉敛，病渐安（以此脉认到凉药所致，而致以阴盛格阳也。以搏指之脉，用参、芪、姜、术，必其脉坚强搏手，而无阳以和之也。甚有用附子者，不可不知）。

王佥宪宜人产后因沐浴发热呕恶，渴欲饮冷水瓜果，谵语若狂，饮食不进，体素丰厚，不受补，医用清凉之剂，热增甚。诊得六脉浮大洪数。汪曰：产后暴损气血，孤阳外浮，内真寒而外假热，宜大补气血（石山先生长厚君子，而老于医者也，其言必不诬。然初学不知，实难下手，而况素厚不受补之人乎，须要胆大心小，乃能济事，不然弗妄为也）。与八珍汤加炮姜八分，热减大半。病人自以素不宜参、芪，不宜再服。过一日，复大热如火，复与前剂，潜加参、芪、炮姜，连进二三服，热退身凉而愈（快甚快甚）。

丹溪曰：产后发热，用参、术、黄芪、陈皮、当归、川芎、炙甘草补虚。轻则加茯苓淡渗之，其热自除。重则加干姜（古人于血证中每每用干姜，而今人率用炮姜，则孰是而孰非也？若谓入肺则宜干姜，入肝则宜生姜，入脾温中则宜炮姜，以其有守有走有从之不同也。今用炮姜，须炮得十分极黑乃妙）。或云：大热而用干姜，何也？曰：此热非有余之邪热，乃阴虚生内热耳。盖干姜能入肺分，利肺气，又能入肝分，引众药生血。然不可独用，必与补阴血药同用。此造化自然之妙，非天下之至神，其孰能与于此耶？

王节斋云：凡妇人产后阴血虚，阳无所依而浮散于外，故多发热。治法用四物汤补阴血，而以炙干姜之苦温从治，收其浮散，使归依于阴。然产后脾胃虚，多有过食饮食伤滞而发热，误作血虚，则不效矣（要诀）。但遇产后发热者，须审问食何饮食，有无伤积。若有胸膈饱闷，嗳气恶食泄泻等症，只作伤食治之。若发热而饮食自调者，方用补血正法。

丹溪方

治产后发热。

当归　川芎　黄芪　人参　白术　白茯苓（各一钱）　甘草（炙，五分）

上锉，水煎服（此以佛手散合四君加黄芪，而不用芍药、地黄者，以新产之后宜用血脱益气之法，不宜敛降，以伐生气也。此方于气血俱虚及气虚者皆宜之）。热甚，加干姜。

加味四物汤

治产后阴虚血弱发热。

当归　川芎　白芍　熟地黄　白茯苓（各一钱）

上水煎服（此方全不用气药，是血虚而气不虚，饮食善用者也。加茯苓者，使天气降而阴自生，阴生热自退也。热甚者加炒姜，则不惟从阳引阴，亦可从阴引阳也。微乎微乎）。热甚，加炒干姜。虚烦，加茯神、远志。

抽薪散

治产后血虚发热。

当归　熟地黄（各四钱）　干姜（炒黑，一钱）

上锉一剂，水煎服（此又前方之变，内不用芎、芍，又是一窍，当在肝肾上求之）。

人参散

治产后诸虚不足，发热盗汗。

方见前自汗。

人参当归散

治产后去血过多，血虚则阴虚，阴虚生内热，令人心烦短气，自汗头痛。

方见前虚烦（此方用参、归，为气血之主而作，以熟地、麦门、肉桂，白芍、粳米、竹叶煎服，如血热甚者，加生地）。

加味逍遥散

治产后发热，口干作渴，唇裂生疮。

当归　白芍　干葛（各二钱）　生地黄　川芎　黄芩（各钱半）　柴胡（一钱）　人参　麦门冬（各九分）　乌梅（二个）　甘草（六分）

上锉散，分作二服，用水一盅，煎七分，空心服（此与原方逍遥散不同，又与立斋所用加味逍遥散亦不同。此则以小柴胡汤合四物生脉散，去半夏、五味，而加乌梅、葛根者也。若原方之用薄荷为引，而此用葛根，又各有妙处。予常去川芎、葛根、薄荷，而加青蒿、鳖甲，以治骨蒸，亦尊古而法今耳）。

犀角饮子

治产后亡津液，虚损，时自汗出，发热困倦，唇口干燥（清心凉血，益气宽胸，开胃健脾，平稳正方）。

犀角　麦门冬　白术（各半两）　柴胡（一两）　枳壳（麸炒）　地骨皮　生地黄　当归　人参　茯苓　黄芪　黄芩　甘草（炒，各七钱）

上㕮咀，每服四钱，入生姜三片，浮麦七十粒（生姜发汗，浮麦止汗，而同用之者，内以养心，外以和表也），同水煎。

三合散

治产后日久虚劳发热（即四物、四君子、小柴胡三方合）（平正之剂，可法）。

当归　川芎　白芍　熟地黄　白术　白茯苓　黄芪（各一钱）　人参　柴胡（各钱半）　黄芩　半夏　甘草（各五分）

上作一服，加生姜三片，红枣一枚，水煎，食前服。

往来寒热

郭稽中曰：产后乍寒乍热者何？答曰：阴阳不和，败血不散，能令乍寒乍热。产后血气虚损，阴胜则乍寒，阳胜则乍热，阴阳相乘，则或寒或热。若因产劳伤脏腑，血弱不得宣越，故令败血不散，入于肺则热，入于脾则寒（何为败血入肺则热，入脾则寒也，岂以肺主气，气不和而热，脾统血，血不荣而寒乎，抑脾阴肺阳，而自为寒热也。然总以逐瘀为主，而温凉之法有不同焉）。若误作疟疾治之则谬矣。阴阳不和，宜增损四物汤。败血不散，宜夺命丹。又问：二者何以别之？时有刺痛者，败血也，但寒热无他证者，阴阳不和也，增损四物汤不一，皆随病加减。

陈无择评曰：乍寒乍热，荣卫不和，难以轻议。若其败血不散，岂止入脾肺二脏耶。大抵一阴闭一阳，即作寒热。阴胜故寒，阳胜故热。只可云败血循经流入，闭诸阴则寒，闭诸阳则热。血气与卫气解则休，遇再会而复作。大调经散、五积散入醋煎，佳（闭阴闭阳之说，卒难理解。以败血闭阴则寒，闭阳则热，而有解休会作之时，则似疟矣。若瘀血为有形之物，闭则壅矣，而安有解会之所也。愚谓血闭于阳经，而荣卫行之不通则寒，闭于阴经，而荣卫行之不通则热；故必其瘀通而寒热自已也。又就大调经散而言，行瘀于内也，五积散行瘀于外也。又意为外经或为寒客，则肺为之病。肺病则肌表瘀而荣卫不通则热，内脏或为冷物所伤则脾病，脾病而荣卫不通则为寒。故所用之方，一主里，一主表也，亦或内外俱瘀，则寒热并作，而二药又均不可废也。粗浅之言，伏惟裁之。）。

薛氏曰：产后寒热，因气血虚弱，或脾胃亏损，乃不足之证。经云：阴虚则发热；阳虚则恶寒。若兼大便不通，尤属气血虚弱，切不可用发表降火。若寸口脉微，名阳气不足，阴气上入于阳中则恶寒，须用补中益气汤；尺部脉弱，名阴气不足，阳气下陷于阴中则发热，用六味地黄丸。大抵阴不足，阳往从之，则阳内陷而发热；阳不足，阴往从之，则阴上入而恶寒。此阴阳不归其分，以致寒热交争，故恶寒而发热也，当用八珍汤。若病后四肢发热，或形气倦怠，此元气未复，湿热乘之故耳，宜补中益气汤。若肌热，大渴引饮，目赤面红，此血虚发热，用当归补血汤。若认为实则误矣（误矣，指白虎汤而言）。

一产妇恶寒发热，用十全大补加炮姜治之而愈。但饮食不甘，肢体倦怠，用补中益气而安。又饮食后犯怒，恶寒发热，抽搐咬牙，难候其脉。视其面色青中隐黄。欲按其腹，以手护之。此肝木侮脾土，饮食停滞而作。用六君加木香一剂而安（以欲按腹手护，中虚也。以犯怒抽搐面青，肝木也。六君补中，木香调肝，以治肝木侮土是矣。然亦有不受补者，又以疏肝为急，所谓标而本之，亦有之焉）。

一产妇恶露发热，余欲用八珍加炮姜治之，其家知医，以为风寒，用小柴胡汤。余曰：寒热不时，乃气血虚乏。不信，仍服一剂，汗出不止，谵语不绝，烦热作渴，肢体抽搐。余用十全大补汤二剂，益甚，脉洪大，重按如无，仍以前汤加附子四剂稍缓，数剂而安。

吴茭山治一妇人，产后去血过多，食后着恼，头疼身痛，寒热如疟，左手弦大，微有寒邪，右手弦滑不匀，食饮痰火也。二者因虚而得，宜养正祛邪。遂以茯苓补心汤去地黄，加羌活、青皮、葱、枣，三服汗出身凉，其患渐瘥（此正治常法）。然后以八物汤调理，半月后痊愈（此翁善补，然亦认症的确，故可用。设不的，即败乃事矣。慎之）。

一妇产后恶露未尽，瘀血入络，又感寒邪，身热如疟。即以生料五积散五帖，恶露自下，而寒热除（此法宜知）。

又一妇产后恶露未尽，因起抹身，寒气客于经络，乍寒乍热，脉紧而弦，以葱白散二帖安。

一少妇初产四日，冷物伤脾胃（冷物是病根，故诸症皆从瘀血变怪）。但觉身分不快，呕逆，饮食少，心腹满闷，时或腹胁刺痛，晨恶寒，晚潮热，夜则恍惚谵语，昼则抽搐，颇类风状，变异多端。诸医莫测，或作虚风，或云血凝实热；用甘温而行血，以寒凉退实热。如此半月不效。汪至，见医满座，亦局缩，诊其脉弦而紧（弦紧为寒，审症法尤宜如是察识），遂令按之，小腹急痛，知瘀血未尽也。思患者大势，恶露已下，未必还有余血，偶因寒凉所伤，瘀血停滞下焦，日久客于经络，所以变生诸证。须得大调经散，倍入琥珀（重在琥珀，岂大豆有如是之神也），化诸恶血成水，其患方愈，遂合前药服之。五日后行恶水斗许，臭不可近，患人觉倦，病势渐减，然后以人参养荣汤数十帖，月余如初。

柴胡四物汤

治产后往来寒热，及日久虚劳，微有寒热，脉沉而数。

当归　川芎　白芍　熟地黄（各一钱半）　柴胡（一钱）　人参　黄芩　半夏　甘草（各三钱）

上锉，每服一两，水煎服（以小柴胡合四物，一名三之一气汤，其参、芪、甘、半各用三钱，为重在补气也，而甘草、芩、半何为亦倍之，似可损益也。原方有姜、枣，亦不可少）。

增损柴胡汤

治产后虚弱，寒热如疟，饮食少，腹胀。

柴胡　人参　甘草　半夏（炒）　陈皮　川芎　白芍（炒，各等份）

上㕮咀，每服八钱，加生姜五片，枣二枚，水煎服（此亦小柴变法，而去黄芩加陈皮者，所以益胃除胀也，加芍药、川芎者，所以和血也。《本草》以当归治洒洒寒热不已，则产后寒热正宜加之，何为不用，宜思之）。

增损四物汤

治产后阴阳不和，乍寒乍热。如有恶露未尽，停滞胞络，亦能令人寒热（按：往来寒热者，寒往热来，热往寒来也；寒热如疟者，寒热有时也；乍寒乍热者，时乎寒，时乎热也；发热憎寒者，身发热而又恶寒也。治各有法，不能备录），但小腹急痛为异。

当归　芍药　川芎　人参　干姜（各一两）　甘草（炙，半两）

上㕮咀，每服四钱，加生姜三片，水煎服。

释曰：此方治阴阳不和，乍寒乍热之寒热，不治恶露未尽，血滞胞络，小腹急痛之寒热，宜详之。

更生散

治产后去血过多，或不止，或眩晕眼暗，口噤，发热憎寒。

人参　当归　熟地黄（姜汁炒，各一两）　川芎　荆芥穗（香油灯上烧过）　干姜（炒黑，各三钱）

上锉，水煎，空心服（此方前三味各一两，何其多，后三味各三钱，何其少，非有大智慧大力量大见解者，不能处此方，治此病，名之曰更生，能不于危急时用乎？下三味乃固涩急药，非血大下不止者不用）。如血大下不止，加龙骨、赤石脂各火煅等份，每二钱同前药调服。外以五倍子末，津调纳脐中即止。

大调经散

治产后血虚，恶露未消，气为败浊凝滞，荣卫不调，阴阳相乘，憎寒发热，或自汗，或肿满，皆气血未平之所为也。

大豆（一两半，炒，去皮）　茯神（一两）　真琥珀（一钱）

上为细末，每服二钱，浓煎乌豆紫苏汤下（此方重在恶露未消，而茯神之用，所以和阴阳也。有谓此方如神者，功在琥珀大豆汤饮间也）。

黄龙汤

治产后伤风，热入胞室，寒热如疟，及病后劳复，余热不解。

柴胡（四钱八分）　黄芩　人参　甘草（各一钱八分）

上作一服，水煎服（此方重在伤风二字，故以柴胡为君，盖风邪陷入胞中则发热，故宜柴胡为君。少阳气陷入厥阴，而寒热如疟者，气不得条达也，故亦以柴胡为君。劳复余热者，亦为余邪热陷也，故亦用柴胡）。

小柴胡加生地黄汤

治产后往来寒热而脉弦者，少阳也。

柴胡（二两）　黄芩（五钱）　人参（三钱）　半夏（制，两半）　生地黄　栀子　枳壳（麸炒，各半两）　大枣（三枚）

上锉，加姜枣，水煎服（此方以治少阳等症似矣。然以弦脉而加生地、山栀者，伤寒家以弦脉为阳也，故以柴胡为君）。

加减乌金散

治产后寒热似疟（此治错杂之邪）。

厚朴　柴胡　黄芩　麻黄　羌活　草果　半夏（各二钱）　当归　川芎　白芍　熟地　陈皮　茯苓　桔梗（各一钱五分）　桂枝　苍术　白芷　枳壳（各一钱）　甘草（九分）

上锉为散，分作两服，每服用水一盅半，姜三片，葱三茎，煎至一盅，不拘时服（此方治表里风寒，食积气血痰饮，无不赅括，故曰治错杂之邪。盖此方也，与五积散相为伯仲。若借此以治三阴疟之有错杂之邪者，必臻至效。语云：医者意也，请尝试之）。有汗，多当归、川芎、白芍药、熟地黄；有胀，多厚朴、陈皮；有热，多柴胡、黄芩；有寒，多苍术、草果、桂枝；有痰，多半夏、桔梗、茯苓；有头痛，多川芎、白芷、羌活；有泻，去枳壳、甘草不用；有余血块在腹，作潮热疼痛，加三棱、莪术，多用延胡索、八角、茴香；遍身痛，加羌活、独活；寒热往来，加黄芩、柴胡（加减法切中，不可不法）。

《产宝》方

疗产后恶寒壮热，一夜三五度发，恶语，口中生疮，时时干呕，困乏闷绝。

人参　独活　白鲜皮　葛根　防风　青竹茹　远志（各一两半）　茯神（二两）　白蔹（二两半）　玄参（三两）　竹沥（一升）

上取银一斤，水一斗五升，煮取七升，而诸药重煮取三升，分温三服。忌鱼、酒、湿面等（此方虽出《产宝》，然阅其症，考其药，皆治产后外邪乘虚传入之热症也。如恶寒壮热，一夜三五度发，恶语者，即热入血室类也，故用防、独、葛根以散之；口疮干呕者，热传胸中也，故用玄参、二竹以清之；白鲜皮苦寒，治产后百病；白蔹、白银、人参、远志、茯神为邪散热清，故用之以治困乏也）。

知母汤

治产后乍寒乍热，通身温壮，胁心烦闷。

知母（三两）　芍药　黄芩（各二两）　桂心　甘草（各一两）

上㕮咀，用水五升，煮取二升半，分三服。

一方不用桂心，用生地黄（按：自黄龙汤以下，皆集外感治法，至于错杂之邪，时热之症矣，不备载，而次第有节，真如网之有纲也。今人但知产后寒热以补气血为主者，其不误尽世人乎）。

疟疾

娄氏曰：产后疟疾，多由污血挟寒热而作。大法宜柴胡四物汤调之。热多者，草果饮子。寒多者，生熟饮子（草果饮、生熟饮是截法，柴胡四物是调理法，而暑疟、虚疟、久疟未备者，当与杂症同）。

《补遗》云：产后疟疾，热多寒少者，清脾饮；寒多热少者，养胃汤；久而不已者，七宝饮截之。

薛氏曰：产后疟疾，因脾胃虚弱，饮食停滞，或因外邪所感，或郁怒伤脾，或暑邪所伏。审系饮食，用六君加桔梗、苍术、藿香；如外邪多而饮食少，用藿香正气散；如外邪少而饮食多，用人参养胃汤；饮食劳役，用补中益气汤；气血虚弱，用十全大补加炮姜；虚寒，用六君加姜、桂；元气脱陷，急加附子（此数条俱属温补，大与时宜，可备前方之未备。而暑邪所伏之方不载，为以治暑方用石膏也。盖薛翁喜温补，而产后尤忌寒凉，血虚又忌白虎，故不言耳。临症又宜分别。亦有不必拘此方者，须因人勇怯而施，如清脾饮、草果饮之类是也）。大凡久疟，多属元气虚寒。盖气虚则寒，血虚则热，胃虚则恶寒，阴火下流，则寒热交作。或吐泻不食，腹痛烦渴，发热谵语，或手足逆冷，寒战如栗。虽见百证，当补，其病自退。若误用清脾截疟之类，多致不起。

一产妇患疟，发热作渴，胸膈胀满，遍身作痛，三日不食，咽酸嗳气。此是饮食所伤，脾胃不能消化。用六君加神曲、山楂四剂，而不作酸，乃去神曲、山楂，又数剂而饮食进。其大便不通，至三十五日，计进饮食七十余碗，腹始闷。令用猪胆汁导而通之，其粪且不甚燥（以气虚，故可至三十五日而便犹不燥。若以日久大下之，误矣。六脉不恒，宜乎用此，然非医工之良者不能，非主人之专任者不用，各宜自省）。

一产妇患疟久不愈，百病蜂起，其脉或洪大，或微细，或弦紧，或沉伏，难以名状。用六君加炮姜二十余剂，脉证稍得。又用参术煎膏，佐以归脾汤，百余剂而瘥（以一疟而用百余剂，真为可笑，然病有如是者，不得不然也。幸勿以迂而勿信。盖目击时事，故敢赘及）。

一产妇朝寒暮热，或不时寒热，久不愈。用六君子、补中益气兼服，百余剂而寻愈（一疟用药百余剂，世间岂有此治法？此非药之效，乃病久自息耳。丹溪、立斋用药多如此，殊为可笑）。

草果饮子

治产后疟疾，寒热相半者，或多热者（此治外感风寒，内伤饮食之疟也。若暑疟服之则自误矣。以暑言，然清暑之剂非产后所宜，亦须防慎）。

半夏（炮） 赤茯苓 甘草（炙） 草果（炮，去皮） 川芎 陈皮 白芷（各二钱） 青皮（去白） 良姜 紫苏（各二钱半） 干葛（四钱）

上㕮咀，每服三钱，加生姜三片，枣一枚，水煎，当发日侵早连服二服，无有不安者。

生熟饮子

治产后疟疾多寒者（所谓脾寒作疟也，非多寒者勿用）。

肉豆蔻 草果仁 厚朴（生用，去皮） 半夏 陈皮 甘草 大枣（去核） 生姜（各等份）

上八味锉碎和匀，一半用生，一半用湿纸裹煨令香熟，去纸，与生者和匀，每服五钱，水煎，食前一服，食后一服。

清脾饮

治产后疟疾，热多寒少者。

人参养胃汤

治产后疟疾，寒多热少者。

七宝饮

治产后疟疾，久而不已者，以此截之（虽日久而不已者宜截，然此方有常山，于痰疟则可，若果虚证，大非所宜）。

方俱见胎前疟疾。

蓐劳

《大全》云：产后蓐劳者，此由生产日浅，血气虚弱，饮食未平复，不满日月，气血虚羸，将养失所，而风冷客之。风冷搏于气血，则不能温于肌肤，使人虚乏劳倦，乍卧乍起，颜色憔悴，食饮不消。风冷邪气两感于肺，肺受微寒，故咳嗽口干。遂觉头昏，百节疼痛，荣卫受于风邪，流注脏腑，须臾频发，时有盗汗，寒热如疟，背膊烦闷，四肢不举，沉重着床。此则蓐劳之候也。

又曰：妇人因产理不顺，疲极筋力，忧劳思虑，致令虚羸喘乏，寒热如疟，头疼自汗，肢体倦怠，咳嗽痰逆，腹中绞刺，名曰蓐劳（蓐劳二说，总起于产蓐，然一挟外感，一由七情，其或兼内伤饮食泄泻，与夫瘀血未净者皆有之，不可不别也）。

薛氏曰：按前证当扶养正气为主（大主意），用六君子汤加当归。若脾肺气虚而咳嗽口干，用补中益气加麦门、五味。若因中气虚而口干头晕，用补中益气加蔓荆子。若肝经血虚而肢体作痛，用四物、参、术。若因肝肾虚弱而自汗盗汗，寒热往来者，用六味丸加五味子。若因脾虚血弱，肚腹作痛，月经不调，用八珍汤倍加白术。若因脾虚血燥，皮肤瘙痒，用加味逍遥散。大抵此证多因脾胃虚弱，饮食减少，以致诸经疲惫而作，当补脾胃（数语尽之）。饮食一进，精气生化，诸脏有所倚赖，其病自愈矣。仍参虚损发热方论主治。

汪氏治一妇产未满月，因怒气血流如水，三日方止，随又劳苦，四肢无力，睡而汗出，日晡潮热，口干，五心如炙。诸医皆用柴、芩、薄荷之类，其热愈炽。诊其脉弦大无力，此蓐劳也。以四物汤一两，入胡黄连、秦艽、青蒿各半钱，数服热退身凉。后以黄连八珍丸一料而安（按：弦大无力，则似于革矣。革属于虚，非胡连所治。如果胡连能治，必非无力也。请详之）。

白茯苓散

治产后蓐劳，头目四肢疼痛，寒热如疟。

白茯苓（一两）　当归　川芎　熟地黄　白芍（炒）　黄芪　人参　桂心（各半两）

上先以水三盏，入猪腰一双，姜三片，枣三枚，煎至二盏，去粗，入前药半两，煎一盏服（即十全大补之变，所少者白术、甘草，然以茯苓为君，猪腰为佐者，心肾交，寒热愈也）。

黄芪建中汤

治产后诸虚不足，发热，或恶寒腹痛。

黄芪（炒）　肉桂（各一两）　白芍（炒，二两）　甘草（炒，七钱）

上锉，每服五钱，用姜、枣，水煎服，日二三次。虚甚，加附子（所谓建中者，建中土也。芍药、甘草，易老为有甲己化土之象。加肉桂，以治脉弦虚寒腹痛。加黄芪，益表气以助中气之虚）。

当归建中汤

治产后劳伤，虚羸不足，腹中疼痛，呼吸少气，小腹拘急，痛连腰背，时自汗出，不思饮食。产讫直至月满，一日三服，令人身壮强健。

当归（四两）　白芍（六两）　桂心（三两）　黄芪（一两半）　（此方专治气血虚寒所生诸证，加之饴糖，乃建中之良法）

上锉，每服四钱，加姜、枣，水煎，入饴糖一块，再煎，稍热服。如崩中衄血，加阿胶、地黄。

加味佛手散

治产后血虚，劳倦盗汗，多困少力，咳嗽有痰。

当归　川芎　黄芪（蜜炙，各一两）　柴胡　前胡（各一钱半）

上㕮咀，每服五钱，水一大盏，桃柳枝各三寸，枣子、乌梅各一枚，生姜一片，煎服（以盗汗而用柴、前、川芎，似非宜矣；以咳嗽有痰而用黄芪，又似难用。然以之为君，而柴、前仅用钱许，何多寡之相悬也。要之，产后当以气血为主，故用之耳。惟无邪者宜之）。如有痰，不用乌梅。

柴胡四物汤

治产后日久虚劳，而脉浮大者。

方见前往来寒热。

三合散

治产后日久虚劳，针灸、服药俱无效者（四物、四君内去术加芪，合小柴胡汤者是也，会三方之意，方得其理之真）。

方见前发热。

云岐熟地黄散

治产后蓐劳，皆由体虚，气力未壮，劳复所起，四肢烦疼，时发寒热，不思饮食。

熟地黄　人参　白芍　白茯苓　白术　续断（各一两）　黄芪　当归　川芎　五味子　桂心（各七钱半）

上㕮咀，每服四钱，生姜三片，枣一枚，水煎服（蓐劳一症，总属气血两虚，故主于十全大补为法，加续断，治诸不足，妇人内漏，五味生津敛神，加麦门更妙，所去三，所加三，又三合也）。《大全》方有麦门冬七钱半。

一方无桂心、五味、续断，有柴胡、黄芩、半夏各七钱半。

黄芪丸

治产后蓐劳，寒热进退，头目眩痛，骨节酸疼，气力羸乏。

黄芪　鳖甲　当归（炒，各一两）　川芎　白芍　桂心　续断　牛膝　苁蓉

柏子仁　沉香　枳壳（各七钱半）　五味子　熟地黄（各半两）

上为细末，炼蜜丸，如桐子大，每服四五十丸，食后粥饮下（按：此不离四物、黄芪、续断、桂心、五味，而鳖甲除骨节之劳热，柏子润心中之津液，牛膝除足膝之苦，沉香通天彻地，苁蓉为司命，枳壳利胸膈。细阅前后诸方，总以补气血为主，或温或清，或敛或散，或破血，或行气，各随兼症而佐使之妙，诸用者不必胶柱而调瑟）。

石子汤

疗产后虚羸喘乏，乍寒乍热如疟，四肢疼痛，面色萎黄，名曰蓐劳。

猪石子（一双，去脂膜，四破）　香豉（一方无此，有知母）　葱（切）　粳米　当归　白芍（各二两）

上㕮咀，分两剂，每剂用米三合，煮取一小碗，去滓，分三服（石子即猪肾，用以佐诸汤者，得本来面目也，然观葱、豉，似有外邪，易知母，又有内热，不可不辨）。《广济》方无白芍，有人参。许仁则方无香豉，有生姜二两，桂心一两，葱白只一两。

人参鳖甲散

治蓐劳皆由在产内未满百日，体中虚损，血气尚弱，失于将理，或劳动作伤，致成蓐劳。其状虚羸，乍起乍卧，饮食不消，时有咳嗽，头中昏痛，发歇无常，夜有盗汗，寒热如疟，背膊拘急，沉困在床，服此大效。

黄芪　鳖甲（各一两）　牛膝（七钱半）　人参　白茯苓　当归　白芍　桑寄生　麦门冬（去心）　熟地黄　桃仁　桂心　甘草（各半两）　续断（二钱半）

上为细末，每服先以猪肾一对去筋膜，以水两大盏，生姜半分，枣三枚，煎至一盏，去猪肾、姜、枣，然后入药末二钱，葱白三寸，乌梅一个，荆芥五穗，煎至七分，去滓，空心晚食前温服，神效（此十全大补汤去川芎、白术，加鳖甲、牛膝、寄生、续断、桃仁、麦冬六味，以治蓐劳，有去旧生新之意，而寄生主产后余疾，用猪肾者，以胎系于腰，故皆借之以为补助耳）。

胡氏牡丹散

治产后虚羸，发热自汗，欲变蓐劳，或血气所搏，经候不调，或寒热羸瘦。

当归　白芍药　人参　五加皮（五加皮去贼风、恶血、腰脊痛）　地骨皮（各半两）　牡丹皮（三钱）　桂心　没药（各二钱）

上为细末，每服二钱，水、酒各半盏，如不饮酒，只用水一盏，开元钱一枚，麻油蘸之（开元钱、麻油莫解），同煎七分，去滓，通口服。煎不得搅，吃不得吹。

黄芪煮散

治产后蓐劳，肌肤黄瘦，面无颜色，或憎寒壮热，四肢酸疼，心烦头痛。

鳖甲（醋炙）　黄芪（各一两）　牛膝（七钱半）　当归　白芍　熟地黄　人参　白茯苓　麦门冬（去心）　桑寄生　桂心　甘草（炙，各半两）

上为细末，每服用猪石子一对去脂膜，切破，先以水一盏，入姜半分，枣三枚，煎至七分，去石子、姜、枣，却下药五钱，更煎至四分，去滓，空心晚食前温服，二滓并煎（此方较前人参鳖甲散少桃仁、续断，于煎法又少葱白、乌梅、荆芥，要知有瘀则兼破瘀，有风则兼治风，寒则兼寒，热则兼热，无定一也）。

猪腰子粥

治产后蓐劳发热（此不药之药，所谓谷肉果菜，食养尽之也）。

猪腰子一个去白膜，切作柳叶片，用盐酒拌，先用粳米一合，入葱、椒煮粥，盐、醋调和，将腰子铺碗底，以热粥盖之，如作盦状，空心服之。

虚羸

《产宝》云：产后虚羸者，皆由产后亏损血气所致。须当慎起居，节饮食，六淫七情，调养百日，庶保无疾。若中年及难产者，毋论日期，必须调养平复，方可涉喧。否则气血复伤，虚羸之证作矣。

薛氏曰：前证产伤气血者，用八珍汤。饮食伤胃者，用四君子汤。停食伤脾者，用六君子汤。劳伤元气者，用补中益气汤。若嗳气觉有药味者，此药复伤胃也。但用四君子汤，徐徐少饮，以调脾胃。若胃气一健，血气自生，诸症自愈矣。

《大全》云：冷劳者，产则血气劳伤，脏腑虚弱，而风冷客之（若为气血虚，则为本气虚而寒，即无风冷客之而亦寒也，治者须知不足有余）。冷搏于血气，血气不能温于肌肤，使人虚乏疲顿，致羸损不平复。若久不平复，风冷入于子脏，则胞脏冷，使人无子（初感为寒，久则为热，若果胞冷，即本气虚，热者即血虚）。

薛氏曰：前证若血气虚弱，用八珍汤。血气虚寒，用十全大补汤。胃气虚弱，用补中益气汤。脾气虚弱，用六君子汤。命门火衰，用八味汤。肝脾血虚，用加味逍遥散。肝脾郁怒，用加味归脾汤。

补虚汤

治产后一切杂病，只大补气血为主。

人参　白术（各一钱）　黄芪　川芎　陈皮（各五分）　甘草（炙，三分）

上锉，加生姜三片，水煎服（此方以中气元气为主，而无血药者，必脾胃虚而本元不足也，其血药只用川芎，又于补气中以行肝血，抑血脱，益气补脾生血之良方也）。热轻，倍加茯苓；热甚，加炒黑干姜三分。

黄芪四物汤

新产不可用芍药，以其酸寒，能伐生发之气。只以黄芪易芍药，为补虚之要药（黄芪易芍药者，即补血汤以黄芪为君之义，所谓气能生血，血不能生气，而芍药有杀伐之性，无生长之能，故去之）。

黄芪　当归　川芎　熟地黄（各等份）

上锉，每服四钱，水煎服。气虚，加参、术、茯苓、甘草；发热，加干姜；自汗多者，少用川芎，勿用茯苓，倍加蜜炙黄芪；口渴，加五味子、麦门冬；腹痛者，非白芍不可（加减法妙）。虽新产亦用，但以酒炒不妨（多用酒炒，助生气也，乃丹溪法）。

十全大补汤

治产后血气未复，形体虚弱，发热恶寒，不能饮食。

人参　白术　茯苓　黄芪　当归　川芎　白芍（炒）　熟地黄（各一钱）　肉桂　甘草（各五分）

上锉，加生姜五片，枣三枚，水煎服（恶寒者阳虚，发热者阴虚，此八物之用也，肉桂能通荣卫而和阴阳，犹诸侯之命圭，使通两家之好也）。

当归羊肉汤

治产后虽无疾，但觉虚弱，兼心腹痛，即宜服之。

肥羊肉（一斤，去脂）　当归（五两）　黄芪（四两）　生姜（六两）

上先以水一斗煮羊肉，取汁八升，后下三味，煮取二升五合，分为四服（《本草》云：人参、黄芪与羊肉同功。又谓羊肉补形，盖有形之物者血，而参芪益气，羊肉补形，似有悬殊，乌可同语。然有形生于无形，故曰：形不足者温之以气。则羊肉参芪二而一者也，而四味有气有血，能补能行，故无疾亦宜服也）。若觉恶露不尽，加桂三两；恶露下多，加川芎三两；有寒，加茱萸一两；有气，加细辛二两；有热，加生地黄汁二合。

释曰：所加五法，分两多寡，皆有意义。若川芎之治恶露下多，阴中升阳也，有气之加细辛，辛以散肝也，余可类推。

黄雌鸡汤

治产后虚羸腹痛。

小黄雌鸡（一只，去翅、足、头、羽、肠肚，细切） 当归 白术 熟地黄 桂心 黄芪（炒，各半两）

上先以水七盅煮鸡至三盅，每用汁一盅，药四钱煎，日三服（肝属巽木，鸡属巽畜，雌鸡者，阳中之阴，黄色者，己土之正，产后肝虚血弱，故取以补之，色之正，脾之宜也，其所配药总以血气为主，故曰补虚羸也。其治腹痛，全在桂心）。

《产宝》方

治产后虚羸，不生肌肉。

黄芪（炒） 当归 白芍（炒） 人参（各三分） 桂心 甘草（炙） 川芎 生姜（各四分） 大枣（十二枚）

上九味，用水七升，煮三升，分温三服（此即十全大补汤之变，其去地黄、白术、茯苓者，意恐滞痰滞气，淡渗泄气耳）。

一方

治产后虚劳，骨节疼痛，头痛，汗不止。

黄芪（三两） 当归 人参 生姜（各二两） 淡豉（三合） 猪肾（二枚） 粳米（三合） 薤白（三合）

上以水一斗五升先煮猪肾，取六升，下诸药煮取二升，分为三服（此方与前羊肉汤相为表里，而后四味尤佳。以其能助胃气，内通荣卫三焦，外达头目皮毛也。夫先天之气生于肾，后天之气生于脾，元神生于二气之先，为不可名之物，其德藏而不用。是方以人参回元气于无何有之乡，以归芪生气血于元气之户，猪肾、粳米益脾肾之气于先后，生姜、豆豉、薤白通神明于内外，散邪秽于天壤，周行血脉而无所不通，宜养百骸而无病不治。以是骨痛头疼自汗诸症，有邪则散，无邪则补。所谓妙用无方，随感随应者也。于治产后虚劳者，宜识思焉）。

又方

猪肾一双煮，入葱、豉作臛，如常食之。

痞闷

郭稽中曰：问产后口干痞闷者何？答曰：产后荣卫大虚，血气未定，食面太早，胃不能消化，面毒结聚于胃脘，上熏胸中，是以口干燥渴，心下痞闷。医者不识，认为胸膈壅滞。以药下之，万不得一。但服见晛丸则愈。

释曰：为食面者之戒，南人甚少，于诸饮食皆能致疾，不必拘于一面也。

陈无择评曰：产后口干痞闷，未必只因食面，或产母内积忧烦，外伤燥热，饮食甘肥，使口干痞闷。当随其所因调之可也。心烦，宜四物汤去地黄，加人参、乌梅煎（随因调治极是，但治烦以四物去地黄，尤不如去川芎也）。若外伤燥热者，属何经，当随经为治，难以备举。饮食所伤，见晛丸却能作汤。

薛氏曰：前证若宿食停滞，用六君、枳实、神曲；若因肉食所致，更加山楂；若因鱼鲙之类，再加陈皮。其物既消而仍痞，或反作痛作呕，此脾胃受伤，用六君子汤。或咽酸嗳腐，加炮姜；作泻，更加升麻。如不应，佐以四神丸，或间用补中益气汤。

一妇人食角黍，烦渴痞闷，腹痛，大便欲去不去，服消导之药不应，饮食日减，肌体日瘦，半年矣。余谓此食积为患，用大酒曲炒为末，温酒调服二钱，俄而腹鸣，良久仍下粽而愈。

一妇人食鱼胙，腹痛患痢，诸药不应，用陈皮、白术等份为末，以陈皮汤送下，数剂而愈。

见岘丸

治产后血气虚弱，饮食停积，口干烦闷，心下痞痛（按：见岘丸有三棱、莪术、良姜温消之味，加以人参，丸以萝卜汁，亦巧于治面矣。而立斋纯于用补，亦为膏粱久用消导者设也。如藜藿新病，未曾用消导而气实者，岂可泥于立斋之说乎？法当临时消息）。

姜黄（炒）　荜澄茄　良姜　三棱（醋煨）　蓬术（醋煨）　人参　陈皮（去白，各等份）

上为细末，用萝卜慢火煮令极熟，研烂取余汁煮面糊丸，如桐子大，每服三五十丸，萝卜汤（萝卜汤为治面也）或白汤下。

腹胀

郭稽中曰：产后腹满闷，呕吐不定者何？答曰：败血散于脾胃，脾受之则不能运化精微而成腹胀，胃受之则不能受纳水谷而生吐逆。医者不识，若以寻常治胀止吐药治之，病与药不相干，更伤正气，疾愈难治，但服抵圣汤则愈（稽中之言虽泥于败血，而其方亦加参，立斋之言纯于补气，似近于偏，临症似宜斟酌）。

薛氏曰：前证若败血伤于脾胃，宜用前方；若饮食停于脾，宜用六君加厚朴；若饮食伤于胃，宜用六君子汤。大凡损其脾者，当节其饮食为善（节饮食者，损谷自愈之理）。

一产妇患前证，或用抵当汤（抵当汤太峻，似非产后所宜，即有用之，亦不得已也。如下后重坠，即不用抵当，亦宜升补），败血已下，前证益甚，小腹重坠，似欲去后。余谓此脾气虚而下陷，用补中益气汤加炮姜温补脾气，重坠如故，又用六君子汤而安。

抵圣汤

治产后腹胀满闷，呕吐不定。盖败血入于脾胃，而脾不能运化，故胃不能纳谷（是法家语，简当），以致呕吐腹胀等证（薛氏曰：此方最宜用）（此方亦稳当，即半夏能破血。立斋曰最宜，以其有和胃益气之物也）。

赤芍药　半夏（汤泡）　泽兰叶　陈皮（去白）　人参（各一钱）　甘草（炙，五分）

上作一服，加生姜三片，水煎温服。恶露过多者，去泽兰、赤芍药，倍加陈皮、生姜。

香砂养胃汤

治产后呕吐，饮食不下，腹胀者。此败血攻于脾胃之间，日久成反胃之症（败血日久成反胃者，理实有之，而古方六丁丸可治，此方不能治瘀血也）。

半夏（一钱）　白术　陈皮　茯苓　厚朴　香附子（各八分）　人参　藿香　砂仁　槟榔　草果（各五分）　甘草（四分）

上锉，加生姜三片，乌梅一个，水煎服（与人参养胃汤少有差别，而香附、槟榔、砂仁、白术皆得治法之要）。

加味六君子汤

治饮食停滞于脾，以致腹胀呕吐（此立斋方也，如果有饮食停滞者，不妨另为加减）。

人参　白术　茯苓　甘草（炙，减半）　陈皮（去白）　半夏（汤泡七次）　厚朴（姜制，各一钱）

上锉，加生姜三片，水煎服。

加味平胃散

治产后腹胀（以平胃加人参，总是虑产

后气虚之故，却为医家作一法眼）。

厚朴（姜炒） 苍术（米泔浸，炒） 陈皮 甘草（炙） 人参（各一钱）

上锉，水煎服。

紫金丹

治产后冲胀，胸中有物，状如噎气。

代赭石 磋砺石（各等份）

上为细末，醋糊丸，如桐子大，每服三五十丸，酒下。胸中痛，加当归汤下，久服治血癖（丹溪云：上升之气自肝出。产后肝血虚而肝气犹盛，以是冲上作胀，用代赭者，镇肝气之上逆也，醋丸更妙，磋砺石即磨刀石，亦为肝而设）。

又方（此兼血胀）

代赭石（一两） 桃仁（三钱，炒，去皮尖） 大黄（半两）

上为末，薄荷水打糊丸，如桐子大，每服三五十丸，温水下，无时。

白圣散

治产后腹大坚满，喘不能卧（此治水法，惟有余者可服，曰治喘者因水逆而上喘也，水下则喘自止矣）。

樟柳根（三两） 大戟（一两半） 甘遂（一两，炒）

上为极细末，每服二三钱，热汤调下，取大便宣利为度。此主水气之圣药也（此药峻利，不可轻用）。

浮肿

郭稽中曰：产后四肢浮肿者，败血乘虚停积，循经流入四肢，留淫日深，却还不得，腐坏如水，故令面黄，四肢浮肿。医人不识，便作水气治之，投以甘遂、大戟等药，以导其水。夫产后必虚，又以药虚之，是谓重虚，往往多致夭枉。但服小调经散，血行肿消则愈。

陈无择曰：产后浮肿多端，有自怀妊肿至产后不退者，亦有产后失于将理，外感寒暑风湿，内则喜怒忧惊，血与气搏，留滞经络。气分血分，不可不辨（气分者，先肿而后经血不行；血分者，先经血不行而后肿也，故治法不同），要当随所因脉证治之。小调经散治血分固效，但力浅难凭，不若吴茱萸汤、枳术汤、夺魂散、大调经散，皆要药也。

又论曰：夫产后劳伤血气，腠理虚则为风邪所乘。邪搏于气，不得宣越，故令虚肿轻浮，是邪搏于气，气肿也。若皮肤如熟李状，则变为水肿。气肿者，发汗即愈；水肿者，利小便瘥也。

洁古云：如产后风寒在表，面目四肢浮肿，宜《局方》七圣丸，白汤下，日加，以利为度。如浮肿至膝，喘嗽，加木香，槟榔倍之，谓气多也；如浮肿，又头痛昏冒，加羌活、川芎，谓风多也；如只浮肿，只七圣丸本方服。

东垣云：中满分消丸（见肿满门）用四物汤吞之。

丹溪云：产后肿，必用大补气血为主，少佐以苍术、茯苓，使水自利。

薛氏曰：前证若寒水侮土，宜养脾肺。若气虚浮肿，宜益脾胃。若水气浮肿，宜补中益气。当参杂证本门主治。

一产妇饮食少思，服消导之剂，四肢浮肿。余谓中气不足，朝用补中益气汤，夕用六君子汤而愈。后因怒腹胀，误服沉香化气丸，吐泻不止，饮食不进，小便不利，肚腹四肢浮肿，用《金匮》加减肾气丸而愈（以中气虚误服消克药所致，故宜补土为主，《金匮》丸者，以补火生土，而有水郁折之之法存焉）。

一产妇泄泻，四肢面目浮肿，喘促恶寒。余谓脾肺虚寒，用六君加姜桂而泄泻愈，用补中益气而脾胃健。

杜氏治张宣徽侍宠产后半月，忽患

浮肿，急召产科医治，经半月不瘥，病势转剧，召杜治之。杜至，曰：诸医作何病？张曰：皆云水气浮肿。杜曰：非也，且水气发咳嗽，小便涩是也（审水气法，如咳嗽小便涩者，乃肺失降下之令）。今爱宠小便不涩，不作咳嗽，惟手足寒，乃血脏虚，气塞不通流，面生浮肿。遂用益血和气药治之，旬日病去七八，经半月痊愈。所用之药乃灵苑方牡丹散也。其方云：治血脏风虚冷。今产科家多用此药治产后诸病如神，更名捐金汤者是也（牡丹散见血晕）。

一妇产后四肢浮肿，寒热往来。盖因败血流入经络，渗入四肢，气喘咳嗽，胸膈不利，口吐酸水，两胁疼痛，遂用旋覆花汤，微汗渐解。频服小调经散，用泽兰梗煎汤调下，肿气渐消。

大调经散

治产后肿满，喘急烦渴，小便不利。

方见前往来寒热。

小调经散

治败血乘虚停积，流入经络，四肢浮肿。

没药　琥珀　桂心　芍药　当归（各一钱）　细辛　麝香（各五分）

上为细末，每服五分，姜汁、温酒各少许调服。

《经验》方

治产后遍身青肿疼痛，及产后血水疾（青肿者，血瘀也。以血化为水，故用此，乃简便良法）。

干漆　大麦芽（各等份）

上各为细末，以新瓦罐子中铺一重麦糵，一重干漆，如此填满，用盐泥固济，火煅通赤，放冷，研为散。但是产后诸疾，热酒调下二钱。

白术汤

治心腹坚大如盘，边如旋盘，水饮所作，名曰气分（此仲景方也，易老变而为丸）。

枳实（一两半）　白术（三两）

上㕮咀，每服四钱，水一盏半，煎至七分，去滓，温服。腹中软，即当散也。

正脾散

治产后通身浮肿，及治妇人大病后脾气虚弱，中满腹胀等症（此行气法，谓之正脾者，气行而脾得运也）。

蓬莪术　香附子（童便浸）　茴香　甘草（炙）　陈皮（各等份）

上为细末，每服二钱，灯心草、木通汤下。

小调中汤

治产后一切浮肿，但用此药，无不效者（补脾胃，行瘀血，妙在调服法）。

茯苓　当归　白芍药　陈皮（各一钱）　白术（一钱半）

上切作一剂，煎汤调后药末。

没药　琥珀　桂心（各一钱）　细辛　麝香（各五分）

橘皮酒

治产后肌浮，以此行气。

橘皮为末，每服二钱，酒调服。

丹溪方

妇人产后浮肿，小便少，口渴，恶寒无力，脉皆沉。此体虚而有湿热之积，必上焦满闷，宜补中导水行气可也。

白术（二两半）　陈皮（一两）　川芎（半两）　木通（六钱）　茯苓（三钱）

上用水煎，下与点丸二十五丸（黄芩为末糊丸，名与点丸，亦名清金丸）（此方以白术为君，陈皮为佐，川芎调血，通、茯利水，与点丸清金）。

夺魂散

治产后虚肿满促，利小便则愈（此方甚奇，大概中宫有湿痰留积，致小便不利者宜之。犹服二陈汤，能使大便润而小便长也）。

生姜（三两，取汁） 白面（三两） 大半夏（七枚）

上以生姜汁溲面，裹半夏为七饼子，煨焦熟为末，水调一盏，小便利为效。

张氏方

治产后血虚，风肿水肿。

泽兰叶 防己（各等份）

上为末，每服二钱，温酒调下。不饮者，醋汤调亦可（泽兰之性，能通瘀血，利水道，同防己则又为利水绝药矣）。

汉防己散

治产后风虚气壅，上攻头面浮肿（此药虚人戒服）（泻肺利水之急剂也）。

汉防己 猪苓 枳壳 桑白皮（各一两） 商陆 甘草（各七钱半）

上为粗末，每服四钱，生姜三片，水煎，空心温服。

七圣丸

治产后风气壅盛，面目四肢浮肿，涕唾稠黏，咽干口燥，心胁胀满，大便秘，小便赤，睡卧不安（此方为实热者设）。

肉桂（去皮） 川芎 大黄（酒蒸） 槟榔 木香（各半两） 羌活 郁李仁（去皮，各一两）

上为末，炼蜜丸，如桐子大，每服十五丸。食后温汤下。山岚瘴地最宜服，量虚实加减。如浮肿，又头痛昏冒，加羌活、川芎，谓风多也。如只浮肿，只用本方。

加味吴茱萸汤

治妇人脏气本虚，宿挟风冷，胸膈满痛，腹胁绞刺，呕吐恶心，饮食减少，身面虚浮，恶寒战栗，或泄泻不止，少气羸困，及因生产脏气暴虚，邪冷内胜，宿疾转增（此治风寒之剂）（本虚便是寒气，故用温剂）。

吴茱萸（一两半） 干姜 桂心 防风 细辛 当归 牡丹皮 赤茯苓 半夏 桔梗 麦门冬 甘草（各半两）

上为粗末，每服四钱，水煎，食前热服。

加味八物汤

治产后遍身浮肿，气急潮热。

人参 白茯苓 熟地黄 小茴香（各三钱） 白术 川芎（各四钱） 当归 白芍 香附子（各五钱） 柴胡 黄芩 甘草（各一钱）

上锉散，分作六七服，每服加生姜三片，水煎，空心热服，尽此药，方服调经丸。若肚痛，加延胡索、干漆、枳壳各三钱；若呕吐恶心，加良姜、砂仁各二钱；若手足麻痹，加肉桂一钱半；若咳嗽，加五味子、款冬花、杏仁。

加减《金匮》肾气丸

治肺肾虚，腰重脚肿，小便不利，或肚腹肿胀，四肢浮肿，或喘急痰盛，已成蛊证，其效如神。此证多因脾胃虚弱，治失其宜，元气复伤而变证者，非此药不能救（夫土为防水之堤，肾为置水之器。肾为胃之关，而开窍于二阴。土恶湿，肾恶燥，而命门之气藏于肾，为生土之母，主化津液以利膀胱，故肾气盛则土旺而水有所堤，自无泛溢之患。若火衰则气不化而水溢，溢则湿土卑温而妄行矣，故有水胀之病。此方既能益火以生土，又能化气以利水，此其所以为治肿之圣药也。若于热胀，又非所宜）。

熟地黄（四两，酒拌，捣膏） 白茯苓（三两） 山药 山茱萸 泽泻 牡丹皮 牛膝 车前子 官桂（各一两） 附子（半两）

为末，和地黄炼蜜丸，如桐子大，每服七八十丸，空心白汤下。

积聚（血瘕即儿枕，宜参看）

《大全》云：夫积者，阴气也，五

脏所生；聚者，阳气也，六腑所成。皆由饮食不节，寒热不调，致五脏之气积，六腑之气聚。积者，痛不离其部；聚者，其痛无有常处。所以然者，积为阴气，阴性沉伏，故痛不离其部；聚兼阳气，阳性浮动，故痛无常处。产后血气伤于脏腑，脏腑虚弱，为风冷所乘，搏于脏腑，与血气相结，故成积聚癥块也。

薛氏曰：前症乃真气亏损，邪气乘之。况产后得之，尤当固真气为主。若求旦夕之效而攻其邪，则速其危矣。当参前杂证积聚诸方论治之。

一产妇腹中似有一块（似字是眼），或时作痛而转动，按之不痛（按不痛是法），面色萎黄，痛则皎白，脉浮而涩（萎黄、皎白、浮涩为血虚）。余谓：此肝气虚而血弱也。不信，乃用破血行气，痛益甚，转动无常。又认以为血鳖，专用破血驱逐之药，痛攻两胁，肚腹尤甚，益信为血鳖（妄言妄听，可笑），确服下血等药，去血甚多，形气愈虚，肢节间各结小核，隐于肉里，以为鳖子畏药而走于外。余曰：肝藏血而养诸筋。此因肝血复损，筋涸而挛结耳（血涸筋挛之说自立斋始。大概发在肝胆部分者，当补金水，然而难愈，惟善守者得效）。盖肢节胸项皆属肝胆部分，养其脾土，补金水以滋肝血，则筋自舒。遂用八珍汤、逍遥散、归脾汤，加减调治而愈。

一妇月经不调，两拗肿胀，小便涩滞，腹中一块作痛，或上攻胁腹，或下攻小腹，发热晡热，恶寒，肌肤消瘦，饮食无味（两拗即髀厌，属肝经，小便小腹寒热等症皆肝所主，而饮食无味则脾也，故须肝脾兼治），殊类废症，久而不愈。余谓肝脾血气亏损，用八珍汤、逍遥散、归脾汤，随症互服而愈。

《大全》云：新产后有血与气相搏而痛者，谓之瘕。瘕之言假也。谓其痛浮，假无定处也。此由夙有风冷，血气不治（虽以风冷为因，总是血气不治），至产血下则少，故致此病。不急治则多成积结，妨害月水。轻则否涩，重则不通也。

薛氏曰：前证乃寒邪乘客，气血壅结。此因气病而血病也，当补养胃气，调和月经，宽缓静养为善（此亦大概言耳。至于治法，非行气破结不可。而养正邪自除之说，于胃气不足，攻伐太过者，切有补焉）。《难经》云：任脉之病，男子为七疝，女子为瘕聚。当参前后各论治之。

河间芍药汤

治产后诸积不可攻，宜养阴去热，其病自安（大都肝血虚而火燥结者宜用。此方若为风冷所致，与夫瘀血所积者，当以别治之）。

芍药（一斤）　黄芩　茯苓（各六两）

上锉散，每服半两，水煎，温服，日三。

四神散

治产后瘀血不消，积聚作块，心腹切痛（此以佛手散温行）。

当归（去芦）　川芎　赤芍药　干姜（炮，各等份）

上为细末，每服二钱，食前同温酒调服。

一方

治血瘕作痛，脐下胀满，或月经不行，发热体倦。

当归（二两）　芍药（炒）　桂心　血竭　蒲黄（炒，各一两半）　延胡索（炒，一两）

上为末，每服二钱，空心热酒调下。

桂心丸

治产后血气不散，积聚成块，上攻心腹，或成寒热，四肢羸瘦烦疼（此三方皆以消瘀为主，而此兼行气，然有轻重之分，在人因病采择）。

桂心　当归　赤芍　牡丹皮　没药　槟榔　干漆（炒烟尽）　青皮（各七钱半）　厚朴（制）　三棱（煨）　延胡索　大黄　桃仁（去皮尖）　鳖甲（酥炙，各一两）

上为细末，炼蜜丸，如桐子大，每服三四十丸，食前温酒下。

《产宝》方

疗血瘕痛无定处。

童便（三升） 生地黄汁 生藕汁（各一升） 生姜汁（三升）

上先煎前三味，约三分减二，次下姜汁，慢火煎如稀饧，每服取一合，暖酒调下（按：癥有形，瘕无形，有形者血病，无形者气病，故血病则着，气病则行。今以血瘕而痛无定所者，乃气血俱病也。气为瘕郁，郁则生火，火载瘕行，故痛无定所。方以童便、生地、藕汁者，养血清火破瘀也，盖火清则不痛，瘀破则瘕消；佐以姜汁，调以暖酒，以热则行，寒则凝，故用之以从治耳。此方平顺中有奇处，可法之）。

《千金》方

疗血瘕。

生干地黄（一两） 乌贼鱼骨（二两）

上为细末，空心温酒调服二钱匕。

霍乱

《大全》云：产后霍乱，气血俱伤，脏腑虚损，或饮食不消，触冒风冷所致。阴阳不顺，清浊相干，气乱于肠胃之间，真邪相搏，冷热不调，上吐下痢，故曰霍乱也。经云：渴而饮水者，五苓散。寒多不饮水者，理中丸；大段虚冷者，加附子，来复丹亦妙（凡霍乱暑证者，多不可轻用热补之剂。盖暑热之气迷结心胸，若投以温补，是实实也。今人饮以冷水则生，与之热饮则死者，可想矣）。

薛氏曰：一产妇停食霍乱，用藿香正气散之类，已愈。后胸腹膨胀，饮食稍过，即呕吐或作泻。余谓此脾胃俱虚，用六君子汤加木香治之，渐愈。后因饮食失调兼恚怒，患霍乱，胸腹大痛，手足逆冷。用附子散，又用八味丸以补土母而康。设泥痛无补法而用辛散，或用平补之剂，必致不起（此以饮食稍过，即呕吐或泻，知其脾虚矣。致于手足冷，能不温之乎？然以霍乱愈后故可服，否则不宜也）。

一产妇吐泻咽酸，面目浮肿。此脾气虚寒，先用六君加炮姜为主，佐以越鞠丸而咽酸愈。又用补中益气加半夏、茯苓，而脾胃康（平日吐泻与霍乱吐泻不同，治法亦别。盖此非霍乱正治法，弗妄试也。尽信书不如无书，正为此耳）。

四生散

治一切霍乱吐泻，极效。

方见胎前霍乱。

五苓散

治霍乱渴而饮水者。

白术（炒） 茯苓 猪苓（各一钱） 泽泻（二钱半） 桂（三分）

上锉作一服，水煎服。

理中丸

治脾胃虚寒，呕吐泄泻，饮食少思，肚腹膨胀（用此方者，当认虚寒二字为主）。

人参 白术（炒） 干姜（炮） 甘草（炙，各一钱）

上为末，米糊丸，如弹子大，每服一丸，嚼细，白汤下。

白术散

治产后霍乱吐泻，腹痛烦渴，手足逆冷，或大便不实。

白术 橘红 麦门冬（去心） 人参 干姜（炮，各一两） 甘草（半两）

上锉，每服四钱，姜水煎服。

温中散

治产后霍乱，吐泻不止。

人参 白术 当归 草豆蔻仁 干姜（各一两） 厚朴（姜制，一两半）

上为粗末，每服三钱，水煎服。

附子散

治产后霍乱不止，手足逆冷。

附子（炮） 桂心 吴茱萸（炮） 丁香 当归 白术 人参 橘红 甘草（炙，各半两）

上为细末，每服二钱，粥饮调服。

高良姜散

治产后霍乱吐利，腹中疞痛。

良姜 当归（吐泻用当归者甚少，而前三方皆用之，亦非理之所宜也） 草豆蔻仁（各等份）

上为细末，每服二钱，用粥饮调下（霍乱忌粥饮，此又以粥饮调，所宜所忌，有虚实寒暑之别焉）。

上二方，非真寒不可用。

藿香正气散

治外感风寒，内停饮食，头痛寒热，或霍乱泄泻，或作疟疾（主症的确，诚为对病良药）。

藿香（一钱半） 桔梗（炒） 大腹皮 紫苏 茯苓 白术（炒） 白芷 半夏曲 陈皮 厚朴（制，各一钱） 甘草（炙，五分）

上锉，加姜、枣，水煎服。

来复丹

治伏暑吐泻，身热脉弱，其效如神。仓卒间须用此药（伏暑要药。伏暑者，暑热之无因时感冒，伏于心胸之间，以致正气郁闷，上下不得宣通，遂令闷绝而死，有如尸厥之状。所谓中脘闭结，三焦不通者是也。暑月长途，往往有之。切不可补，宜备此药以济之）。

硝石（一两，同硫黄火上微炒，用柳木条搅结砂子，不可火大） 舶上硫黄 太阴玄精石（研，各一两） 五灵脂（去砂石） 青皮 陈皮（各二两）

上为末，醋糊丸，如小豆大，每服三十丸，空心米饮下。《易简方》云：硝石性寒，佐以陈皮，其性疏快。硫黄性寒味涩，若作暖药以止泻误矣。盖用啖食生冷，或冒暑热之气，中脘闭结，挥霍变乱，非此药不能通利三焦，分理阴阳。其功甚效而速。

一方

治吐逆不受汤药者。

伏龙肝为细末，每服三钱，米饮下。

呕吐

《大全》云：夫胃为水谷之海，水谷之精以为血气，荣润脏腑。因产则脏腑伤动，有时而气独盛者，则气乘肠胃。肠胃燥涩，其气则逆，故呕逆不下食也。

薛氏曰：前证若因饮食过时，用四君子汤；饮食过多，用六君子汤；饮食过时而兼劳役，用补中益气；若因饮食停滞，用人参养胃汤；脾胃气虚，用六君子汤；胃气虚寒，加炮姜、木香；寒水侮土，用益黄散；肝木侮脾土，用六君、升麻、柴胡；命门火衰，不能生土，用八味丸；呕吐泄泻，手足俱冷，或肚腹作痛，乃阳气虚寒，急用附子理中汤，多有生者。

一产妇朝吐痰，夜发热，昼夜无寐，或用清痰降火，肌体日瘦，饮食日少，前证愈甚。余曰：早间吐痰，脾气虚也；夜间发热，肝血虚也；昼夜无寐，脾血耗也。遂用六君子汤（此病脾虚生痰，故以六君子为先，是总诀）、加味逍遥散、加味归脾汤，以次调理而痊。

香灵丸

治产后呕不止者。

丁香 辰砂（另研，各六分） 五灵脂（一钱）

上香脂先研，后入砂再研匀，用狗胆或猪胆丸，如鸡头大，每服一丸，生姜、陈皮汤磨下（此方不独产后可用，于杂症之有呕吐者亦效，妙在狗胆、灵脂）。

蒲黄散

治产后三四日恶露不下，呕逆壮热。

芍药（二两半） 当归 知母 生姜 蒲黄（各二两） 红花（半两） 荷叶心中蒂（一个） 生地黄汁（一盏）

上㕮咀，水二升，煎至一升，去渣，下蒲黄煎数沸，空心分三帖（以恶露发为呕吐，人尝失之。此方用荷蒂、红花、蒲黄、当归治恶露不下，生姜止呕安胃是矣，若生地、知母、芍药能不寒胃乎？要知此三味又为壮热者设，苟无壮热，其敢用乎？况在三四日之间，芍药尤为所忌，读方者当知其源）。

橘红半夏汤

治产后胃虚呕逆。

橘皮（一两） 半夏 甘草（炙，各半两） 藿香（三两）

上锉，每服五钱，加生姜五片，水煎服（此方治痰理气，为治呕正方。前方一寒一热之治瘀血者不同，当知此窍）。

开胃散

治产后胃虚呕吐，胸满不食。

人参（一两） 诃子（一两半） 甘草（炙，半两）

上锉，每服五钱，加生姜五片，水煎服（人参益胃气，诃子治胸满，一益气，一敛气，自与前后诸方不同，别是一种见解，人所未知）。

姜术散

治产后更无他疾，但多呕逆，不能食（更无他疾，专主胃气虚寒也。故惟以温补为主）。

白术（一两二钱半） 生姜（一两半）

上锉作一服，酒、水各二升，煎取一升，分三服（既用生姜以佐术，复加酒以为煎，又法之妙也）。

石莲散

治产后胃寒咳逆，呕吐不食，或腹作胀。

石莲肉（一两半） 白茯苓（一两） 丁香（半两）

上为细末，每服三钱，用姜汤或米饮调下，日三服（《本草》：石莲即莲实之沉水中千年者也，其味甘，其性降，故能益胃清水而治呕，况加茯苓以下气，丁香以温寒，生姜佐之，其中品味大非前方比矣。奈何今之所贸市中石莲，味极苦而内无心，形似莲实而实非莲实。考之市人，乃云皆是山中木实。本体既殊，性味亦异，又岂有清胃和中之理。求治者宜审择之，毋为市人之所误）。

钱氏益黄散

治脾胃虚寒，水反来侮，以致呕吐不食，或肚腹作痛，或大便不实，手足逆冷等症（治脾虚有痰呕逆之正方也）。

陈皮（一两） 青皮 诃子肉 甘草（炙） 丁香（各二钱）

上为粗末，每服四钱，水煎服。

加味四君子汤

治产后呕逆不已。

人参 白术 茯苓 甘草（炙） 半夏 陈皮 藿香 砂仁（各等份）

上锉，每服四钱，加生姜三片，枣一枚，水煎，温服。

（以上八方各有见解，宜一一考证施治，勿妄投也。）

吃呕

《大全》云：夫五脏六腑俱禀气于胃，而肺为主气之总司。若产后致伤气血，则脏腑气损而风冷搏之，肺因气逆而上则吃逆矣。又脾虚气冷，胃中伏寒，因食热物、冷热相击，气厥而不顺，则吃逆也（上言风冷外因也，下言聚冷内因也，然又有痰热虚呃之不同，并宜详辨）。脾者主中焦，为三焦之关，五脏之仓廪，贮积水谷。若阴阳气虚，使荣卫气厥逆，则致生斯病也。经云：吃噫者，胃寒所生。服药无效者，灸期门（期门在乳下）三壮必愈。期门穴乃胃之大络。

薛氏曰：前证属胃气虚寒之恶候。如用后方未应，急投参附汤，亦有复生者。

丁香散

治产后心烦，咳噫不止。

丁香　白豆蔻（各半两）　伏龙肝（一两）

上为细末，每服一钱，煎桃仁、吴茱萸汤调下，如人行五里再服（此治咳逆也，而何又有心烦焉？阅此方咳逆是虚寒气滞，心烦是败血瘀留，不然何以用桃仁、吴萸为汤也？当识之）。

姜桂散

治产后咳逆三日不止，欲死（此治寒自背入而咳逆也）。

肉桂（五钱）　姜汁（三合）

上锉，同煎，服三合，以大火炙手，摩令背热，时时涂药汁尽，妙（摩背法极妙，其曰时时涂药汁尽，则既服之外，又以药涂手摩之也）。

羌活散

治吃逆。

羌活　附子（炮）　茴香（炒，各半两）　木香　白姜（炮，各二钱半）

上为末，每服二钱，水一盏，盐一捻，煎十数沸，热服，一服止（治下元虚，中气弱，而又为外感寒邪者设也，妙在用盐）。

一方

治产后吃逆。

干柿一个，切碎，以水一盏，煎六分，热呷（吃逆症俱用柿蒂，而此用干柿，意自有别）。

一方

治产后吃逆三五日不止。

陈壁窠三五个，水煎呷，瘥（即蜂子窠）（壁窠，土蜂窠也）。

《补遗》治产后吃逆，橘皮汤及大小橘皮汤皆效。

上诸方当审寒热虚实用之。如寒者宜丁香、姜、桂，热者宜干柿、竹茹，实者宜香附、橘皮，虚者宜人参，甚则附子佐之。误施则噬脐之悔。慎之！

咳嗽

《大全》云：肺主诸气。产后肺虚，外邪易感，少有微邪，便成咳嗽，故或风或热，或寒或湿，皆令人咳嗽也。若产后吃盐醯太早而咳嗽者，难治。

郭稽中曰：产后血气不通，咳嗽者何？答曰：产后咳嗽，多因食热面壅滞，或热病，或有气块，发时冲心痛，气急咳嗽，四肢寒热，心闷口干，或时烦躁，睡梦惊悸，气虚，肢体无力。宜服《局方》黑神散、五积散，加枣煎服。

薛氏曰：产后咳嗽，若因阴血虚者，用四物加参、术、陈皮、桔梗；若因肺气伤者，用四君加芎、归、桔梗；因阴火上炎者，六味地黄丸加参、术；因风寒所感者，补中益气加桔梗、紫苏；若瘀血入肺发喘，兼口鼻起黑气，或鼻出血者，急用二味参苏饮，亦有得生者。然而所患悉因胃气不足。盖胃为五脏之根本，胃气一虚，五脏失所，百病生焉。但患者多谓腠理不密所致，殊不知经云肺属辛金，生于己土，若脾土一虚，则不能生金，故腠理不密，外邪易感。法当壮土金，生肾水，以制火为善。若不补其虚，而直治其病则误矣。

李氏曰：产后咳嗽，多是瘀血入肺，二母散加桃仁、杏仁、人参、茯苓水煎。其余以意会之可也。

旋覆花汤

治产后感冒风寒，咳嗽喘满，痰涎壅盛，鼻塞声重，有汗者不宜服。

旋覆花　麻黄　赤芍药　荆芥穗　前胡　茯苓　半夏曲　五味子　甘草（炙）　杏仁（去皮尖，麸炒，各等份）

上㕮咀，每服四钱，生姜三片，枣一枚，水煎，食前温服（此金沸草散加杏仁、甘草，乃麻黄汤例也，而茯苓、五味又有下气敛肺止嗽之妙，善用者则五味不嫌于太早，麻黄不嫌于太散，不善用者则实实虚虚之祸可立见矣。用者审之）。

《集验》方

疗产后感风伤寒，咳嗽多痰。

甘草　桔梗（各一两半）　款冬花（一两）　麦门冬（去心）　生地黄（各三两）　豆豉（一两）　葱白（一握）

上㕮咀，水二升，煮取八合，去滓，食后分两服（此方以出症论，则治风寒痰嗽，而用葱、豉、甘、桔、款花则可，然以生地、麦门为君，而欲治多痰寒嗽则不可。大概始于风寒，而终于虚热者宜之。所谓其始则同，其终则异也）。

二母散

治产后恶露上攻，流入肺经，咳嗽不已。

知母　贝母　白茯苓　人参（各二钱）　桃仁（去皮尖）　杏仁（去皮尖，各一钱）

上㕮咀，作一服，水煎，食后服（二母凉药也，岂能治恶露上攻？人参补气药也，岂能治流入肺经之嗽？故立斋以桃仁、杏仁加倍，盖谓泻肺导瘀也。然亦不敢妄用）。

异功散

治脾胃虚弱，饮食少思，或久患咳嗽，或腹满不食，面浮气逆等症（补土生金法）。

人参　白术（炒）　白茯苓　甘草（炙）　陈皮（各二钱）

上锉一剂，加姜、枣，水煎服。

《经效》方

治咳嗽多痰，唾黏气急（久嗽多痰者，此方甚良。盖为散中能敛，补中有泻也）。

前胡　五味子　紫菀　贝母（各一两半）　桑白皮　茯苓（各二两）　淡竹叶（二十片）

上㕮咀，水二升，煎取八合，去滓，食后分两服。

一方

治产后咳嗽气喘。

百部根　苦梗（各六分）　桑白皮（二十分）　干百合　赤茯苓（各八分）❶

上㕮咀，水二升，煮取七合，去滓，食后分两服（此保肺法。古庵曰：久嗽不愈，须用百部，加以百合敛肺，桑皮泻中有补，苦梗下气，赤苓泻火，乃清降妙剂也。于结症亦佳）。

释曰：以上六方，以散邪为第一，以散中兼凉血清心为第二，清肺补气利气行瘀为第三，补土生金为第四，而第五第六，一则散而收之，一则清而敛之。数方之内，治嗽之法，初中末三治，补泻兼该，先后不紊。能推广之，以治杂症之咳嗽亦无不可。集方者其药上药王欤。

喘急

娄氏曰：产后喘极危，多死也（此真实话也，临症者慎之）。

郭稽中曰：产后喉中气急喘促者何？答曰：荣者，血也。卫者，气也。荣行脉中，卫行脉外，相随上下，谓之荣卫。因产所下过多，荣血暴竭，卫气无主，独聚肺中，故令喘也。此名孤阳绝阴，为难治。若恶露不快，败血停凝，上熏于肺，亦令喘急，但服夺命丹（见胞衣不下），血去喘自定。

陈无择评曰：产后喘急固可畏，若是败血上熏于肺，犹可责效夺命丹。若

❶各八分：原脱，据5卷本补。

感风寒，或因忧思饮食咸冷等致病者，夺命丹未可均济，况孤阳绝阴乎？若荣血暴绝，宜大料煮散川芎汤亦可救；伤风寒，宜旋覆花汤；性理郁发，宜小调经散，用桑白皮、杏仁煎汤调下；伤食，宜服见砚丸、五积散、川芎汤。

薛氏曰：前证若脾肺气虚弱，用六君、桔梗，若兼外邪，更加紫苏；若中气虚寒，用补中益气加炮姜、肉桂（专一补似太泥），若阳气虚脱，更加附子；若瘀血入肺，急用二味参苏饮。

一产妇喘促自汗，手足俱冷，常以手护脐腹。此阳气虚脱。用参附汤四剂而愈。

浦江吴辉妻孕时足肿，七月初旬产后，二月洗浴即气喘，但坐不得卧者五个月，恶风，得暖稍宽，两关脉动，尺寸皆虚，百药不效。用牡丹皮、桃仁、桂枝、茯苓、干姜、枳实、厚朴、桑白皮、紫苏、五味、瓜蒌仁煎汤服之即宽，三服得卧，其痰如失。盖作污血感寒治之也（以洗浴气喘，及得暖稍宽之症审之，自宜发散，而百药不效，乃更用破血温消之剂愈之者，是当责在产后有余邪也。关脉动尺寸虚者，邪郁在中，不得出也。故当温散而愈。可为学者法）。

夺命散

治产后败血冲心，胸满上喘，命在须臾（此治败血）。

方见前血晕。

二味参苏饮

治产后血入于肺，面黑发喘欲死者（此保肺逐瘀）。

人参（一两，为末）　苏木（二两，槌碎）

上用水二碗，煮苏木取汁一碗，调人参末，随时加减服。

旋覆花汤

治产后伤风寒喘嗽，痰涎壅盛（此治风寒）。

方见前咳嗽。

见砚丸

治产后伤咸冷饮食而喘者（此治饮食）。

方见前痞闷。

五味子汤

治产后喘促，脉浮而厥（此单补虚。此补肺法，果虚者宜之）。

五味子（麸炒）　人参　杏仁（各二钱）　麦门冬（去心）　陈皮（各一钱）

上加生姜三片，枣二枚，水煎服。

六君加失笑散

治产后喘急不能卧，痰与血杂涌而上，此脾胃气虚而败血乘之也。服此立止。

六君子料六钱，加生姜三片，水煎服，调入蒲黄、五灵脂，各炒五分，搅匀温服，少顷滓再煎，再入蒲、灵末服，神效（余一日庄居，一乡人踵门哀恳，道其妻产后数喘促不能卧，痰与血交涌而上，日夜两人扶坐，才侧身壅绝，乞救疗之。无暇检方书，以意度之，新产后血气脾胃大虚顿损，故虚痰壅盛，而败血乘之。犀角六君子加失笑散一服，痰血俱下，喘亦立止。次日来谢云：诸病皆去，只不能食。再与参苓白术散，二帖痊愈。对症之药，神效如此。故特附于此）（据此法，亦二味参苏饮之变。设非究理为治，即败乃事矣。妙在佐以失笑散）。

大补汤

治产后百日外面青浮肿，唇口气急，有汗。乃大虚之证，急宜服此（要诀在面青自汗上审，此大方也，宜知之）。

当归头　大川芎　大白术　白芍药　白茯苓　人参（多）　黄芪（多）　五味子　熟地黄　干姜（上上）　甘草（少）（即十全大补去桂，加干姜、五味子。甘，非有真见者不能用）

上锉散，水煎服。此帖不退，即加

川乌、木香（川乌、木香尤良），另磨入服。有泻，加诃子肉、豆蔻、粟壳。

鼻衄

郭稽中曰：产后口鼻黑气起及鼻衄者何？答曰：阳明者，经脉之海，起于鼻交頞中，还出颊口，交人中，左之右，右之左。产后气虚血散，荣卫不理，散乱入于诸经，却还不得，故令口鼻黑气起及变鼻衄。此缘产后虚热变生此症。胃绝脉败，不可治。

《经验方》云：急取绯线一条，并产妇顶心发两条，紧系中指节上，即止，无药可治。亦禳压之一端也。

薛氏曰：按胃脉侠口绕承浆，盖鼻准属脾土，鼻孔属肺金，谓胃虚肺损，气脱血死之证。急用二味参苏饮加附子五钱（真良法也，当备之胸中，以待不时之用），亦有得生者。

汪石山治一妇人，产后血逆上行，鼻衄口干，心躁舌黑，盖因瘀血上升，遂用益母丸二丸，童便化下，鼻衄渐止，血渐通（益母、童便妙，治虚热）。

李氏曰：此产后虚热所致，犀角地黄汤救之（此治虚热亦良，热加童便更妙）。

加味参苏饮

人参（二两）　苏木（二两）　附子（五钱）

上锉，水煎服。

卷之十四

泄泻

郭稽中曰：产后腹痛及泄利者何？答曰：产后肠胃虚怯，寒邪易侵。若未满月，饮冷当风，乘虚袭留于肓膜，散于腹胁，故腹痛作阵，或如锥刀所刺，流入大肠，水谷不化，洞泻肠鸣，或下赤白，胠胁䐜胀，或痛走不定，急服调中汤立愈。若医者以为积滞取之，祸不旋踵。谨之谨之！

陈无择评曰：产后下痢，非只一证，当随所因而调之。既云饮冷当风，何所不至？寒热风湿，本属外因，喜怒忧思，还从内性，况劳役饥饱皆能致病。若其洞泄，可服调中汤。赤白带下，非此能愈。各随门类，别有三方（此法中再审虚实乃当）。

薛氏曰：产后泻痢，或因饮食伤损脾土，或脾土虚不能消食，当审而治之。若米食所伤，用六君加谷蘖；若面食所伤，用六君子加麦蘖；若肉食所伤，用六君加山楂、神曲丸；兼呕吐，皆加藿香；若兼咽酸或呕吐，用前药送越鞠丸；若肝木来侮脾土，用六君加柴胡、炮姜；若寒水反来侮土，用钱氏益黄散；若久泻或元气下陷，兼补中益气汤，以升发阳气；若泻痢色黄，乃脾土真气，宜加木香、肉果；若脾土虚寒，当用六君子加木香、姜、桂；若脾肾虚寒，用补中益气及四神丸（此十一法须体酌纯熟，然只用八方加减，可谓要而约矣。而八方之中，以六君子加味者五，补中益气者二，而益黄、四神、八味、肾气等药，或兼或专，真切减当。于此得心，其他亦可变通矣，又何患方之不广，用之不神欤?）；若属命门火衰而脾土虚寒，用八味丸以补土母；若小便涩滞，肢体渐肿，或兼喘咳，用《金匮》肾气丸以补脾肾，利水道；若肾气虚弱而四肢浮肿，治须补胃为主。若久而不愈，或非饮食所伤而致，乃属肾气亏损。盖胞胎主于任而系于肾，况九月十月乃肾与膀胱所养，必用四神、六味、八味三药以补肾。若用分利导水之剂，是虚其虚也。

一产妇泻痢，发热作渴，吐痰甚多，肌体消瘦，饮食少思，或胸膈痞满，或小腹胀坠，年余矣。余以为脾肾泻，朝用二神丸，夕用六君子，三月余而痊。

一妇产后泄泻，兼呕吐咽酸，面目浮肿。此脾气虚寒。先用六君加炮姜为主（按：总方所言脾土虚寒，用六君加木香、姜、桂，而此只加炮姜一味为主，是又不必拘于一定之法矣），佐以越鞠丸，而咽酸愈，又用补中益气加茯苓、半夏而脾胃康。

一产妇泄泻年余，形体骨立，内热晡热，自汗盗汗，口舌糜烂，日吐痰三碗许，脉洪大，重按全无。此命门火衰，脾土虚寒而假热也。吐痰者，乃脾虚不能统摄归源也。用八味丸补火以生土，用补中益气汤兼补肺金而脾胃健（审证审脉，用药俱当。具法眼者能之）。

一产妇腹痛后重，去痢无度，形体倦怠，饮食不进，与死为邻，此脾肾俱虚，用四神丸、十全大补汤而愈。但饮食难化，肢体倦怠，用补中益气而康（此法据前条只用补中、四神，而此又加一十全大补，可见须因症用药，毋执泥也）。

一妇人五月患痢，日夜无度，小腹坠痛，发热恶寒，用六君子汤送香连丸二服渐愈，仍以前汤送四神丸四服痊愈。至七月终，怠惰嗜卧，四肢不收，体重节痛，口舌干燥，饮食无味，大便不实，小便频数，洒栗恶寒，凄惨不乐。此肺与脾胃俱虚，而阳气虚寒不伸也，用升阳益胃汤而痊（此症若只拟前法，而用六君补中，不用升阳益胃，便非活法。故知立言之中，有不言之妙。所谓言不尽意也）。

汪石山治一妇产后滑泄，勺水粒米弗容，时即泄下，如此半月余，众皆危之（丹溪云：泄泻症最恶一切汤饮。石山亦然，所谓理无二致也）。或用五苓散、平胃散，病益甚。汪诊之，脉皆濡缓而弱。曰：此产中劳力，以伤其胃也。若用汤药，愈滋胃湿，非所宜也。令以参苓白术散除砂仁，加陈皮、肉豆蔻，煎姜、枣调服，旬余而安。

调中汤

治产后肠胃虚怯，冷气乘之，腹胁刺痛，洞泄不止。

良姜　当归（酒浸）　肉桂（不见火）　白芍（炒）　川芎　附子（炮，去皮尖，各一两）　人参　甘草（炙，各半两）

上㕮咀，每服三钱，水煎服。

豆蔻理中丸

治产后元气虚弱，脐腹疼痛，泄泻不止。又治男子脾胃虚弱，久泄不止。

人参（一两）　白术（二两）　干姜（炮）　甘草（炙，各五钱）　肉豆蔻（面裹煨，七钱）

上为细末，炼蜜丸，如桐子大，每服四五十丸，空心米饮下。酒煮面糊丸亦可。

神效参香散

治产后脾胃虚寒，泄泻洞下，及痢疾日久，秽积已尽，滑泻不止。此收涩如神。

人参　木香（各二钱）　肉豆蔻（煨）　白茯苓　白扁豆（各四钱）　陈皮　罂粟壳（去蒂瓤，醋炙，各一两）

上为细末，每服一钱匕，清米饮调下，食远服（此收涩之剂，陈皮与粟壳相等，得处方之妙）。

万历己亥，余官金陵，内人十二月产难，经宿始娩。越旬日洞泻，点水入口即下。内人恐惧大哭，自谓必死。余偶有此药，用一钱，以米饮调服。才下咽，泻即止。真起死回生之药也。

痢疾

《大全》云：产后痢疾者，由产劳伤。脏腑不足，日月未满，虚乏未复，或劳动太早，或误食生冷。若行起太早，则外伤风冷，乘虚入于肠胃；若误食生冷，则难化之物伤于脾胃，皆令洞泄水泻，甚者变为痢也。若血渗入大肠，则为血痢，难治。世谓之产子痢也。得冷则白，或如鱼脑，得热则赤黄，或为骤血，若冷热相搏，则下痢赤白，或脓血相杂，若下痢青色，则极冷也（黄赤为热，青之为寒，此古人之论。自河间论出，不分五色，均以为热。岂古今不同欤？大概始于伤冷，久变为热，故热者多而寒者少，未可执以无寒也。必因症求之为当）。若饮食不进，便利无常，日夜无度，产后本虚，更加久痢不止，无力瘦乏，愈见羸弱，谓之虚羸下痢。又有产后气血不顺，而下痢赤白，谓之气痢。治之之法，热则凉之，冷则温之，冷热相搏则调之，滑者涩之，虚羸者补之，水谷不分者当利小便。若产妇情性执着，不能宽解，须当顺其气，未有不安者也。

薛氏曰：前证白属气分，而赤属血分也。其论详见泻痢。

一产妇食鸡子，腹中作痛，面色青黄，服平胃、二陈，更下痢腹胀，服流气饮子，又小腹一块，不时上攻，饮食愈少。此脾胃虚寒，肝木克侮所致。用补中益气加木香、吴茱萸渐愈。又用八珍、大补兼服调理，寻愈。

一妇产后痢，未至月满，因食冷物及酒，冷热与血攻击，滞下纯血，缠坠极痛，其脉大无力，口干，用黄芩芍药汤三服而安（若果脉大无力，可不温补。而乃用黄芩芍药汤者，以缠坠极痛之症，为积滞未去也。故从症不从脉焉）。

产后下痢作渴者，水谷之精化为血气津液，以养脏腑，脏腑虚燥，故痢而渴。若引饮则难止，反溢水气。脾胃既虚，不能克水，水自流溢，浸渍皮肤，则令人肿。但止其渴，痢则自瘥（凡理气虚不能致津液以养脏腑。而渴者，宜一味白术煎汤代茶，庶无水肿之患）。

薛氏曰：痢证若渴而不喜饮冷，属胃气虚，不能生津液，宜用七味白术散。夜间发热口渴，属肾水弱而不能润，宜用六味丸，并佐以益气汤以滋化源。

救急散

治产后赤白痢，腹中绞痛。

白芍　阿胶　艾叶　熟地黄（各一两）　当归　甘草（各三两）

上㕮咀，水煎，分二服，空心饮（此以四物汤去川芎加艾、胶，所以止血也。而归、甘各用三两为君，所以和气血而止腹痛耳。妙在甘以缓之）。

加味四君子汤

治产后赤白痢，神效（二方一为气虚，一为血虚，而前方妙在分两，此方重在虚滑，不然参、术、粟壳岂常试之味）。

人参　白术　白茯苓　甘草（炙）　黄芪（各一钱）　罂粟壳（炙，去蒂，五分）

上锉，水煎。

以上二方治虚滑。

白头翁加甘草阿胶汤

治产后下痢虚极（《脉经》作热痢重下，新产虚极者）。

白头翁　甘草（炙）　阿胶（炒，各二钱）　黄连　黄柏　秦皮（去皮，各三钱）

上锉作二服，水煎，纳胶令消尽，温服（白头翁汤原仲景治协热毒痢药，而《脉经》加胶、甘以治热产极虚。然非热痢下煎，岂敢用乎?）。

槐连四物汤

治产后热滑血痢，脐腹疼痛。

当归　川芎　赤芍药（炒）　生地黄　槐花　黄连（炒，各一钱）　御米壳（去蒂，蜜炙，五分）

上锉，水煎服（前以四君、粟壳治气虚而滑，此以四物、粟壳以治血热虚滑。气血之分，智者自辨。而止涩之剂非滑勿投。慎之!）。

黄连丸

治产后热滑赤白痢，腹中搅痛不可忍（此方以三黄解毒为主，非真热勿用，辨之）。

黄连（四两）　黄芩　黄柏（各二两）　栀子仁　阿胶　蒲黄（各一两）　当归（二两半）

上为末，炼蜜丸，如桐子大，每服六七十丸，米饮下，日三夜一。

以上三方治热滑。

神效参香散

治痢疾日久，秽积已少，腹中不痛，或微痛不窘，但滑溜不止，乃收功之后药也（以下出症，字字真切，不落一空。用此方者须知集方之心。所谓无妄之药勿试也）。

方见前泄泻。

一方

治产后血泻不禁，余血作痛，兼块，属寒滑者。

桂心　干姜（各等份）

上为末，空心酒调服方寸匕（以血泻而用姜、桂，人所难信，而谓寒滑不禁，又所当遵。夫学道爱人，用方者宜体认之）。

以上二方治寒滑。

神仙感应丸

产后固无积痢，多有因食荤味早，亦作泻痢者。百无一生，非此方不能救之，三服立止。不然荏苒日月，至不救也。如不因食荤者，不可服。

神曲（炒，二钱）　人参　枳壳（麸炒，去瓤，各一钱）　赤石脂　熟地黄　白术（各二钱）

上为细末，每服三钱，空心米饮调下（此方以神仙感应为名，必非虚语。然以为食荤早而致泄者，脾胃必薄，故用参、术，而神曲为化食之用，枳壳佐之，赤石脂固之，似矣。而熟地何为也？大抵肾者胃之关，产后肾虚，气不能固，故用之欤。于食荤不食荤，可服不可服之理，自非庸人所知）。

连翘丸

治产后久病赤白痢，盖因脾胃不和，气滞积聚所致，心腹胀满，干呕酸心，饮食不下，胸膈噎塞，胁肋疼痛危困者。

连翘　陈皮（去白）　京三棱（各钱半）　肉桂（不见火）　槟榔　牵牛子（取头末）　蓬术　青皮（去白，各一钱）　肉豆蔻（面裹煨）　好墨（各半钱）

上为细末，面糊丸，如桐子大，每服三十丸，米饮下，或用水煎服亦可（凡治积方不等。而此所集方，一用地黄、石脂，此用连翘、好墨，亦大异也。其他不过温气行气攻积而已。亦奇人用奇药，于他方可再求之）。

以上二方治积痢。

三圣散

治产后下血痢不止（止血之剂）。

乌鱼骨　烧绵灰　血余灰（汗脂者，各等份）

上为细末，每服一钱，煎石榴皮汤调下，热服。

一方

治产后痢，日五十行者。

取木里蠹粪炒黄，急以水沃之，令稀稠得所，服之即愈（按：木蠹有有毒无毒之异，则其粪亦宜别也）。

治产后诸痢杂方

取苍耳叶，捣汁半盏，日三四温服。

一方　煮薤白食之。

一方　羊肾脂炒薤白，空心食之。

一方　败龟板一枚，米醋炙，研为末，醋汤调下。

治产后血痢杂方

一方　用阿胶二两，以酒一升半，煮一升，顿服。

一方　用生马齿苋捣汁二大合，煮一沸，下蜜一合调，顿服。

以上杂治方。

《必效》方

疗产后痢，而渴饮无度数（清心生津）。

麦门冬（三两）　乌梅（二十个）

上细锉，水一升，煮取七合，细呷。

《经效》方

疗产后久痢，津液涸，渴不止（涩气生津）。

龙骨（十二分）　厚朴　茯苓　黄芪　麦门冬　人参（各八分）　生姜（六分）　大枣（十四枚）

上细锉，以水一大斗，煮取七合，空心分两服。

《录验》方

产后痢日久，津液枯竭，四肢浮肿，

口干舌燥（为消渴所宜，故取之）。

冬瓜一枚黄泥糊厚五寸，煨烂熟，去皮，绞汁服之，痊。

七味白术散

治产后痢，津液竭，渴不止（大和脾胃以生津）。

方见前渴。

以上治痢疾发渴。

大便秘涩

郭稽中曰：产后大便秘涩者何？答曰：产卧水血俱下，肠胃虚竭，津液不足，是以大便秘涩不通也。若过五六日，腹中闷胀者，此乃燥屎在脏腑，以其干涩未能出耳。宜服麻仁丸以津润之。若误以为有热，投之寒药，则阳消阴长，变证百出，性命危矣。

薛氏曰：前证因去血过多，大肠干涸，不可计其日期、饮食数多而用药通之，必待腹满觉胀，欲去不能者，乃结在直肠，宜用猪胆汁润之。若服苦寒疏通之剂，反伤中气，或愈加难通，或通而不止，或成痞证也。若去血过多者，用十全大补汤；若血虚火燥者，用加味四物汤；气血俱虚者，用八珍汤。虽数日不通，饮食如常，腹中如故，仍用八珍加桃仁、杏仁治之。若泥其日期、饮食数多而通之，则误矣。

一产妇大便不通七日矣，饮食如常，腹中如故（非善守善察者不能）。余曰：饮食所入，虽倍常数，腹不满胀。用八珍加桃仁、杏仁至二十一日，腹满欲去。用猪胆汁润之，先去干粪五七块，后皆常粪而安。

一产妇大便八日不通，或用通利之药，中脘胀痛，饮食甚少。或云：通则不痛，痛则不通。乃用蜜导之，大便不禁，吃逆不食。余曰：此脾肾复伤。用六君加吴茱萸、肉果、骨脂、五味数剂，喜其年壮而愈。不然，多致不起。

一产妇大便秘结，小腹胀痛，用大黄等药，致吐泻不食，腹痛胸痞。余用六君子加木香、炮姜治之而愈。

一妇人大便秘涩，诸药不应，苦不可言，令饮人乳而安。

李氏曰：产后大便闭者，芎归汤加防风、枳壳、甘草；秘涩者，麻子仁丸或苏麻粥。盖产后去血多则郁冒，郁冒则汗多，汗多则大便闭，皆血虚也。

调导散

治妇人产前产后大便不通。

当归　川芎　防风（用防风者，将欲降之，必先升之也）　枳壳（各四钱）　甘草（炙，二钱）

上㕮咀，每服一两，用生姜三片，枣一枚，水煎，温服。忌动风物。

麻仁丸

治产后去血过多，津液枯竭，不能转送，大便闭涩。

大麻仁（研如泥）　枳壳（面炒）　人参（各一两）　大黄（半两）

上为末，炼蜜丸，如桐子大，每服二十丸，空心温酒、米饮任下。未通，渐加丸数，不可太过。

评曰：产后不得利，利者百无一生。去血过多，脏燥大便秘涩，则固当滑之。大黄似难轻用，唯葱涎调腊茶为丸，复以腊茶下之，必通（亦是良法）。

（产后固不可轻用大黄，然大肠秘结不通，或恶露点滴不出，不得大黄以宣利之势必不通。但利后即当以参、芪、白术、甘草及芎、归等药大剂调补之。不然，元气下脱，后将不可救矣。）

滋肠五仁丸

治产后血气虚损，大肠闭涩，传导

艰难。

杏仁（去皮，面炒） 桃仁（如上制，各一两） 柏子仁（五钱） 松子仁（一钱半） 郁李仁（一钱，面炒） 橘红（四两，为末）（以橘红为君者，利气润下也）

一方加当归梢五钱。

上五仁另研为膏，合橘皮末和匀再研，炼蜜丸，如桐子大，每服三十丸，加至五六十丸，食前清米饮下。

阿胶枳壳丸

治产后大便秘涩。

阿胶 枳壳（各等份）（二味有见）

上为末，炼蜜丸，如桐子大，滑石末为衣，温水下二十丸。未通再服。

麻苏粥

妇人产后有三种疾，郁冒则多汗，汗多则大便秘，故难以用药，惟麻子苏子粥最为稳当。

苏子 大麻子（各半合，洗净）

上研极细，用水再研，取汁一盏，分二次，煮粥啜下。

《本事方》云：此粥不惟产后可服，大抵老人诸虚风秘皆宜服之。尝有一人母年八十四，忽尔腹痛头疼，恶心不食。召医数十，议皆用补脾进食、治风、清利头目等药。数日虽愈，全不入食，其家忧惶。余辩说前药皆误矣。此证正是老人风秘，脏腑壅滞，聚于胸中，则腹胀恶心，不思饮食。又上至于颠，则头痛，神不清也。若脏腑流畅，诸疾悉去矣。予命作此粥，两啜而气泄，先下结粪如胡桃者十余枚，后渐得通利，不用药而自愈矣（必于审症中得了悟）。

《兵部手集》方

治产后秘结不通，膨满气急，坐卧俱难。

用大麦蘖炒黄为末，酒下一合，神效（用大麦自有心得）。

大小便不通

《大全》云：产后大小便不通者，本肠胃挟热，因产后血水俱下，津液燥竭，肠胃痞涩，热气内结于肠胃，故令大小便不通也。

薛氏尝治一妇大小便不通，诸药不应，将危矣。令饮牛乳，一日稍通，三日而痊。人乳尤善。

通气散

治产后大小便不通（通气）。

陈皮 苏叶 枳壳（麸炒） 木通（各等份）

上锉散，每服四钱，水煎，温服，立通。

桃仁散

治膀胱气滞血涩，大小便闭（通血）。

桃仁 葵子 滑石 槟榔（各等份）

上为细末，每服二钱，空心葱白汤调下。

枳壳丸

治产后大小便涩滞（通气凉血润肠）。

木香（二钱） 枳壳（麸炒） 麻仁（炒黄） 大黄（各一两）

上为末，炼蜜丸，如桐子大，每服三十丸，温水送下。食后如饮食不化，亦宜服之。

一方

治产后大小便不利，下血。

车前子 黄芩 蒲黄 牡蛎 生地黄 芍药（各一两五钱）

上为细末，空心米饮调服方寸匕。忌面蒜（凉大小肠血，而又止血者也）。

金钥匙散

治产后大小便不通，腹胀等症。

滑石 蒲黄（各等份）

上为细末，酒调下二钱。

遗屎

薛氏曰：产后遗屎，若脾肾虚弱，用还少丹，仍以补中益气汤为主，虚寒加肉豆蔻、补骨脂，或四神丸。若脾肾虚寒，用八味丸兼四神丸，仍佐以前二方（夫肾开窍于二阴，而❶大便者，血之道，肾主之。故立斋集方，皆以脾肾为治。以命门兼之者，土恶湿也）。

按：产后遗屎，乃肾气不固，宜五味子散主之。

一产妇大便不实，饮食少思，五更或清晨遗屎。此中气虚寒，脾肾不足，用补中益气送四神丸而痊（非大有见者，不能主此方）。

一产妇小便出粪，名大小肠交。乃气血俱虚，失行常道。先用六君子二剂，又用五苓散一剂而痊。寻常肠交亦可用。

《补遗》方

疗产后遗屎不知，亦治遗尿（以下二方，乃自良所集，各取其义也）。

白蔹　芍药（各七分）

上为末，酒调服方寸匕。

《集验》方

疗产后遗屎，亦治男子。

枯矾　牡蛎（煅，各等份）

上为末，酒调服方寸匕，日三服。

加味补中益气汤

治脾肾虚寒，大便不禁（此加法火土相生之理，然非原方所加。以此推之，能以无法观法，斯为妙法）。

黄芪　人参　白术　甘草（炙，各一钱）　当归　陈皮（各七分）　升麻　柴胡（各三分）　肉豆蔻　补骨脂（各五分）

上锉一剂，水煎服。

还少丹

治脾肾虚弱遗粪。

肉苁蓉（《本草》以肉苁蓉善动大便，人皆忌之。今治遗粪，而立斋反以为用。岂立斋为一代名医，而反不知耶？以用所当用，则不忌耳）　远志（去心）　茴香　巴戟　干山药　枸杞子　熟地黄　石菖蒲　山茱萸（去核）　牛膝　杜仲（去皮，姜制）　楮实子　五味子　白茯苓（各三两）

上为末，用枣肉百枚，同炼蜜丸，如桐子，每服五七十丸，空心温酒或盐汤下，日三服。

四神丸

治脾肾虚弱，大便不实，或五更作泻。

破故纸　吴茱萸（炒，各四两）　肉豆蔻（生用）　五味子（各二两）

上为末，用大红枣四十九枚，生姜四两切碎，同枣用水煮熟，去姜，取枣肉和药丸，桐子大，每服五十丸，空心盐汤下。

五味子散

治肾泄。

五味子（二两）　吴茱萸（半两）

上炒香熟，研为细末，每服二钱，陈米饮调下。

《广济》方

治产后遗粪，亦治男子。

取故燕窝中草烧为末，以酒调下半盏。

淋闷

《大全》云：产后诸淋，因热气客于脬中，内虚则频数，热则小便涩痛，故谓之淋。又有因气虚挟热，热邪搏血，渗入胞中，血随小便而出，为血淋者

❶夫肾开窍于二阴，而：原作“将闭窍于二经”，据清宏道堂刻本改。

（热邪搏血则有之，渗入胞中则未也。如交肠症，亦岂渗入而来耶?）。

《三因论》曰：治诸产前后淋泌，其法不同。产前当安胎，产后当去血。如其冷、热、膏、石、气淋等，为治则一，但量其虚实而用之。瞿麦、蒲黄，最是产后要药。唯当究其所因，则不失其机要矣（五淋一治有悖者，然则冷热无分矣）。

薛氏曰：按前证若膀胱虚热，用六味丸。若阴虚而阳无以化，用滋肾丸。盖土生金，金生水，当滋化源也。仍参淋沥频数门调治。

一产妇小水淋沥，或时自出，用分利降火之剂，二年不愈。余以为肺肾之气虚，用补中益气汤、六味地黄丸而痊（以分利降火之剂太过，故用此药补之）。

茅根汤

治产后诸淋，无问冷、热、膏、石、气结，悉主之（此方甚良）。

白茅根（五钱）　瞿麦穗　白茯苓（各二钱半）　葵子　人参（各一钱二分半）　蒲黄　桃胶　滑石　甘草（各六分）　紫贝（一个，煅）　石首鱼脑砂（二个，煅）（紫贝、石首皆治石淋要药）

上锉，分二帖，加生姜三片，灯心二十根，水煎服。或为末，每服二钱，木通煎汤调下。如气壅闭，木通、橘皮煎汤调下。

滑石散

治产后热淋。

滑石（一两二钱半，研）　通草　车前子　葵子（各一两）

上为末，以浆水调服方寸匕，至二匕为妙。

滑石通淋散

产后小便紧涩不通者，因血热积于小肠，经水不利，恣食热毒之物而成淋涩故也。

赤茯苓　泽泻　木通　黄连　猪苓（各八分）　白术　瞿麦　山栀子　车前子（各等份）　滑石（四分）

上锉，加灯心十二茎，水煎，空心热服。

石韦散

治妇人小便卒淋涩。

石韦　黄芩　木通　榆白皮　葵子　瞿麦穗　甘草（各等份）

上㕮咀，每服八钱，加生姜三片，水煎，食前温服。

加味四物汤

诸淋皆属于热，用此累效。

当归　川芎　赤芍药　生地黄　甘草梢　杜牛膝　木通（各一钱）　桃仁（去皮尖，五个）　滑石（一钱半）　木香

上锉，水煎服。

一方

疗产后淋，小便痛及血淋。

白茅根（五分）　瞿麦　车前子（各二两）　鲤鱼齿（一百枚，为末）　通草（三两）　冬葵子（三合）

上以水三升，煮取一升，入鱼齿末，空心服。

张氏方

疗产后小便不通，淋闷。

陈皮一两，去白，为末，空心温酒调下二钱，一服便通（小肠气道也，肝主之，陈皮、杏仁皆利气药，故有验）。

疗卒不得小便方

杏仁十四枚去皮、尖，炒，为末，和饮顿服。

灸脐法

治产后小便不通，腹胀如鼓，闷乱不醒。盖缘未产之前内积冷气，遂致产时尿胞运动不顺（积冷者用此，所谓气化则能出矣）。

用盐填脐中，却以葱白剥去粗皮，

十余根作一缚，切一指厚，安盐上，用大艾炷满葱饼上，以火灸之，觉热气入腹内，即时便通，神验。

小便数

《大全》云：夫产后小便数者，乃气虚不能制故也。

薛氏曰：前证若因稳婆不慎，以致胞损而小便淋沥者，用八珍汤以补气血；若因膀胱气虚而小便频数，当补脾肺；若膀胱阴虚而小便淋沥者，须补脾肾。

一产妇小便频数，时忽寒战，乃属脾肺虚弱，用补中益气加山茱、山药为主，佐以桑螵蛸散而愈。后患发热晡热，盗汗自汗，月水不调，用加味逍遥散而安。

一产妇患前证，吐痰发热，日晡作渴，此膀胱阴虚，用补中益气汤及六味丸而愈。又患痢后小便频数，手足俱冷，属阳气虚寒，用前汤及八味丸而瘳。

桑螵蛸散

治产后阳气虚弱，小便频数及遗尿（治气虚频数遗尿）。

桑螵蛸（三十个，炒）　鹿茸（酥炙）　黄芪（各三两）　牡蛎（煅）　人参　厚朴　赤石脂（各二两）

上为末，每服二钱，空心粥饮调下。《外台》方无厚朴、石脂，有甘草、生姜。

瓜蒌汤

疗产后小便数兼渴（治虚热）。

栝楼根　人参（各三两）　黄连　桑螵蛸　甘草（炙）　生姜（各二两）　大枣（五十枚）

上细切，用水七升，煮二升半，分三服，忌猪肉冷水。

《补遗》方

疗产后小便数及遗尿（此命门药也，专主缩小便。虚寒者宜之）。

益智仁为末，米饮调服。

小便不禁

陈氏曰：妇人产蓐，产理不顺，致伤膀胱，遗尿无时。

丹溪云：尝见收生者不谨，损破产妇尿脬，致病淋沥，遂成废疾。一日有徐妇，年壮难产得此。因思肌肉破伤在外者宜可补完，胞虽在腹，恐亦可治。遂诊其脉虚甚。予曰：难产之由，多是气虚。产后血气尤虚，试与峻补。因以参、芪为君，芎、归为臣，桃仁、陈皮、黄芪、茯苓为佐（妙在有破血之药），煎以猪羊胞中汤，极饥时饮之。但剂小，率用一两。至一月而安。盖令气血骤长，其胞自完。恐稍缓亦难成功矣。

薛氏曰：前证若脾肺阳虚，用补中益气汤加益智；若肝肾阴虚，用六味地黄丸；若肝肾之气虚寒，用八味地黄丸。

一产妇小便不禁，二年不愈，面色或青赤，或黄白。此肝脾气虚血热。用加味逍遥散为主渐愈，佐以六味地黄丸而痊。后因怒小便自遗，大便不实，左目顿紧，面色顿赤，仍用前散，佐以六君子汤，以清肝火生肝血培脾土而痊。

《千金》方（以下七方悉有至理，考之《本草》，乃见方不虚立，集次有条。醒心会意者当自得之）

治产后小便不禁。

白薇　芍药（各等份）

上为末，温酒调下方寸匕。日三服。

又方

治产后小便不禁。

桑螵蛸（半两，炙）　龙骨（一两）

上为末，每服二钱，粥饮调下。

鸡内金散

治产后溺床失禁。

用雄鸡肶胵一具并肠洗，烧为末，温酒调服方寸匕。

《广济》方

疗产后小便不禁。

用鸡尾毛烧灰存性，酒调下一钱匕，日三服。

黄芪当归汤

妇人产后尿不禁，面微浮，略发热于午后。此膀胱为坐婆所伤。

黄芪　归身尾（归尾破血）　芍药（各一钱半）　白术（一钱）　人参　陈皮（各五分）　甘草（炙，少许）

上水煎，热服之。

固脬散

治妇人临产时伤手脬破，小便不禁。

黄丝绢（自然黄者，染黄者不用，取三尺，以炭灰汁煮极烂，以绢水洗去灰令净）黄蜡（半两）　蜜（一两）　白茅根　马屁勃（为末，各二钱）

上用水二升再煎至二盏，空心顿服。服时饮气服之，不得作声，如作声无效。

补脬饮

治产后伤动脬破，终日不小便，但淋沥不干。

生熟绢（黄色者，一尺）　白牡丹根皮　白及（各二钱）（丹皮破血，白及补敛）

上用水一碗，煎至绢烂如饧，服之。勿作声，作声无效。

小便出血

《大全》云：产后小便出血者，因气血虚而热乘之，血得热则流散，渗于胞内，故血随小便出。

薛氏曰：一产妇尿血，面黄，胁胀少食。此肝木乘脾土也。用加味逍遥、补中益气兼服而愈。后为怀抱不乐，食少体倦，惊悸无寐，血仍作。用加味归脾汤二十余剂。将愈（以归脾而愈，岂尿血亦为脾不摄血欤？临症须酌之），惑于众论，服犀角地黄汤，诸症复作。仍服前汤而愈。

血余散

治产后小便出血（即此五方，条理有序，品味合宜，孰能遗之）。

乱发不拘多少，汤洗净，烧灰，研为末，米饮调服方寸匕。

滑石散

治产后小便出血。

滑石（研）　发灰（各等份）

上为末，每服一钱，生地黄汁调下。

崔氏方

疗产后血渗入大小肠。

蜜（一大合）　车前草（捣汁，一升）

上相和煎沸，分两服。

补遗方

治产后小便出血。

川牛膝去芦，水煎服。

又方

生地黄汁（半升）　生姜自然汁（半合）

上相和服之。

大便出血

薛氏曰：产后便血，或饮食起居，或六淫七情，以致元气亏损，阳络外伤。治法：若因膏粱积热，用加味清胃散；若因淳酒湿毒，葛花解酲汤；若因怒动肝火，加味小柴胡汤；若因郁结伤脾，加味归脾汤；若因思虑伤心，妙香散；若因大肠风热，四物加侧柏、槐花；若因大肠血热，四物加芩、连、槐花；若因肠胃虚弱，六君加升麻、柴胡；若因肠胃虚寒，六君加肉蔻、木香；若因元气下陷，补中益气加茯苓、半夏；若因胃气虚弱，用六君、升麻；若因血虚，用四物、升麻；若因气血俱虚，用八珍、柴胡、升麻。大凡元气虚弱而发热者，皆内真寒而外假热也，但用六君子或补中益气加炮姜温补脾气，诸症悉退。若四肢畏冷，属阳气虚寒，急加附子。病因多端，当临症制宜，庶无误矣。

一产妇粪后下血，诸药不愈，饮食少思，肢体倦怠。此中气虚弱，用补中益气加吴茱萸、炒黄连五分，四剂顿止。用归脾汤治之而痊。

一妇人怒则便血，寒热口苦，或胸胁胀痛，或小腹痞闷。此肝木乘脾土，用六君子加山栀、柴胡而愈。又用补中益气、加味逍遥二药而不复作。

一妇人久下血在粪前，属脾胃虚寒，用补中益气汤加连炒吴茱一钱，数剂稍效，乃加生吴茱五分，数剂而愈。

一产妇大便后血，口干饮汤，胸胁膨满，小腹闷坠，内热晡热，食少体倦，日晡面赤，洒淅恶寒。此脾肺气虚。先用六君加炮姜、木香渐愈，用补中益气将愈，用归脾汤而愈。后因劳役兼怒气，发热血崩，夜间谵语。此热入血室。用加味小柴胡二剂而热退，用补中益气而血止，用逍遥散、归脾汤调理而康。

加味清胃散

治因膏粱积热便血。

当归身（酒浸，一钱）　黄连　生地黄（酒洗）　升麻（各二钱）　牡丹皮（一钱半）　石膏（三钱）

上锉，水煎服。

一方无石膏，有犀角、连翘、甘草。

的奇散

治产后恶露不行，余血渗入大肠，洞泻不禁，下青黑物，亦验。

用荆芥大者四五穗，于盏内燃火烧成灰，不得犯油火，入麝香少许，研匀，沸汤一两呷调下。此药虽微，能愈大病，幸勿忽之（妙理入神）。

产后阴下有物脱出产肠不收

《三因方》云：妇人趣产，劳力努极，致阴下脱若脱肛状，及阴下挺出，逼迫肿痛，或举动房劳，皆能发作，清水续续，小便淋沥。

丹溪云：一妇人三十余岁，生女二日后，产户下一物如手帕，下有帕尖，约重一斤。予思之，此因胎前劳乏伤气，或肝痿所致，却喜血不甚虚耳。其时暮天寒，恐冷干坏了，急与炙黄芪半钱，人参一钱，白术五分，当归一钱半，升麻五分，三帖连服之即收上，得汗，通身乃安。但下裔沾席处，干者落一片，约五六两重，盖脂膜也。食进得眠，诊其脉皆涩，左略弦，视其形却实。与白术、芍药各半钱，陈皮一钱，生姜一片，煎二三帖以养之。

一妇人产子后，阴户中下一物如合钵状，有二歧。其夫来求治，予思之，此子宫也，必气血弱而下坠。遂用升麻、当归、黄芪大料二帖与之。半日后，其夫复来曰：服二次后，觉响一声，视之已收阴户，讫。但因经宿干着席上，破一片如掌心大在席，某妻在家哭泣，恐伤破不可复生。予思之，此非肠胃，乃脂膏也。肌肉破，尚可复完。若气血充盛，必可生满。遂用四物汤加人参与一百帖，三年后复有子。

治子宫下，用黄芪一钱半，人参一钱，当归七分，升麻三分，甘草二分，作一帖，水一盅煎至五分，去滓，食前服，却用五倍子末泡汤洗，又用末敷之。如此数次，宜多服药，永不下。

一妇产后水道中出肉线一条，长三

四尺，动之则痛欲绝。先服失笑散数次（何以服失笑散？），以带皮姜三斤研烂，入清油二斤煎，油干为度，用绢兜起肉线，屈曲于水道边，以前姜熏之，冷则熨之，六日夜缩其大半，二六日即尽入，再服失笑散、芎归汤调理之。如肉线断，则不可治矣。

当归黄芪散

治产后阴脱。谓阴户脱下也（补而升之）。

当归　白芍　黄芪　人参（各二钱）　升麻（五分）

一方有甘草，无芍药。

上锉作一剂，水煎，食前温服，外用五倍子泡汤洗，又用末敷之（五倍固脱也）。

加味八珍汤

治产后生肠不收（气血并补而升）。

八珍汤（八钱）　黄芪（一钱）　防风　升麻（各五分）

上锉一服，水煎服，外以荆芥、藿香、樗皮煎汤熏洗。

加味四物汤

治因产用力过多，阴门突出（补血固脱）。

四物汤（四钱）　龙骨（另研少许，临服入）

上锉，水煎服。阴痛者加藁本、防风，去龙骨（妙在一加一去，有本来升法）。

当归散

治阴下脱，又名癞疝。

当归　黄芩（各二两）　白芍（一两）　猬皮（烧存性，半两）　牡蛎（煅，二两半）

上为末，每服二钱，温酒、米汤任意调下。忌登高举重（癞即子宫之脱，刺猬、牡蛎、芩、芍凉而固脱也）。

硫黄散

治产后努力太过，致阴下脱，若脱肛状，及阴下挺出，逼迫肿痛（阴脱有属肝热者），举动房劳，皆能发作，清水续续，小便淋沥。

硫黄　乌贼鱼骨（各半两）（硫黄、乌贼温而固脱也）　五味子（二钱半）

上为末，掺患处，日三易。

乌椒汤

治阴下挺出（温法）

蜀椒（一方不用此味）　乌头　白及（各半两）

上为末，以方寸匕绵裹，纳阴中入三寸。腹中热易之，一日一度，明旦乃复着，七日愈。

寸金散

治妇人子肠下不收（温涩清凉，妙妙）。

蛇床子　韶脑❶　胡芦巴　紫梢花（各等份）

上为末，每服五七钱，煎水半碗，淋洗之，三二遍为效。

复元汤

治产后子宫不收。

荆芥穗　藿香叶　臭椿皮（各等份）

上㕮咀，煎汤熏洗，子宫即入（取意）。

一方

有临产子肠先出，产后肠不收，名曰盘肠献花产。

治法：命产母仰卧，却用好米醋半盏和新汲水七合，搅匀，忽噀产母面或背，每一噀令一缩。三噀三缩，肠则尽收。此良法也（有法）。

一方

产肠出，俗用冷水噀母面，其肠自

---

❶韶脑：樟脑。因古产自韶州而得名。

收。此法虚弱之人切不可用，恐惊怯成病，或即脱绝，以此方治之。

用蓖麻子四十粒（一方云十四粒），去壳研烂，涂产母头顶。自能收上，如收了，即以水洗去顶上蓖麻（未的）。

又方

治肠出久而不收，为风吹干，不能收者。

以磨刀水少许火上温过，以润盘肠，仍煎好磁石汤一杯，与产母饮之，自收（取意）。

丹溪方

产后肠不收。

用香油五斤煎热，盛盆俟温，坐油盆中。约一顿食时，以皂角末吹入鼻中，嚏作立上，妙（有法）。

杂方

治盘肠产。

半夏为末，搐鼻中，肠自上（取嚏之义）。

一方

全蝎不拘多少为末，口噙水，鼻内搐之，立效。

一方　以大纸捻蘸香油，点灯吹灭，以熏产母鼻中，肠即上。

杂方　治产后阴肿下脱。

铁精、羊脂二味搅令稠，布裹炙热熨，推纳之。

一方　用枳壳二两，去瓤锉碎，煎汤温浸，良久即入。

一方　用人尿，烧酒调下方寸匕。

一方　肠出，盛以洁净漆器，浓煎黄芪汤浸之，肠即上。

一方　蛇蜕、蛇床子二味炒热，布裹熨患处。亦治产后阴痛。

一方　单用蛇床子一升，炒热，帛裹熨患处。亦治产后阴痛。

一方　烧兔头末，敷之。

一方　以温水洗软，却用雄鼠粪烧烟熏入。

灸法

治产后阴脱，灸脐下横纹二七壮。

一法　妇人阴挺出，四肢淫泺，身闷，少海主之（一作照海）。

一法　妇人胞胎门落癫不收常湿，灸神阙、玉泉（五十壮）、阴交（脐下一寸指缝中，灸五十壮，三）。

又法　玉泉旁开三寸（灸随年壮，三）。

一法　女人阴门冷肿，灸归来（三十壮）

产门不闭肿痛

薛氏曰：玉门不闭，气血虚弱也，用十全大补汤；肿胀焮痛，肝经虚热也，加味逍遥散；若因忧怒，肝脾气血伤也，加味归脾汤；若因暴怒，肝火血伤也，龙胆泻肝汤。

一产妇玉门不闭，发热恶寒，用十全大补加五味子数剂而寒热退，用补中益气加五味子数剂而玉门闭。

一妇人脾胃素弱，兼有肝火，产后玉门肿痛，寒热作渴，呕吐不食，外敷大黄等药，内用驱利之剂，肿及于臂，诸症蜂起。此真气虚而邪气盛也。先用六君子以固肠胃，次用补中益气以升阳气，下数剂而痊愈（无肝火则不肿痛，非脾胃弱则不呕吐，故用大黄等药失其治也）。

一产妇患此失治，肿溃不已，形体消瘦，饮食少思，朝寒暮热，自汗盗汗半年矣。用补中益气汤加茯苓、半夏，脓水渐少，饮食渐进，又用归脾汤，共五十余剂而愈（此从饮食少思治）。

一产妇玉门不闭，小便淋沥，腹内一块，攻走胁下，或胀或痛，用加味逍遥散加车前子而愈（此从胁下胀痛淋沥治）。

一妇人子宫肿大，二日方入，损落一片，殊类猪肝，面黄体倦，饮食无味，内热晡热，自汗盗汗，用十全大补汤二十余剂，诸症悉愈，仍复生育。

十全大补汤

治产后血气大虚，阴门不闭，发热恶寒。

本方加五味子，水煎服。

硫黄汤

治产后玉门开而不闭。

硫黄（四两）　吴茱萸　菟丝子（各一两半）　蛇床子（一两）❶

上锉，每服四钱，水一碗煎汤，频洗之，自效。

敛阴法

治新产后阴肿下脱及产门不合。

新石灰半升，先放在脚盆内，后以沸汤冲入，乘热于上熏之。俟温，用手掬清者沃淋之。未效，日再用（有一妇用此法熏之即死。不可不慎。大抵宜温不宜乘热也。盖以新石灰而加滚汤，以熏新产之妇，能不伤乎？故尽信书不如无书，又当以己意逆之也）。

当归汤

治产后脏中风冷，阴肿痛（品味俱妙）。

当归　独活　白芷　地榆（各三两）　败酱（《千金翼》不用）　矾石（各三两）

上锉碎，以水一斗半，煮取五升，适冷暖洗阴，日三（适冷暖二字妙）。

一方

治妇人子宫大痛不可忍，并产后生肠不收（谓子宫坠下以致大痛也。此子宫当以玉门为释，观生肠不收可想矣，不然腹中之物岂能泡糁非玉门，前案可据）。

五倍子　白矾（各等份）

上为末，温酒泡洗，干糁亦可。

桃仁膏

治产后阴肿妨闷（此谓阴肿有瘀血）。

桃仁（去皮尖）　五倍子　枯矾（各等份）

上为末，研桃仁膏拌匀敷。

一方

单用桃仁，去皮尖研细，四五次抹之。

万应丸

治产后小户痛不可忍。

知母（一味）去皮，炒为末，炼蜜丸，如弹子大，每服一丸，清酒一盏化下。

一方

治产后阴户两旁肿痛，手足不能舒伸者。

用四季葱入乳香同捣成饼，安于阴户两旁，良久即愈（两旁属厥阴。葱涎止痛，以其通也。四季葱通而愈通，况同乳香乎？此入理之方，请试思之）。

乳病门

乳汁不行

《大全》云：妇人乳汁乃气血所化，其或不行者，皆由气血虚弱，经络不调所致。凡乳汁勿令投于地。虫蚁食之，令乳无汁。若乳盈溢，可泼东壁上佳。或产后乳涨，或臖❷作者，此年少之人初经产乳，内有风热也，须服清利之药则乳行。若累经产而无乳者，亡津液故也，须服滋阴之药以助之。若虽有乳，却又不甚多者，须服通经之药以动之，仍以羹臛引之。盖妇

❶一两：原脱，据5卷本补。

❷臖（xìng）：肿痛。

人之乳，资以冲脉，冲与胃经通故也。有屡经产而乳汁常多者，亦妇人血气不衰使然。若妇人素有疾在冲任，乳汁少而色带黄者，生子则怯弱而多疾。

《三因方》云：产妇有二种乳脉不行，有血气盛而壅闭不行者，有血少气弱涩而不行者。虚当补之，盛当疏之。盛者当用通草、漏芦、土瓜根辈，虚者当用炼成钟乳粉（钟乳原从气化而成，故取之，以天人合气也。微乎微乎）。猪蹄、鲫鱼之属。概可见矣。

薛氏曰：前证若气血虚弱而不能生化者，宜壮脾胃；怒动肝胆而乳肿汁出者，宜清肝火。夫乳汁乃气血所化，在上为乳，在下为经。若屡产无乳，或大便涩滞，当滋化源。

一产妇因乳少，服药通之，致乳房肿胀，发热作渴。余谓血气虚。以玉露散补之而愈。

通草汤[1]

治产后血气盛实，乳汁不通（以下五方皆治盛实壅滞，各有经济法度，宜熟味之）。

桔梗（二钱）　瞿麦　柴胡　天花粉（各一钱）　通草（七分）　青皮　白芷　赤芍药　连翘　木通　甘草（各五分）

上锉一剂，水煎细饮，更摩乳房。

漏芦散

治妇人肥盛，气脉壅滞，乳汁不通，或经络凝滞，乳内胀痛，或作痈肿，将欲成者。此药服之，自然内消，乳汁通行。

漏芦（二两半）　蛇蜕（炙，十条）　瓜蒌（十枚，急火煅存性。一方用根十条，切片炒焦）

上为末，每服二钱，酒调下，仍食猪蹄羹助之。《经验方》有牡蛎烧存性（此厥阴阳明药，加牡蛎尤奇）。

一方只用牡蛎煅末，酒调下。

秘传涌泉散

治乳妇气脉壅塞，乳汁不行，及经络凝滞，奶乳胀痛，或作痈肿。

王不留行　白丁香　漏芦　天花粉　僵蚕　穿山甲（火炮黄色，各等份。一方无此味）

上为末，每服四钱，用猪悬蹄煮汁调下（此散结通塞剂也，而白丁香宜查）。

罗氏涌泉散

治气滞少乳。

瞿麦穗　麦门冬（去心）　王不留行　龙骨　穿山甲（炮黄，各等份）

上为细末，每服一钱，热酒调下，先食猪悬蹄羹，后服此药，服后以木梳刮左右乳房三十余下，日三服（立斋方无穿山甲，而以猪蹄汁一碗，酒一杯煎服。其用龙骨与气滞何居意，以通中用塞也。取义而已）。忌食姜、椒辛辣之物。

涌泉散

治乳汁不通。不问虚盛，先用木梳频刮乳房，后服药（涌泉三方，俱有奇药。而此以穿山、僵蚕、皂角通塞，胡桃、芝麻生乳。若肉豆蔻者，其善温胃化食者欤，可与智者生巧）。

穿山甲　白僵蚕　肉豆蔻（面包煨熟，各四钱）　皂角（五钱）　胡桃仁（去皮，四两）　芝麻（炒，半斤）

上为细末，每服不拘多少，温酒调下，任意饮之。

《产宝》方

治产后乳无汁。

土瓜根　漏芦（各三两）　通草（四两）　甘草（二两）

上锉碎，以水八升，煎取二升，分温三服（若为乳无汁须以补气血为主，而此以土瓜根、桂心通血脉，有冷热不同，全无气

---

[1] 通草汤：原作“通草散”，据目录改。

血之剂，而甘草一味又超于法外矣）。

一方加桂心，并为末，酒服方寸匕。

胡桃散

治妇人少乳及乳汁不行。

核桃仁（去皮，十个，捣烂） 穿山甲（为末，一钱）

上捣和一处，黄酒调服。

皂角散

治乳汁不通，及乳结硬疼痛。

皂角（烧粉） 蛤粉

上为末，每服二钱，热酒调服。

歌曰：妇人吹乳意如何，皂角烧灰蛤粉和。热酒一杯调八字，须臾核散笑呵呵。

张氏方

滋益气脉荣卫，行津液。

葵子（炒香） 缩砂仁（各等份）

上为细末，每服二钱，热酒调下。

杂方

下乳汁。

瓜蒌子洗净，炒令香熟，瓦上搶令白色为末，酒调下一钱，合面卧，少时再服。

一方 瓜蒌一枚熟捣，以白酒一斗，煮取四升，去滓，温饮一升，日三。

一方 土瓜根为末，酒调下一钱，日三服。

一方 京三棱三个，水二碗，煮取一碗，洗之，取汁下为度，妙（以洗法通气，又是一法）。

一方 穿山甲洗净一两，灰炒燥，为细末，酒调服方寸匕。治产乳无汁，亦治乳结痈肿。

以上治乳滞不行之剂。

加味四物汤

治气血虚，乳汁不通（以下皆补法，而诸法不同，然会其理，则各臻至妙也，试法尤为入门便诀）。

当归 川芎 白芍药（酒炒） 生地黄 木通 王不留行 天花粉（各等份）

上锉一剂，同猜猪蹄旁肉四两，煎汤二盅，入药同服，先将葱汤频洗乳房（按：第一方以四物不用熟地，第二方合四君而无白术，更去生地，第三方有黄芪，或芍或芎或甘草，以至粳糯米、羊蹄、钟乳，种种变更，皆不出于至中至正之道。噫！其能复超于法外否?）。

玉露散

治产后乳脉不行，身体壮热疼痛，头目昏痛，大便涩滞。此药凉膈压热下乳。

人参 白茯苓 当归（各五分） 芍药（七分） 川芎 桔梗（炒） 白芷（各一钱） 甘草（五分）

上㕮咀，水煎，食后服。如热甚，大便秘，加大黄炒三分。

当归补血加葱白汤

治产后无乳。

当归（二钱） 黄芪（一两） 葱白（十根）

上锉，水煎服（此方亦从补法来。而以葱白引入乳房，尤为捷径）。

通脉散

治女人乳少。

当归 天花粉 木通 牡蛎 穿山甲

上为细末，用猪蹄汤入酒少许调服。

通乳汤

治乳后气血不足，经血衰弱，乳汁涩少。

猪蹄（下节，四只） 通草（二两） 川芎（一两） 穿山甲（十四片，炒黄） 甘草（一钱）

上用水五升煮汁饮之。忌生冷，避风寒，夜卧不宜失盖。更以葱汤频洗乳房。

一方

治乳汁不通。

当归　穿山甲（酥炙，各五钱）　天花粉　王不留行　甘草（各三钱）

上为细末，每服三钱，猪蹄汤或热酒调下。其乳即通。

猪蹄汤

治奶妇气少力衰，脉涩不行，绝乳汁。

猪蹄（一只）　通草（四两）

上将猪蹄净洗，依食治法，次用水一斗同通草浸煮，得四五升，取汁饮之，末作二料。

立效散

下乳汁。

粳米　糯米（各半合）　莴苣子（一合，并淘净）　生甘草（半两）

上研细，用水二升，煎取一升，去滓，分三服，立下（全以谷气为主，即糯米又为养阴助乳之大药也）。

又方

治乳汁少。

栝楼根　薄荷干身（各等份）

上为粗末，先吃羊蹄汁一碗，次服药，后再吃葱丝羊羹汤少许，立效（羊肉补形，薄荷、葱丝和味，引经通滞）。

钟乳散

治乳妇气少血衰，脉涩不行，乳汁绝少。

成炼钟乳粉研细，浓煎漏芦汤调下二钱。

杂方

有人乳汁不行已十七日，诸药无效，遇有人送赤豆一斗，遂时常煮粥食之，当夜乳脉通行。

一方　麦门冬不拘多少，去心，焙为末，以酒磨犀角约一钱许，暖调二钱服之。不过两服，乳汁便下（此清心法，可为焦劳者一助云）。

以上治乳少不行之剂。

乳汁自出

《大全》云：产后乳汁自出者，乃是胃气虚所致，宜服补药以止之。若乳多溢满急痛者，温帛熨之（当观人勇怯及乳汁浓淡，以论虚实，为有涌溢故也）。《产宝》有是论，却无方以治之。若有此证，但以漏芦散亦可。

有未产前乳汁自出者，谓之乳泣，生子多不育，经书未尝论及（予曾诊一内，气盛脉旺，患乳泣，其生子长而游痒，其不育之说，亦未必尽然也）。

薛氏曰：前证气血俱虚，用十全大补汤；肝经血热，用加味逍遥散；肝经怒火，用四物、柴、栀、芩、连；肝脾郁怒，用加味归脾汤。

一产妇劳役，忽乳汁如涌，昏昧吐痰。此阳气虚而厥也。灌以独参汤而苏，更以十全大补汤数剂而安。若妇人气血方盛，乳房作胀，或无儿饮胀痛，憎寒发热，用麦芽二三两炒熟，水煎服，立消。其耗散血气如此，何脾胃虚弱，饮食不消方中多用之？

漏芦散

方见前。

免怀汤

欲摘乳者，用此方通其月经，则乳汁不行。

当归尾　赤芍药　红花（酒浸）　牛膝（酒浸，各五钱）

上锉，水煎服。

一方

治妇人血气方盛，乳房作胀，或无儿食乳，要消者，服此立消。

麦芽二两炒熟，水煎服。

一方炒为末，煎四物汤调服，即止。

吹乳痈肿

《大全》云：产后吹奶者，因儿吃奶之次忽自睡着，为儿口气所吹，令乳汁不通，蓄积在内，遂成肿硬。壅闭乳道，伤结疼痛。亦有不痒不痛，肿硬如石者，总名曰吹奶。若不急治，肿甚成痈，逮有至死者。连服皂角散、瓜蒌散，敷以天南星散，更以手揉之则散。

薛氏曰：前证用药，切不可损其气血。

丹溪云：乳房阳明所经，乳头厥阴所属。乳子之母不知调养，或为忿怒所逆，郁闷所遏，厚味所酿，以致厥阴之气不行，故窍不通，而汁不得出；阳明之热沸腾，故热甚而化脓。亦有所乳之子膈有滞痰，口气焮热，含乳而睡，热气所吹，遂生结核。于初起时，便须忍痛揉令稍软，吮令汁透，自可消散矣，此不治，必成痈疖。治法：疏厥阴之滞以青皮，清阳明之热以细研石膏，行污浊之血以生甘草节，消肿导毒以瓜蒌子。或加没药、青橘叶、皂角刺、金银花、当归头。或汤或散，加减随意消息，然须少酒佐之。若加以艾火两三壮于肿处，其效尤捷（立方有法，用药有诀，不可不达）。彼村工喜于自衒，便妄用针刀，引惹拙病，良可哀悯。

李氏曰：妇人之乳，男子之肾，皆性命根也。

初起烦渴呕吐者，胆胃风热也，甚则毒气上冲，咽膈妨碍。寒热者，肝邪也。此皆表证，宜不换金正气散加天花粉，能止渴呕，定寒热。咽膈有碍者，甘桔汤加生姜，或护心散。如溃后见此四证为虚。

饮食厚味，忿怒忧郁，以致胃火上蒸乳房，乳汁化为浊脓，肝经气滞，乳头窍塞不通，致令结核不散，痛不可忍。初起便宜隔蒜灸法，切忌针刀。能饮者，一醉膏加芎、归各一分一服，两服即效。不能饮者，瓜蒌散。

结核亦有因气血虚弱，被外感内伤，以致痰瘀凝滞而成核者，俱以芷贝散为主。血虚合四物汤，更加参、术、柴胡、升麻；气虚合四君子汤，更加芎、归、柴胡、升麻；忧思伤脾者，归脾汤加栝楼根、贝母、白芷、连翘、甘草节，水酒各半煎服。

有肝火结核肿痛甚者，清肝解郁汤。

吹乳，因乳子膈上有痰，口气焮热，含乳而睡，热气吹入乳房，凝滞不散，作痛。初起须忍痛揉令稍软，吸令汁透，自可消散。不散，宜益元散，冷姜汤或井水调，一日一夜服三五十次自解。重者，解毒汤顿服之。挟气者芷贝散、单青皮汤。外用漏芦为末，水调敷之。又有乳汁不行，奶乳胀痛者，涌泉散。

核久内胀作痛，外肿坚硬，手足不近，谓之乳痈。未溃者，仍服瓜蒌散、内托升麻汤或复元通气散加漏芦；虚者，托里消毒散；将溃，两乳间出黑头，疮顶陷下作黑眼者，内托升麻汤；已溃寒热者，内托十宣散；少食口干者，补中益气汤；晡热内热者，八物汤加五味子；胃虚呕者，六君子汤加香附、砂仁；胃寒呕吐或泻者，六君子汤加干姜、藿香；遇劳肿痛者，八物汤倍参、芪、归、术；遇怒肿痛者，八物汤加山栀。

王损庵曰：隆庆庚午，予自秋闱归，则妹已病亡[1]。盖自七月乳肿痛不散，八月用火针取脓，医以十全大补汤与之，外敷铁箍散，不效，反加喘闷。九月产

---

[1] 亡：疑衍。

一女，溃势益大，而乳房烂尽，乃及胸腋，脓水稠黏，出脓几六七升，略无敛势。十一月始归就医，改用解毒和平中剂，外掺生肌散、龙骨、寒水石等剂，脓出不止，流溅所及，即肿泡溃脓，两旁紫黑，疮口十数，胸前腋下皆肿溃，不可动侧，其势可畏。余谓产后毒气乘虚而炽，宜多服黄芪解毒补血益气生肌，而医不敢用。十二月中旬后益甚，疮口念余，诸药及试不效，始改用予药。时脓秽粘滞，煎楮叶猪蹄汤沃之，顿爽。乃治一方，名黄芪托里汤，黄芪之甘温，以排脓益气生肌为君，甘草补胃气解毒，当归身和血生血为臣，升麻、葛根、漏芦为足阳明本经药，及连翘、防风，皆散结疏经，瓜蒌仁、鼠粘子解毒去肿，皂角刺引至溃处，白芷入阳明，排脓长肌，又用川芎三分，及肉桂炒柏为引用，每剂入酒一盏，煎送白玉霜丸，疏脓解毒。时脓水稠黏，方盛未已，不可遽用收涩之药，理宜追之。以翠青锭子外掺，明日脓水顿稀，痛定秽解，始有向安之势。至辛未新正，患处皆生新肉，有紫肿处俱用葱熨法，随手消散。但近腋足少阳分尚未敛，乃加柴胡一钱，青皮三分，及倍川芎，脓水将净者，即用搜脓散掺之，元宵后遂全安。

康祖为广德宰，事张王甚谨，后授温倅，左乳生痈，继又胸臆间结核，大如拳，坚如石，荏苒半载，百疗莫效，已而牵掣臂腋，彻于肩，痛楚特甚，急祷王祠下，梦闻语曰：若要安，但用生姜自然汁制香附服之。觉呼其子，检《本草》视之，二物治证相符，访医者亦云有理，遂用香附子去毛，姜汁浸一宿，为末二钱，米饮调，方数服，疮脓流出，肿硬渐消，自是获愈。

一妇人禀实性躁，怀抱久郁，左乳内结一核，按之微痛，以连翘饮子二十余剂，少退，更以八珍加青皮、香附、桔梗、贝母二十余剂而消。

消毒饮

治吹乳、乳痈[1]并便毒。如憎寒壮热，或头痛者，先服人参败毒散一二剂，方可服此药。如无前证，即服此二三剂，或肿不消，宜服托里药。

当归　白芷　青皮（去皮）　贝母　柴胡　天花粉　僵蚕（炒）　金银花（各三钱）

上锉一剂，水煎服。便毒，加大黄煨一钱，空心服（白芷为阳明经，排脓止痛，青皮、柴胡行厥阴经气滞，当归行血，天花粉通血脉，僵蚕散结痰，贝母开郁痰，金银花味甘，总解诸毒，其加大黄以治便毒者，亦行厥阴污浊之血也）。

连翘饮子

治乳痈（此专行厥阴气血凝滞之药）。

连翘（结热）　瓜蒌仁（涤痰缓肝）　川芎（血）　皂荚刺　橘叶（气）　青皮（气）　甘草节（血）　桃仁（各二钱，血）

上作一服，水煎，食远服，如已破者，加参、芪、当归；未破者，加柴胡、升麻。

一方

治血脉凝注不散，结成吹乳、乳痈，痛肿不可忍者。

天花粉　金银花　皂角刺　穿山甲（土炒）　当归尾　白芷梢　瓜蒌仁　贝母（去心）　甘草节

上锉，酒煎服（以凝注不散，故用天花、角刺、山甲、归尾）。

又方

治妇人乳中结核。

---

[1]乳痈：原作“吹痈”，据目录改。

升麻　连翘　青皮　甘草节（各二钱）　瓜蒌仁（三钱）

上作一服，水煎，食后细细呷之（以乳房结核，故用升麻、青皮，而连翘散结热，甘草、瓜蒌缓肝润燥也）。

内托升麻汤

治妇人两乳间出黑头，疮顶陷下作黑眼，并乳痈初起亦治。

升麻　当归身　葛根　连翘　黄柏（各二钱）　黄芪（三钱）　牛蒡子　甘草（炙，各一钱）　肉桂（五分）

上作一服，水一盅，酒半盅煎，食后服（治黑陷妙剂。而黄柏之用，所以济陷也；肉桂之用，所以发毒也）。

清肝解郁汤

治肝经血虚风热，或肝经郁火伤血，乳内结核，或为肿溃不愈，凡肝胆经血气不和之证，宜用此药。

人参（去芦）　茯苓　熟地黄　芍药（炒）　贝母（去心）　山栀（炒，各一钱）　白术　当归（各一钱五分）　柴胡　牡丹皮　川芎　陈皮（各八分）　甘草（五分）

上水煎服（风热即肝热生风，言热则火在其中矣。治以逍遥散加山栀、四物，养肝血清胆热也，治热即治风，养血即清火也，人参同白术，非气虚者不宜轻用）。

一方

乳栗破则少有生者，必大补，或庶几耳（此方重在破字上）。

人参　黄芪　白术　当归　川芎　连翘　白芍　甘草节

上锉，水煎服。

一方有青皮、瓜蒌，无白术。乳岩小破，加柴胡（以乳栗有青皮、瓜蒌，无白术，此方中之窍须得之，小破二字亦一窍也）。

一方

治乳硬痛（硬字上讨好）。

当归　甘草（各三钱）　没药（一钱）

上作一服，水煎，入酒少许，热饮。

金银花散

治乳脉不行，结成痈肿，疼痛不可忍者。

金银花　当归　黄芪（蜜炙）（以乳脉不行而用黄芪，宜详之）　甘草（各二钱半）

上作一服，水煎，入酒半盅，食后温服。

丹溪方

治乳肿痛。

青皮　石膏（煅）　连翘　皂角刺（炒）　黄药子（黄药子解热毒要药，而所要配诸药又极当，非丹溪论中语也）　当归头　木通（各一钱）　生甘草（三分）

上作一帖，水煎，入好酒些少，同煎服。

一方

治乳痈奶劳焮肿。

石膏（煅）　桦叶（烧）　瓜蒌子　青皮（石膏、青皮是一套十而配法差别）　甘草节

上锉，水煎服。

一方

治乳有核（在核字上看）。

南星　贝母　甘草节　瓜蒌（各一两）　连翘（半两）

上以水煎，入酒服。

复元通气散

治妇人乳痈及一切肿毒（通气二字妙）。

木香　茴香　青皮　穿山甲（酥）　陈皮　白芷　甘草　漏芦　贝母（去心，姜制，各等份）

上为细末，每服三钱，好酒调下。

治乳痈方（行结气结血，其加参、芪，又是一法）

青皮　瓜蒌子　橘叶　连翘　桃仁（留尖）　皂角刺　甘草节

上水煎服，如破多加参、芪。

神效瓜蒌散

治妇人乳痈乳岩，神效。

黄瓜蒌（子多者，不去皮。焙干研烂）　当归（酒洗）　生甘草（各五钱）　乳香　没药（各另研，二钱半）（用乳没法始此）

上作一剂，用好酒三碗，于瓷石器中慢火熬至碗半，分为三次，食后服。如有乳岩，便服此药，可杜绝病根。

如毒气已成，能化脓为黄水，毒未成则内消。疾甚者，再合一服，以愈为度。立效散与此间服神效，但于瓜蒌散方减去当归，加紫色皂角刺一两六钱是也。

究源五物汤

治痈疽发背，乳痈通用。

瓜蒌（炒，一枚）　皂角刺（半烧带生）　没药　乳香　甘草（各半两）

上锉，用淳酒三升，煎取二升，时时饮之，痛不可忍，立止。

瓜蒌散

治吹乳。

乳香（一钱，研）　瓜蒌（一个。一方用根一两）

上锉，用酒煎服，或为末，温酒服二钱。外用南星末，温汤调涂。

橘香散

治乳痈未结即散，已结即溃。极痛不可忍者，药下即不疼，神验。因小儿吹乳，变成斯疾者，并皆治之。

陈皮（去白，干面炒黄，为末，一两）（陈皮亦厥阴药）。　麝香（一分）

上研匀，酒调下二钱，被盖汗出即愈。

《补遗》方

治吹乳结实肿痛。

陈皮（一两）　甘草（一钱）

上锉，水煎，分两次服，用荆芥、羌活、独活煎汤，熏洗即散。

一方

治乳痈。

夜明砂　瓜蒌（炒）　阿魏

上为末，饭丸，酒吞下（此方无分两，大都以夜明砂为君，以破结血也，瓜蒌为臣，以润结痰也，阿魏为佐，软坚破滞也）。

通和汤

治妇人乳痈，疼痛不可忍者。

穿山甲（炮黄）　木通（各一两）　自然铜（半两，醋淬七次）（自然铜其通壅滞者欤）

上为末，每服二钱，热酒调下，食远服。

二灰散

治产后乳汁不泄，结滞不消，热毒。

蔓荆子（烧）　皂角刺（烧，各等份）

上为末，每服二钱，温酒调下，无时。

夜阴散

治吹乳乳痈。

蜘蛛（三个）　红枣（三枚，去核）

上每枣一枚入蜘蛛一个，夹于内炒熟，口嚼吃，用烧酒送下，未成者立消，已成者立溃。

独胜散

治妇人吹奶，初觉身热，头疼寒热，及胸乳肿硬是其候也。服之能令下乳汁，通血脉，立能自消。

白丁香（真者）

上为末，每服二钱，酒调服，肿硬立消。甚者不过三服。

一方

治妇人吹乳硬肿，身发热憎寒，疼痛难忍，不进饮食者，服之良验。

鹿角一两（此药行厥阴经），炭火煅存

性，研细，分作二服，先将末药五钱入锅，次下无灰酒一碗，滚数沸倒在碗内，乘热尽饮，卧服汗出即安。

一方

用鹿角锉为细末，酒调二三钱服，亦效。

一方 用鹿角于粗石上磨取白汁涂之（磨者更妙），干又涂。

胜金丹

治吹乳结核不散肿痛者神效。亦治乳岩。

百齿霜（即梳齿上头垢）

上用无根水丸如鸡头子大，以黄丹为衣，每服一丸或二丸，好酒下。如不饮酒，白汤下。不可化开，亦不可令病人知，极有效验。

一方

治乳痈及无名肿毒初起。

用五叶藤，一名五爪龙，不拘多少，生姜一块，好酒一碗，擂烂，去渣，热服，汗出为度，仍以渣敷属。

敷乳方（破血破气破痰）

天南星　皂角刺（烧带生）　半夏（生，各三分）　白芷　草乌　直僵蚕（焙，各一分）

上为细末，多用葱白研取汁，入蜜调敷。若破疮口，用膏药贴（葱与蜜反，故用之）。

葱熨法

治吹乳乳痈，登时立消（通阳明壅结）。

用连根葱一大把捣烂，成饼一指厚，摊乳上，用瓦罐盛灰火覆葱上，须臾汗出即愈。

一方

治吹奶。

金银花　天荞麦　紫葛藤（各等份）

上以醋煎，洗患处立消。如无荞麦、葛藤二味，只金银花亦可。

一方

治乳痈（前敷药宜温热，此以清凉，而气血之分盖有别也）。

大黄　鼠粪（新者，各一分）　黄连（二分）

上三味捣为末，以黍米粥清和，敷乳四边，痛止即愈。无黍米，粟米、粳米亦得。

柳根熨法

治乳痈二三百日，众疗不瘥，但坚紫色青。

用柳根削取上皮，捣令熟，熬令温，盛著练囊中熨乳上，干则易之，一宿即愈。

杂方

治吹乳乳痈。

用新柏叶一握洗净，以朴硝一勺，同入臼内杵之，旋加清水，扭取自然汁半碗，先以病人饮三两口，仍用鸡翎蘸汁扫于患处，中间留一眼，四边频频扫之，其肿自消。

一方 用生地黄擂汁涂之，一日三五次，立效。

一方 用生山药捣烂，敷上即消，消即去之，迟则肉腐。

一方 采嫩桑叶研细，米饮调摊纸花，贴患处。

一方 用蒲公英捣烂，敷患处，神妙。

一方 用天南星为末，以温酒调涂。

一方 以益母草为末，调涂，或生捣烂用之。

一方 治吹乳，用桑树蛀屑，饭捣成膏贴之。

一方 用远志酒煎服，滓敷患处。

一方 用野椒桑和药一同捣膏，敷患处。

一方 用鼠粘子加射干，酒吞下。

一方 治乳痈，用人牙齿烧存性，研为细末，以酥调，涂贴痈上。

一方 治吹乳初觉，用白纸一小块写山、田、火三字，如左乳患，躧于右鞋底；右乳患躧于左鞋底，神效，忌金石揉熨。

一方 治乳痈初发，用贝母为末，每服二钱，温酒调下，即以两手覆按于桌上，垂乳良久，自通。

一方 用真桦皮为末，酒服方寸匕，睡醒已失。

一方 用蒲公英、忍冬藤酒煎服，即欲睡，是其效也。

一方 单用蒲公英煮汁饮及封之，立消。

一方 治吹乳，用猪牙皂角去皮弦，蜜炙为末，酒调服之。

一方 用大车头边油垢，丸如桐子大，每服五十丸，温酒下。

一方 螃蟹去足，用盖烧存性，为末，每服二钱，黄酒下。

一方 用黍子一合，黄酒下即散。

一方 治吹乳未成脓者，用鼠粪二十一粒，研为细末，冷水调服（立效）。

妒乳

夫妒乳者，由新产后儿未能饮，至乳不泄，或乳胀，捏其汁不尽，皆令乳汁蓄结，与血气相搏，即壮热，大渴引饮，牢强掣痛，手不得近是也。初觉便知，以手捏去汁，更令旁人助吮引之。不尔，或作疮有脓，其热势盛，必成痈也。轻则为吹乳妒乳，重则为痈。虽有专门，不可不知。

《集验》论曰：凡妇人女子乳头生小浅热疮，搔之黄汁出，浸淫渐长，百疗不瘥，动经年月，名为妒乳（浸淫疮亦名妒乳），宜以赤龙皮汤、天麻汤洗之，敷二物汤、飞乌膏及飞乌散。始作者，可敷以黄芩漏芦散、黄连胡（粉散，并佳）（缺漏芦散）。

连翘汤

治产后妒乳，并痈实者下之（有余者泻之）。

连翘　升麻　玄参　芍药　白蔹　防风　射干　杏仁　芒硝　大黄　甘草（各一钱）

上作一服，水二盅煎至一盅，食后服。

瓜蒌散

治乳初结，胀不消，令败乳自退。

瓜蒌（一个，半生半炒）　粉草（一寸，半生半炙）　生姜（一块，半生半煨）

上锉，用酒二碗煎服。少顷，痛不可忍，即搜去败乳。临卧再一服，顺所患处乳侧卧于床上，令其药行故也。无生姜用麦芽。

一方

治妒乳。

黄芩　白蔹　芍药

上为末，以浆水饮服半钱匕，日三。若左乳汁结者，即捋去左乳汁（捋法有见解）。若右乳汁结者，可捋去右乳汁。

赤龙皮汤

治妒乳。

槲皮三升，水一斗煮五升，夏冷洗，秋冬温之，分以洗乳。

天麻汤

治妒乳，亦洗浸淫黄烂热疮，痒疽湿阴蚀疮，小儿头疮。

天麻草（即益母）五升，以水一斗半，煎取一斗，随寒温分洗乳，以杀痒也。洗毕敷膏散。

飞乌散

治乳头生疮，及诸热浸淫，丈夫阴

蚀痒湿，小儿头疮疳蚀等疮，并以此敷之。

维粉（烧朱砂作水银上黑烟三两，熬令焦燥） 枯矾（三两，烧粉）

上二味筛为细末，以甲煎和之，令如脂，以抟乳疮，日三。有汁，可干掺。

黄连胡粉膏

治乳疮，并诸湿痒黄烂肥疮。

黄连（二两，为末） 胡粉（二两半） 水银（一两，同研令消散）

上三味相和，皮裹熟挼之自和合也。纵不成一家，且得水银细散入粉中，以敷乳疮（甚佳，实可通用）。

一方

治妒乳生疮。

蜂房 猪甲中土 车辙中土（各等份）

上二味为末，苦酒和敷之。

鹿角散

治妇人乳头生疮汁出，疼痛欲死，不可忍者。

鹿角（三分） 甘草（一分）

上二味为末，和以鸡子黄，于铜器中置温处，炙上敷之，日再即愈，神验不传。

杂方

治妒乳乳痈。

烧自死蛇为灰，和以猪膏涂之，大良。

一方 葵茎及子捣筛为末，酒服方寸匕，即愈。

一方 鸡屎干为末，酒服方寸匕，须臾三服，愈。

一方 马溺涂之，立愈。

一方 取捣米槌二枚，炙令热，以絮及故帛擒乳上，以槌更互熨之，瘥止，已用立效。

一方 皂角十条，以酒一升揉取汁，硝石半两，煎成膏敷之。

一方 蔓荆子捣烂，酒服，仍以滓敷患处。

一方 用赤小豆酒研烂，温服，滓封患处。

一方 仙人掌草一握，小酒糟一块，生姜一大块，同研烂，入桂末少许炒，酒服，滓罨患处。

一方 治乳头裂破，用丁香为末，敷之。

一方 用秋茄子裂开者阴干，烧存性，水调涂之。

《补遗》方

治妇人乳头小浅疮烂痒。

用芙蓉花或叶，干为末，掺之。

乳岩

丹溪云：妇人不得于夫，不得于舅姑，忧怒郁遏。时日积累，脾气消沮，肝气横逆，遂成隐核，如鳖棋子，不痛不痒。十数年后，方为疮陷，名曰乳岩。以其疮形嵌凹，似岩穴也，不可治矣。若于始生之际，便能消释病根，使心清神安，然后施之治法，亦有可安之理。

予族侄妇年十八岁时曾得此证，审其形脉稍实，但性急躁，伉俪自偕，所难者从姑耳。遂以单方青皮汤，间以加减四物汤，行经络之剂，两月而安。

此病多因厚味湿热之痰停蓄膈间，与滞乳相搏而成，又有滞乳因儿口气吹嘘而成，又有拗怒气激滞而生者。煅石膏、烧桦皮、瓜蒌子、甘草节、青皮，皆神效药也。妇人此病，若早治之便可立消，有月经时悉是轻病，五六十后无月经时，不可作轻易看也（经通肝气能散，经止则血枯矣）。

一妇年六十，厚味郁气而形实多妒，

夏无汗而性急，忽左乳结一小核，大如棋子，不痛，自觉神思不佳，不知食味，才半月，以人参调青皮、甘草末，入生姜汁细细呷，一日夜五六次，至五七日消矣。此乃妒岩之始，不早治，隐至五年十年以后发，不痛不痒，必于乳下溃一窍如岩穴出脓。又或五七年、十年，虽饮食如故，洞见五内乃死（惜哉！）。惟不得于夫者有之。妇人以夫为天，失于所天乃能生此。此谓之岩者，以其如穴之嵌岈空洞，而外无所见，故名曰岩。患此者必经久淹延。惟此妇治之早，正消患于未形，余者皆死，凡十余人。

又治一初嫁之妇，只以青皮甘草与之，安。

龚氏曰：妇人乳岩始有核肿，如鳖棋子大，不痛不痒，五七年方成疮。初便宜多服疏气行血之药，须情思如意则可愈。如成疮之后，则如岩穴之凹，或如人口有唇，赤汁脓水浸淫胸腹，气攻疼痛，用五灰膏去蠹肉，生新肉，渐渐收敛。此疾多生于忧郁积忿中年妇人。未破者尚可治，成疮者终不可治。宜服十六味流气饮。

薛氏曰：乳岩乃七情所伤，肝经血气枯槁之证。大抵郁闷则脾气阻，肝气逆，遂成隐核，不痛不痒，人多忽之，最难治疗。若一有此，宜戒七情，远厚味，解郁结，更以养血气之药治之，庶可保全，否则不治。惟一妇服益气养荣汤百余剂，血气渐复，更以木香饼灸之，喜其谨疾，年余而消。余不信，乃服克伐行气之剂，如流气饮、败毒散，反大如覆碗，自出清脓，不敛而殁。

李氏曰：有郁怒伤肝脾，结核如鳖棋子大，不痛不痒，五七年后，外肿紫黑，内渐溃烂，名曰乳岩，滴尽气血方死。急用十六味流气饮及单青皮汤兼服，虚者只用清脾解郁汤或十全大补汤，更加清心静养，庶可苟延岁月。经年以后，必于乳下溃一穴出脓，及中年无夫妇人，死尤速。惟初起不分通何经络，急用葱白寸许，生半夏一枚，捣烂，为丸如芡实大，以绵塞之，如患左塞右鼻，患右塞左鼻，二宿而消（有如是之神）。

青皮散

治乳岩初起如鳖棋子，不痛不痒，须趁早服之，免致年久溃烂。

青皮　甘草

上为末，用人参煎汤，入生姜汁调，细细呷之，一日夜五六次，至消乃已。年少妇人只用白汤调下。

十六味流气散

治乳岩。

当归　川芎　白芍药　黄芪　人参　官桂　厚朴　桔梗　枳壳　乌药　木通　槟榔　白芷　防风　紫苏　甘草

上锉一剂，水煎，食远临卧频服，外用五灰膏去其蠹肉，生新肉，渐渐收敛（五灰膏见痔漏门）（乳岩之病，大都生于郁气。盖肝主怒，其性条达，郁而不舒，则曲其挺然之质。乳头属厥阴经，其气与痰时为积累，故成结核。兹以风药从其性，气药行其滞，参、芪、归、芍以补气血，官桂血药以和血脉，且又曰木得桂而枯，乃伐木之要药，其不定分两者，以气血有厚薄，病邪有浅深，又欲人权轻重也）。乳痈加青皮。

益气养荣汤

治抑郁及劳伤血气，颈项两乳或四肢肿硬，或软而不赤不痛，日晡微热，或溃而不敛，并皆治之。

人参　白术（炒，各二钱）　茯苓　陈皮　贝母　香附子　当归（酒拌）　川芎　黄芪（盐水拌炒）　熟地黄（酒拌）　芍药（炒）　桔梗　甘草（炒，各一钱）

上锉一剂，加生姜三片，水煎，食远服（此方以六君子汤去半夏加贝母，合四物汤，外加香附、黄芪、桔梗者也，为调理之剂）。胸痞，减人参、熟地黄各三分；口干，加五味子、麦门冬；往来寒热，加软柴胡、地骨皮；脓清，加人参、黄芪；脓多，加川芎、当归；脓不止，加人参、黄芪、当归；肌肉迟生，加白蔹、官桂。

木香饼

治一切气滞结肿，或痛或闪肭，及风寒所伤作痛，并效。

木香（五钱）　生地黄（一两）

上木香为末，地黄杵膏，和匀，量患处大小作饼，置肿处，以热熨火熨之。

乳悬

芎归汤

治产后瘀血上攻，忽两乳伸长，细小如肠，直过小腹，痛不可忍，名曰乳悬，危证（此怪症方法愚谓亦厥阴用气为病，概乳头属肝经，肝主筋。今乳伸长乃肝血不足，肝气有余之故。气有余便是火，诸痛痒疮皆属于火，宜养肝清血清肝火为是。如阴挺阴菌皆肝家之病也。若补病之法，则地黄丸矣。俟后之君子盾之）。

川芎　当归（各一斤）

上用水煎浓汤，不时温服，再用二斤，逐旋烧烟安在病人面前桌子下，令病人曲身低头，将口鼻及病乳常吸烟气。未甚缩，再用一料，则瘀血消而乳头自复矣。若更不复旧，用蓖麻子捣烂贴顶上，片时收，即洗去（本方亦养肝血之理也。重法更妙，此时服童子小便亦可消瘀清火，未为不可，姑俟知者）。